小儿基础重症支持

第 三 版

Pediatric Fundamental Critical Care Support

Third Edition

原著者

（美）路易斯顿·皮埃尔（Louisdon Pierre）

（美）艾伦·普林格（Ellen J. Pringle）

主 译

舒 强 谈林华

副主译

胡 蕾 施珊珊 杨子浩 叶 盛

徐玮泽

主 审

傅君芬 张晨美 吴秀静 孙晓英

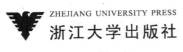

ZHEJIANG UNIVERSITY PRESS

浙江大学出版社

·杭州·

Society of
Critical Care Medicine

The Intensive Care Professionals

图书在版编目(CIP)数据

小儿基础重症支持 / 舒强，谈林华主译；胡蕾等副
主译. — 3 版. — 杭州：浙江大学出版社，2023.9(2024.12 重印)
书名原文：Pediatric Fundamental Critical Care
Support

ISBN 978-7-308-22950-0

Ⅰ. ①小… Ⅱ. ①舒… ②谈… ③胡… Ⅲ. ①小儿疾
病－险症－诊疗②小儿疾病－险症－护理 Ⅳ.
①R720.597②R473.72

中国版本图书馆 CIP 数据核字(2022)第 152528 号

小儿基础重症支持(第三版)

主　译　舒　强　谈林华

副主译　胡　蕾　施珊珊　杨子浩　叶　盛　徐玮泽

责任编辑	张鸽(zgzup@zju.edu.cn)　伍秀芳	
责任校对	季　峥	
封面设计	续设计－黄晓意	
出版发行	浙江大学出版社	
	(杭州市天目山路 148 号　邮政编码 310007)	
	(网址：http://www.zjupress.com)	
排　版	杭州朝曦图文设计有限公司	
印　刷	浙江省邮电印刷股份有限公司	
开　本	889mm×1194mm　1/16	
印　张	31.75	
字　数	833 千	
版印次	2023 年 9 月第 3 版　2024 年 12 月第 2 次印刷	
书　号	ISBN 978-7-308-22950-0	
定　价	260.00 元

《小儿基础重症支持(第三版)》

译 委 会

原著者

　　(美)路易斯顿·皮埃尔(Louisdon Pierre)

　　(美)艾伦·普林格(Ellen J. Pringle)

主　译

　　舒　强　谈林华

副主译

　　胡　蕾　施珊珊　杨子浩　叶　盛

　　徐玮泽

主　审

　　傅君芬　张晨美　吴秀静　孙晓英

译　者(以姓名拼音排序)

鲍益耀	陈振杰	范佳杰	高彩娜
管丽君	郭剑毅	胡婵婵	胡　蕾
李　立	梁玲芳	刘李军	楼晓芳
邱芸香	施珊珊	宋　莹	孙晓英
谈林华	王　璨	吴秀静	武小寓
徐玮泽	徐香芝	许　丹	杨子浩
叶　璟	叶　盛	余　佳	余　楠
张晨美	张　楠	张园园	朱履昌

本书由浙江大学医学院附属儿童医院翻译团队翻译

总编辑：Janet Thron
2018年8月美国第一版印刷

美国重症医学会总部
500 Midway Drive Mount Prospect，IL 60056 USA
电话：＋1 (847) 827-6869
传真：＋1 (847) 439-7226
网址：www.sccm.org

国际标准书号：978-1-620750-79-7

小儿基础重症支持(第三版)

主编

Louisdon Pierre，MD，MBA，FAAP，FCCM
Chief，Pediatric Critical Care
Director，Pediatric Inpatient Service
The Brooklyn Hospital Center
Brooklyn，New York，USA
Assistant Professor of Clinical Pediatrics
Icahn School of Medicine at Mount Sinai
New York，New York，USA
No disclosures

Ellen J. Pringle，RRT-NPS，RPFT，CNE
Houston，Texas，USA
American Heart Association ECC Regional Faculty

筹备委员会和作者

Adeyinka Adebayo，MD，FAAP，FCCM
Division of Pediatric Critical Care
Associate Director of Pediatric Critical Care
The Brooklyn Hospital Center
Brooklyn，New York，USA
Assistant Professor of Clinical Pediatrics
Icahn School of Medicine at Mt. Sinai
Manhattan，New York，USA
No disclosures

Grace M. Arteaga，MD，FAAP
Pediatric Critical Care Medicine
Chair，Pediatric Safety Committee
Pediatric Simulation Director
Pediatric Transport，Co-Director
Children's Medical Center
Mayo Clinic
Rochester，Minnesota，USA
No disclosures

Suresh Havalad，MD
Director Pediatric Critical Care Medicine
Advocate Children's Hospital
Park Ridge，Illinois，USA
No disclosures

Maureen A. Madden，MSN，RN，CPNP-AC，CCRN，FCCM
Associate Professor
Rutgers Robert Wood Johnson Medical School
Pediatric Critical Care Nurse Practitioner
Bristol Myers Squibb Children's Hospital
New Brunswick，New Jersey，USA
AACN NTI Faculty

Rodrigo Mejia，MD，FCCM
Director，Pediatric Critical Care Service
Professor of Pediatrics
Children's Cancer Hospital at
The University of Texas MD Anderson Cancer Center
Houston，Texas，USA
No disclosures

Mohan R. Mysore，MD，FAAP，FCCM
Division Chief，Pediatric Critical Care Medicine
Professor of Pediatrics，UNMC College of Medicine
Children's Hospital & Medical Center
Omaha，Nebraska，USA
No disclosures

Michele C. Papo，MD，MPH，FCCM
Medical Director，PICU and Pediatric-Neonatal
Transport Team
Medical City Children's Hospital Dallas，Texas，USA
Foundation for Pediatric Acute Careand Quality-Nonprofit Foundation

Karl L. Serrao，MD，FAAP，FCCM
Professor of Anesthesiology and Pediatrics
University of Texas Medical Branchat Galveston
Pediatric Critical Care Medicine
Driscoll Children's Hospital
Corpus Christi，Texas，USA
No disclosures

Asha N. Shenoi，MD，DCh，FAAP
Associate Professor，Department of Pediatrics
University of Kentucky
Lexington，Kentucky，USA
No disclosures

小儿基础重症支持(第三版)

作者

Kamal Abulebda, MD
Assistant Professor of Clinical Pediatrics
Medical Director of Sedation Service
Department of Pediatrics,
Division of Pediatric Critical Care
Riley Hospital for Childrenat Indiana University Health
Indianapolis, IN, USA
Society of Pediatric Sedation

Natasha Afonso, MD, MPH
Assistant Professor
Baylor College of Medicine/
Texas Children's Hospital
Houston, Texas, USA
AAP, PCICS

Yasir Al-Qaqaa, MD
Assistant Professor of Pediatrics
Medical Director, Pediatric Critical Care Medicine
Hassenfeld Children's Hospitalat NYU Langone
New York, New York, USA
No disclosures

Arsenia Asuncion MD, FAAP, MACMD
Assistant Professor of Pediatrics
Stonybrook School of Medicine
NYU Winthrop Hospital
Mineola, New York, USA
No disclosures

Keneisha R. L. Bailey, MD, FAAP
Attending, Pediatric Critical Care Medicine
The Brooklyn Hospital Center
Brooklyn, New York, USA
No disclosures

Beth A. Ballinger, MD
Assistant Professor
Medical Director, General Surgical and Trauma
Intensive Care Unit
Trauma, Critical Careand General Surgery
Mayo Clinic
Rochester, Minnesota, USA
No disclosures

Rajit Basu, MD, MS, FCCM
Associate Professor, Research Director
Department of Critical Care Medicine
Children's Healthcare of Atlanta
Atlanta, Georgia, USA
Speakers Bureau-Baxter
American Society of Nephrology-AKI Advisory Group

Matthew A. Borgman, MD, FCCM
Chief, Pediatric Critical Care Services
Brooke Army Medical Center
San Antonio, Texas, USA
No disclosures

Gregory H. Botz, MD, FCCM
Distinguished Teaching Professor
Professor of Anesthesiology and Critical Care Medicine
University of Texas MD Anderson Cancer Center
Houston, Texas, USA
No disclosures

Daniel B. Bruzzini MD, MBA, CPE
Colonel(United States Air Force Retired)
Director of Neonatology
Onsite Neonatal Partners
Saint Louis Missouri
No disclosures

Joseph A. Carcillo, MD
Professor of Critical Care Medicine and Pediatrics
University of Pittsburgh School of Medicine
UPMC-Children's Hospital of Pittsburgh
Pittsburgh, Pennsylvania, USA
No disclosures

Joel Meng-Fai Chan，MBBS，MRCPCH（UK）
Consultant Paediatrician
Department of Paediatrics
KK Women's and Children's Hospital
Singapore
No disclosures

Andrew Clift，MD，MBBS（Hon），BMedSci（Hon），MPH，FCICM，FACTM，AFFTM，FACRRM，DRAN-ZCOG，DCH，JCCA，Post Grad Dip US（echocardiography），CCPU
President & Founder
The Children's Sanctuary
Siem Reap，Kingdom of Cambodia
CICM Australia；ANZICS；ESPNIC；WFPICS

Edward E. Conway，Jr，MD，MS，FAAP，FCCM
Chief Pediatric Critical Care Medicine
Vice-Chairman Lewis M. Fraad
Department of Pediatrics
Jacobi Medical Center
Albert Einstein College of Medicine
Bronx，New York，USA
Chair Emeritus PFCCM Committee

Thomas P. Conway，DO
Pediatrics Resident
NYU-Winthrop Hospital
Mineola，New York，USA
No disclosures

Arthur Cooper，MD，MS，FACS，FAAP，FAHA，FCCM，FAADM，FAEMS
Professor of Surgery
Columbia University Vagelos College
of Physicians and Surgeons
Director of Pediatric Surgical and Trauma Services
New York City Health＋Hospitals｜Harlem
New York，New York，USA
ACS Committee on Trauma ；AAP District Ⅱ Committee on EMS for Children；AADM Board of Directors；NDLSF Board of Directors；SDMPH Board of Directors；MSSNY Emergency Preparedness TaskForce

Jose Cortes，MD
Assistant Professor，Division of Pediatrics
The University of Texas
MD Anderson Cancer Center
Houston，Texas，USA
Helping Hands Medical Missions；American Academy of Pediatrics

Sheri S. Crow，MD，MS
Assistant Professor
Critical Care Medicine，Mayo Clinic
Rochester，Minnesota，USA
No disclosures

Guillermo De Angulo，MD，FAAP
Clinical Associate Professor of Pediatrics
Herbert Wertheim College of Medicine
Florida International University
Miami Children's Hospital
Miami，Florida，USA
No disclosures

Werther Brunowde Carvalho，MD，PhD
Full Professor of Intensive Care/
Neonatologyat the Children's Institute
University of São Paulo Faculty of
Medicine Clinics Hospital
São Paulo，Brazil
Associaçãode Medicina Intensiva Brasileira Sociedade Brasileira de Pediatria

Aaron J. Donoghue，MD，MSCE
Assistant Professor of Critical Care
Medicine and Pediatrics
Perelman School of Medicine at the
University of Pennsylvania
Philadelphia，Pennsylvania，USA
AHA Education Writing Group Vice-Chair

Mahmoud A. Elbarbary，MD，MS，PhD，EDIC
† Died May 8，2017

Maria H. Estrada，DO
Division of Critical Care Medicine
Nationwide Children's Hospital
Columbus，Ohio，USA
No disclosures

Elizabeth A. Farrington, Pharm D, FCCM, BCPS, BCNSP
Pediatric Pharmacist Ⅲ
New Hanover Regional Medical Center
Wilmington, North Carolina, USA
Chair, Pediatric Specialty Council, BPS; PPAG education committee; ACCPcommittee

Jaime Fernández Sarmiento, MD
Director UCI Pediátrica
Fundación Cardio-Infantil IC
Director Post-grado Cuidado Intensivo
Universidad de la Sabana
Bogotá, Colombia, Suramérica
No disclosures

Jose Roberto Fioretto, MD, PhD
Associate Professor of Pediatrics
Pediatric Critical Care Medicine
Botucatu Medical School
São Paulo State University
São Paulo, Brazil
Associação de Medicina Intensiva Brasileira-AMIB

Jeremy S. Garrett, MD
Professor of Pediatrics
Pediatric Critical Care Medicine
Saint Louis University School of Medicine
SSM Health Cardinal Glennon Children's Hospital
St. Louis, Missouri, USA
American Academy of Pediatrics Member

Varsha Gharpure, MBBS, FAAP
PICU Medical Director
Edward Hospital, Naperville
Pediatric Intensivist
Advocate Children's Hospital, Park Ridge
Clinical Assistant Professor, Department of Pediatrics, Rosalind Franklin University of Medicine and Science
North Chicago, Illinois, USA
No disclosures

Ramon E. Gist, MD, FAAP
Assistant Professor of Pediatrics Director,
Pediatric Critical Care Medicine
SUNY Downstate Medical Center
Brooklyn, New York, USA
INDUS-EM Congress presenter

Ana Lía Graciano, MD, FAAP, FCCM
Pediatric Critical Care Medicine
Medical Director Pediatric Cardiac Intensive Care
University of Maryland Children's Hospital
Baltimore, Maryland, USA
No disclosures

Joy D. Howell, MD, FAAP, FCCM
Pediatric Critical Care Medicine
Fellowship Program Director
Associate Professor of Clinical Pediatrics
Vice Chair for Diversity in Pediatrics
Weill Cornell Medicine
New York, New York, USA
Association of Pediatric Program Directors

Prashant Joshi, MD
Associate Professor and Vice Chair of Pediatrics
TTUHSC El Paso
Medical Director, PICU, El Paso Children's Hospital
Assistant Medical Director
West Texas Regional Poison Center
ElPaso, Texas, USA
American Association of Poison Control Centers; North American Congress of Clinical Toxicology presenter

Pradip Kamat, MD, MBA, FCCM
Associate Professor of Pediatrics, Director
Children's Sedation Services at Egleston
Emory University
Atlanta, Georgia, USA
No disclosures

Chhavi Katyal, MD
Pediatric Critical Care Medicine
Children's Hospital at Montefiore
Associate Professor of Pediatrics
Albert Einstein College of Medicine
Bronx, New York, USA
No disclosures

Marilyn M. Kioko, MD
Pediatric Critical Care Medicine
Children's Hospital, The Hospitals of Providence
El Paso, Texas
No disclosures

Keith C. Kocis，MD，MS，FAAP，FACC，FCCM
Director，Pediatric Critical Care Medicine
Vice Chair，Pediatrics
MEDNAX Health Solutions Partner
Sunrise Children's Hospital
Las Vegas，Nevada，USA
FDA consulting

Rashmi Kumar，MBBS，MD，PGDip ID，DAA
Fellowship Pediatric Critical Care
Lecturer，Department of Pediatrics
and Child Health，University of Nairobi
Unit Head，Pediatric Critical Care Unit
Kenyatta National Hospital
Nairobi，Kenya
Kenya Paediatric Association

Mudit Mathur，MD，MBA，FAAP，FCCM
Director，Pediatric Critical Care，Patient Safety
and Risk Management
Kaiser Permanente，Fontana，CA
Associate Professor of Pediatrics，Loma Linda
University
Loma Linda，California，USA
No disclosures

Alison Miller，MD
Associate Professor
Children's Hospital and Medical Center
University of Nebraska Medical Center
Omaha，Nebraska，USA
No disclosures

Ndidiamaka L. Musa，MD，FCCM
Associate Professor of Pediatrics
University of Washington
Physician
Seattle Children's Hospital
Seattle，Washington，USA
No disclosures

Vinay Nadkarni，MD，MS
Endowed Chair，Professor，Department of
Anesthesiology and Critical Care Medicine
The Children's Hospital of Philadelphia
University of Pennsylvania Perelman
School of Medicine
Philadelphia，Pennsylvania，USA
*AHA Volunteer：Emergency Cardiovascular Care
Committee，Get With The Guidelines National
Registry of CPR；Unrestricted research grant recipient
from Zoll Medical；Unrestricted research grantreci
pient from Nihon Kohden Corporation*

Regina Okhuysen-Cawley，MD
Associate Professor of Pediatrics
Sections of Pediatric Critical Care Medicine and
Palliative Care Texas Children's Hospital/
Baylor College of Medicine
Houston，Texas，USA
No disclosures

Pascal Owusu-Agyemang，MD
Associate Professor
University of Texas MD Anderson Cancer Center
Houston，Texas，USA
No disclosures

Febina Padiyath，MD
Chief resident
Driscoll Children's Hospital/
Texas A&M University Corpus Christi，Texas，USA
No disclosures

Rohit Pinto，MD，FAAP
Assistant Professor of Pediatrics
Division of Pediatric Critical Care
State University of New York-Downstate
Brooklyn，New York，USA
AAP

Sujatha Rajan，MD
Division of Pediatric Infectious Diseases
Fellowship Training Program Director
Cohen Children's Medical Center of New York
Steven and Alexandra Cohen Children's Medical
Center of New York Northwell Health
Assistant Professor of Pediatrics
Donald and Barbara Zucker School of Medicine
at Hofstra/Northwell
New Hyde Park，New York，USA
PREP Infectious Diseases Board Editor

Shehla S. Razvi，MD

Assistant Professor of Pediatrics

The University of Texas MD Anderson Cancer Center

Houston，Texas，USA

No disclosures

Bhupinder Reel，MD

Consultant/Lecturer，Paediatric Critical Care

Department of Paediatrics and Child Health

University of Nairobi

No disclosures

Ramon J. Rivera，MD

Associate Professor of Anesthesiology

University of Texas Medical Branchat Galveston

Pediatric Intensivist

Anesthesiology Associates

Driscoll Children's Hospital

Corpus Christi，Texas，USA

No disclosures

Lorry G. Rubin，MD

Director，Pediatric Infectious Diseases

Cohen Children's Medical Center of New York

Professor of Pediatrics

Donald and Barbara Zucker School of Medicine

at Hofstra/Northwell

New Hyde Park，New York，USA

American Academy of Pediatrics，Course Director，

PREP-ID 2019

Kimberly E. Sawyer，MD

Pediatric Palliative Care Fellow

Baylor College of Medicine

Houston，Texas，USA

No disclosures

James Schneider，MD

Pediatric Critical Care Medicine

Cohen Children's Medical Center of New York

Zucker School of Medicine at Hofstra/Northwell

New Hyde Park，New York，USA

No disclosures

Vicki S. Stringfellow，MSN，CPNP-AC/PC，NNP-BC

Pediatric Nurse Practitioner

Heinrich Werner Division of Pediatric

Critical Care Medicine

University of Kentucky

Lexington，Kentucky，USA

Pediatric Nursing Certification Board

Todd Sweberg，MD

Attending Physician

Pediatric Critical Care Medicine

Cohen Children's Medical Center of New York

Zucker School of Medicine at Hofstra/Northwell

New Hyde Park，New York，USA

American Heart Association-Get With the Guidelines

Pediatric Research Taskforce

M. Hossein Tcharmtchi，MD，FCCM

Associate Chief，Section of Pediatric Critical Care

Medicine；Director，

Fellowship Training Program

Associate Professor

Baylor College of Medicine/

Texas Children's Hospital

Houston，Texas，USA

AAP，APPD，ATS

Mohamad-Hani Temsah，MD

Consultant，Pediatric Intensivist

Assistant Professor of Pediatrics

King Khalid University Hospital

King Saud University

Riyadh，Saudi Arabia

No disclosures

Alexis A. Topjian，MD

Associate Professor of Anesthesiology

and Critical Care and Pediatrics

Attending Physician

The Children's Hospital of Philadelphia

Philadelphia，Pennsylvania，USA

AHA

Marian E. Von-Maszewski，MD

Assistant Professor，Department of

Critical Care，MD Anderson Cancer Care Center

Houston，Texas，USA

No disclosures

Christopher M. Watson，MD，MPH

Department of Pediatrics

Medical College of Georgia at Augusta University

Augusta，Georgia，USA

No disclosures

Michael Wittkamp，MD，FAAP

Medical Director

The Kentucky Children's Hospital Pediatric Intensive

Care Unit

Lexington，Kentucky，USA

PFCCS Consultant，AAP subsectiononcritical care，

quality improvementworkgroup

Marta B. Young，RRT，NPS

Registers Respiratory Therapist

Driscoll Children's Hospital

Corpus Christi，Texas，USA

No disclosures

感谢山东齐鲁制药集团为本书翻译出版提供

支持与帮助

目　录

第 1 章　　危重症儿童评估 ······································· 1

第 2 章　　气道管理 ··· 24

第 3 章　　儿童心搏骤停 ··· 47

第 4 章　　儿童急性上呼吸道及下呼吸道疾病 ······················ 69

第 5 章　　机械通气 ·· 107

第 6 章　　休　克 ·· 127

第 7 章　　急性感染 ·· 152

第 8 章　　液体与电解质及神经内分泌代谢紊乱 ····················· 181

第 9 章　　儿童创伤 ·· 197

第 10 章　　小儿烧伤 ·· 217

第 11 章　　"虐待"伤 ·· 231

第 12 章　　儿童应急准备 ·· 243

第 13 章　　儿童和青少年中毒 ····································· 257

第 14 章　　危重症儿童转运 ······································· 273

第 15 章　　神经系统急症 ·· 289

第 16 章　　小儿先天性心脏病 ····································· 311

第 17 章　　血液肿瘤急症和并发症 ································· 334

第 18 章　　急性肾损伤 ·· 359

第 19 章　　术后管理 ·· 375

第 20 章　　镇静、镇痛和神经肌肉阻滞 ····························· 396

第 21 章　　有创医疗设备 ·· 417

附录 1　　儿科正常值 ·· 431

附录 2　　骨髓腔输液 ·· 438

附录 3　　酸碱平衡和动脉血气分析 ································· 442

附录 4　　氧气输送设备 ·· 444

附录 5　　气道辅助装置 ·· 446

附录 6　　气管内插管 ·· 454

附录 7　　常用药物 ··· 459

附录 8　　困难气道处理流程 ······································· 464

附录 9　　除颤和电复律 ·· 465

附录 10　临时经皮心脏起搏器 ·· 469

附录 11　胸腔切开引流术 ·· 472

附录 12　中心静脉置管 ·· 481

附录 13　转运和创伤的交接 ·· 485

附录 14　儿科转运表 ·· 487

附录 15　动脉置管术 ·· 488

第 1 章

危重症儿童评估

目　标

- 复习儿童与成年患者之间的解剖和生理差异。
- 应用评估（detection）、干预（intervention）、重新评估（reassessment）、有效沟通（effective communication）和团队合作（teamwork），即 DIRECT 方法。
- 识别呼吸衰竭和描述不同类型休克的临床特点。
- 讨论辅助检查在儿童心肺功能评估中的作用。
- 解释如何快速评估儿童的生理状态。
- 应用儿科早期预警系统（Pediatric Early Warning System，PEWS）评分，尽早监测临床病情恶化情况。
- 讨论脓毒血症的早期识别和治疗。

病例分析

当地购物中心发生爆炸，造成多人受伤。一辆救护车带着两名病人到达医院。第一个病人是一位 14 岁的女孩，她从车里走出来，歇斯底里地尖叫着要人帮助她担架上的弟弟。她身上有烟味，衣服被撕破，前额有一条正在大量出血的大伤口。她 8 岁的弟弟昏迷了，两只耳朵都在流血。医护人员正在为他直接加压止血，并试图阻止其右臂外伤性断肢部位出血。

评估
—先治疗谁？
—在大规模伤亡的情况下，分类的优先顺序是什么？
—这个男孩的精神状态如何？

干预
—你需要什么设备？如何确定这些设备的合适尺寸？
—应该使用什么液体，以及如何使用？
—用止血带处理男孩的持续性失血是否合适？血压袖带是否能替代止血带的作用？
—男孩需要进行损伤控制复苏吗？
—你如何照顾创伤后患者的医疗和情感需求？

重新评估
—这个男孩对液体治疗有什么反应？效果如何？
—他现在的精神状态如何？

有效沟通

　　一团队成员之间必须沟通哪些问题和哪些特定干预措施的结果？

　　一必须连接和应用哪些监护系统？

团队合作

　　一这个病人的救治必须涉及哪些内科或外科的专业人员？

一、引　言

　　本章将阐述儿童与成年人在成熟度、解剖学和生理学方面的差异，以及他们对休克、创伤和疾病的不同反应。本章还将介绍小儿基础重症支持（pediatric fundamental critical care support，PFCCS）关键的课程学习和管理理念的关键方法。

　　DIRECT：评估、干预、重新评估、有效沟通和团队合作（见图1-1）。

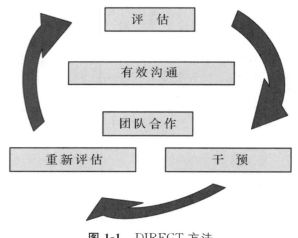

图1-1　DIRECT方法

　　评估：利用病史、体格检查和儿科早期预警系统（early warning system，PEWS）评分，提醒重症监护团队注意孩子的生理状态。然后，利用这些结果指导适当的实验室和放射学评估，以确定初步诊断、鉴别诊断和最坏的可能诊断。

　　干预：这是一个治疗和纠正疾病或损伤的过程，同时牢记重症监护准则，以最大努力降低发病率和死亡率。

　　重新评估：以确保所提供的治疗与疾病和（或）损伤的严重程度相符。

　　有效沟通：在医疗护理中，伤害和死亡的最大原因是沟通错误。对于团队每个人来说，病人情况越复杂，向团队传达各自的观点就越重要，这样才能专业地、及时地完成多个且往往有时间相关性的任务。

　　团队合作：医疗团队中所有受过不同专业培训的人员聚集在一起，共同合作，治疗、照顾并满足危重症或创伤患儿的需求，患儿才能达到最佳的治疗效果。

　　作为初步评估的一部分，许多步骤必须同时执行（见表1-1）。在理想状况下，创伤儿童应就近在适当的医疗机构接受评估和治疗，对创伤儿童的评估从受伤现场开始，但必须根据照护水平不断地进行重新评估，实验室检查和放射影像学检查不能耽搁评估和治疗；或将严重受伤的儿童送往相应的医疗中心接受适当的最佳救护（见第9章）。损伤控制复苏是一种创伤治疗策略，包括早期出血控制、允许性低血压和止血复苏,重点是预防和逆转创伤患儿的低温、酸中毒和凝血功能障碍等致死性三联征。

表 1-1	初步评估、辅助评估和再次评估记忆法

初步评估:SCABDE

S—安全(safety):标准预防措施,现场安全,患儿和家长安全。

C—循环(circulation):处理明显出血(采用止血带)并开始容量复苏。

A—气道(airway):固定颈椎,保护气道。

B—呼吸(breathing):吸氧和通气;应用脉搏血氧仪和二氧化碳浓度监测仪。

D—残疾(disability):瞳孔反应,格拉斯哥昏迷量表评分和定时血糖测试。

E—暴露(exposure):脱下衣服,翻身检查,查看颈部衣领后面,保暖(应用毯子、温水、辐射加热器、保暖毯)

初步评估的辅助内容:FFG

F—导尿管(foley):直肠检查后,检查男性是否有高位前列腺,提示尿道损伤。

F—聚焦创伤中的超声评价(focused assessment sonography in trauma,FAST)检查。

G—胃管(gastric tube):如果患儿昏迷,则经口腔放入胃管,直到排除面部和颅底骨折

再次评估:HEELPP MEE!

H—病史(history)—AMPLE:过敏(allergies,A),药物使用(medications,M),既往(past medical history,P),最后一次饮食(last meal,L)和事件详细信息(event details,E)。

E—心电图监测(electrocardiographic monitoring):确保尽快放置胸部导联。

E—呼气末二氧化碳监测(end-tidal CO_2 monitoring)。

L—实验室检查(laboratory tests):最小凝血酶原时间/部分凝血酶原时间、血型和交叉配型、动脉血气。

P—脉搏血氧仪(pulse oximetry)。

P—摄片(photography):至少有前后胸和骨盆平片,根据需要进行头颈部计算机断层扫描。

M—药物(medications):破伤风疫苗和(或)免疫球蛋白,取决于疫苗接种情况;抗菌药物和其他必要药物。

E—评估(evaluate):检查患儿整体情况。

E—撤离(evacuate):如果患儿的需求超出了机构的能力,则考虑转运

二、一般检查

　　一般检查可能是身体检查中最重要的部分,通常从临床医生看到患儿的那一刻就开始了。"这个孩子看起来生病了吗?"回答这个简单但至关重要的问题,就是对患儿情况很好的概括。PEWS 的应用(见表 1-2)通过关注患儿的行为、心血管和呼吸状态,加快病情的评估过程。由于幼儿无法用语言表达他们的主诉,所以除了从父母或监护人那里获得信息外,医护人员对患儿的评估还需要进行一般检查和特殊检查。尽管许多早期的窘迫迹象是轻微的,但对它们的识别可以有效增加及时干预和预防疾病进展的可能性。如果医护人员最初错过了那些难以捉摸的疾病迹象,那么他们可能会认为患儿的病情是突然发生恶化的;而事实上,一个看似突然的变化反映的是一系列持续生理损害达到了极限。如 PEWS 评分≥3 分,则应提高护理级别,通知高年资人员,增加生命体征检查和临床评估的频率和(或)将患儿转入 ICU。按不同年龄划分的心率和呼吸频率参考范围见表 1-3。儿科病人一般检查的主要注意事项见表 1-4。

表1-2　儿科早期预警系统（PEWS）评分

	0	1	2	3	评分
心血管	粉红或毛细血管再充盈1～2秒	苍白或毛细血管再充盈3秒	苍灰或毛细血管再充盈4秒。心动过速，心率比正常高20次/分钟以上	苍灰花斑或毛细血管再充盈时间≥5秒，心动过速（心率比正常高30次/分钟以上）或心动过缓	
呼吸	在确定的基线内，大气压下无吸气凹陷	比基线高10次/分钟及以上，轻微吸气凹陷，吸氧至2L/min或30%	比基线高20次/分钟及以上，中度吸气凹陷，吸氧至4L/min或40%	比基线高30次/分钟及以上，严重吸气凹陷，呻吟，吸氧至5L/min或50%	
行为	适当地玩耍或者睡觉	易激惹，但是可安慰的	易激惹并无从安慰，烦躁不安或疼痛	昏睡，意识模糊，对声音或疼痛反应减弱	
使用雾化、吸引或术后持续呕吐，再加2分					
				总分	

转自 Wikimedia Commons〔CC BY-SA 4.0 (https://creativecommons.org/licenses/by-sa/4.0)〕. ＊评分从最严重的参数开始，每15分钟雾化吸入（包括连续雾化吸入）或术后持续呕吐，额外加2分。低流量常规鼻导管吸氧用 L/min 表示，高流量鼻导管吸氧用 FiO_2 来评分。

表1-3　儿科心率呼吸正常值参考范围

	年龄	安静时呼吸频率（次/分）	安静时心率（次/分）
新生儿	出生～1个月	40～60	100～180
婴儿	1～12个月	35～40	100～180
幼儿	13个月～3岁	25～30	70～110
学龄前	4～6岁	21～23	70～110
学龄期	7～12岁	19～21	70～110
青少年	13～19岁	16～18	55～90

！ 观察者通过观察儿童的外表，可以立即察觉出儿童是否存在严重疾病。**！**

在缺氧、高碳酸血症、失代偿性休克、创伤性脑损伤和低血糖等情况下，儿童患病后最初可能表现为易激惹，然后表现为反应性降低、软弱无力或嗜睡等。对于处于精神抑制状态的患儿，需要快速评估呼吸和心血管状态。在儿童，如果没有潜在的

在临床检查中，应允许儿童保持他们自发的舒适姿势。对于1岁以下的婴幼儿（通常由父母或主要照顾者抱着），如果找不到舒适的体位，可能就是生病了。不应强迫儿童采取与他们自发选择不一致的体位，否则可能损害其脆弱的气道，如患会厌炎、严重的喉气管支气管炎（croup）或有异物阻塞时。

！ 儿童的反应性和反应水平通常可以反映大脑灌注水平。**！**

先天性心脏缺陷或外伤,呼吸衰竭的发生通常先于心血管衰竭。有时,身体损伤的迹象可能非常微弱甚至不存在,特别是在虐待性创伤的情况下。对于大多数婴幼儿,可以通过观察他们注视物体(特别是父母的脸)的能力来评估他们的警觉性。婴幼儿应该能够转向声音来源方向,视线水平地跟随物体,1 个月以后的婴幼儿也可以垂直地注视并跟随物体。8 月龄~2 岁的儿童对陌生人应表现出焦虑,并能明确地认识其父母或照顾者。

表 1-4	一般检查:异常症状
项　目	症状体征
皮肤	• 黏膜和甲床失去正常的粉红色 • 皮肤花斑 • 皮肤温暖或发凉 • 毛细血管再充盈时间延长,必须在高于患儿心脏水平的肢端测定,以免错误地评估静脉再充盈时间
脱水症状	• 婴儿前囟凹陷 • 无泪 • 眼眶凹陷 • 皮肤弹性差 • 黏膜干燥
肤色	• 发绀 • 肢端发绀(如果室温较低,可能会出现) • 中心性发绀 • 黄疸 • 苍白
呼吸	• 呼吸缓慢/呼吸急促 • 喘鸣 • 可听见的喘息声 • 鼻翼扇动/呻吟 • 肋间凹陷
意识水平	• 清醒和警觉 • 对语言指令有反应 • 仅对疼痛刺激有反应 • 反应迟钝

三、呼吸系统和气道

呼吸衰竭在婴儿中尤为常见,原因是婴儿有 3 个方面的成熟度不够。

● 中枢神经系统呼吸驱动的受体和效应器机制。

● 胸壁稳定性和呼吸肌力量。

● 传导气道和肺泡毛细血管复合体。

新生儿低氧血症的呼吸反应最初可能是双相高通气，随后是呼吸浅慢和肺换气不足。即使对氧和二氧化碳的中枢和外周化学感受器调节正常，这种反应也还是会发生。在气道和呼吸损害开始时，早期识别和干预可以达到预防效果。

> ！
>
> 呼吸停止是儿童心肺衰竭最常见的原因。
>
> ！

（一）解剖学和生理学考虑

婴幼儿的胸部软骨部分较成年人多，因此，顺应性更强，吸气更容易。但当气道阻力增高时，孩子需要产生更大的胸腔内负压使肺部充气。顺应性很好的胸壁、柔弱的软骨以及薄弱的肋间肌，在胸腔内负压增加时向内收缩，这导致潮气量减少，呼吸做功和软组织回缩增加。儿童胸部的横膈肌附着点类似于阻塞性肺部疾病的成人，类似于扁平膈。因此，在吸气过程中，胸廓下部可能向内牵拉，导致吸气量减少。未发育成熟的肋间肌在出生后几年内不能帮助主动通气，因此，更多地依赖于膈肌的功能和位移。膈肌位移的代偿可受胃扩张、腹胀、手术和其他因素的影响，很快会演变为呼吸功能受损。儿童的肺直到6～8岁才完全发育成熟。肺泡大小和数目在儿童时期显著增加，肺顺应性也增加。潮气量占总肺活量的比例在儿童时期保持相对稳定，为6～8mL/kg的理想体重。由于儿童吸气时间短，所以需要内在或外部提供较高的流速来输送潮气量。如果因为炎症、水肿、黏液、支气管痉挛、细支气管炎和其他情况导致气道进一步缩小，那么较小的气道可能产生高阻力。泊肃叶定律指出，气道阻力与其半径的4次方成反比，因此，如果将气道半径减小50%，则可使阻力增加16倍，即$1/(1/2)^4$（**见第2章中的图2-1**）。如此高的外周气道阻力也可能改变呼气，导致气道动态关闭和自动呼气末正压（内源性PEEP）。婴儿和幼儿的气道闭合容量在其功能残气量范围内，从而使他们在正常呼吸时更容易受到气道关闭的影响。这些因素结合在一起就会导致患儿的呼吸储备减少。因此，如果不进行干预，患儿可能迅速发生失代偿而发生心搏骤停。大多数儿童（特别是1岁以下婴儿）的死亡与由感染、中毒、创伤、溺水、窒息或婴儿猝死综合征引起的呼吸系统疾病有关。

（二）体格检查

呼吸功增加的迹象有鼻翼扇动（增加鼻腔半径以减少气道可能产生的4次方阻力）、呼吸困难、呻吟（呼气时声门部分关闭以防止肺泡塌陷）及肋间凹陷。为了应对肺或气道损伤，患者试图通过增加呼吸做功以保持足够的每分钟通气和氧合。考虑到儿童胸壁的顺应性，胸部凹陷可能很深，可以看到肋下、肋间和胸骨上的三凹征。呼吸急促是婴幼儿疾病的重要标志，而呼吸缓慢是呼吸骤停的不祥前兆。

> ！
>
> 呼吸缓慢是即将发生呼吸衰竭的不祥前兆。
>
> ！

有许多病因可以导致呼吸频率发生较大幅度的变化（**见表1-5**）。婴儿或儿童的正常呼吸频率取决于年龄（**见附录1**）。要时刻警惕呼吸频率"正常"但昏睡或反应不好的患儿。儿童的大脑代谢通常比成年人更活跃。精神状态是氧合、通气和灌注不足的敏感指标。如前所述,患儿的舒适体位通常能达到最适当的气体交换。例如,上呼吸道阻塞(如会厌炎)的患儿通常会选择前倾位或采取三脚架的姿势。根据泊肃叶定律,气流速度较低和吸入空气的黏性较低可以促进层流式气流,而不是湍流式气流,从而降低气流阻力和随后的呼吸做功。有时为了临床检查,孩子需要与父母分离,但如果孩子变得烦躁不安,气流速度增加(即哭闹),则会导致气流紊乱,从而增加气道阻力,并可能使气道部分阻塞(如会厌炎或异物阻塞)转化为完全阻塞。

表 1-5	引起呼吸频率变化的常见原因	
呼吸急促		**呼吸缓慢**
·发烧 ·疼痛和焦虑 ·低血容量 ·呼吸道疾病 ·代谢性酸中毒 ·心力衰竭 ·药物不良反应 ·高黏滞血症		·体温过低 ·中枢神经系统损伤 ·药源性抑郁症 ·神经肌肉疾病 ·严重休克 ·代谢紊乱

　　呼吸时,患儿胸部的形状和运动方式可以提醒观察者注意潜在的呼吸问题。胸腔畸形,如漏斗胸、鸡胸或脊柱侧凸,可能提示存在限制性肺部疾病、肺发育不全和(或)呼吸力学异常。胸廓的不对称抬动可以通过直接观察和通过放在患儿胸部两侧手掌的抬动来检查。胸廓的不对称抬动表明空气进入不均匀和存在严重的潜在病理改变(见表 1-6)。通过听诊呼吸音,可以了解空气进入肺部的充分性和对称性,同时能检测到一些异常声音,如喘息声、爆破音和摩擦声。听诊难易不一,主要取决于孩子的配合程度和周围环境。由于儿童的胸壁比成年人薄,所以呼吸音很容易听到,但不容易定位,其他传导的声音常常干扰准确听诊。在插管后,最好在腋前线(而不是在锁骨中线)听诊检查呼吸音是否对称,以尽量减少对侧呼吸音的传导而误以为双侧呼吸音对称。不过,当孩子烦躁不安或哭闹时,不可能正确听诊。

> ！
>
> 呼吸窘迫表现为鼻翼扇动、呼吸急促、呻吟和三凹征等。
>
> ！

　　一般来说,患儿如果有低氧血症,会有皮肤和指甲床发绀的表现,但这可能是低氧血症患儿的晚期临床表现。有无发绀,取决于患儿的总血红蛋白浓度,因为只有脱氧血红蛋白浓度在 5g/dL 以上时,临床上才能观察到发绀。因为儿童的血红蛋白浓度通常比成年人低,所以在急性失血的情况下,只有血氧含量降到非常低的水平,临床上才能观察到发绀。氧合水平取决于平均气道压力和吸入氧气的百分比。

> ！
>
> 发绀是婴儿和儿童低氧血症的一个不良指标。
>
> ！

表 1-6	胸部不对称运动的原因
	呼吸急促

- 单侧气胸
- 单侧胸腔积液
- 异物吸入伴过度通气
- 主干支气管黏液堵塞
- 大叶性肺不张

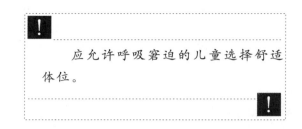

应允许呼吸窘迫的儿童选择舒适体位。

脉搏血氧仪的出现使血红蛋白血氧饱和度的无创监测成为可能。脉搏血氧仪不能准确地评估通气状态，但呼气末二氧化碳浓度监测仪可以用于评估通气状态。CO_2 浓度监测有以下几个优点。

- 允许无创监测通气。
- 可以监测呼吸频率和呼吸节律。
- 可以确认并持续监测气管内插管位置。
- 当气管导管发生移位或阻塞时，首先会发出警报。
- 将肺泡 CO_2 与动脉 CO_2 联系在一起。
- 用 CO_2 波形监测下呼吸道阻塞情况。

肺泡通气主要负责清除 CO_2，以每分通气量为代表。每分通气量是呼吸速率和潮气量的产物。

在每分通气量不足的情况下，患儿仍可以保持正常的血氧饱和度，特别是在吸氧的情况下。因此，临床评估，包括注意精神状态、胸部运动、呼吸频率、呼吸做功和 CO_2 图，对于确定 CO_2 每分通气量的充分性至关重要。另一个重要的呼吸监测临床辅助检查是动脉血气分析和经皮 CO_2 监测（如果可用）。

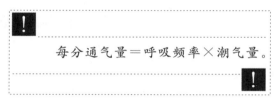

每分通气量＝呼吸频率×潮气量。

（三）气道评估

 病例分析

有一名 20 月龄的婴儿，为 24 周早产儿，其尽管接受了呼吸道合胞病毒免疫球蛋白，但仍又一次出现喉气管支气管炎。他有过多次长时间插管的病史。患儿一直在喘息性呼吸，目前很烦躁，吃得很少，而且接受 2L/min 的 35% 氧气治疗。他脸色苍白，毛细血管充盈时间为 3 秒，呼吸频率为 45 次/分钟。胸片显示肺部很清晰，心脏大小正常。他的父母想知道为什么会这样。

—采取 DIRECT 方法分析患儿的症状和体征将有助于直接指导对患儿的治疗和护理。

评估

—该患儿为什么有复发性喉气管支气管炎？

—他的 PEWS 评分是多少？

—在评估患儿时,哪些无创监测可能是有用的?

—还有哪些摄片可能有帮助?

干预

—支气管扩张剂有用吗?

—有什么方法可以帮助患儿保持安静?

再次评估

—支气管镜或喉镜检查是最佳的初始治疗方案吗?

有效沟通

—所有团队成员都应尽力使患儿保持安静并保持舒适的姿势,这点很重要。

团队合作

—在气道安全以前,团队该如何稳定患儿的病情?

该患儿的 PEWS 评分总计 4 分,分别为:行为烦躁不安,2 分;心血管系统毛细血管再充盈 3 秒,1 分;呼吸频率>10 次/分钟,高于正常值,1 分。该病例因早产长时间插管导致声门下狭窄,导致气道阻塞和呼吸系统损害。这些相同的症状和体征被误认为是喉气管支气管炎的指标,可作为危及生命的气道急症。

首先考虑的是让患儿找到一个舒适的体位。当发生呼吸道阻塞(如异物吸入或会厌炎)时,患儿通常喜欢靠着伸开的手臂取前倾坐位(即三脚架姿势)。如果患儿已经昏迷或反应迟钝,那么头部位置是最重要的。在有外伤的情况下,要妥善固定颈椎,避免突然运动、过度伸展或屈曲,这对于降低医源性脊髓损伤的风险至关重要。2 岁以下的儿童枕部相对较大,当被放在坚固的床垫或硬背板上时,会导致颈部向前弯曲,可能阻塞气道和(或)进一步加重颈椎损伤。对于 2 岁以下的儿童,首选嗅物位,可以通过头部轻度后仰和(或)在肩膀下放置一条毛巾卷来实现。对于 2 岁以上的儿童,通过在枕下垫折叠毛巾或床单可以实现嗅物位姿势。婴儿,特别是 2 月龄以下的婴儿,倾向于经鼻呼吸。简单吸痰往往是减轻气道阻塞的一项重要干预措施,特别对于呼吸道合胞病毒感染的婴儿。先天性后鼻孔闭锁的新生儿进食困难,休息时发绀,但哭泣时肤色反而呈粉红色。在异常情况手术纠正前,可以建立口腔气道和(或)取俯卧位,以保持这类患儿在安静时气道开放。在创伤抢救的现场,为快速确定辅助插管所需的适当规格的设备和药物剂量,基于身高的体重标尺、设备标尺和紧急药物尺(如 Broselow 尺)是非常重要的。对于通过智能手机应用程序来选择儿科药物剂量和治疗方案的质量及临床准确性,仍需要保持谨慎。

对于呼吸系统损害(发绀、呼吸急促、鼻翼扇动和三凹征),第一个干预措施是给氧,可以用以下任意一种设备来完成:非重吸收面罩、普通面罩、气体输送设备(文丘里面罩)、鼻导管、氧气头罩或面帐(第 2 章)。脉搏血氧计和动脉血气测定可用来评估氧气吸入是否足够或过量。毛细血管血气测量接近动脉血气 pH 值和动脉 CO_2 水平,但不能提供准确的动脉血氧浓度。低氧血症和高氧血症都是有害的,应该尽量避免。

> **！**
>
> 鼻翼扇动是婴儿呼吸窘迫的敏感指标。简单的鼻腔吸引是保持气道通畅的重要干预措施。
>
> **！**

儿童的耗氧率和静息能量消耗是成年人的 2～3 倍。当儿童出现呼吸困难时,应首先使用非重吸收面罩给予最高百分比的氧气,然后根据氧合情况逐渐降低吸氧浓度。在动脉血气分析中,通常的动脉氧合目标是 80～100mmHg,与之相当的脉搏血氧饱和度是 94%～98%。使用最合适和耐受性最好的输氧设备,所供给的氧气应经过加温和湿化,以避免口腔和鼻咽黏膜干燥。气道阻塞、吸入和呼吸暂停将严重危害患儿的呼吸功能。

儿童(特别是婴幼儿)的气道解剖结构使儿童在体位不当时很容易发生气道阻塞。2岁以下的幼儿除后枕较大外,舌头也相对较大,会厌大而松软,咽喉也相对前置,再加上咽下部张力降低,导致反应迟钝的患儿很难保持气道通畅,因为他们无法将这些软组织结构分开(影响小儿气管插管的因素见**第2章**)。

幼儿呼吸道阻塞的常见原因有急性病毒性喉气管支气管炎、细菌性气管炎及异物阻塞等;少见的原因有会厌炎,但其在B型流感嗜血杆菌免疫计划成功的国家很少见。临床检查有助于确定梗阻部位。胸腔入口上方的气道阻塞容易引起喘鸣(吸气性噪声),如急性病毒性喉气管支气管炎或拔管后喉水肿。对这些喘鸣的患儿,外消旋肾上腺素雾化治疗(肾上腺素,0.05mg/kg;最大剂量0.5mg加入3mL生理盐水中)和类固醇(地塞米松,0.5mg/kg;最大剂量,每6小时10mg)静脉给药治疗可能有效。

哮喘并不是导致患儿气喘和胸腔内下呼吸道阻塞的唯一原因。呼吸道合胞病毒性毛细支气管炎的患儿也可能出现类似症状。哮喘患儿在发生喘息时,应接受吸氧、吸入β受体激动剂、类固醇皮质激素和异丙托溴铵的联合治疗。上下气道都阻塞(如哮喘、毛细支气管炎)的患儿,对氧的需求较低,可通过吸入氦氧混合气体(氧和氦的一种混合物,通常为30%氧和70%氦)改善狭窄气道的层流。吸入的混合气体密度较小,在以高流速通过疾病导致的狭窄气道时就不太可能有阻塞性湍流。

如果这些治疗方法无效,那么必须考虑异物阻塞或血管环阻塞的可能,血管环〔主动脉和(或)其分支环绕气管〕通常发生于2～5岁儿童。由于像球瓣一样的作用原理,异物导致受影响的肺在呼气时无法呼出气体,空气可以通过异物吸入,但不能呼出。为了给儿童做出准确的诊断,对异物吸入及血管环两者都应高度怀疑。

(四)呼吸衰竭

呼吸窘迫的儿童发展到呼吸衰竭会表现为呼吸做功增加,直到呼吸肌疲劳或无法再进行代偿。小儿呼吸衰竭的原因通常可以按年龄进行分类。在早产儿中,呼吸衰竭是由早产儿呼吸暂停或新生儿呼吸窘迫综合征引起的,其中肺不张和气体交换受损是由表面活性物质缺乏和无效的胸廓抬动导致的。在足月新生儿中,呼吸衰竭最常见的病因有细菌性肺炎、败血症、胎粪吸入和先天性气道异常等。在婴幼儿中,常见病因有下呼吸道疾病(如肺炎、细支气管炎、哮喘、异物吸入)和感染所致上呼吸道梗阻等。年长儿童呼吸衰竭的原因与成年人相似(如药物过量、异物阻塞、化学或烟雾吸入、感染)。呼吸衰竭的治疗从早期识别和保护呼吸道开始,必须提供所有必要的设备并检查其功能,以确保插管安全和成功(**见第2章**)。

无创监测已成为评价呼吸窘迫患者不可缺少的手段。通过脉搏血氧饱和度监测仪和呼气末二氧化碳监测仪,可对氧合和通气进行客观监测。辅助检查,如胸片、动脉血气检查等(**见表1-7**),有助于确认呼吸衰竭,阐明其病因,并监测治疗反应。然而,这些工具并不能代替临床检查,医护人员的临床评估和判断对于识别患儿是否濒临呼吸衰竭仍是最有价值的。

(五)机械通气

在使用正压面罩球囊或呼吸机机械通气支持患儿氧合和通气时,必须避免因肺过度扩张导致的肺容量损伤。在面罩球囊或气管导管呼吸机支持期间,患者很容易发生通气不足或过度通气,请密切注意患儿胸廓抬动,以确保胸部充分扩张但不至于过度扩张。在设定机械通气的潮气量时,应该按理想的体重选择,特别对于肥胖患儿。此外,应先选择低容量,再根据胸廓抬动、从上到下各肺叶的呼吸音听诊、临床病情的改善情况,逐步提高潮气量,这对于避免肺容量损伤很重要。患儿潮气量的常规范围为6~8mL/kg。常规机械通气主要分为压力通气和容量通气。对新生儿和婴幼儿传统的方法是用压力通气,因为早期的机械通气设备无法提供准确的小潮气量。随着微型化和技术的进步,呼吸机可以给极不成熟的早产婴儿提供低至3mL的潮气量(**见表1-8**)。此外,在新的机械通气模式(如压力调节的容积控制)中,压力通气与容积通气之间的界限已经变得模糊,期望利用它们各自的优点,以最大限度地减少呼吸机引起的肺损伤(**见第5章**)。

对儿科患者,通常需要对呼吸系统实施特别严格的重症监护,因为在大多数心血管衰竭发生之前,往往先发生呼吸衰竭。非常重要的一点是,要对患儿气道进行持续检测、干预和再评估,并且在团队间实现有效沟通,以最大限度地降低小儿呼吸系统疾病的发病率和死亡率。

表1-7 评价呼吸状态的辅助检查

项目	评价
动脉血气 (室内空气下)	低氧血症,$PaO_2 < 60mmHg (< 8.0kPa)$ 高碳酸血症,$PaCO_2 > 45mmHg (> 6.0kPa)$ 酸中毒,$pH < 7.35$ 碱中毒,$pH > 7.45$ 如果血红蛋白低,充足的PaO_2并不表示有足够的氧合 患儿$pH > 7.35$,$PaCO_2$ 35~45mmHg,呼吸困难加剧,是即将发生呼吸衰竭的征兆
脉搏血氧仪(SpO_2)	无创检测氧合血红蛋白 目标:氧疗时血氧饱和度维持在94%~98% 监测治疗过程中患儿氧合变化,避免低氧血症和高氧血症
血红蛋白	$CaO_2 = (Hgb \times 1.34 \times SaO_2) + 溶解氧 (0.0031 \times PaO_2)$ $DO_2 = CaO_2 \times 心排血量$
二氧化碳 浓度监测仪	从鼻导管、气管插管或气管切开导管中监测呼出的CO_2 通过呼出气无创监测通气情况,因为肺泡CO_2与动脉CO_2存在相关性 确认并监测气管插管位置 用波形图显示下呼吸道阻塞情况 确定生理无效腔
最大呼气流速	在强制呼气时产生的最大流量 下呼吸道阻塞(哮喘)时降低 监测支气管扩张剂的治疗效果 需要患儿的配合才能完成检测,因此可能只对较大的儿童有用
胸片	气道阻塞 气胸和(或)胸腔积液 肺实质性病变 肺不张 容量损伤

Hgb,hemoglobin,血红蛋白;ETT,endotracheal tube,气管插管;CaO_2,concentration determinant of arterial oxygen content,动脉氧含量的浓度决定因素;SaO_2,arterial oxygen percent saturation,动脉血氧饱和度;DO_2,oxygen delivery,氧气输送。

表1-8	体重＜5kg婴儿的机械通气初始参数	
初始模式	选择容量控制模式或压力限制模式	
潮气量	4～6mL/kg；在容量控制通气中，直接根据理想体重设置，并通过设定吸气峰压值达到间接限制作用，压力通常为20～24cmH₂O	
时间限制	吸气时间：新生儿0.25～0.4s；婴儿0.5～0.6s。由于僵硬肺的呼气时间常数较短，所以顺应性较差的肺可以耐受较长的吸气时间	
呼吸频率	30～40次/分钟，作为呼吸暂停的后备频率	
呼气末正压	5～7cmH₂O，预防呼气末的肺不张	

四、心血管系统

（一）解剖学和生理学考虑

儿童每千克循环血容量高于成人，但由于儿童体型较小，所以其绝对血容量较低。因此，与成人相比，儿童更难以耐受少量的失血。血液补充取决于患儿的临床状态、生命体征、持续失血情况、输注浓缩红细胞的风险以及当前血细胞比容与预期血细胞比容的关系（**见表1-9**）。

表1-9	不同年龄和性别儿童血红蛋白和血细胞比容			
血细胞比容根据平均红细胞体积和红细胞计数计算（电子位移或激光）				
年龄	参考值（常规）红细胞比值%（红细胞/全血细胞×100）	参考值（SI）体积分数（红细胞/全血）	血红蛋白（g/dL）	血红蛋白（mmol/L）
0～30d	44%～70%	0.44～0.70	15.0～24.0	2.32～3.72
1～23月龄	32%～42%	0.32～0.42	10.5～14.0	1.63～2.17
2～9岁	33%～43%	0.33～0.43	11.5～14.5	1.78～2.25
10～17岁（男）	36%～47%	0.36～0.47	12.5～16.1	1.93～2.50
10～17岁（女）	35%～45%	0.35～0.45	12.0～15.0	1.86～2.32
＞18～99岁（男）	42%～52%	0.42～0.52	13.5～18.0	2.09～2.79
＞18～99岁（女）	37%～47%	0.37～0.47	11.5～16.0	1.93～2.48

SI，international system of units，国际单位制。数据来源：Kliegman RM，Nelson WE，et al. Nelson Textbook of Pediatrics. Philadelphia：Elsevier Saunders，2016.

心排血量（mL/min）取决于心率和每搏心排血量，其公式如下所示：心排血量＝心率×每搏心排血量。每搏心排血量取决于心室前负荷、收缩力和后负荷。如Frank-Starling曲线所示，心脏收缩力可以根据心室前负荷（静脉回流）的变化而相应地改变（**见图1-2**）。

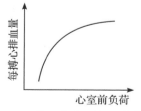

图1-2 Frank-Starling曲线：心肌收缩力与充盈压力的关系曲线

儿童，特别是婴儿，迷走神经张力高。当喉镜碰到咽后部，或气管导管吸痰管接触到小儿气管隆嵴时，会刺激支配心脏房室结的迷走神经，增加迷走神经副交感神经放电，使心率迅速减慢，导致心排血量急剧下降，进而诱发心搏骤停。在插管前适当使用阿托品，并注意吸痰管（通过气管导管）不要超过气管导管末端，从而将此风险降到最低。

8周龄以下婴儿的心肌伸展能力有限,限制了其在补充血液或液体增加前负荷的情况下增加心排血量的能力。胎儿右心在子宫内占主导地位,通过动脉导管承担全身大约60%的心排血量。婴儿出生后,随着肺部的扩张,动脉导管通常在2d后逐渐关闭;到8周龄时,右侧阻力逐渐降至成人水平。新生儿心肌解剖结构的改变使得最初较大的右心室质量减小,而左心室体积和质量增大。但是疾病、低氧血症、体温过低、酸中毒或先天性心脏病等状态可能通过持续的肺动脉高压和动脉导管未闭,而中断这种生理转变。

　　对于新生儿,必须注意对其中心静脉压监测结果的解释,因为其中心静脉压不一定能反映循环血容量或左心室功能。左心和右心功能可能会迥然不同,并且都可能发生功能衰竭。因此,有时可能需要通过肺动脉导管来监测新生儿左心和右心的充盈压力。新生儿心肌对儿茶酚胺的反应有限,这是因为新生儿交感神经系统支配不成熟和 β_1 受体数量少,而这两者在出生后的最初几周内都会增加,因此,给予外源性儿茶酚胺治疗的生理效应可能非常不确定,故非常有必要在给药时仔细监测婴儿的个体反应。

　　心排血量的增加取决于患儿的心率和舒张期充盈时间。虽然心排血量的绝对值较小(约600mL/min);但新生儿每千克体重的心排血量[>200mL/(kg·min)]高于成年人,出生时的心脏指数[4L/(min·m²)]到青春期逐渐下降至成年人标准值[2.5~3L/(min·m²)]。这是因为耗氧量依赖于心排血量,而婴儿每千克体重的耗氧量比成年人多。熟悉心率的标准范围很重要,因为这些范围都随着年龄的增长而变化(**见附录1**)。除了持续性室上性心动过速外,心律失常很少引起心排血量的显著变化。严重的心动过速会缩短心脏的舒张充盈时间,导致每搏心排血量迅速下降。室性心律失常虽不常见的,但它可能意味着先天性心脏病、心肌炎、心肌病或电解质失衡的存在。心动过缓会导致心排血量减少,从而导致氧气输送减少,通常是严重低氧血症或酸中毒的不祥征兆。

(二)体格检查

　　对儿童心血管系统的检查应侧重于评估组织灌注情况,因为它与循环和终末器官功能密切相关。这包括对精神状态、肤色、体温、毛细血管充盈、脉搏特征、心率、心律和血压的评估。

　　儿童,特别是婴儿的心排血量取决于其心率。血压因年龄、身高和性别的不同而不同。低血压可定义为收缩压或平均动脉压低于第5个百分位。对于身高在第50百分位的1~10岁儿童,可以使用以下公式快速确定预测的第5个百分位收缩压和平均动脉压:

$$收缩压(mmHg)=70+[年龄(岁)×2]$$
$$平均动脉压(mmHg)=40+[年龄(岁)×1.5]$$

　　与心血管系统存在特别关联的终末器官是大脑和肾脏,因为人体的体内平衡机制会优先保证对这些组织器官的灌注,因此可以通过评估患儿的精神状态和尿量,来评估脑和肾功能。终末器官功能的恶化是循环停止的前兆。除临床检查外,还应使用一些辅助检查(**见表 1-10**)全面评估和监测危重症患儿。

表 1-10	心血管系统的辅助检查
项　目	评　价
血气	必要时可同时检查动脉和静脉血气 监测酸碱失衡
血清乳酸	组织缺氧和无氧代谢产物 反映组织灌注不良 作为评估治疗反应的预后指标
血清总 CO_2	测定所有形式的 CO_2（主要是碳酸氢盐），监测代谢性酸中毒的严重程度
血红蛋白浓度	测定动脉氧含量，从而监测氧气输送 失血性休克时，监测持续失血情况
导尿管	持续监测尿量 儿童：$1\sim2mL/(kg \cdot h)$ 青少年：$0.5\sim1mL/(kg \cdot h)$
持续动脉血压监测	持续评估血压 通过波形分析提供系统性血管阻力和心排血量信息 监测液体复苏和正性肌力药或加压素的治疗情况 方便动脉血气取样
中心静脉压监测	评估前负荷并指导液体复苏治疗 阻塞性休克时增高 监测中心静脉血氧饱和度 评估心排血量和氧输送
胸片	评估充血性心力衰竭、心脏肥大、肺水肿、胸腔积液
超声心动图	显示心脏收缩性 测量估计心室压力 显示腔室大小和心肌壁厚度 显示先天性异常 心包积液

（三）休　克

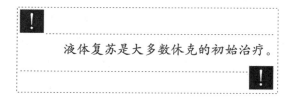

液体复苏是大多数休克的初始治疗。

休克可定义为心肺功能不全，循环系统不能提供足够的氧气和营养以满足重要器官和外周组织代谢的需要。例如，当出血患者继续失血时，机体会通过代偿，努力保持对重要器官的足够灌注压力。当静脉回流减少时，心率增加，以维持足够的心排血量，同时全身血管阻力代偿性增加。这一机制使得人体能够在休克早期（代偿期）保持血压正常，而当未经纠正的持续性失血超过这种循环代偿机制的能力时，就会出现低血压。当出现低血压时，患儿已处于休克晚期（失代偿），并伴有脉搏细弱、毛细血管再灌注时间明显延长、四肢花斑和感觉迟钝。因此，及时识别休克状态和积极干预对获得最佳结果至关重要。一旦考虑诊断为休克,就必须尽早建立血管通路,予以治疗和心肺监护。

如果要避免终末器官损伤,则快速补充循环血容量是至关重要的。肝大可能是患儿体液过多的标志,必须注意观察和谨慎对待。儿童常见的疾病过程(如哮喘、呼吸道合胞病毒感染、细支气管炎和肺炎)可导致肺过度膨胀,进而使肝脏向下移位。在对这些患儿进行评估时,还应考虑到容量超负荷的其他迹象。如果肝大的患儿对最初的液体治疗没有反应,那么胸部放射学检查可能有助于评估心脏大小。心脏轮廓异常可能为患儿症状提供心脏病因方面的影像学证据。

进展为充血性心力衰竭的患儿,晚期可能会出现肺部湿啰音;而对于婴儿,由于心率过快,很难分辨是否存在奔马律(**详见第6章**)。

◇ 低血容量性休克

 病例分析

一名6岁女性患儿与家人从东南亚度假回来几天后,出现了腹泻,解大量血性便。在过去的3天里,她每天排便超过10次,起初是水样便,但现在是血性便。她有间歇性腹部痉挛和偶尔的非胆汁性呕吐。她的父母很担心,因为她不肯喝水,而且昏昏欲睡。体检时,患儿仰卧,简单的问题也不能回答,对甲床压痛的反应减弱。她的心率为160次/分钟,毛细血管充盈时间延长至4~5秒,呼吸频率为20次/分钟。

评估

—在这种情况下,休克的病因是什么?

—她的PEWS评分是多少?

—她有到东南亚旅行史,是否表明可能是某种病原体引起的血性腹泻(例如弯曲杆菌)?

干预

—等渗(如生理盐水)或低渗(如5%葡萄糖水)静脉输液,哪种更佳?

—在这种情况下,试用口服补液疗法是否合适?

重新评估

—如果需要快速输入大量的温热液体,快速注射是最好的给药方式吗?

有效沟通

—需要什么类型的静脉通路?外周和(或)中心静脉注射?骨髓腔通路?利用重组人透明质酸酶促进皮下补液作用?

团队合作

—在尝试骨髓腔通路之前,团队成员应尝试用其他静脉通路多长时间及尝试多少次?(**见附录2**)

该患儿的PEWS评分总计6分,具体如下:行为嗜睡,3分;心血管心动过速,心率为160次/分钟(比6岁儿童70~110次/分钟的正常心率高出30次/分钟以上),3分;呼吸频率在正常范围内,0分。小儿休克最常见的原因是由液体和电解质丢失增加(胃肠道疾病)或严重创伤引起的失血而造成的急性低血容量。全球每年约有20亿例胃肠炎病例。急性胃肠炎是5岁以下儿童的第二大死因,全世界死亡人数超过200万。

应该从患儿的父母或照顾者和转诊机构获得患儿的详细病史，包括旅行史。低血容量性休克患儿常有液体丢失增加（呕吐和腹泻）、嗜睡和尿量减少的病史。在低血容量状态下，儿童维持正常血压的时间比成年人长，因此，血压并不是容量和灌注状态的明确指标。低血容量的更可靠指标有心动过速、精神状态差、毛细血管充盈时间长、尿量减少和四肢温度低，因为这些指标的异常可能比低血压早很多。最初的治疗是用等张溶液进行适当的血管内液体容量复苏（见**第6章和第8章**）。在资源有限的环境中，可按照世界卫生组织的建议，使用口服补盐液进行口服补液治疗，这已被证明是有效的，特别是对由霍乱弧菌引起的腹泻病例。促进皮下输液是治疗轻度至中度脱水的有效方法，尤其是在口服补液不成功和（或）静脉注射困难的情况下。将小规格的针头（如22～24规格的蝴蝶针）插入儿童大腿、腹部、背部或手臂的皮下空间注射重组人透明质酸酶，它可催化细胞外基质中透明质酸的水解，从而降低液体黏度并增加组织渗透性，使得等渗液体（生理盐水或乳酸林格液）能够无痛地进入皮下空间。经典的剂量为20mL/kg，最多500mL，持续1小时以上，该方法可重复使用，可以帮助补液达72小时或直至静脉通路建立。

◇ 心源性休克

 病例分析

5周前，一名亚裔的3岁男孩被诊断患有川崎病。他的父母在他高烧［＞102.2℉（39℃）］4天后带他做了检查。患儿眼睛很红，没有脓性分泌物，躯干有弥漫性皮疹，手掌皮肤发红，颈部淋巴结肿大。这些问题都解决了，但现在该患儿主诉胸部疼痛，他的父母注意到他这周的活动量较上周明显减少，而且看起来很肿，尤其脚踝和脚。体检时，患儿脸色苍白，睡着状态，呼吸急促（55次/分钟），脚呈凹陷性水肿，毛细血管充盈时间3秒，肝大。

评估

—该患儿的PEWS得分是多少？

—你应该进行哪些检查来确定诊断？

干预

—需要什么药物和（或）操作？

重新评估

—你将如何衡量该患儿的反应？

有效沟通

—团队首先应该完成什么？

团队合作

—治疗该患儿的团队还应包括哪些专家？

该患儿的PEWS评分总计3分，具体如下：行为睡眠，1分；心血管（苍白），毛细血管再灌注3秒，1分；呼吸急促55次/分钟（比正常的35～40次/分钟高出10次/分钟），1分。儿童充血性心力衰竭一般有先天性心脏畸形的基础，并通常先于心源性休克发生，这通常是心脏前负荷、后负荷、收缩力、心率和（或）心律的急性或慢性变化的结果。先天性心脏病的症状和体征因病变类型而异（见**第16章**）。对于所有新发充血性心力衰竭的患儿，都应考虑心肌炎的可能。心力衰竭的常见症状有疲劳、劳累时呼吸困难、婴儿进食不良、急性水肿和发烧等。本案例中的患儿也有川崎病的既往病史,其中心肌炎和(或)缺血是已知的可导致心力衰竭的并发症。建议尽早转到儿科重症监护室进行进一步监测、正性肌力药物支持,并由儿科心脏病专家进行全面评估。心源性休克的其他常见病因包括急性危及生命事件后的缺氧缺血性发作、重度溺水、窒息和感染后心肌炎等。

◇ 分布性休克

 病例分析

一名对膜翅目昆虫(如蜜蜂、黄蜂、马蜂)叮咬过敏的 12 岁男孩,在室外玩时被蜜蜂蜇伤,蜜蜂的毒刺进入了他的皮肤里。他父亲用卡片刮铲了蜜蜂的毒刺并成功地将其移除。但是不久之后,该患儿全身出现严重的瘙痒和荨麻疹,并感觉头晕。他父亲紧急送他到急诊室。现在,该患儿主诉呼吸困难、恶心和面部肿胀;患儿易激惹,急性面容,心动过速(心率 128 次/分钟),洪脉,毛细血管再灌注 4 秒,呼吸频率为 35 次/分钟。

评估

—该患儿的 PEWS 得分是多少?

—在这种情况下,休克的病因是什么?

干预

—你会立即做出什么反应?

—他需要什么药物?

重新评估

—他的气道安全吗?

—他的呼吸改善了吗?

有效沟通

—谁需要知道他的过敏反应?家人?学校?

—你将如何帮助其家属在未来避免类似事件的发生?医疗警报手环?肾上腺素自动注射器?

团队合作

—团队如何快速评估和治疗男孩的循环、气道和呼吸系统损害?

该患儿的 PEWS 评分总计 5 分,具体如下:行为易怒,2 分;心血管毛细血管再充盈 4 秒,2 分;呼吸频率 35 次/分钟(比正常的 19～21 次/分钟高出＞10 次/分钟),1。分布性休克是由血管舒缩张力异常引起的。这是血容量重新分配和流向外周组织的结果,导致相对性低血容量。实质上,血管内空间增大了,但血管内容量却没有相应增加。患者看起来皮肤潮红,四肢温暖,洪脉。典型的表现是心动过速、脉压宽、毛细血管充盈快速。在过敏反应中,组胺从肺和胃肠道的肥大细胞和嗜碱性粒细胞中释放出来。过敏症状包括气喘、呼吸窘迫、荨麻疹、呕吐、面部和舌头肿胀以及低血压。神经源性休克伴随交感神经张力的丧失,导致外周血管运动张力降低、血管扩张,以及休克后心率失代偿性升高。神经源性休克对液体复苏抵抗,但对适当的肾上腺素能药物,例如去氧肾上腺素[$0.1～0.5\mu g/(kg \cdot min)$]有反应。

过敏反应是一种急性的、可能危及生命的综合征。其因炎症介质的快速释放而引起多系统的临床表现。食物（最常见的有牛奶、鸡蛋、小麦和大豆）可能是儿童免疫球蛋白E介导过敏反应的重要触发因素。花生和鱼是最强力的诱发因素，其他常见的刺激物还包括食品和药物中的防腐剂、药物（抗菌药物）、昆虫毒液（蜂蜇）和生物活性物质（血液制品）等。

 ## 病例分析

一名14岁的静脉吸毒者在注射海洛因2天后开始主诉注射部位发红，左臂肿胀和疼痛。现在她反应迟钝，意识模糊，面色灰暗。她心动过速（心率130次/min），呼吸急促（呼吸45次/min），低血压（血压70/40mmHg，平均动脉压50mmHg）。血培养显示革兰阳性球菌呈簇状生长，与金黄色葡萄球菌一致。

评估

——该患者的情况属于什么类型的休克？

干预

——该患者需要什么样的监护、静脉通路和药物治疗？

重新评估

——在开始使用血管活性药物后，如何监测疗效？

有效沟通

——该如何将这种危及生命的疾病性质告知她的所有监护人？

团队合作

——医疗保健提供者如何共同努力，为其争取尽可能好的临床结果？

与成年人一样，儿童分布性休克最常见的原因是脓毒症。脓毒性休克的特征是患者精神状态发生改变，发烧或体温过低，以及灌注异常，例如脓毒性休克早期为血管扩张（"暖休克"），随后是血管收缩（"冷休克"）。

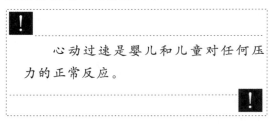

> **！** 心动过速是婴儿和儿童对任何压力的正常反应。 **！**

暖休克的临床表现为血管扩张、心动过速、洪脉、毛细血管充盈活跃、脉压增宽。暖休克患儿的全身血管阻力低，心排血量高。冷休克反映低心排血量状态，外周血流灌注差，全身血管阻力高。冷休克患儿会出现心动过速，毛细血管充盈时间延长，皮肤花斑，脉搏微弱。脓毒性休克的治疗目标是恢复和维持最佳的器官灌注和氧合，这可以通过正常的意识状态和充足的尿量［≥1mL/(kg·h)］证明。休克患儿通常血容量很低，并对积极的液体复苏有反应（**见第6章**）。推注20mL/kg一剂的等渗液体通常是有用的，可使用晶体液（如生理盐水或乳酸林格溶液）或胶体液（5％白蛋白或右旋糖酐）。在初始复苏阶段，典型的液体需求范围为40～200mL/kg。

> **！** 在休克的情况下，最好保持适合患儿年龄的最佳血红蛋白浓度（最低10 g/dL）。 **！**

液体复苏后，对于暖休克患儿，首选的血管升压素是去甲肾上腺素［0.05～0.3μg/(kg·min)］，然后是肾上腺素［0.05～0.3μg/(kg·min)］。对于液体复苏无效的冷休克患儿，建议首选多巴胺

[5～10μg/(kg·min)]；如果对多巴胺无反应，则首选肾上腺素。多巴酚丁胺是一种 β_1 激动剂，可用于液体复苏后低心排血量和系统血管高阻力状态（血管收缩）的患儿。这些持续静脉注射的药物最好通过中心静脉通路输入，以避免外周静脉导管造成的外渗损伤。类固醇皮质激素（氢化可的松，每天 1～2 mg/kg）适用于血管升压素拮抗型休克、暴发性紫癜或疑似肾上腺功能不全（长期使用类固醇皮质激素、恶性疾病、胶原血管疾病、插管时用依托咪酯）的患儿。脓毒性休克的病理生理机制复杂，表现出低血容量性休克、分布性休克和心源性休克的特点。脓毒性休克的治疗目标是迅速恢复和维持最佳的器官灌注。

◇ 阻塞性休克

 病例分析

一名 10 日龄的足月男婴，在出生后的前 7 天，母乳喂养良好；现在体重不再增加，喂养不良，每天只有一次尿湿尿布；最近 3 天，开始彻夜睡眠。体检时，患儿脸色苍白，精神萎靡，发绀，呼吸急促，肝脏肋缘下 5cm 处可及，心脏杂音刺耳，毛细血管充盈不良，没有摸到股动脉搏动。

检测

—该患儿的 PEWS 得分是多少？

—应该进行哪些检查来确定诊断？

干预

—需要什么药物和（或）操作程序？

—前列腺素 E_1（PGE_1：前列地尔）治疗有什么不良反应？

重新评估

—你将如何衡量新生儿的反应？

—如何预防 PGE_1 治疗引起的不良并发症（如发热、潮红、呼吸暂停）？

有效沟通

—团队首先应该完成什么？

团队合作

—治疗团队还应包括哪些专家？

患儿的 PEWS 评分总计 6 分，具体如下：行为嗜睡，3 分；心血管（发绀），2 分；呼吸急促，1 分。阻塞性休克患者会表现为血流动力学状况迅速恶化。患有导管依赖性心脏病（如主动脉缩窄、左心发育不全、主动脉狭窄）的新生儿通常在出生后的最初几周出现严重休克，并有喂养不良、呼吸急促、嗜睡、发绀、股动脉搏动无力或缺失、少尿或无尿（阻塞性休克）等病史。迅速予以 PGE_1［前列地尔 0.05～0.1μg/(kg·min)］、正性肌力药物和等渗液体可挽救生命，不要因为等待超声心动图的确认而延迟给药。PGE_1 的常见不良反应有发热、潮红和呼吸暂停；后者在治疗过程中可能随时无预警地发生。当接受 PGE_1 治疗的患儿需要转运时，强烈建议使用气管插管以确保气道安全。一旦动脉导管重新开放，PGE_1 就应该减量。必须避免过度换气和高氧血症，以防止肺血管床过度扩张；否则，可导致血流从系统侧（主动脉）优先通过未关闭的动脉导管流向肺侧（肺动脉）而使肺血流量增加，使全身灌注恶化，加剧全身休克。

> !
>
> 不要因为等待超声心动图的结果而延误应用前列腺素 E_1。
>
> !

非动脉导管依赖性病变出现在新生儿期以后，患儿有心动过速、奔马律、心脏杂音、呼吸急促、肝大和发育不良的病史，这些患儿通常对液体复苏没有反应，但对以下用药会有反应：袢利尿剂（呋塞米，$0.5 \sim 1mg/kg$）利尿，正性肌力药物支持［米力农（或氨力农）$0.5 \sim 1\mu g/(kg \cdot min)$ 或多巴酚丁胺，$5 \sim 10\mu g/(kg \cdot min)$］和（或）血管紧张素转化酶抑制剂减轻后负荷**（见第 16 章）**。

五、神经系统

 病例分析

一名 15 月龄的女童曾和母亲的朋友在一起。当女孩回来时，她母亲被告知女童一整天都在"睡觉"，什么也没吃。母亲无法叫醒女孩，就直接把女孩送到了医院。体检时，孩子对疼痛的刺激无反应，她手背烧伤，背部和臀部有多处线状瘀伤，孩子呼吸深而快（每分钟 60 次）。她看上去粉红色的，毛细血管充盈时间 2 秒，头部 CT 扫描显示右侧顶叶有硬膜下血肿，中线向左移动，右侧瞳孔散大，对光反射消失。从放射科检查回来后，她开始抽搐发作。

检测

—临床发现是否与所提供的病史一致？

—什么是最致命的伤害？

干预

—首先必须采取哪些措施？

重新评估

—女孩对治疗有反应吗？

—需要直接监测颅内压吗？

有效沟通

—团队应如何与母亲、父亲和其他照料者互动？

—陈述时需要记录哪些内容，由谁记录？

团队合作

—医疗和护理人员在疑似虐待性创伤病例中的角色是什么？

—对于疑似虐待性创伤的案件，何时应联系执法部门和社会服务部门？

任何婴儿或幼儿出现意识低下、抽搐发作和（或）昏迷，即使没有外部受伤的迹象，也应评估其虐待性创伤（如虐待儿童、摇晃婴儿综合征）的可能性。由于儿童骨骼具有较强的柔韧性，所以儿童可以承受内部损伤，而不会出现明显的外部瘀伤或肋骨骨折。此外，婴儿可存在颅内大量失血，导致低血容量性休克。在本案例中，该儿童是虐待的受害者，并因虐待性头部创伤而引起闭合性头部损伤。

格拉斯哥昏迷量表（Glasgow coma scale，GCS）经常被用来评估儿童的神经功能状态和意识水平，但即使根据年龄进行调整后**（见第 15 章，表 15-1）**，该量表也很难用于儿童。在评估是否需要进一步干预时,应注意评估患儿维持气道的能力、瞳孔反应、言语反应、运动系统反应及婴儿的囟门状态等。囟门通常在幼儿 24 月龄时闭合。最好的检查时机是患儿平静状态和取坐位时。如果患儿取仰卧位和(或)哭闹,其前囟门可能呈现饱满和紧张感,从而造成颅内压升高的假象。

瞳孔反应可用于快速评估脑干功能;但在许多毒物中毒时也可以出现瞳孔反应异常,如瞳孔缩小和瞳孔扩大。其他神经系统相关的体征还包括肌张力、肌力、面部对称性、共济失调以及四肢和面部肌肉的任何异常运动。在婴儿中,抽搐发作的特征表现可能有警觉性下降(婴儿不注视父母或不跟踪在视野中的移动物体)、自主神经改变(心动过速、血压升高和瞳孔扩大)、呼吸暂停、发绀和皮层下肌肉活动(双腿的自行车运动、手臂的游泳运动、吮吸或者伸舌)。婴儿抽搐发作期间可能不会发生强直性阵挛肌肉运动,因为婴儿的神经髓鞘形成和连接尚未发育成熟。对抽搐的治疗详见**第 15 章**。如果抽搐发作或用于治疗抽搐的药物严重影响患儿的气道通畅性和呼吸功能,则应进行气管插管。神经肌肉阻滞剂不能治疗抽搐,并且它会掩盖真实的临床表现。神经肌肉阻滞剂只为了方便气管插管而使用。儿科重症监护医师和儿童神经科医师应早期参与小儿癫痫持续状态的治疗。

当婴幼儿出现昏迷和(或)抽搐表现时,应考虑低钠血症和低血糖。在患儿的初步检查中应包括一次血糖监测,以排除低血糖导致的意识状态改变。低钙血症也会导致婴儿抽搐发作,通常表现为手足搐搦。对于严重的症状性低钙血症,最好通过中心静脉导管注射氯化钙或葡萄糖酸钙进行治疗,以避免周围皮下组织外渗和由此造成的损伤。对电解质异常的处理见**第 8 章**。

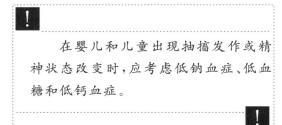

在婴儿和儿童出现抽搐发作或精神状态改变时,应考虑低钠血症、低血糖和低钙血症。

六、脓毒血症

儿童和新生儿因为免疫系统发育不完全,所以接受经验性抗菌药物治疗的概率比成年人高。在儿科患者中,血培养的阳性预测值有限,并且取决于进行血培养的数量、所获得的血液量和所涉及的病原体。新生儿特别脆弱,以下因素都会增加其感染的风险。

- 多核白细胞功能和贮存量有限。
- 抗体合成能力差。
- 吞噬细胞向炎症部位趋化少。
- 出生 6 个月后,来自母体的被动免疫功能耗尽。

大多数母体抗体是在妊娠晚期通过胎盘输送给胎儿的,这就限制了早产儿从母体获得这种被动免疫力。直到 4～7 岁,儿童才能达到成年人的免疫球蛋白水平。

发烧往往提示可能有严重的细菌感染性疾病。对于 2 月龄以下的发热婴儿,抗菌药物被认为是紧急治疗药物,并经常在确定感染源之前就开始使用。在美国,最常见的威胁婴儿生命的细菌是 B 组链球菌(无乳链球菌)、大肠埃希菌、李斯特单球菌和肠球菌。在幼儿 3 岁之前,如果体温 $>104^\circ\text{F}$($>40^\circ\text{C}$),或者白细胞计数 <500 个/mm^3 或 >15000 个/mm^3,则隐匿性菌血症的发生风险就会增加。因此,若中性粒细胞绝对计数 <1000 个/mm^3 和显著的杆状核粒细胞增多至 $25\%\sim30\%$,则提示患儿存在严重的细菌感染,建议进行全面检查,并根据临床需要进行血液培

养、尿液培养和腰椎穿刺后的脑脊液培养。在 2 月龄至 2 岁的幼儿中，最容易引起严重感染的微生物有肺炎链球菌、金黄色葡萄球菌（对甲氧西林敏感或耐药）、流感嗜血杆菌、脑膜炎奈瑟菌和沙门菌等。脓毒血症的临床症状可能包括呼吸窘迫、体温不稳定（包括体温过低）和胃肠道问题。

　　临床上还常见皮疹，特定感染可能有其特征性颜色和分布形式。例如：瘀点或紫癜皮疹，提示可能是脑膜炎球菌血症；囊泡性皮损，提示单纯疱疹或柯萨奇病毒感染；红斑疹并有脱皮迹象是由葡萄球菌或链球菌感染引起的。关于患儿脓毒血症和器官功能障碍的内容详见**第 7 章**。

　　对婴儿和儿童的救护有其独特性，正如本章所讨论的，对危重症或受伤患儿的救治不能有任何闪失。因此，应尽早咨询专家。儿童病情恶化和恢复速度往往比成年人快。对危重症患儿的救治需要运用 DIRECT 方法进行指导：评估（detect）有严重伤害或疾病的儿童；及时干预（intervene）；通过适当的监测和辅助诊断，重新评估（reassess）每个干预措施；有效地相互沟通（effectively communicate），传递关键信息，实施治疗，抢救生命；进行团队合作（teamwork），因为没有人具备照顾危重症或受伤儿童所必需的全部知识、培训和能力。

危重症患儿评估要点

- 每个进行全面检查的医护人员都应该思考一个问题——"这个孩子看起来有病吗？"如果答案是肯定的，那么这个孩子可能病得很重。
- 儿童早期预警系统（PEWS）是一种评估工具，用作即将出现的临床病情恶化的早期指标。
- 应该让患儿以自觉舒适的体位接受检查。强迫患儿更换体位可能会加重其呼吸窘迫，甚至导致呼吸骤停。
- 患儿呼吸窘迫的早期症状包括呼吸急促、呻吟和鼻翼扇动。
- 在治疗儿童呼吸系统损害时，确保气道通畅是最重要的初始步骤。胸廓运动并不能证明呼吸道一定是通畅的。
- 对患儿灌注状态的最初评估应该包括精神状态、毛细血管再灌注、尿量和肢端温度。低血压是小儿休克晚期的症状。及时识别休克状态和积极干预对于获得最佳结局是至关重要的。
- 对于出现抽搐发作的婴幼儿，应评估其是否存在电解质失衡和低血糖的情况。
- 由于婴儿的免疫系统不成熟，所以他们所面临的感染风险更高。
- 对于未满 2 月龄的发热婴儿，经验性地应用抗菌药物被认为是应急药物治疗。

 # 推荐阅读

1. Agency for Healthcare Research and Quality. TeamSTEPPS: Team strategies & tools to enhance performance & patient safety. http://teamstepps.ahrq.gov. Accessed May 13, 2013.

2. Akre M, Finkelstein M, Erickson M, et al. Sensitivity of the pediatric early warning score to identify patient deterioration. Pediatrics, 2010, 125: e763-e769.

3. Allen CH, Etzwiler LS, Miller MK, et al. Recombinant human hyaluronidase-enabled subcutaneous pediatric rehydration. Pediatrics, 2009, 124: e858-e867.

4. Borgman M, Spinella PC, Perkins JG, et al. The ratio of blood products transfused

affects mortality in patients receiving massive transfusions at a combat support hospital. J Trauma，2007，63：805-813.

5. Frauenfelder C，Raith E，Griggs W. Damage control resuscitation of the exsanguinating trauma patient：pathophysiology and basic principles. J Milit Veterans Health，2011，19：18-24.

6. Fuenfer M，Creamer K，Lenhart MK，eds. Pediatric Surgery and Medicine for Hostile Environments. Washington，DC：Office of the Surgeon General，2010.

7. Haque IU，Zaritsky AL. Analysis of the evidence for the lower limit of systolic and mean arterial pressure in children. Pediatr Crit Care Med，2007，8：138-144.

8. Hsu JM，Pham TN. Damage control in the injured patient. Int J Crit Illn Inj Sci，2011，1：66-72.

9. Jansen J，Thomas R，Loudon MA，et al. Damage control resuscitation for patients with major trauma. BMJ，2009，338：b1778.

10. Steele SR，Peoples GE. Damage control in the war wounded. Adv Wound Care（New Rochelle），2012，1：31-37.

11. United States Army Institute of Surgical Research（USAISR）. Joint Trauma System clinical practice guideline：damage control resuscitation（CPG ID：18）. http：//www. usaisr. amedd. army. mil cpgs DamageControlResuscitation_03Feb2017. pdf. Updated February 3，2017. Accessed August 29，2017.

12. World Health Organization Global Task Force on Cholera Control. First steps in managing an acute outbreak of diarrhoea. http：//www. who. int/cholera/publications/firststeps/en/index. html. Updated November 2010. Accessed May 13，2013.

13. Spandorfer PR，Mace SE，Okada PJ，et al. A randomized clinical trial of recombinant human hyaluronidase-facilitated subcutaneous versus intravenous rehydration in mild to moderately dehydrated children in the emergency department. Clin Ther，2012，34：2232-2245.

（楼晓芳　翻译）

第 2 章

气道管理

 目 标

- ■ 识别不稳定气道的症状和体征。
- ■ 评估呼吸衰竭的症状和体征。
- ■ 识别儿科气道管理中独特的解剖和生理变量。
- ■ 描述如何在气道辅助装置的帮助下开放并保持气道通畅。
- ■ 阐述如何使用皮囊面罩通气给予患儿呼吸支持。
- ■ 理解儿童气管插管的过程和程序。
- ■ 确认插管困难的可能性,并讨论建立稳定气道的替代方法。

 病例分析

　　一名18月龄的患儿因为犬吠样咳嗽1天,被送到医院就诊。查体发现,他有明显的胸壁吸气性凹陷伴腹式呼吸,在大气吸入下,氧饱和度为88%。

评估

　　—该患儿的生理状态是什么?

　　—什么症状和体征提示患儿发生了呼吸窘迫?

　　—最可能的诊断是什么? 可能出现的最坏诊断是什么?

干预

　　—最紧急的治疗策略是什么?

　　—可以用来保持气道通畅的初始治疗措施是什么?

　　—如果决定插管,必须采取哪些步骤来尽可能确保气管插管过程的安全?

　　—你会选择什么尺寸和类型的喉镜镜片?

　　—你会选择哪种尺寸的气管插管? 放置气管插管的合适深度是多少?

重新评估

　　—目前的治疗策略是否有效?

　　—患儿是否需要其他治疗措施?

有效沟通

　　—当患儿的临床状况发生变化时,谁需要知道这些信息,又该如何传达这些信息?

　　—管理及照顾患儿最适合的场所在哪里?

团队合作

—你将如何实施这些治疗策略？

—谁该做什么，什么时候做？

一、引　言

呼吸窘迫是儿童常见病，可由各级气道问题以及神经肌肉系统和心血管系统问题发展而来。大部分患儿的心搏骤停是由呼吸衰竭引发的。因此，对小儿气道管理来说，早期识别并阻止从呼吸代偿到呼吸衰竭的进程是至关重要的。尽管不同年龄段患儿的气道解剖特点存在多种差异，识别气道损伤表现并建立和保持气道通畅是气道管理必不可少的技能。

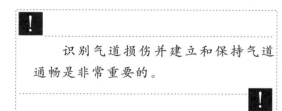

　　识别气道损伤并建立和保持气道通畅是非常重要的。

二、解剖和生理注意事项

从出生到成年，儿童的气道会发生巨大的改变。为了评估和处理呼吸道紧急事件，有必要了解儿童气道特有的解剖和发育情况。

- 儿童的鼻腔产生近一半的总气道阻力。婴幼儿的鼻子短、软、小，且鼻孔近圆形。2 月龄以下的婴幼儿只通过鼻子呼吸。从出生到 6 月龄，虽然婴幼儿的鼻孔大小增加了 1 倍，但很容易因水肿、分泌物或外部压力而发生阻塞。通过吸引来清理鼻道，可以显著改善婴幼儿的呼吸状况。

- 小儿的舌头相对于口腔来说是偏大的。在发育障碍时，这种相对比例会增加，比如皮埃尔·罗宾综合征和严重的小颌畸形。相对于狭小口腔的大舌头可增加喉镜检查时肉眼观察咽喉的难度。可导致上呼吸道阻塞的情况有：睡眠时咽部肌肉张力下降、头部受伤、镇静或其他神经系统疾病导致意识水平下降引起的舌根后坠等。

- 咽喉水平在颈部位置变化，从新生儿期的颈部 C_2 到儿童时期的 $C_3 \sim C_4$，最后终止在成年人的颈部 C_5、C_6 位置。婴儿的会厌在 C_1 水平，与软腭重叠。喉位置高，加上舌体大和下颌骨小，导致婴儿易受气道梗阻的困扰。

- 喉位置高使舌根部与声门开口之间的角度更小，增加了喉镜检查时肉眼观察声带的难度。因此，直喉镜片，如米勒镜片，可较好地创建一个从口腔到声门的直线平面。

- 婴儿的会厌长且柔软，像"Ω"形，而成人的会厌比较短、硬且扁平。较长且软的会厌在喉镜检查时更加难以控制。使用直喉镜片可直接抬起会厌，暴露声带，能够克服这个困难。

- 小儿喉部呈漏斗状，声门下部与声门上部有一定角度，最窄的部分位于环状软骨水平的声门下间隙。因此，气管内插管的气囊充气后可能导致声门下水肿。而成年人的喉呈筒状，最窄部分在声带水平，不容易发生这种并发症。

- 小儿的气管内直径约为成年人的 1/3，因此，气流阻力更高。气流阻力是 $1/r^4$ 的函数，其中 r 为气道半径。与成年人相比，由水肿或分泌物引起呼吸道直径（$2r$）略微下降会导致小儿气道阻力的显著增加（见图 2-1）。

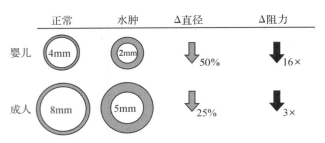

图 2-1 气道阻力与气道半径的比例关系

■ 新生儿的气管长度约为 5cm，18 月龄幼儿的气管长度约为 7cm。由于气管短，所以临床常见插管插入右主支气管和意外拔管的情况。

■ 由于婴幼儿软骨结构的弹性较高，故胸壁很容易受压而凹陷。①腹部肌肉的做功导致特征性反式呼吸，如跷跷板样或腹式呼吸模式。②肋间、肋下和胸骨上凹陷变得明显，提示存在气道梗阻或肺部疾病，造成呼吸做功增加。③因与成人相比，婴幼儿慢收缩肌纤维较少，在呼吸衰竭进展时，易导致呼吸肌疲劳而减少呼吸做功。

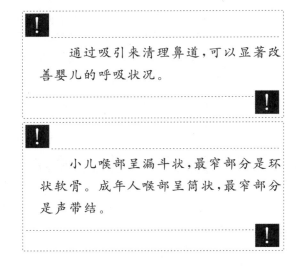

！ 通过吸引来清理鼻道，可以显著改善婴儿的呼吸状况。！

！ 小儿喉部呈漏斗状，最窄部分是环状软骨。成年人喉部呈筒状，最窄部分是声带结。！

三、呼吸状态评估

与成人一样，儿童呼吸状态评估关键的第一步是对气道通畅和自主呼吸运动进行评估。临床医生须通过望诊、听诊和感知气流的减弱或消失来识别儿童呼吸窘迫的体征。

（一）观察小儿的一般情况

在观察小儿的一般情况时，请注意以下几个方面。

■ 肌张力，及主动、被动运动。

■ 警觉性，与周围环境或照护者之间的互动。

■ 无法安慰的哭吵或激惹。

■ 说话或哭的能力（发声和哭时需要有气流运动）。

■ 气道损伤或其他情况（如颈椎骨折或面部烧伤）会影响对气道的评估和处理。

■ 面部、口腔或舌头的先天性畸形可导致呼吸问题。

■ 由意识水平下降引起的气道阻塞征象。

一般情况下，最小限度的胸廓抬动就能保证充足的通气量，但有时呼吸肌运动和强有力的胸廓抬动并不是潮气量足够的依据。

(二)评估小儿的呼吸频率

在评估小儿的呼吸频率时,需要注意以下几个方面。

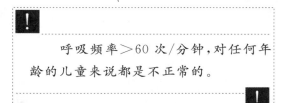
呼吸频率＞60 次/分钟,对任何年龄的儿童来说都是不正常的。

- 小儿正常的呼吸频率会随着年龄的增长而变化(见表 2-1 和附录 1)。
- 呼吸频率最好通过观察来评估。具体方法:暴露儿童的胸部,观察胸部和腹部的起伏情况。
- 呼吸频率＞60 次/分钟对于任何年龄的儿童来说都是不正常的。

- 呼吸频率异常缓慢提示可能存在呼吸衰竭。

(三)呼吸做功

- 随着患儿呼吸窘迫的进展,肋间、肋下和胸骨上凹陷加重。对于有呼吸困难史的患儿来说,呼吸频率的减慢和消失可能提示有严重的呼吸肌疲劳。
- 呼吸做功的增加往往增加气道阻力,导致顺应性较好的上呼吸道塌陷和喘鸣音的出现。
- 低氧血症患儿常伴鼻翼扇动,这是为了增加气道直径。
- 呼噜声是机体通过呼气末正压来防止气道塌陷而产生的呼气噪声。
- 胸外气道的阻塞或狭窄(鼻、咽后壁、喉和声门下位置)会导致高亢的吸气噪声(喘鸣)和胸部凹陷。
- 胸内气道阻塞或狭窄导致的症状和体征主要出现在呼气时。哮鸣音(高亢的呼气噪声)是由呼气性梗阻引起的。
- 由咽部软组织塌陷、肿块或气道异物导致的不完全性气道梗阻(指有少量的气体仍可以吸入或呼出),可伴有鼾声、喘鸣、咕噜声或呼吸噪声。
- 若呼吸费力明显但听诊没有呼吸音,则提示可能发生了完全性气道梗阻(没有气体可以吸入或呼出)。
- 湿啰音是吸气末噪声,通常在肺实质性疾病(如肺炎和毛细支气管炎)时可闻及,在肺的外侧带最响亮。
- 呼吸音不对称是一个重要的线索。当有气胸、胸腔积液或气管插管插入一侧支气管时,对侧的呼吸音会减弱或消失。

表 2-1	各年龄段的正常呼吸频率
年龄	**呼吸频率(次/分钟)**
新生儿	30～60
婴儿(1～12 月龄)	30～60
幼儿(1～2 岁)	24～40
学龄前儿童(3～5 岁)	22～34
学龄(6～12 岁)	18～30
青少年(13～17 岁)	12～16

!
听诊部位包括口、鼻、颈部和胸部的中央和外周。注意听诊音质、音调及左右侧呼吸音的对称性和强度。
!

（四）评估精神状态

- 烦躁和易激惹表明存在低氧血症。在可接受的血氧饱和度范围内，若患儿出现嗜睡，则反映 CO_2 分压（$PaCO_2$）升高。

- 仔细评估是否存在气道保护性反射（咳嗽和作呕）及其程度。在评估该反射时，若过分刺激咽后壁，会诱发呕吐和胃内容物误吸。此外，刺激咽后壁可能使上呼吸道部分梗阻（由于疾病，如会厌炎）转化为完全性气道梗阻。

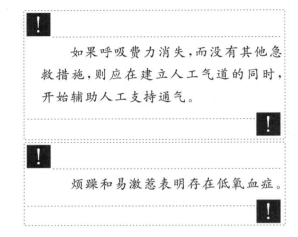

如果呼吸费力消失，而没有其他急救措施，则应在建立人工气道的同时，开始辅助人工支持通气。

烦躁和易激惹表明存在低氧血症。

四、监测呼吸功能

（一）纵向身体评估

一旦发现患儿出现呼吸窘迫，就需要密切监测呼吸功能，这是非常重要的。听诊和观察是监测的重要组成部分。应该设置合适的报警值来提示通气和氧合不足。一旦对患儿行气管插管并使用机械通气，就需要时刻保持警惕。

（二）动脉血气分析

在病因或呼吸功能不全程度未知的情况下，测量动脉血气是很有帮助的。但应慎重考虑，因为动脉穿刺是一项可引起疼痛的操作，由此产生的躁动可能使一些患儿的呼吸窘迫症状恶化。

动脉血气系统的解读方法包括以下几个方面。

- 基于 $PaCO_2$ 来判断肺泡通气量。
- 评估患儿的 pH 值变化是否能单纯用 $PaCO_2$ 来解释，或还存在其他代谢问题。
- 确定通气或代谢问题是原发性还是代偿性的。
- 评估有关任何纠正低氧血症措施的有效性。

动脉血气紊乱可分为 4 个主要类别：通气不足、肺泡过度通气、代谢性酸中毒和代谢性碱中毒。

1. 通气不足

通气不足（呼吸性酸中毒）会导致 PCO_2 增高，使 HCO_3^-：PCO_2 的比值降低和 pH 值下降。通气不足或通气/血流比失调可引起 CO_2 潴留。在大多数情况下，增加通气量可纠正呼吸性酸中毒。如果患儿病情不稳定，则需要人工皮囊面罩通气，直至问题基本得到解决。

如果呼吸性酸中毒（见于慢性呼吸衰竭）持续存在，则肾脏会潴留 HCO_3^-。肾脏代偿通常是不完全的，所以 pH 会接近但不会恢复至 7.4。

2.肺泡过度通气

肺泡过度通气(呼吸性碱中毒)会导致PCO_2下降,这反过来又会使pH值升高。若碳酸氢盐和碱剩余仍保持在正常范围内,则是因为肾脏还没有时间建立足够的代偿。疼痛和焦虑可能导致小儿过度通气和碱中毒。低氧血症也可能导致每分通气量增加和呼吸性碱中毒。

3.代谢性酸中毒

HCO_3^-的原发性降低可导致pH值下降。血液中各种酸积聚会降低HCO_3^-的浓度,如难治性糖尿病,在组织缺氧的状态下会产生乳酸堆积。机体通过增加通气来降低PCO_2,从而提高pH值,即出现呼吸代偿。代谢性酸中毒患儿呼吸不充分,是因为严重酸中毒造成患儿不能通过增加呼吸频率来代偿。

4.代谢性碱中毒

HCO_3^-的增加会提高HCO_3^-:PCO_2的比值,进而提高pH值。机体通过减少通气和CO_2潴留来进行呼吸代偿。代谢性碱中毒可见于幽门狭窄的患儿,因为呕吐会导致大量胃酸的丢失。缺氧限制了儿童通过减少通气来代偿代谢性碱中毒的能力。

如需了解更多相关内容,请参阅**附录3**。

(三)脉搏血氧饱和度

脉搏血氧测定法能连续、无创地测量动脉血氧饱和度(SaO_2)。血氧饱和度曲线见**图2-2**,这是血氧饱和度与氧分压(PaO_2)的关系曲线图。在正常情况下,当PaO_2约为60mmHg(8kPa)时,90%的血红蛋白与氧结合达到饱和。当PaO_2超过60mmHg时,PaO_2升高不会导致SaO_2明显增加。然而,正如"S"形的SaO_2曲线所示,一旦PaO_2低于60mmHg,则PaO_2的微小变化会导致SaO_2的急剧变化。

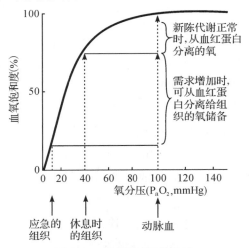

> ! 通常情况下,当PaO_2约为60mmHg(8kPa)时,90%的血红蛋白与氧结合将达到饱和。当PaO_2超过60mmHg时,PaO_2升高不会导致SaO_2明显增加。 !

图2-2 血氧饱和度曲线

注:氧合血红蛋白解离曲线显示了氧分压与血氧饱和度的关系。当PaO_2达到60mmHg(8kPa)时,血红蛋白可达到近最大饱和度。当PaO_2超过60mmHg时,SaO_2只有轻微的增加。但需要注意的是,一旦PaO_2低于60mmHg,PaO_2的微小下降就会导致SaO_2的急剧下降。

脉搏血氧饱和度监测在管理危重症患儿的局限性有如下几个方面。

■ 脉搏血氧饱和度监测要求有搏动的血流。在休克和灌注不良时，因信号强度减弱，导致其准确性下降。

■ 在一氧化碳中毒时，大多数脉搏血氧饱和度监测仪会错误地显示血氧饱和度偏高，那是由碳氧血红蛋白与氧合血红蛋白吸收光的波长相似所致。此时，血气分析是确定氧合血红蛋白和碳氧血红蛋白实际饱和度的唯一方法。

■ 当发生高铁血红蛋白血症时，脉搏血氧饱和度监测的结果是不准确的。

■ 对于镰状细胞性贫血和处于急性血管闭塞危险期的患儿，其所显示的血氧饱和度值可能偏低。

■ 静脉用的染料和某些颜色的指甲油会导致脉搏血氧饱和度监测仪错误地显示脉搏血氧饱和度值偏低。

■ 当患儿的临床表现、心率与脉搏血氧饱和度不符时，需要质疑脉搏血氧饱和度监测仪的准确度。

■ 在得到证明前，应对偏高的血氧饱和度数值产生怀疑，并接受偏低的血氧饱和度数值，这对患儿来说是相对安全的。

■ 脉搏血氧饱和度监测设备当患儿的脉搏血氧饱和低于 90% 时，很少有专门的校准；其他来自健康成人的推算数据，用于儿童时的精确性在 80% 以下。

(四)呼气末 CO_2 监测

呼气末 CO_2 监测可以用来估计动脉血 $PaCO_2$。通过鼻插管或连接到气管插管的设备可以进行 CO_2 连续定量监测。在遇到呼气中的 CO_2 时，定性(比色法)设备会改变颜色，一般用于确认气管插管的位置。本章稍后会对这部分内容予以讨论。

当存在心排血量下降、通气/血流比不匹配、气道阻塞、明显的双吸气或气管套管泄漏等情况时，呼气末 CO_2 值可能无法准确反映真正的动脉血 CO_2 水平。

五、气道管理

(一)氧气输送系统

当怀疑患儿有呼吸困难时，应立即给氧。正常情况下，婴幼儿和儿童每千克体重的耗氧量是成年人的 $2\sim3$ 倍；生病和应激时，则消耗得更多。有关儿童氧气使用的几个要点如下。

■ 在为易激惹患儿给氧时，须平衡好给氧与因给氧可能引起的患儿烦躁导致的耗氧量增加之间的关系。

■ 如果患儿对某种给氧方法不耐受(如鼻导管)，则应该尝试另一种方法(如面罩)。非常有帮助的方法是让家长怀抱患儿并协助固定好氧气输送设备(见附录 4)。

■ 患儿会采取某种姿势以最大限度地保证呼吸道通畅和减轻呼吸做功，这种姿势使患儿处于舒适的体位。

■ 在出现气道阻塞时，给氧的效果是有限的。嗜睡或反应迟钝的患儿颈部前屈、下巴松弛,舌头靠近咽部向后移,下咽部塌陷,会导致呼吸道阻塞。因此,在使用气道辅助装置前,应先尝试用手法打开气道,及时清除气道分泌物,以减少患儿呼吸做功。

■ 当患儿呼吸费力但仍没有足够通气时,可以用面罩来协助吸氧。此后,这些患儿可以过渡到非侵入性或侵入性通气模式。有关气道辅助的其他内容参见**附录 5**。

1. 简单的氧气面罩

简单的氧气面罩是低流量的给氧设备,能输送的氧流量为 6~10L/min。输送给患儿的氧浓度最高可达到 60%,部分氧气会通过面罩的呼气端口外流。氧流量应保持在 6L/min 以上,并保证患儿能获得最佳的吸入氧浓度,防止重复吸入已呼出的 CO_2。

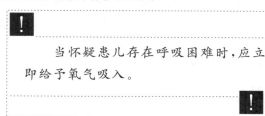

当怀疑患儿存在呼吸困难时,应立即给予氧气吸入。

2. 部分重复吸入面罩

部分重复吸入面罩由一个简单的面罩和储气袋组成。它能提供 50%~60% 的氧浓度。在吸气时,患儿主要吸入新输入的氧气流和储气袋中的氧气。因此,吸入呼气端口流出的气体就会有所减少。患儿通常需要 10~12L/min 的氧流量。

3. 非重复吸入式面罩

非重复吸入式面罩由面罩和带瓣膜的储气袋组成。此储气袋的一侧或双侧呼气端口装有阀门,以防止吸气时气体重复吸入。储气袋与面罩之间的阀门可防止呼出的气体进入储气袋。使用密封性能好的面罩,当氧流量为 10~15L/min 时,吸氧浓度可达 95%。

4. 头罩

头罩是一个可提供高流量氧气的软塑料桶,患儿对其耐受性较面罩更佳。头罩能向面部提供不中断的氧流量。但即使有高流量氧气,头罩也不能稳定地提供大于 40% 的吸氧浓度。目前,该装置已不常用。

5. 鼻导管

鼻导管是一种低流量氧气输送装置,可用于患儿需要低水平氧气支持的情况。经鼻导管吸入的氧取决于患儿的呼吸做功、呼吸幅度和每分通气量。

6. 经鼻高流量吸氧

经鼻高流量吸氧(high-flow nasal cannula,HFNC)是一种给氧装置,与简单鼻导管相比,该装置能提供高流量湿化的不同氧浓度的压缩气体。对于儿科患者,氧流量可达 10~15L/min,而成年人可高达 60L/min。该装置有助于消除鼻咽部无效腔,减少呼吸做功,改善肺顺应性,及更好地促进气体交换。推荐氧流量第一个 10kg 体重使用 2L/(kg·min),之后为 0.5L/(kg·min),最大量至 50L/min。

（二）打开并保持呼吸道通畅的手法

气道由口腔、咽、气管三部分组成，通过调整它们的轴心可以最大限度地打开呼吸道（见图2-3）。2岁以下儿童的头相对于身体来说比较大，导致仰卧位时有轻微的颈部弯曲。对于该年龄组的幼儿，应在其肩下放置一个小毛巾卷，使头回复到适当的位置。用薄毛巾或毯子就能达到这个目的。同时，须注意避免颈部过度伸展而引起气道阻塞。将小毛巾卷好后放置在头两侧，也可阻止头向边侧移动。对于年龄较大的儿童，在其头下垫一个毛巾卷，有助于身体形成一个合适的轴线。

由咽部软组织塌陷或舌后坠引起的部分或完全性气道阻塞可通过手法来解除，包括调整患儿体位使呼吸道最大限度地保持通畅，及调整下巴和头部位置来开放气道。双手托颌法是首选且最简单的措施（见图2-4）。临床医生的手指沿患儿下颌骨的后支放置，下颌骨被向上向前抬起。对于疑似颈椎损伤的患儿，使用双手托颌法是安全的，因为此法不改变颈部的位置。对于清醒的患儿，若使用双手托颌法会使患儿感觉到不适。

开放阻塞气道的方法是头部倾斜/举颏法。医生轻轻地将患儿的头部伸展放置，直至吸气位。当患儿处于该位置时，从侧面观察可见耳道在肩部的正上方或刚好在肩部。

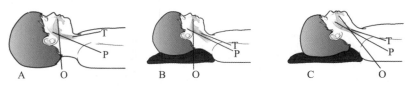

图2-3　连接口腔、咽和气管的轴线

注：图A所示为患儿的安置吸气位，使口腔（O）、咽（P）和气管（T）间的轴线能最大限度地处于开放状态，并暴露气道，以取得最佳视野。图B所示为利用枕下垫毛巾或床单卷进行调整，使咽和气管轴线成直线。图C为伸展颈部至鼻吸位，使3条轴线尽可能地接近。为患儿安置合适体位使外耳道位于肩部前方。对于2岁以下的患儿，折叠的毛巾或床单需放在肩下而不是枕下，因为该年龄组的患儿前额与枕的距离比较远。

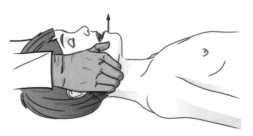

图2-4　双手托颌法的手势

注：将手指放在双侧下颌骨后支上，向前抬起下颌骨。

> ！
>
> 对于咽部软组织塌陷或舌后坠引起的气道阻塞，通常可通过双手托颌法或抬头举颏法缓解。
>
> ！

双手托颌法和举颏法都能减轻有自主呼吸患儿的气道梗阻，也通常用于为皮囊面罩通气的患儿提供通畅的气道。

当怀疑存在颈椎损伤时，患儿的头部应始终保持在中间位置，必要时制动。必须避免侧向转动头部。无论是否潜在或已存在颈椎损伤，都需要尽力保持气道通畅。

(三)口咽及鼻咽通道

口咽(oropharynx,OP)通气管由凸缘、牙咬部分和弯曲的管体组成,通常由塑料制成,用以提供一个经口的通气通道和吸引通道。口咽通气管的曲线设计是为了便于将其放置在舌背上,并压住舌头和柔软组织使其远离咽后壁。当通气管末端沿着舌根弯曲时,塑料凸缘须卡在牙齿的外面。如果口咽通道太小,那么它可能将舌头推至声门开口处;如果口咽通气管太大,那么可能刺激口咽部而引起恶心、呕吐,或将会厌往下推,甚至进一步阻塞气道。

口咽通气管可以用于皮囊面罩通气期间保持气道畅通,但它只用于无意识的患儿。当用于清醒或半昏迷的患儿时,会引发恶心、呕吐,并有可能引发喉痉挛。有关口咽通气管的插管技术见**表 2-2** 和**图 2-5**。

鼻咽(nasopharynx,NP)通气管是一种柔软的橡胶或塑料管,可在鼻腔和咽部之间提供一个气流通道。它把舌头向前推,以减轻气道梗阻。鼻咽通气管应在容易通过鼻孔的前提下,直径尽可能大,其长度应延伸至鼻咽部,但不能长到堵塞从口进入的气流或碰到会厌。

表 2-2	口咽通气管的插法
序　号	具体方法
1	选择适当大小的口咽通气管。合适的尺寸是从口角到耳垂的长度(见图 2-5)
2	如果口咽通气管太短,就不能通过压住舌头来开放气道
3	如果口咽通气管过长,则可能妨碍患儿呼吸。 —打开患儿的嘴。 —从上向下插入气道,这样舌头就不会阻塞气道。 —轻轻推进口咽通气管,直到遇到阻力。 —180°旋转口咽通气管,以便将其凸缘架在患儿的牙齿处以妥善固定。

注:另一种方法适用于小婴儿,是用压舌板向下压住舌头并向前;然后,插入口咽通气管,直至末端在舌头的上方再进行最后的定位。在腭部创伤和出血的情况下,推荐此种方法。

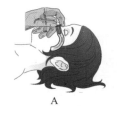 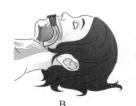 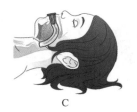 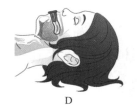

A　　　　　　　　B　　　　　　　　C　　　　　　　　D

图 2-5　口咽通气管的放置

注:大小合适的口咽通气管可缓解舌头引起的气道阻塞,又可以不损伤喉部组织。图 A:将口咽通气管放在患儿脸旁边可以估计其长短,口咽通气管的末端要刚好位于下颌角的头侧。图 B:放置口咽通气管的正确位置,以及与气道的结构关系。图 C:如果口咽通气管太大,其顶端会触及并向下推会厌,妨碍声门开放。图 D:如果口咽通气管太小,它会向后推舌至咽后壁,从而加剧气道阻塞。

鼻咽通气管不太可能引起呕吐,可用于清醒但需要协助的患儿,来保持舌头不阻塞呼吸道。该设备可适用于面部和呼吸道畸形的患儿,如皮埃尔罗宾综合征。

鼻咽通气管的相对禁忌证包括凝血功能障碍、颅底骨折、鼻部感染或畸形等。与口咽通气管不同,鼻咽通气管可用于清醒患儿。有关鼻咽通气管的放置技术见**表 2-3** 和**图 2-6**。

表2-3	鼻咽通气管的插法
序　号	**具体方法**
1	选择大小合适的鼻咽通气管,鼻咽通气管的长度大致为从鼻尖到耳道口的距离。
2	使用外科润滑剂润滑鼻咽通气管。
3	如果可能,在使用鼻咽通气管前,用去甲肾上腺素滴鼻剂缓解血管收缩(如果患儿清醒,则常规用利多卡因行局部麻醉);在紧急情况时,可用利多卡因软膏来润滑鼻咽通气管的表面。
4	垂直于面部插入鼻咽通气管,而不是向上朝着筛板插入;斜面应该朝向鼻孔底部或膈膜;如果鼻咽通气管从一侧鼻孔不能插入,则可尝试从对侧鼻孔插入。
5	鼻咽通气管放置好后,用耳朵或听诊器听沿鼻咽通道的气流,如果气流存在,说明鼻咽通气管的放置位置是正确的。
6	确保鼻咽通气管安全,保持呼吸道通畅和位置正确。鼻咽通气管应与气管导管一样,需要吸痰和保持通畅;如听诊不到气流,则说明鼻咽通气管已经出现阻塞或移位了。

注:如果没有大小合适的鼻咽通气管,则可以用大小合适的气管插管来代替。插管前,应测量从患儿鼻尖到耳道口的距离来决定长度。

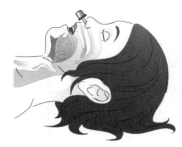

图 2-6　将气管插管用作鼻咽通气管

注:该图中是气管插管用作鼻咽通气管的例子,插入技术见**表 2-3**。请注意,15mm 的连接器必须牢固插入,套管必须用胶带牢固固定,防止不慎移位。

（四）皮囊面罩通气

皮囊面罩通气用于呼吸暂停和自主呼吸不足的患儿。每位医务人员都必须掌握如何为患儿提供足够的皮囊面罩通气,这是最重要的气道管理技能。

> **！**
>
> 提供充足通气的 3 个关键:
> - 保持呼吸道通畅。
> - 确保患儿的面部与面罩之间处于密封状态。
> - 提供从复苏皮囊到远端肺组织的最佳每分通气量。
>
> **！**

其重要的第一步是摆放合适的体位。双手托颌法是将手的后 3 个手指放置在患儿下颌骨的骨性部分,以保持其下巴向前,从而有利于通气。操作者手指不要碰到下颌骨下方的软组织,以免阻塞气道,可以轻轻地移动患儿的头部和颈部,来确定最佳的保持呼吸道通畅和有效通气的体位。对婴儿和学龄儿童宜采用吸气位,从而保持颈部不过度后伸(如使用面罩时)。

皮囊面罩通气技术如**图 2-7** 所示,手势被称作 E-C 手法。操作者拇指和食指形成一个"C"的形状并施加向下的压力,而同一只手的其余手指则形成一个"E"字形,抬升患儿下巴将其面部拉向面罩,必须保持面罩与面部紧密接触且无漏气。在正确放置面罩后,另一只手就挤压皮囊,直至患儿胸部抬起。如果患儿有自主呼吸,则通气应与患儿自主呼吸同步,以避免发生恶心。在操作时,应抬升患儿下巴使其贴合面罩,这样的效果优于将面罩推压到面部。

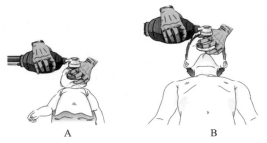

图 2-7　单人皮囊面罩通气

注:注意 E-C 手法(如文中所述)。另一名救助者在环状软骨上轻轻施压(见图 2-11)可减轻腹胀,降低皮囊挤压过程中发生误吸的危险。这样的施压只用于无意识的患儿,应避免压力过大,对婴儿和儿童只需用 1 个手指即可。

当有明显气道阻塞或肺顺应性差时,由两名施救者(见图 2-8)一起提供通气的效果会更佳。在这种方法中,一名施救者将双手的后 3 个手指放在患儿的双侧下颌骨后支以打开气道,并保持面罩与脸部接触紧密,同时由另一名施救者挤压皮囊。同样地,拿面罩的施救者应该专注于抬升患儿的面部和下巴去贴紧面罩,而不是将面罩推压到患儿的面部。

评估皮囊面罩通气是否充足:
■　评估胸廓抬动和双侧呼吸音。
■　评估临床反应,包括心率的改善和肤色的恢复。
■　监测血氧饱和度。

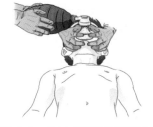

图 2-8　双人皮囊面罩通气

注:要保持面罩与面部紧密贴合,避免将面罩推压到患儿面部,而是要用双手抬升患儿下腭骨的分支去贴合面罩。

对于有困难气道的患儿,如会厌炎或异物吸入引起的完全性气道梗阻,有必要实施双人抢救技术。如果患儿有任何的呼吸费力,施救者应及时给予通气,在下一次通气前应保证患儿有充足的呼气,避免因过度充气而引发血流动力学和氧合的问题。皮囊面罩通气时仅需使用能让胸廓抬升的力量和潮气量即可,过多的通气量会影响患儿心排血量,导致腹胀,增加发生呕吐、误吸和气压伤的风险。

(五)通气皮囊

通气皮囊有 2 种类型,即自动充气型和气流充气型。用于复苏的通气皮囊应为自动充气型,且与儿童相匹配。新生儿型(250mL)可为新生儿提供足够的潮气量。儿童型(450~500mL)可为婴幼儿和儿童提供足够的潮气量。

许多自动膨胀型皮囊配有压力阀,压力限定在 35~40cmH$_2$O。对于具有明显肺部疾病或气道解剖性阻塞的患儿,使用时要关闭这个压力阀,以使胸廓充分抬升。气流膨胀型皮囊的

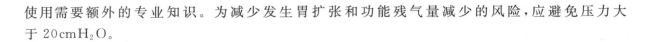

使用需要额外的专业知识。为减少发生胃扩张和功能残气量减少的风险,应避免压力大于 $20cmH_2O$。

(六)故障排除

若胸廓没有充分抬升,则可以采取以下措施。

- 重新调整头部,确保头部和颈部没有因为过伸而引起气道阻塞。
- 确保面罩尺寸合适,能够紧贴在患儿的面部。
- 确保抬升患儿的下巴去贴合面罩,而不是将面罩推压到患儿的面部。
- 吸除过多的气道分泌物。
- 放置口咽通气管。
- 关闭通气皮囊压力阀。
- 使用 Sellick 手法,以减轻患儿腹胀。
- 评估是否需要插鼻胃管来减压,以防止误吸。
- 检查是否存在异物。

若胸部抬升正常,但氧饱和度仍然很低,则可以采取以下措施。
- 检查皮囊是否与合适的氧气源连接。
- 评估是否需要更高的压力和关闭降压阀。
- 考虑使用呼气末正压,肺病患儿可能需要额外的压力来改善氧合。
- 对于部分气道阻塞的患儿,$5\sim10cmH_2O$ 的持续气道正压足以保持气道通畅。

六、气管插管

在使用微创的气道管理方法后,效果仍不理想时,需考虑行气管插管。提示需要气管插管的临床症状有许多,但最常见的是低氧性和(或)高碳酸性呼吸衰竭,一般是由下呼吸道或肺实质疾病导致的呼吸衰竭,如支气管炎或肺炎,并可能导致氧合或通气失败或两者兼而有之。由异物、感染、气管软化、气管狭窄或周围组织挤压引起的上呼吸道梗阻,都可能需要气管插管。气管插管也可能需要心血管和神经系统方面的支持。气管插管的适应证见**表 2-4**。气管插管相关步骤见**附录 6**。

表2-4	气管插管适应证
适应证	

- 呼吸衰竭
- 吸入 $FiO_2>0.6$ 时,$PaO_2<60mmHg$(8.0kPa)(排除发绀型心脏病)
- $PaCO_2>55mmHg$(7.3kPa)
- 过多的呼吸做功
- 上呼吸道阻塞
- 血流动力学不稳定(休克)
- 气道保护性反射不充分或消失
- 神经肌肉无力
- 严重的代谢性酸中毒
- 头部外伤(颅内高压)
- 需要深度镇静和麻醉
- 保护呼吸道
- 治疗目的

(一)气管导管

气管导管是一种无菌的聚氯乙烯管,有个标准的 15mm 接合器用以连接皮囊面罩或呼吸机管路。导管侧面通常有厘米标记,用以记录插入的深度;其远端还有一个声门线标记,以便在气管插管时显示声带的大致位置。但每个患儿的这些位置并不统一,所以也不能太依赖这些标志。导管有气囊或无气囊两种。根据经验,对 8 岁以下的患儿,建议使用无气囊导管,因为该年龄组患儿的气管最狭窄处位于环状软骨。无气囊导管能紧密贴合气管,避免气管内壁因充气过多而引起的损伤。气囊导管所带的气囊是低压气囊,以尽可能减少对气管黏膜的损伤。这种气管导管对需要高吸气压或呼气末正压的严重肺部疾病患儿很有帮助。导管的套囊所需充气的量,只要能防止导管周围气体泄漏即可。在大多数情况下,即使气囊没有充气,也不会有气体泄漏。

不管导管是否有气囊,紧密贴合是必不可少的。插管时,导管应紧贴气管顺利插入,而不需要额外用力。有几种根据患儿年龄大小来确定导管尺寸的方法。根据年龄来选择无气囊导管的常用计算公式:

$$导管内径(mm) = [年龄(岁)]/4 + 4$$

气囊导管在使用这个公式时应减 0.5mm。插入的深度可通过下面的公式来估计:

$$从嘴唇插入的深度 = 所选导管的内径(mm) \times 3$$

这些公式提供了大概数值,但对不同的患儿需要做出一些调整。在任何情况下,插管前还需备好比估计尺寸大和小的各种导管。插管后,应根据呼吸音的听诊、胸片,尽快评估导管插入的深度。

(二)喉 镜

喉镜可以用来推开舌头以直视喉、声带和气管。它由一个手柄(带电池)和一个顶端带有光源的镜片组成。目前,喉镜镜片主要有两种类型,即直喉镜片(如 Miller,Robertshaw)和弯喉镜片(如 Macintosh),如图 2-9 所示。两种喉镜的插管方式略有不同。直喉镜片通常用于婴儿和学龄儿童,可直接抬起会厌以暴露喉和声带。弯喉镜片通常用于大龄儿童和成年人,可插入到会厌谷,往前抬起镜片,间接抬起会厌,从而暴露声带和相关组织。

可视喉镜加入了摄像功能。探头位于喉镜镜片顶端,并将影像传输给视频监测器。摄像芯片提供喉部结构的高质量影像。这些影像将被记录和储存。可视喉镜可用于培训和临床治疗,特别对于困难气道病例。

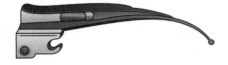
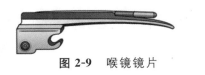

图 2-9 喉镜镜片

(三)镇静和镇痛

大多数患儿在喉镜检查和气管插管前需要镇静,其目的是充分抑制患儿的意识,创造合适的插管条件。这些条件包括充分的镇静、镇痛、遗忘和弱化机体对气道操作的生理反应,将插管引起的血流动力学变化危害降低到最小。决定镇静剂选择的因素包括(但不限于此):药物的起效速度,患儿的血流动力学状态,防止插管引起的眼内压或颅内压增高,以及患儿是否空腹等。在大多数情况下,比较理想的状态是在插管过程中患儿能够保持自主呼吸。可用于镇静的药物种类很多,每种药物有各自的风险和优势。总的来说,最好的是起效快且清除快的药物。快速清除有助于限制潜在并发症发生的持续时间。然而,一些药效持续时间短的药物可能导致插管患儿镇静和镇痛不足(这是痛苦和可怕的)。因此,在气管插管前后应不断评估小儿的意识水平,并在适当的时候给予其他药物。医务人员应熟悉所在医院的常用药物,预测其可能发生的不良反应,并及时处理出现的问题。气管插管中常用的镇静药物见**表 2-5** 和**附录 7**。

表 2-5　气管插管的药物

名称	剂量	起效及持续时间	优点	注意事项
芬太尼	1～2μg/kg,静脉注射,每 2 分钟重复使用直至起效	·起效时间:立即 ·持续时间:30～60min	·起效快 ·作用时间短 ·可逆性 ·血流动力学相对稳定	·胸壁肌肉强直综合征 ·呼吸抑制 ·缺乏遗忘特性
咪达唑仑	0.05～0.1mg/kg,静脉注射,每 5 分钟重复使用直至起效	·起效时间:1～5min ·持续时间:20～30min	·起效快 ·作用时间短 ·可遗忘 ·可逆性	·缺乏镇痛效果 ·呼吸抑制 ·低血压和心动过缓
氯胺酮	1mg/kg,静脉注射,每 5 分钟重复使用直至起效	·起效时间:1～2min ·持续时间:10～30min	·起效快 ·气道保护性反射保持完整 ·没有低血压或心动过缓	·增加气道分泌物和喉痉挛(可用阿托品缓解) ·升高颅内压和眼压 ·急性反应(可用苯二氮䓬类缓解)
依托咪酯	最初 0.3mg/kg,静脉注射;以后 0.1mg/kg,每 5 分钟推注直至起效	·起效时间:10～20s ·持续时间:4～10min	·起效快 ·作用时间短 ·血流动力学稳定	·可能抑制肾上腺 ·可能引起肌阵挛 ·对 10 岁以下儿童不推荐使用
硫喷妥钠	2～3mg/kg,静脉注射,必要时可重复	·起效时间:30～60s ·持续时间:5～30min	·巴比妥酸盐作用时间超短 ·降低颅内压	·抑制心血管和呼吸 ·FDA 不允许将其用于儿童
异丙酚	初始剂量 1～3mg/kg,静脉注射;之后,每 3～5 分钟予以 0.5～2mg/kg直至起效	·起效时间:30～60s ·持续时间:5～10min	·静脉用全麻 ·快速起效和恢复	·抑制心脏血管和呼吸 ·对鸡蛋过敏的患儿禁用

注:FDA,U. S. Food and Drug Administration,美国食品药品监督管理局。

(四)神经肌肉的阻滞

若对患儿已予以足够的镇静剂,但肌肉放松仍不够,则可能需要神经肌肉阻滞(麻醉)剂来协助气管插管。因此,掌握药物麻醉的功效和风险是非常重要的。一旦应用了神经肌肉阻滞剂,患儿的所有自主呼吸就会停止。且对于部分气道梗阻的患儿来说,神经肌肉阻滞可加重咽部塌陷,从而可能导致完全性气道梗阻。因此,在使用神经肌肉阻滞剂前,必须用皮囊面罩通气来保持患儿的气道通畅。如果用皮囊面罩通气也不能保证足够的胸部抬升及血氧饱和度,就不能应用神经肌肉阻滞剂,除非有熟练掌握先进气道管理技术的医师在场。因此,只要有可能,最好使用起效快且能被迅速清除的神经肌肉阻滞剂。常用的神经肌肉阻滞剂见**表 2-6**。

表 2-6	**神经肌肉阻滞剂**			
名称	剂量	起效及持续时间	优点	注意事项
琥珀酰胆碱(去极化神经肌肉阻滞剂)	1mg/kg,静脉注射	• 起效时间:30～60s • 持续时间:4～6min	• 起效快 • 持续时间短	• 导致肌束震颤(低剂量非去极化神经肌肉阻滞剂) • 潜在高钾血症(头部外伤、挤压伤、烧伤及高钾血症患儿禁用) • 可能诱发恶性综合征的精神抑制药物
维库溴铵(非去极化神经肌肉阻滞剂)	0.1mg/kg,静脉注射	• 起效时间:1～3min • 持续时间:30～40min	• 没有肌束震颤	• 起效慢 • 持续时间较长
罗库溴铵(非去极化神经肌肉阻滞剂)	0.6～1.0mg/kg,静脉注射	• 起效时间:30～60s • 持续时间:30～40min	• 没有肌束震颤	
顺式阿曲库铵(非去极化神经肌肉阻滞)	0.1～0.2mg/kg,静脉注射	• 起效时间:2～3min • 持续时间:35～45min	• 可用于肾衰竭 • 代谢通过霍夫曼消除(Hofmann elimination)	• 潜在组胺释放
阿曲库铵(非去极化神经肌肉阻滞剂)	0.3～0.5mg/kg,静脉注射	• 起效时间:3～5min • 持续时间:20～35min	• 可用于肾衰竭患儿 • 代谢通过霍夫曼消除	• 潜在组胺释放

与镇静剂一样,在使用神经肌肉阻滞剂之前需要熟悉其药理作用和不良反应。尤其如琥珀酰胆碱(氯化琥珀胆碱)会引起高钾血症和恶性高热。神经肌肉阻滞剂没有镇静或镇痛作用。长效神经肌肉阻滞剂(如维库溴铵)的药物持续时间通常比插管前用的短效镇静和镇痛剂长。在使用过程中,应定期给予额外的镇静,以免患儿在神经肌肉阻滞剂起效过程中提早苏醒。

(五)快速诱导插管

　　当患儿有误吸风险(如胃内容物多),但插管没有困难时,可应用快速诱导插管。其目的是尽快用气管导管来控制呼吸道,从而最大限度地降低误吸风险。插管前予以无重复呼吸面罩吸氧,以保证插管过程中肺内有足够的氧气。在准备好气管插管所需的物品和人员后,同时给予能快速起效的镇静、镇痛和麻痹药物。从插管一开始就需进行环状软骨施压,直到导管插入并确认插管完成为止。

　　只在所有迹象表明气道正常时,才能采用快速诱导插管。只要有任何插管困难的顾虑,就不能采用该方法。

（六）其他插管设备

插管前,应在床旁备好合适的插管用品和设备（**见表 2-7**）。在整个插管过程中,需进行心肺监护及脉搏血氧饱和度监测。配备好大口径、硬的吸引设备,如杨克氏吸嘴（Yankauer suction tip）,用于吸除患儿口咽部黏液、血液和固体物质。同时备好有弹性的吸引管作为吸引导管。

使用气管插管导丝可增加气管导管的硬度。为了避免损伤气道,要确保导丝不从导管的前端突出。另外,要确保导丝在到达合适的位置后能轻易撤出。许多已经成功的插管因为导丝过紧而在撤出过程中导致导管移位。

气管插管完成后,呼气末 CO_2 监测仪应连接到气管导管上以确认导管位置。当呼气中存在 CO_2 且导管位置正确时,CO_2 探测仪的颜色会从紫色变成黄色。CO_2 探测仪的精确度受胃酸和 CO_2 的影响。应用胶带或气管导管固定装置来固定气管插管并保持其插入深度不变;否则,不慎移位会影响氧合和通气。

表 2-7	插管用品和设备
用 品	**备 注**
心肺监护仪和脉搏血氧测定仪	插管前、中、后持续监测
吸引装置	事先测试口腔（杨克氏吸嘴）和气管导管吸引功能
气管插管导丝	确保导丝粗细合适,容易撤出
储气袋、面罩和供氧装置	事先测试大小和功能
口或鼻咽通气管	
气管导管	在床旁备好大于和小于预期尺寸的各种尺寸的气管导管
3mL 针筒,用于导管气囊充气	确保气囊功能良好
喉镜	确保足够的光源,在床旁备不同尺寸的喉镜和镜片
呼气末 CO_2 监测仪	探测到 CO_2 时能显示黄色
麦吉尔镊子（Magill forceps）	经鼻插管时用来夹住和输送气管导管
氧气导管	用来指引气管导管放置时冲入氧气
带子或固定导管装置	胶黏剂
听诊器	
插管所需的药物	
CO_2 成像（非比色 CO_2 测定法）	战区以外通用的护理标准

（七）插　管

在尝试插管之前,应备齐各年龄段插管所需的物品、设备,并确保功能正常。准备各种尺寸和形状的喉镜镜片。除了选择根据公式计算得出的气管导管外,还应配备好大一号或半号和小一号或半号的气管导管。正确的体位是插管成功的一个关键因素。为了能清晰地看见声门,需使口腔、咽部和气管的轴线尽可能地保持一致（**已在前面描述,如图 2-3 所示**）,可以通过轻微伸展患儿头部至吸气位来达到这 3 条呼吸道轴线一致。此时从侧面看,外耳道位于肩部上方或与肩部顶端持平。

相比于自己的身体来说,2 岁以下儿童的头是比较大的,这使得其在仰卧位时颈部是轻微前屈的。因此,通常应将一个薄毛巾或毯子卷放置在其肩下,这样既可使其头部回落到合适的位置,又能避免头部过伸。对于年龄较大的患儿,将小卷垫在枕骨下有助于形成合适的呼吸轴线。对于怀疑颈椎损伤的患儿,应保证其头部在任何时候都位于中间位置,插管时保持脊柱固定不动。

尽可能地在尝试插管前给予面罩吸氧,使患儿血氧饱和度达到 100%。每次喉镜检查和气管插管的时间应限制在 30s 内,并在床旁持续监测患儿的生命体征。辅助医务人员应持续监测患儿的生命体征。

每次气管插管前都必须考虑周到,在血氧饱和度下降之前应结束失败的气管插管。气管插管失败后,在尝试下一次气管插管之前应给予面罩皮囊通气来改善血氧饱和度。多次气管插管失败会导致气道及声带水肿,这可能进一步影响患儿的通气功能和气管插管的成功率。

并非所有插管都能成功,插管前要评估可能遇到的困难。有插管困难史、阻塞性睡眠呼吸暂停或经常打鼾者,其插管难度可能会增加。面部畸形(如小颌畸形)患儿,面部发育不全、小嘴巴、大舌头患儿,及病态肥胖患儿,往往很难插管。颞下颌关节或颈椎的活动受限、出血、肿块或上呼吸道异物等都会给气管插管增加难度。

在插管之前应制订好备用计划。备好多次插管、进一步的插管技术和环甲膜切开术所需的物品(见表 2-7)。应完善"无法通气、无法插管"案例预案和解决策略(见附录 8)。若预计插管有困难,且患儿情况稳定,建议等经验丰富的医生到场后再开始气管插管。同时应考虑征求小儿麻醉医生或耳鼻喉科专科医生的建议。

经口气管插管是紧急插管时最常见的首选方法。对这种方法的总结见表 2-8 和图 2-10。

小儿气道前置,使得有时很难看清会厌和喉部。环状软骨压迫法(Sellick 手法)可以使喉和气道后移,从而提高视野的清晰度(见图 2-11)。但 Sellick 手法不应与推压喉混淆。Sellick 手法会使视野不清,向后、向上、向右的压力(BURP 手法)可改善。

一旦直喉镜片或弯喉镜片放置到位后,喉镜手柄应沿与床约成 45°角的轴往前挑起,从而提供更清晰的喉视野。但镜片不要向上,因为那样会损伤镜片及手柄边的嘴唇、牙龈和牙齿。记住,即使是没有长出牙齿的婴儿,其牙齿也正在牙龈线下发育。

表 2-8	经口气管插管技术
插管技术	

- 确保患儿体位正确
- 左手握住喉镜柄,沿患儿右侧口角插进镜片至舌根
- 将镜片扫至中间,挑起舌头,将其推出视野范围,从右侧推进导管,此时仍能直视咽喉部结构。确保舌头移至合适的位置,以确保最佳视野,有利于插管成功
- 在使用直喉镜片时,镜片前端应位于会厌正下方(后方),以便向前挑起会厌。直喉镜片插入时通常会进入食管,如果镜片在食管里,慢慢退出镜片末端至食管入口时可以看见喉头。在使用弯喉镜片时,镜片末端应插入会厌上方(前方)的会厌谷。直喉镜片和弯喉镜片插入方法见图 2-10

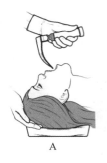 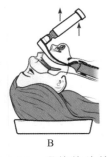 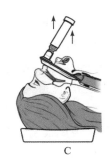

A   B   C

图 2-10　喉镜镜片的插入

注：图 A：弯喉镜片插入前的头的位置。图 B：弯喉镜片插入气道。图 C：直喉镜片插入。插入技巧总结于表 2-8。

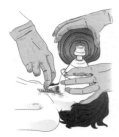

图 2-11　环状软骨压迫法（Sellick 手法）

注：由第 2 人进行环状软骨温和施压，可减轻胃胀气，降低皮囊加压时误吸的风险。对婴儿或儿童，环状软骨加压还可以使插管者更清楚地看清喉部。

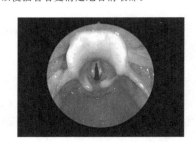

图 2-12　喉镜检查时喉部的镜像

注：由华盛顿大学西雅图儿童医院医学博士 Sanjay R. Parikh 供图。

插管者一旦看见了喉部（见图 2-12），就应尽可能在插管时保证视线不离开喉部。从患儿右侧嘴角插进导管并通过声带。不要沿着镜片向下推进导管，因为这样做会使喉部视野模糊。广受认可的一项操作原则是：如果插管者没有看到导管通过声带，那就表明导管没有插入正确。

应将气管导管的顶端放在气管中间水平，将带气囊导管的气囊放置在声带的正下方。

一旦已经插入导管，就需通过导管末端的 CO_2 监测仪来确认导管在气管内的位置是否合适。在给予正压力通气时，观察胸部抬升是否对称，以及听诊两侧呼吸音是否对称。如果导管进入右主支气管，则右侧呼吸音会比较强，需要重新定位。此时，可以一边听诊左侧呼吸音，一边慢慢地将导管往外撤。当听到呼吸音时，提示导管已退回至主气管。在导管进入主气管后，腹部听诊是听不到呼吸音的。但小儿呼吸音很容易透过胸壁传到腹部，用听诊确定插管位置时，应该用较小的潮气量。气管导管内有冷凝水，则提示导管已经在气管内，但不能确定具体位置。

在患儿心搏骤停或心排血量很低时，只有少量血液甚至没有血液流到肺毛细血管，导致只有很少有 CO_2 甚至没有 CO_2 输送到肺部而被呼出体外。在这种情况下，即使插管位置正确，仍可能检测不到 CO_2，所以，有必要用其他方法来确认导管位置。因为没有一种方法在所有情况下是完全可靠的，所以应该使用多种方法来确认气管导管的位置。如果存在任何问题，则需采用喉镜检查来确认。应尽快拍胸片以确保气管导管位置正确，并评估有无发生气胸等并发症。

应将气管导管固定在患儿脸部，以避免意外拔管。用黏接剂（如安息香酊剂）和两条胶带来固定，将每条胶带撕成裤子样形状。将胶带的"腰"粘贴在患儿的脸颊处，一条"裤腿"固定在患儿上嘴唇的上方，另一条紧紧地缠住导管。再用另一条胶带以相同的方式粘贴，只是一条"裤腿"放在下嘴唇的下方。目前，在市场上可以买到商业性的导管固定器。

气管插管后，继续监测心电图、脉搏血氧饱和度及呼气末 CO_2。一旦给患儿接上了呼吸机，就应尽快做动脉血气分析。

(八)气管插管可能的并发症

患儿一旦开始接受正压通气,就会出现各种生理变化,发生可预期并能快速处理的各种并发症。如前所述,面罩通气时,由于正压通气的部分气体进入胃内,可导致患儿胃胀气(这样可能阻碍充分通气)和吸入。为降低吸入的可能性,可以经鼻或口放置一根胃管来降低胃内压力和清除胃内容物。

气道刺激会导致迷走神经兴奋。当气管插管患儿出现心动过缓时,可用阿托品(0.01~0.2mg/kg,最大单次剂量为 1mg,最小单次剂量为 0.1mg)来抑制这种反应。若患儿基础心率很低,考虑有迷走神经介导性心动过缓,则应在尝试气管插管前使用阿托品,特别是在使用直喉镜片和会厌背面(迷走神经支持)被触及的情况下。阿托品能减少患儿(尤其使用氯胺酮镇静的患儿)的气道分泌物。

正压通气有可能造成肺泡的气压伤,偶有气漏至胸膜腔导致气胸的发生。随着气体在胸膜腔的积聚,肺被压缩,进而影响氧合和通气。如果漏气持续存在,则胸膜腔压力会持续上升,引起张力性气胸。这会使纵隔向健侧移位,阻碍静脉回流到心脏和影响心排血量。张力性气胸的体征包括气管向健侧移位、患侧呼吸音减弱、心动过速和血压下降。张力性气胸须紧急处理,不能因为拍胸片而耽误治疗。对于张力性气胸患儿,可通过从锁骨中线第 3 肋间上缘插入大小合适的无菌留置针至胸膜腔来降压;对大孩子,可以通过手指胸廓造口术来减压,可听见气体在压力下快速从胸膜腔逸出的气流声。对张力性气胸的最终治疗方法是尽快放置胸腔引流管。

另一个正压通气的并发症是心排血量减少。胸腔内压力增加会妨碍静脉回流至右心,从而降低心脏前负荷。脱水和血流动力学不稳定的患儿在临床上可能出现心排血量减少和低血压。潮气量减小和补充液体往往会增加心脏前负荷而提高心排血量。

(九)气管插管后故障排除

气管插管患儿出现急性呼吸恶化,常见的原因有导管移位、导管阻塞、气胸、设备故障(助记英文简称"DPOE")。观察胸部抬升情况,胸部听诊,以确保气管导管位置正确。呼吸音不对称,提示导管位置不当或有气胸。当出现呼吸音不对称时,应行胸部 X 线检查以帮助诊断。负压吸引可清除管腔内的分泌物。如果患儿正在使用呼吸机,则需检查呼吸机功能是否正常。若不确定,则脱开呼吸机并给予患儿 100% 氧气手工通气也可能会有所帮助。

> **!**
>
> 常用的进行评估的助记英文简称"DOPE":
> - **■** D:导管移位(dislodgement of the tube)
> - **■** O:导管阻塞(obstruction of the tube)
> - **■** P:气胸(pneumothorax)
> - **■** E:设备故障(equipment failure)
>
> **!**

患儿呼吸状态的恶化也可能继发于一般情况的恶化,可能需要调整呼吸机和应用其他呼吸治疗方法来改善患儿的呼吸状态。

七、困难气道

有时会因为完全性上呼吸道阻塞、气道解剖异常、面部严重创伤或类似的情况而无法成功完成气管插管。当气管导管不能插入时，保证有一个备用方案是很重要的。最重要的一点是，在建立明确的气道之前，应给予皮囊面罩通气。有关气道辅助的其他知识请参阅**附录5**。

（一）喉 罩

当不能通过插管或面罩给患儿进行通气时，通常使用喉罩来开放气道进行气体交换。喉罩通气管由一根导管，以及导管末端带气囊的面罩组成。喉罩妥善放置后，应刚好罩在声门开口上。现在有儿童尺寸的喉罩。但这种气道辅助装置不能防止误吸，故不应该作为最终的通气管。

每种喉罩适用的体重范围都会标在喉罩上。关于喉罩插管技术详见**附录5**。要像拿铅笔一样拿喉罩通气管，远端开口背向操作者（以便放置后开口朝向前面）。气囊靠着硬腭，用来指引喉罩的插入。一旦感觉到有明确的阻力，就可以给气囊充气，并启动皮囊通气。其评估方法与气管插管一样，需注意肺组织膨胀的对称性。理想的通气是只需使用能使胸壁充分抬升的力量，可通过在充气时听诊胸部呼吸音是否正常来评估。过高的通气压力除导致肺充气外，还可导致胃胀气。

现在还有一种可用于较大患儿的特殊类型的插管喉罩。其末端设有一个能提升会厌的装置，管腔大到能让特殊的气管导管通过。一旦喉罩到位，气管导管即可通过喉罩，用来提升会厌的部分会被迫抬起，从而提起会厌，使气管导管能够顺利进入气管。然后，取出喉罩，但气管导管（尽管这是不必要的）仍留在原位。

（二）食管气管双腔导管

对于身高超过4英尺（约122cm；1英尺＝30.48cm）的儿童，可放置食管气管双腔导管。这种导管有两个腔，即近端气囊和远端气囊。通常在将导管盲插至食管口后，再给两个气囊充气，即可形成一个密封腔（关于喉罩插管技术详见附录5）。

待固定好导管位置后，远端气囊会堵塞食管，近端气囊会堵塞咽部远侧。近侧导管孔位于远端气囊上方。这样，气体会从近端导管压出向下到达气管。如果导管恰好放在气管上，则远侧导管可用于给患儿通气。还有一个类似的装置——只有一个管腔但有多种尺寸的喉导管。

（三）插管导丝

当患儿的声带视野清晰，但气管导管却不能顺利通过时，插入一根插管导丝能使插管变得容易些。这些插管导丝是空心的，并在末端有一个连接装置，可以连接到氧源或皮囊装置上。一旦位置放好，可进行手动通气。气管导管可顺着插管通丝插入，然后取出插管通丝，留下气管导管。

（四）探 针

探针可作为困难气道的一种导引措施。其标准尺寸是15F，60cm。儿童的尺寸是10F，适合直径4～6mm的气道，可在直视下插入喉部。在喉部不能直视的情况下，它可以盲插入气管。它也可作为气管插管的导丝。

(五)光纤插管

熟悉支气管镜插管的操作者可为困难气道的患儿执行气管插管操作。将气管导管安装到支气管镜上,支气管镜在直视下通过声带进入气管。然后,气管导管从支气管镜末端滑出留在气管内合适的位置。

(六)环甲膜切开术

只有在极端的情况下,才进行环甲膜切开术。在患儿颈部过伸时,通过触诊可触及位于甲状软骨和环状软骨之间的环甲膜。局部消毒后,用连着针头的静脉导管(导管连着针头)穿过软骨进入气管。待正确完成该步操作后,患儿可吸入气体;之后,抽出针头,同时推进导管。导管可以通过 Luer-LOK 锁口针头连接到正压通气装置上。5mL 注射器针筒可接受标准的 15mL 连接器,进行手动通气。市售环甲膜切开术套件包含所有必要的用品。虽然大多市售环甲膜切开术的套件对年龄较大的儿童可能有用,但对新生儿和婴幼儿不实用,因为婴幼儿喉部解剖结构独特、环甲膜体积较小、对正确解剖结构的定位技术较难。当需要行环甲膜切开术或紧急行气管切开术时,应考虑征求儿科及耳鼻喉科医生的建议。

(七)插管困难或插管失败的计划

当气管插管有困难或预计有困难时,应召集具备小儿气道管理专业知识的医务人员进行支援。已接受困难气道培训的麻醉医生、耳鼻喉科医生、儿科重症监护专家应到场。困难插管的处理方法详见**附录 8**。

气道管理的要点

- ■ 准确评估呼吸做功、气道通畅、呼吸驱动和意识状态,是对呼吸困难患儿管理至关重要的第一步。
- ■ 用人工方法来保持呼吸道通畅,如使用口咽和鼻咽通道,在气道管理中是很重要的技能。
- ■ 所有儿科医务人员都必须会使用皮囊面罩通气为危重症患儿提供足够的氧合和通气。
- ■ 插管前备齐所有必要的物品,相应的工作人员都必须到场。
- ■ 掌握插管所需使用的镇静剂、镇痛药和神经肌肉阻滞剂的专业知识。
- ■ 对于可能出现的插管困难,应制订一个备用计划;使用气道辅助设备,如喉罩;在插管无法完成时,可实施环甲膜切开术。

推荐阅读

1. American Heart Association. Respiratory management resources and procedures. In: Pediatric Advanced Life Support. Dallas,TX:American Heart Association,2010.

2. American Society of Anesthesiologists. Practice guidelines for management of the difficult

airway：an updated report by the American Society of Anesthesiologists Task Force on Management of the Difficult Airway. Anesthesiology，2003，98：1269-1277.

3. Brain AIJ. The Intavent Laryngeal Mask：Instruction Manual. Berkshire，UK：Brain Medical Ltd. ，1992.

4. Cote CJ，Hartnick CJ. Pediatric transtracheal and cricothyrotomy airway devices for emergency use：which are appropriate for infants and children?. Paediatr Anaesth，2009，19（Suppl 1）：66-76.

5. deCaen A，Duff J，Covadia AH，et al. Airway management. In：Nichols DG，ed. Rogers Textbook of Pediatric Intensive Care. 4th ed. Philadelphia，PA：Lippincott Williams & Wilkins，2008：303-322.

6. Kremer B，Botos-Kremer AI，Eckel HE，et al. Indications，complications，and surgical techniques for pediatric tracheostomies—an update. J Pediatr Surg，2002，37：1556-1562.

7. Mathur NN，Meyers AD. Pediatric tracheostomy. Updated May 27. 2016. http://emedicine. medscape. com/article/873805. Accessed November 19，2017.

8. Mikalsen IB，Davis P，Oymar K. High flow nasal cannula in children：a literature review. Scan J Trauma Resusc Emerg Med，2016，24：93.

9. Sime J，Bailitz J，Mosksff J. The bougie：an inexpensive lifesaving airway device. J Emerg Med，2012，43：e393-e395.

10. Thompson AE. Pediatric airway management. In：Fuhrman BP，Zimmerman JJ，eds. Pediatric Critical Care. St. Louis，MO：Mosby，2006：485.

（杨子浩 翻译）

第 3 章

儿童心搏骤停

 ## 目　标

- 快速识别需要心肺复苏（cardiopulmonary resuscitation，CPR）的患儿，以预防或治疗心搏骤停。
- 理解高质量心肺复苏的主要内容。
- 理解心肺复苏的生理基础。
- 评估并启动对患儿心搏骤停后高质量的、目标导向的复苏后治疗。

 ## 病例分析

患儿，5 岁，既往体健，因在游泳池意外溺水后严重呼吸困难入院，查体：大气下 SpO_2 76%，呼吸骤停、心动过缓、对强刺激无反应。患儿已经开始接受球囊面罩通气和胸外按压处置。

评估

　　—初始评估最主要的发现是什么？

　　—可能的诊断是什么？

干预

　　—在进行心肺复苏的过程中，最重要的下一个步骤是什么？

重新评估

　　—间隔多久后重复评估患儿的呼吸和循环最为恰当？

有效沟通

　　—当患儿临床状态发生改变时，需要告知谁，临床信息该如何传递？

　　—治疗该患儿的最佳场所在哪里？

团队合作

　　—你打算如何实施治疗策略？

　　—能最好地管理患儿的团队由哪些成员组成？

　　—谁将做什么，何时做？

一、引　言

对心搏骤停患儿的成功复苏，取决于心搏骤停的快速识别和病因的治疗、立即启动高质量的心肺复苏以及积极的复苏后治疗。影响生存率以及预后的重要因素包括心搏骤停发生时的环境、心搏骤停之前的临床情况、复苏前无脉搏血流时间、初始心电图检测的结果、心搏骤停期间基础和高级生命支持的质量，以及谨慎地选择复苏后支持的参数（如体温、氧气、通气、血压、血糖及抽搐控制等）。

院内儿童心肺复苏的生存率比较高，大约有 3/4 的院内心搏骤停患儿可恢复自主循环（return of spontaneous circulation，ROSC），幸存者中有超过 1/3 的患儿能成功出院。大多数幸存的患儿（＞75％）神经系统预后良好。

院外心搏骤停患儿的预后较差，能成功出院者的比例低于 10％，且不少患儿留有严重的神经系统后遗症。预后较差的原因，部分是无脉搏血流时间较长，因为许多心搏骤停患儿未被目击，而且仅 30％～50％接受了路人予以实施的心肺复苏。对于 1 岁以下的婴儿，院外儿童心搏骤停的首要原因是婴儿猝死综合征，其次是创伤、窒息以及溺水。

二、预防/识别

院内患儿心搏骤停最常见的原因是急性呼吸功能不全和心功能衰竭。心搏骤停发生前数小时，患儿的生理参数通常已不正常。在心搏骤停之前的阶段，有效运用"DIRECT"方法（**见第 1 章**），能有效降低患儿的病死率和发病率。

反复评估患儿生命体征趋势和治疗反应是非常重要的。识别终末器官灌注异常，如少尿、意识改变以及毛细血管再充盈时间延长，可能是脏器衰竭的特征。喘息、心动过缓以及反应极差（如意识消失）等是休克晚期和即将心搏骤停的表现。

早期预警系统评分（**见第 1 章**）以及急救团队的快速反应组成了院内的急救体系，旨在识别和处理即将面临失代偿危险的患儿，从而预防心搏骤停的发生。儿科快速反应小组的实施与儿科重症监护室以外的心搏骤停发生率降低有关。儿科快速反应小组并不能预防所有心搏骤停的发生，但是能将重症患儿转运至重症监护室，以给予更好的监护和更积极的干预来预防心搏骤停，或在心搏骤停发生时给予更及时的高级生命支持。这种模式意味着任何一个在重症监护室外发生的心搏骤停都应被视为潜在的、可避免的严重安全事件。

三、心搏骤停的诊断

若患儿无自主动作或对强刺激无反应，无有效呼吸（如没有呼吸或仅有偶尔的喘息），在得到其他证据之前，应该被视为心搏骤停。在紧急情况下，触诊大动脉搏动并不是可靠的方法。如果在心搏骤停时有更多的高级监护，如脉搏血氧饱和度、CO_2 监测以及有创动脉血压监测，将更有助于诊断。

在开始复苏时即可寻找心搏骤停的病因，应进行重点查体及病史询问。应行心肺监护并检查心电图，如有可能，应做床旁血气分析、电解质（钠、钾、钙离子）和血糖检测。

（一）检查脉搏

三联征（脉搏停止、呼吸停止及无反应）是心搏骤停的临床标志。医护人员评估大动脉搏动的时间不能超过 10s；对于貌似濒死的患儿（对刺激无反应且无正常呼吸），可略过脉搏检查立即予以胸外按压。

（二）人工呼吸

近几十年来，由国际心肺复苏联络委员会和美国心脏协会提供的指南应用 A—B—C（气道、呼吸、循环）的记忆方法来评估和干预疑诊心搏骤停的患者。2010 年，抢救流程从 ABC 改为 CAB（胸外按压—开放气道—人工呼吸）。对心搏骤停患儿的第一步不再用多达 10s 的时间来评估呼吸；取而代之的是，立即评估患儿的一般状态，及是否缺乏有效呼吸，来决定是否开始胸外按压。不规则或无效呼吸（如无效的喘息）不应再被视为稳定的呼吸形态。对一个无反应且无有效呼吸的患儿，需要立即开始胸外按压。

四、血流的机制

（一）冠状动脉血流的生理机制

冠状动脉提供了从主动脉根部至心肌的血流。正常跳动的心脏在舒张期（心肌舒张）由冠状动脉供血；当心跳停搏时，无血液流向主动脉，冠状动脉血流亦随之停止。在胸外按压时，主动脉压力与右心房压力同时升高，在按压间歇时，右心房压下降速度更快且低于主动脉压，从而产生一个压力梯度，使得含氧血液灌注心脏。在心肺复苏时，冠状动脉灌注压低于 15mmHg 者的预后较差，因此整个过程重要的是有效的胸部按压和尽量减少中断。

（二）人工呼吸的生理机制

在胸外按压间期，胸腔负压导致静脉血回流至心脏，并形成冠状动脉灌注压，产生心肌内的血流。在减压间期（胸部回弹），胸内负压促使静脉血回流至心脏，从而改善冠状动脉血流。这些可以通过实验性的主动减压（手动或自动机械装置吸住胸壁主动抬升）或通过短暂阻碍气体进入肺部（如用一个吸气限制阀）来实现。增加的负压能促进静脉回流，提高心排血量和平均动脉压。

五、心肺复苏

2010 年，美国心脏协会建议对心搏骤停患儿的抢救流程从"A—B—C"改为"C—A—B"（胸外按压、开放气道、人工呼吸）。此修改方案源自心搏骤停时的血流依靠胸外按压，而开放气道和人工呼吸则会延误机体血液循环的重新建立。该方法的价值在成人单纯胸外按压（也就是不进行人工呼吸）案例上得到了很成功的验证。虽然"C—A—B"抢救流程是针对成人的，但为简化对施救者的培训，对儿童特别是目击突然发生心搏骤停的患儿（即高度怀疑心源性病因），"C—A—B"抢救流程也是适用的。此外，对于儿童，先开始胸外按压而不是人工呼吸，最多只延误了第一次人工呼吸很短的时间。对于院内心搏骤停事件的处置而言，胸外按压可以立即启动，而正压通气设备需要准备。胸外按压有助于增强心肺复苏的作用。因此，对院内心搏骤停患儿实施"C—A—B"

> ！
> 对心搏骤停患儿的抢救顺序是"C—A—B"（胸外按压、开放气道、人工呼吸）。
> ！

抢救流程似乎会增快心肺复苏的启动。欧洲复苏理事会的指南保留了"A—B—C"方法，但重点仍然是尽量减少胸外按压启动的任何延迟。

"C—A—B"抢救流程已经应用于假定为心源性心搏骤停的患儿。在呼吸系统受损导致低氧血症和心动过缓的情况下，在患儿发生心搏骤停前，关注气道、呼吸以及给氧可以挽救生命，这是非常重要的，也是我们推荐的。

（一）循　环

高质量心肺复苏的关键：
- ■　用力按压；
- ■　快速按压（按压速度为 100～120 次/分）；
- ■　减少中断；
- ■　使胸廓充分回弹；
- ■　避免过度通气（呼吸频率约为 10 次/分）。

在基础生命支持中，早期、有效、连续的胸外按压是为心搏骤停患儿提供血液循环最好的方法。连续胸外按压的关键在于按压的力度和速度。因为胸外按压停止时就没有血流，所以尽量减少按压中断是非常重要的。为了能使心脏有良好的静脉血回流，在两次胸外按压的间隙，应让胸壁充分回弹并避免过度通气。因为过度通气会增加胸腔内压，从而影响静脉血回流。

高质量的胸外心肺复苏大约能提供正常的 $10\%～25\%$ 的心肌血流灌注和 50% 的脑血流灌注。相比较而言，开胸心肺复苏能提供接近正常的脑血流灌注。虽然开胸心脏按压可以提高冠脉灌注压并提高电除颤的成功率，但很多机构尚不能开展开胸心肺复苏，并且开胸心肺复苏在对患儿长期预后无改善的情况下会增加医疗费用。在一些特定的复苏情况下，如穿透性创伤和心脏外科手术，需要早期考虑开胸复苏。

（二）气　道

保护气道是很重要的，故气管插管的操作须由插管熟练的医师开展，但此操作常会延误或中断刚开始的胸外按压。由于有效的血流对自主循环再现（return of spontaneous circulation，ROSC）至关重要，所以必须立即启动胸外按压或电除颤，同时进行有效的通气，最常见的是使用球囊面罩。气管插管对于心室纤维颤动（ventricular fibrillation，VF）患儿来说并非是必需的操作，此时必须优先使用电除颤，以确保将心律成功复律为可提供有效灌注的心律。有效的通气具有最高的优先级别，在实施气管插管时，也应最小限度地中断胸外按压。

室颤时延后气管插管

在突发心搏骤停（室颤性心搏骤停）时，患儿肺内仍有氧气储存，此时患儿 PaO_2 和 $PaCO_2$ 仍在可接受水平，即使只行胸外按压而不提供人工呼吸，也仍可维持 4～8min。此时，即使没有胸外按压，主动脉的氧和二氧化碳浓度与心搏骤停前也无明显变化，因为没有血流，主动脉耗氧也很少。在心肺复苏低循环系统流量状态下，由于肺充当了氧气的储存容器，所以在没有人工呼吸的状态下，仍能保持足够的氧合和通气。

然而，心搏骤停患儿还有另外一种更常见的病因——窒息。窒息时，血液继续流向组织，动脉和静脉的血氧饱和度下降，而 $PaCO_2$ 和乳酸水平上升。此外，在心搏骤停之前，连续肺部血流会耗尽氧气的储存。因此,在抢救窒息所致心搏骤停患儿时,应优先给予人工呼吸,因为其存在明显的动脉低氧血症和酸血症。

(三)人工呼吸

1. 通气和按压-通气比

生理学评估提示,心肺复苏期间所需要的通气量远低于正常灌注心律所需要的通气量,因为心肺复苏时心排血量只有正常窦性心律的 10%～25%。当按压-通气比为 15∶2 时,其每分通气量与该比为 5∶1 时相等,但胸外按压的次数比该比为 15∶2 时高出了 50%(见表 3-1)。

表 3-1	儿科心肺复苏时的通气与胸外按压		
通气模式	人工呼吸	胸外按压	备注
球囊面罩	• 2 人操作时,每 15 次按压给 2 次人工呼吸; • 单人操作时,每 30 次按压给 2 次人工呼吸	100～120 次/分钟	对胃减压,减轻胃胀气
气管插管	8～10 次/分钟	100～120 次/分钟	• 通气时不要停止按压; • 确认好气管插管处于正确位置
新生儿	按压通气比为 3∶1	90 次/分钟	

胸外按压产生主动脉压力和冠状动脉灌注压。当胸外按压停止时,主动脉舒张压迅速回落,使冠状动脉灌注压降低。在增加按压-通气比后,这些中断减少了,从而使冠状动脉灌注压(血流)增加。正压通气的好处(增加了动脉氧输送和 CO_2 的输出)必须与其带来的静脉血回流受阻与心排血量降低所造成的负面影响相平衡。这可以通过应用推荐的按压-通气比来实现(见表 3-1)。

2. 通气频率

儿童心肺复苏期间推荐的呼吸频率为 8～10 次/分钟。在尚未对患儿进行气管插管时,通气与按压必须按比例同步进行;在气管插管后,通气与按压则无须同步。在对心搏骤停患儿紧张的抢救过程中,常见的错误是救治者所给予的呼吸频率明显高于所推荐的呼吸频率。正如上所述,较高的呼吸频率增加了胸腔内压,影响了静脉血回流量和冠状动脉血流量,反而会降低复苏成功率。因此,对呼吸频率的监测是非常重要的。

(四)氧疗和氧监测

除在产房的新生儿外,在对儿童复苏时,如果可能,应首先给予 100% 的纯氧。虽然新生儿和动物复苏的实验研究数据提示,用 100% 纯氧复苏(与大气复苏相比)后,会出现首次呼吸延迟及神经系统不良预后,但在儿童组中并未得出这样的结论。美国心脏协会 2015 版儿科高级生命支持(pediatric advanced life support,PALS)指南仍然建议,在提供胸外按压时使用 100% 纯氧,一旦患儿自主循环恢复,就降低氧浓度。在患儿恢复自主循环后,应将其吸入氧浓度主动调定到合适浓度,以避免复苏后高氧或缺氧。现行指南提示,吸入氧浓度应下降至最低的水平以维持血氧饱和度在 94%～99%(即血氧饱和度<100%)。因为观察发现,当患儿的血氧饱和度在 100% 时,其 PaO_2 可维持在 80～500mmHg 的很大范围内。

六、心肺复苏质量

（一）监　测

心肺复苏的目标是提供接近连续的血流，并保证重要器官的血流灌注。在心搏骤停时，高质量心肺复苏的临床证据包括恢复运动、持续的喘息和睁眼。

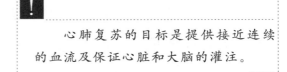
心肺复苏的目标是提供接近连续的血流及保证心脏和大脑的灌注。

动物实验和人体临床研究表明，休克和心搏骤停复苏期间，心排血量的变化与呼气末 CO_2（end-tidal carbon dioxide，$ETCO_2$）相关。连续监测的 $ETCO_2$ 波形可以作为有效心肺复苏期间肺血流的标志。当 $ETCO_2$ 持续大于 40mmHg 时，无须中断胸外按压即可早期提示自主循环再现（ROSC）。多项针对成年人的研究提示，复苏时 $ETCO_2$ 小于 15mmHg，则 ROSC 的成功率低。

如果对正在行心肺复苏的患儿开展连续的 $ETCO_2$ 波形监测，则当 $ETCO_2$ 小于 15mmHg 时，需要提示施救者提高胸外按压质量，直至 $ETCO_2$ 持续大于 15mmHg；当 $ETCO_2$ 小于 15mmHg 时，也应关注患儿是否有过度通气的情况，因为这也会造成患儿在心肺复苏期间出现较低的 $ETCO_2$。

由于缺乏明确的截断值，$ETCO_2$ 在预测心搏骤停预后和决定停止抢救的时机等方面的应用受到了限制。

（二）心肺复苏监测的质量

无论有无辅助设备，对于胸外按压的深度、频率、连贯性、通气频率及胸壁回弹的充分程度，都应进行持续监测。因为低质量的心肺复苏与预后较差和电除颤成功率较低相关，所以施救者应关注抢救的质量。使用自动反馈装置提高心肺复苏的质量和遵循指南是有效的。

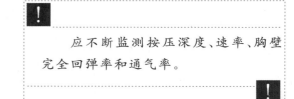
应不断监测按压深度、速率、胸壁完全回弹率和通气率。

血管通路

对于心搏骤停患儿或有心搏骤停风险的患儿，重要的一点是快速地开放血管通路。对于心搏骤停患儿，开通静脉通路会比较困难。对于成人和儿童患者，骨髓腔通路被认为是安全、快速、有效的方法，其发生不良反应的概率很小。现行指南认为，对于心搏骤停患儿，骨髓腔通路可作为首选的血管通路（见附录2）。在对患儿的治疗中，多种辅助开通骨髓腔通路的机械装置被认为是有效并且方便的。

!
如果静脉通路无法立即建立，请放置开通骨髓腔穿刺针。
!

虽然部分复苏用药（如肾上腺素和阿托品）可通过气管插管滴入气管或支气管后进入血液循环，但其吸收过程仍不可靠。而骨髓腔通路给药能降低了临床上对气管内给药的需求。气管内给药已不再作为常规推荐。

七、儿童室颤和除颤

（一）除颤推荐剂量

除颤是室颤所致心搏骤停成功复苏的关键**（见附录 9）**。在心导管实验室，发生室颤后迅速进行合适的除颤，除颤成功率及患者存活率接近 100％。一般而言，除颤每延迟 1 分钟，患者死亡率则将增加 5％～10％。由于儿童的心搏骤停常源于进行性加重的窒息或休克（或两者皆有），所以其首要的治疗是及时进行心肺复苏。然而，当室颤导致突发心搏骤停时，及时除颤是重要的治疗选择。因此，应强调早期心肺复苏和早期除颤两者之间的平衡。越来越多的证据表明，室颤患儿并不少见，室颤所致心搏骤停的预后好于其他因素所致的心搏骤停。因此，为选出最佳的治疗方案，有必要早期识别心律类型。

由于越来越多的人意识到儿童"致休克"的心律失常并不少见（约占初始心搏骤停患儿的 5％～15％），因此大家开始更多地关注患儿的除颤剂量。推荐的初始除颤剂量为 2～4J/kg，然后立即进行胸外按压。对于难治性室颤，将除颤剂量增加到 4J/kg 是合理的。如果室颤仍持续存在，则可以继续用 4J/kg，也可以考虑增加除颤剂量，但不超过 10J/kg 或成人最高剂量。

> **！** 不要因建立气道或血管通路而延迟除颤。

> **！** 在儿童突发室颤性心搏骤停时，治疗的首选是及时除颤。

（二）自动体外除颤仪

对于 1～8 岁的患儿（体重小于 25kg），推荐使用带有剂量衰减器（能降低患儿接受的剂量）的自动体外除颤仪（automated external defibrillator，AED）。对于 1 岁以下的婴儿患者，首选手动除颤仪。当无法获得带有剂量衰减器的 AED（针对 1～8 岁的患儿）或手动除颤仪（针对 1 岁以下的婴儿患者）时，仍可使用普通 AED，因为若不进行除颤，则室颤将是致命的。

> **！** 根据制造商的建议，对儿童也应使用大的除颤电板；如有可能，尽量使用粘贴式电板（非手提式）。

八、药　　物

（一）肾上腺素

在心肺复苏期间，肾上腺素的 α-肾上腺素能效应能增加全身血管阻力，从而提升舒张压，进而增加冠状动脉灌注压和血流，最终增加自主循环恢复的可能性**（见表 3-2）**。在心肺复苏期间，肾上腺素也能增加脑血流量,因为外周血管的收缩使得脑循环血量大量增加。β-肾上腺素能效应可以增加心肌收缩力和心率,并使骨骼肌中的血管平滑肌和支气管平滑肌舒张(虽然该作用没有上一个作用那么重要)。肾上腺素也能改变室颤的特性(即增大振幅,由细颤变为粗颤),提高除颤的成功率。

> **!**
> 不推荐常规使用大剂量肾上腺素(每剂高于 0.01mg/kg)。
> **!**

前瞻性和回顾性研究均提示,对成年或儿童患者使用大剂量肾上腺素(0.05～0.2mg/kg)并不能提高患者生存率,并且大剂量肾上腺素的使用还与神经系统预后更差相关。因此,心肺复苏期间不推荐常规使用大剂量肾上腺素。

表 3-2　药物剂量

药　物	剂　量
肾上腺素	无脉性心搏骤停 · 0.01mg/kg(0.1mL/kg)(最大单次剂量为 1mg),1：10000,IV/IO,每 3～5 分钟重复1 次
胺碘酮	无脉性心搏骤停 · 5mg/kg(最大剂量为 300mg),IV/IO,推注 SVT/VT（有脉） · 5mg/kg(最大剂量为 300mg),IV/IO,在 20～60min 内给药
利多卡因	VF/无脉 VT： · 1mg/kg,IV/IO,(最大累积剂量 3mg/kg)负荷剂量,然后输注 20～50μg/(kg·min)
血管升压素	无脉性心搏骤停(在标准治疗失败时,应用血管升压素可能对难治性心搏骤停有效) · 0.4～1U/kg(最多为 40U),IV/IO,推注
阿托品	解毒治疗
碳酸氢钠	高钾血症(或有化验记录的严重代谢性酸中毒)或某些毒素(如三环类抗抑郁药中毒) · 1mEq/kg,IV/IO,推注
氯化钙(仅通过中心静脉)	有明确的严重低钙血症或高钾血症 · 20mg/kg(0.2mL/kg),IV/IO(最大剂量为 2000mg),对低钙血症患者缓慢注射
葡萄糖酸钙	· 60～100mg/kg(0.6～1.0mg/kg)(最大剂量为 3000mg),IV/IO 缓慢推注

注:IO, intraosseous,骨髓腔通路给药;IV, intravenous,静脉滴注;SVT, supraventricular tachycardia,室上性心动过速;VT, ventricular tachycardia,室性心动过速;VF, ventricular fibrillation,室性纤维颤动。

(二)胺碘酮和利多卡因

胺碘酮和利多卡因是推荐用于治疗成人除颤无效的室颤或无脉室性心动过速的潜在一线药物。对成人的研究数据显示,胺碘酮在提高自主循环恢复率及生存率方面比利多卡因更优,但在患者出院生存率方面没有明显优势。

无论是胺碘酮还是利多卡因,均无数据支持其在用于治疗由室颤或无脉室性心动过速导致的儿童心搏骤停是有效的。有儿科病例报告提示,胺碘酮在终止非心搏骤停时危及生命的室性心律失常是有效的。最近的一份多中心住院儿科心搏骤停登记表明,与胺碘酮相比,应用利多卡因可以达到更高的自主循环恢复率和 24 小时生存率。但不管是利多卡因或是胺碘酮都不能提高患儿出院生存率。在儿科指南中,抗心律失常的治疗方案是从成人方案外推而获得的,在儿童治疗心搏骤停时,胺碘酮的推荐剂量为 5mg/kg,利多卡因为 1mg/kg。

(三)血管升压素

血管升压素是一种非儿茶酚胺类血管加压药物,被认为是在成年人心搏骤停时有效的辅助用药和首选的血管活性药物。但将其应用于儿童心搏骤停的研究很少,并且结论不一致。一项回顾性研究表明,使用血管升压素后,自主循环恢复率下降。而更多病例报告显示,在常规治疗困难的心搏骤停成年和儿童患者中,血管升压素可提高复苏的成功率。在已发表的文献中,血管升压素在儿童的使用剂量为 0.4～1U/kg。目前的证据尚不足以支持或反对血管升压素在儿科心搏骤停中的应用。

(四)其他药物

1. 阿托品

目前的证据尚不足以支持或反对阿托品在儿童治疗中的使用。阿托品可被应用于由迷走神经张力增高或胆碱类过多(如有机磷中毒、沙林中毒或其他神经药物中毒)而引起的症状性心动过缓。肾上腺素仍是治疗儿童症状性心动过缓的一线药物。

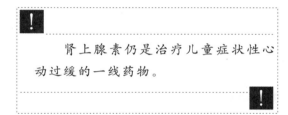

肾上腺素仍是治疗儿童症状性心动过缓的一线药物。

2. 碳酸氢盐

不推荐在心搏骤停患儿中常规使用碳酸氢钠。虽然没有临床随机试验,但是多个研究提示,即使控制了其他一些潜在的因素,碳酸氢钠的使用也与患儿生存率下降有关。但在一些特殊的复苏环境中,可能有例外,如三环类抗抑郁药物过量导致的室性心律失常、危及生命的高钾血症、酸中毒引起的肺动脉高压等。在上述特殊情况下,碳酸氢钠治疗是必需的。

3. 钙剂

目前的研究数据并不支持在心搏骤停时常规使用钙盐。两个多中心的对照分析研究提示,在心肺复苏期间使用钙盐的患儿生存率明显下降。目前,仅推荐在特殊复苏环境下使用钙盐,比如,有明确的低钙血症或高钾血症,有明确的或疑有钙离子通道阻滞剂中毒。

4. 镁剂

镁剂是成人尖端扭转综合征的初始推荐用药。对心搏骤停患儿的治疗没有特别推荐使用镁剂,但当明确有低镁血症时,应该使用镁剂。由于镁剂是血管舒张药,所以静脉给药时可能导致低血压。

5.葡萄糖

目前的研究数据并不推荐在心肺复苏时常规使用含葡萄糖的液体。有明确低血糖的病例应予 0.5g/kg 剂量的葡萄糖(1mL/kg 50％葡萄糖溶液,或 2mL/kg 25％葡萄糖溶液,或 5mL/kg 10％葡萄糖溶液)。不推荐对心搏骤停患儿经验性使用葡萄糖。

九、特殊心律

 病例分析

患儿,男,7 岁,被棒球击中胸口。一小会儿后,他昏倒在竞赛场上。教练来到他身旁,发现他没有反应,也没有呼吸,立即开始心肺复苏,并拨打了急救电话。应用 AED 除颤。连接 AED 后,提示需要除颤,在给予一次电击除颤后,继续进行心肺复苏。

评估

—心肺复苏 2 分钟后,应对患儿做哪些必要的评估?

—肱动脉可触及微弱脉搏,患儿开始有自主呼吸,并睁开了眼睛。

干预

—此时,下一个最恰当的治疗步骤是什么?

重新评估

—如果一次除颤无效,那么下一步该怎么办?

—如果患儿持续无脉、无反应并且无意识,那么可以推荐使用哪种药物呢?

有效沟通

—当患儿临床状态发生改变时,需要告诉谁,临床信息又该如何传递?

—治疗该名患儿的最佳场所是哪里?

团队合作

—如何实施你的治疗方案?

—谁将做什么,何时做?

这是一个心脏震荡的病例,当时一个突然的、力量不大的钝性胸部创伤导致既往健康的儿童室性纤维颤动。如果胸壁撞击发生在心室复极的脆弱窗口,产生的室性期前收缩可导致室颤和心搏骤停。

(一)心室颤动/无脉的室性心动过速(需电击的心律)

心室颤动(ventricular fibrillation,VF)是导致院外心搏骤停患儿并不常见但也并不十分罕见的心律失常(见附录 10)。其发生率因环境和年龄而异。在一些特殊情况下,心室颤动是最可能导致心搏骤停的心律。这些特殊情况包括心脏震荡、三环类抗抑郁药物过量、心肌病、心脏术后以及 QT 延长综合征。在很短的复极期(T 波主峰前 10～30 毫秒),胸壁受到相对较轻的撞击致心脏震荡所引起的心室颤动常发生在 4～16 岁的儿童和青少年。院外发生的心室颤动性心搏骤停在婴儿期并不常见,更多见于儿童和青少年。虽然心室颤动与潜在的心脏疾病相关,并被认为是发生心搏骤停的直接原因(即心律失常性心搏骤停),但在心肺复苏过程中也会发生继发性心室颤动[即发生在心搏骤停或无脉性电活动(pulseless electrical activity,PEA)之后]。心室颤动/室性心动过速曾被认为是"较好"的心搏骤停节律,其预后比心室静息电位和无脉性电活动要好。相比于复苏后才出现需电击心律的患儿,发病起始就表现为需电击心律的患儿可以有更大的概率生存至出院。数据显示,刚开始就有心室颤动/室性心动过速心律的患儿预后相对较好;而继发出现心室颤动/室性心动过速的患儿预后很差,甚至比刚开始出现心搏骤停或无脉性电活动但最后未出现心室颤动/室性心动过速患儿的预后还要差。

除颤(定义为通过实施可控制的电击终止心室颤动)对心室颤动所致心搏骤停的复苏是必需的。心室颤动可以转换为心室静息电位、无脉性电活动或复律为有灌注的心律。除颤的目标是恢复能产生脉搏的有序心电活动。在心导管实验室,发生心室颤动后迅速给予合适的除颤,其除颤成功率和存活率接近100%。在目击发生心室颤动的3分钟内使用AED除颤的成年人,其长期生存率在70%以上。早期、有效的胸外按压能够减少除颤延迟而造成死亡率增高的现象。由于儿童心搏骤停更多是由进行性的窒息和(或)休克引起的,所以初始的治疗选择是及时开展心肺复苏。因此,对其心律识别的重要性低于对成年人心搏骤停时。心室颤动越早诊断和治疗,其治疗成功率越高。

> 因为儿童心搏骤停大多是由进行性的窒息和(或)休克引起的,所以初始的治疗选择是及时开展心肺复苏。

(二)心动过缓:缺氧和低灌注引起的症状

 病例分析

患儿,女,2岁,在停车场被路人发现没有反应后,被救护车送到急诊室。在送往医院的路上,患儿仅有6次/分钟的自主呼吸,所以救护人员给予患儿辅助呼吸。在到达急诊室后,患儿心率为38次/分钟,伴有微弱的脉搏,血压测不出,QRS波窄。

评估

——本病例可能的病因是什么?

干预

——下一个步骤最重要的是什么?

重新评估

——在给予干预后,患儿的心律如何了?

有效沟通

——当患儿临床状态发生改变时,需要告诉谁,临床信息又该如何传递?

——治疗该名患儿的最佳场所是哪里?

团队合作

——如何实施你的治疗方案?

——谁将做什么,何时做?

新生儿、婴儿和儿童心排血量的维持主要依赖于心率。他们的心动过缓表现很少由传导阻滞或其他心脏基础疾病所致。婴儿或儿童最常见的心动过缓是低氧或低灌注的临床表现,他们以增加每搏输出量来提高心排血量的能力是有限的。各种导致心排血量增加的病理生理状态都需要靠提高心率来实现。反之,儿童比成年人更容易出现由疾病或损伤导致的负性变时效应,也即心律变缓(如传导阻滞、β受体阻滞剂或钙离子通道阻滞剂中毒),从而造成严重的休克和低灌注。

有脉的低灌注性心动过缓是病重儿童心搏骤停前常见的血流动力学状态。窒息动物模型演示了从心动过速至低血压性心动过缓进而变成无脉性电活动和心搏骤停的血流动力学过程。在这个过程中,早期给予心肺复苏,预后较好。患儿在发生心搏骤停无脉状态前,常有呼吸功能不全或循环功能不全,故休克患儿出现心动过缓时应被视为心搏骤停即将发生的前兆。有许多病因是可逆的,但及时维持血流灌注是必不可少的。新生儿复苏流程:当新生儿心率小于60次/分钟时,则应增加呼吸和循环支持,这些措施包括给予充分的通气和胸外按压(如果充分通气给氧后仍不能缓解)。多项研究显示,当院内患儿出现心动过缓和低灌注时,经常已经需要迅速实施心肺复苏。研究也显示,在心搏骤停之前就予以胸外按压,可以提高患儿的生存率。最新的美国心脏学会指南建议,当患儿心率小于60次/分钟并伴有低灌注的症状和体征时,应立即实施胸外按压。

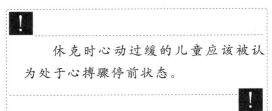

> **!** 休克时心动过缓的儿童应该被认为处于心搏骤停前状态。 **!**

(三)室上性心动过速

 病例分析

患儿,女,3月龄,既往体健,被送至急诊室,家长说1小时前患儿还挺好的。但现在,患儿精神逐渐变差,目前已经没有反应。查体:呼吸不规则伴喘息,脉搏非常快且微弱,几乎摸不到脉搏,心率260次/分钟,心电图提示QRS波窄。已进行球囊面罩通气且胸廓抬举良好,予以胸外按压,并启动儿童心肺复苏预案,呼叫抢救小组。

评估

—此例患儿初始评估的要点有哪些?

—可能的诊断是什么?

干预

—最重要的下一个干预步骤是什么?

重新评估

—下一个处理步骤是什么?

有效沟通

—当患儿临床状态发生改变时,需要告诉谁,临床信息又该如何传递?

—治疗该名患儿的最佳场所是哪里?

团队合作

—如何实施你的治疗方案？

—谁将做什么，何时做？

室上性心动过速是婴儿和儿童相对常见的一种心律失常，可伴发严重循环功能不全甚至心搏骤停。室上性心动过速的治疗取决于患儿的血流动力学状态。对于血流动力学不稳定的室上性心动过速患儿，应立即予以 0.5J/kg 的电复律，需要时可上调剂量至 1J/kg。在有静脉通路时，可考虑将腺苷作为一线治疗药物。对于血流动力学不稳定的患儿，不能因为尝试开通血管通路而延误电复律的实施。在进行心脏复律之前，有意识的儿童可能需要适当的镇静和镇痛。

腺苷初始剂量为 0.1mg/kg，快速静脉推注。如能通过中心静脉给药，则效果更佳。因为腺苷能被红细胞腺苷脱氨酶快速降解，其半衰期小于 10 秒，所以在给药后应立即推注生理盐水（不少于 10mL）。

（四）无脉性电活动

 病例分析

患儿，女，5 岁，在儿童重症监护室因坏死性肺炎和脓毒性休克被给予正压通气和持续泵注肾上腺素 [0.3μg/(kg·min)]，患儿血压尚可，脉搏血氧饱和度约为 95%，呼出气 $ETCO_2$ 为 40mmHg。突然，患儿脉搏血氧饱和度降至 70%，随之失去波形。$ETCO_2$ 降至 0mmHg，持续动脉监测波形平坦。心电图显示心率 40 次/分钟，QRS 波窄，患儿失去反应。

评估

—应做哪些基本评估？

干预

—下一步需立即实施的最重要步骤是什么？

—立即启动心肺复苏。气道和呼吸评估显示右肺没有呼吸音。

—在锁骨中线的第 2 肋间隙位置进行穿刺，并迅速恢复自主循环。

重新评估

—下一步最重要的是什么？

有效沟通

—当患儿临床状态发生改变时，需要告诉谁，临床信息又该如何传递？

—治疗该患儿的最佳场所是哪里？

团队合作

—如何实施你的治疗方案？

—谁将做什么，何时做？

无脉性电活动（PEA）为有规则的心电活动（排除室性心动过速和室颤），但无法触及脉搏或获得心肌收缩的临床证据。无脉性电活动最常见的病因可简称为"6H"和"6T"（见表 3-3）。无脉性电活动的所有这些病因均潜在可逆，因此，需积极、迅速地寻找无脉性电活动的病因，并相应地予以纠正。在做这些努力的同时，可每隔5分钟给予肾上腺素（10μg/kg）。当无脉性电活动病因未知且患儿对药物治疗也无反应时，可考虑静脉液体复苏推注1次，并插入胸腔引流管以排除气胸，必要时可放置心包引流管以排除心脏压塞。快速床边超声检查可能有助于评估以快速诊断（如心包积液、气胸、肺栓塞）。

表3-3	心搏骤停时潜在的可逆病因：6H和6T	
6H	**6T**
低血容量	张力性气胸
低氧血症	心脏压塞
酸中毒	中毒
低血糖	肺栓塞
低钾血症和高钾血症	冠脉栓塞
低体温	创伤

十、特殊的心肺复苏

（一）新生儿

在全球范围内，约有400万名新生儿遭受出生窒息，而窒息所致死亡的人数约100万，另约有100万名患儿存在神经系统后遗症。新生儿复苏的研究重点在于提高新生儿复苏的成功率，并降低神经系统损害。对于窒息的患儿，复苏的重点在于清理并开放气道，以及启动几次最初的有效呼吸，并且必要时给予正压通气或持续正压通气。如果心率降至低于100次/分钟，则应给予辅助通气。若在给予30秒通气及给氧的情况下，患儿的心率仍低于60次/分钟，则应给予胸外按压和气管插管。胸外按压-通气比为3:1，即每分钟予以90次胸外按压和30次人工呼吸（也就是每分钟120个事件）。最新的新生儿复苏指南推荐使用室内空气复苏，以避免发生高氧血症。较多研究已经证实，室内空气复苏能在整体上降低患儿的死亡率。指南还认为，如果心率小于60次/分钟且持续时间超过90秒，则应调整为100%纯氧吸入直至患儿心率恢复正常，并在血氧监测下防止高氧损伤。

（二）先天性心脏病/肺动脉高压

对于先天性心脏病患儿，在心搏骤停前和心搏骤停时都应予以标准的复苏。对于有低灌注表现或心搏骤停的早期新生儿，除需鉴别常见的儿科心搏骤停病因外，还需要考虑动脉导管依赖性先天性心脏病的可能。

单心室和肺血流量依赖于"体循环—肺动脉分流"的患儿，当表现为持续低氧血症或心搏骤停时，可能有分流血管的血栓形成。治疗上，对这些患儿可予以全身肝素化以防止血栓进一步形成，亦可予以液体复苏和去甲肾上腺素来提高体循环血管阻力以增加肺动脉血流。肺动脉高压合并右心室功能不全的患儿是心搏骤停的高危人群。正压通气可导致胸腔内压增高，使患儿心排血量降低，并发生心搏骤停。在患儿心搏骤停时，纠正酸中毒和液体复苏以提高前负荷可能是有帮助的。但是，即使在这些特殊的临床情况下，也需要按照标准的儿科高级生命支持指南来进行复苏(见图 3-1)。请小儿心内科和心外科医师或心脏监护医师会诊，有助于为这些患儿提供合适的治疗方案。

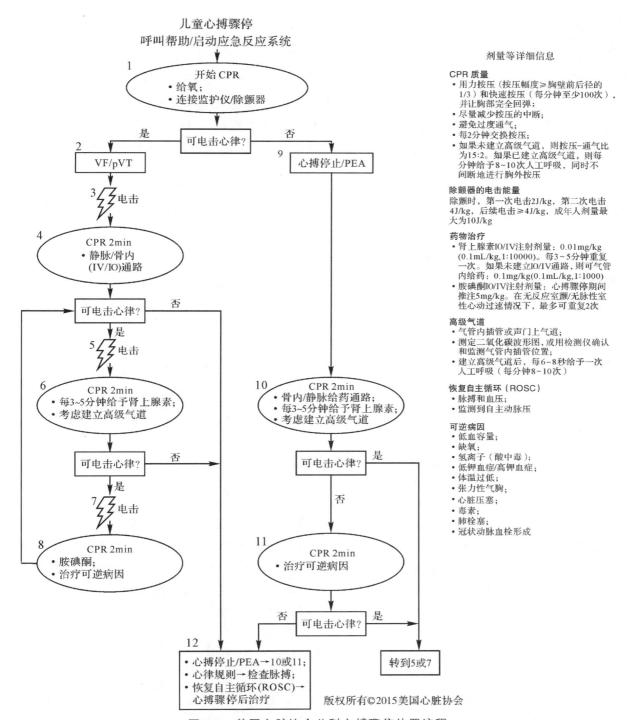

图 3-1　美国心脏协会儿科心搏骤停处置流程

注：心肺复苏，cardiopulmonary resuscitation，心肺复苏；VF，ventricular fibrillation，室性纤维颤动；VT，ventricular tachycardia，室性心动过速；PEA，pulseless electrical activity，无脉性电活动；IO，intraosseous，骨髓腔通路；ET，endotracheal，气管内给药。

版权许可：*Circulation*，2015，132：S526-S542. 2015 American Heart Association, Inc.

（三）严重过敏反应

 病例分析

患儿，女，12岁，有花生过敏史，在进食曲奇饼干后数分钟内出现了呼吸困难、嘴唇水肿、荨麻疹、皮肤充血和眩晕，用患儿自己的话说，就是有"濒死感"。患儿自己使用了肾上腺素自动注射笔，然后拨打了急救电话。10分钟后，救援人员赶到，检查发现，患儿出现严重的呼吸窘迫并伴有发绀，反应低下。现场即予以气管插管。在送往医院的路上，患儿出现心动过缓和低氧血症，然后出现心搏、呼吸骤停。

评估

—患儿目前处于怎样的临床状态？

干预

—接下来最紧急的治疗策略是什么？

重新评估

—患儿对治疗的反应如何？

—该患儿与其他心搏骤停患儿在处理上有什么差别？

—下一步的处理措施是什么？

有效沟通

—当患儿临床状态发生改变时，谁需要被告知，临床信息该如何传递？

—治疗该患儿的最佳场所是哪里？

团队合作

—如何实施治疗方案？

—谁来做什么，什么时候做？

严重过敏反应是一种严重的全身过敏反应，若治疗及时和充分，则患者可以被救治；但若治疗不当，则可能致命。严重过敏反应的症状包括心动过速、皮肤潮红、腹泻、支气管痉挛、血管神经性水肿、荨麻疹等。若病情进展，可导致严重的低血压和心力衰竭。而血管舒张和毛细血管渗漏增加，又可致体液血管外渗漏和全身低灌注性低血压，甚至可进展至心搏骤停。对此类患儿的抢救，应给予标准的基础生命支持和高级生命支持来治疗心搏骤停，同时也应给予一些治疗严重过敏反应相关的特殊药物。

在救治早期就需要有高级气道管理经验的救治者的加入，因为这类患者较常见唇、咽喉和会厌水肿，会直接影响气道的通畅性。应立即肌注肾上腺素，必要时重复给药。对于低血压，应每次予以 20mL/kg 的晶体液，反复行液体复苏。对于持续的低血压，应给予持续液体复苏和肾上腺素输注。为进一步减轻持续的症状，可静脉使用糖皮质激素、抗组胺药（如苯海拉明、H_2 受体阻滞剂）和雾化吸入 β 激动剂（如消旋肾上腺素或沙丁胺醇）。

（四）创　伤

创伤时（特别是钝性创伤）所发生的心搏骤停具有较高的死亡率，在心肺复苏过程中应寻找心脏停搏的可逆原因并加以治疗。应立即予以基础生命支持和高级生命支持。由于患儿有潜在颈部创伤的可能，开放气道时可考虑采取抬举下颏法，以保持颈椎制动。创伤患儿进展至心搏骤停最有可能的原因是持续出血导致的低血容量、长期暴露导致的低体温、胸部创伤所致的心脏压塞、气胸或血胸等。应尽早、积极使用晶体液和（或）血液制品进行容量复苏，以补充血容量。同时应监测核心体温并做出相应处理。通过听诊呼吸音、拍 X 线片和床旁超声，来评估患儿是否存在气胸或血胸。若存在气胸或血胸，则应考虑放置胸腔引流管。在创伤致心搏骤停时，心脏压塞是另一个潜在的可逆性病因，可给予心包穿刺或紧急行开胸术进行治疗。脊髓损伤可引起不伴有心动过速的低血压性休克，针对性治疗包括在开始容量复苏时即运用药物，以增加血管收缩力，适当加快心率。

十一、复苏后监护

复苏后监护的目标是诊断和治疗引起心搏骤停的潜在病因，减少继发性脑损伤以及维持终末器官的灌注和功能。积极的复苏后治疗可提高患儿的生存率，改善神经系统预后。复苏后治疗关注的重点在于氧合、通气、体温、惊厥、血糖和电解质水平及血流动力学控制，目的是维持终末器官的血流灌注（见表 3-4）。

> **!**
> 复苏后监护的目标是治疗引起心搏骤停的潜在病因，减少继发脑损伤以及维持终末器官的灌注和功能。
> **!**

表 3-4　心搏骤停治疗时间表

时　间	治疗内容
前 5 分钟	·启动应急反应系统，分配小组成员角色 ·实施高质量的心肺复苏 ·识别潜在的病因
前 30 分钟	·如果心肺复苏后 ROSC：决定进一步治疗的场所；检查体温、脉搏血氧饱和度，确认实验室结果；监测及治疗低血压 ·如果仍需复苏，则确定复苏是否应继续（参考多个现有标准）
前 3 小时	·预防或治疗低血压 ·预防或治疗发热 ·维持氧合、通气、电解质和血糖水平 ·根据需要咨询其他专科医生
前 48 小时	·预防或治疗低血压 ·预防或治疗发热 ·癫痫发作监测，及治疗癫痫持续状态 ·管理患者体温、氧合、通气和电解质

注：心肺复苏，cardiopulmonary resuscitation，心肺复苏；ROSC，return of spontaneous circulation，自主循环恢复。

（一）氧　合

患儿自主循环恢复后，无论是持续性低氧血症（氧分压降低）还是高氧血症（氧分压升高），都与神经系统预后差相关，而高氧血症被认为会在再灌注过程中造成更严重的氧损伤。因此，复苏后治疗的目标之一是在给患儿输送足够氧的同时，尽量降低持续氧应激的风险。对许多患儿，在心搏骤停早期没有进行动脉血气分析，但如果患儿的血氧饱和度为100%，则医师应减少氧供，使血氧饱和度维持在94%～99%。

（二）通　气

患儿的$PaCO_2$水平直接影响脑血管收缩与扩张。在心搏骤停后，患儿可能发生脑水肿，调节$PaCO_2$水平高低可能影响脑血流。过度通气致患儿$PaCO_2 < 35mmHg$，可引起脑血管收缩，使已受损害的脑组织灌注进一步降低，并因胸腔内压增加而导致心排血量受限。同理，通气不足会导致脑血管扩张，从而使已经升高的颅内压进一步升高。虽然每个人的生理情况不同，在心搏骤停后所监测到的胸腔内压和脑血流也没有一个明确的标准，但施救人员仍要努力将$PaCO_2$维持在$35～45mmHg$。如果患儿未予动脉置管，则也可施行$ETCO_2$监测，但其结果应与动脉血气分析结果相参照，因为患儿的无效腔通气是可变的，$PaCO_2$与$ETCO_2$的差异也是可变的。

（三）心血管支持

在儿童与成人心肺复苏成功后，心肌损伤和低血压性休克是较为常见的后遗症。对于长期生存者来说，其大多也是可逆的状态。从病理生理学角度而言，复苏后的心肌损伤与脓毒症和体外循环后的心功能不全类似，均有炎症介质和一氧化氮增加的可能。目前，虽然关于心搏骤停后低血压和心功能不全的标准治疗方案尚未建立，但对成人的研究数据提示，复苏成功后6小时内的低血压与患者死亡率增加相关。因此，积极的血流动力学支持可以改善患者预后。

首先，对低血压患儿应予以液体复苏。如果需要监测中心静脉压，则应调整补充血容量，以达到合理的中心静脉压。对于由心功能下降或血管扩张引起的低血压，应给予正性肌力药和升压药。监测以下参数可能有助于引导治疗的有效性：中心静脉压、中心静脉血氧饱和度、乳酸水平及尿量。常见的重症监护原则提示，正确的治疗目标包括血压维持正常，氧输送充足，及心、脑和全身血流灌注充足。对于伴有中心静脉压降低的血管扩张性休克（暖休克），合理的治疗包括液体复苏和血管活性药物输注。对左心功能不全的治疗应包括维持正常血容量、正性肌力药物输注及降低后负荷。心脏超声检查可能对指导治疗有帮助并需要反复检查。

（四）体　温

心搏骤停患儿常见体温升高。动物及人体研究数据显示，脑损伤后的发热与预后较差相关。因此，在心搏骤停后应积极处理发热。对于室颤性心搏骤停的成年患者，亚低温治疗（89.6～93.2℉，即32～34℃）可以提高患者的生存率和改善神经系统预后。由此推断，对心搏骤停后处于昏迷状态的患儿，亦可考虑实施亚低温治疗，虽然目前尚无前瞻性儿童研究数据来支持其有效性。

对从心搏骤停中复苏患儿的观察数据表明，应用亚低温治疗后，患儿重症监护室住院时间、神经系统预后和患儿死亡率没有发生改变。一项关于儿童窒息性心搏骤停幸存者低温治疗的小规模研究显示,患儿出院时的死亡率有所降低,但神经系统预后无差异。针对院前和院外心搏骤停幸存患儿进行低温治疗的两项大型多中心、前瞻性、随机研究发现,患儿在 1 年内器官功能良好且无其他并发症的存活率无差异。研究者比较了治疗性低温(32～34℃[89.6～93.2℉])和治疗性常温(36～37.5℃[96.8～99.5℉])。维持 5 天的持续常温,或先维持 2 天的初始持续低温再维持 3 天的持续常温,都是合理的。因此,建议在此期间持续监测体温,并积极治疗发热[体温≥38℃(≥100.4℉)]。

在自主循环恢复后,医务人员应持续监测患儿核心体温(经直肠、膀胱或食管测量)。对于经历长时间复苏的患儿,复苏后持续低体温现象并不罕见。临床医生应与三级护理中心讨论体温控制的目标值,但对于体温超过 38℃的,至少应给予降温药和降温毯积极处理。相类似的,对体温低于 32℃者,也应积极予以救治。因为体温过低也可导致心律失常,并有可能诱发再次心搏骤停。

(五)血　糖

成人心搏骤停后所致的高血糖或低血糖均与神经预后较差相关。目前,尚无证据支持儿童的最终血糖应维持在哪个目标范围内,但医护人员仍应积极进行血糖监测,并以维持正常血糖为目标。

(六)癫痫发作

心搏骤停后的癫痫发作很常见,但其在没有脑电图检测的情况下是不易被发现的。无论是临床性惊厥还是亚临床性惊厥,都与神经系统预后差相关,虽然目前还并不清楚它们是严重脑损伤的结果还是引起严重脑损伤的原因,甚至两者皆有。对有明显抽搐症状的患儿,临床上应给予积极的治疗并鉴别可能的病因(如低血糖、低钠血症、低钙血症和低镁血症等)。许多患儿仅表现为电生理性癫痫,即使患者还未使用肌松药,这也很难被临床医生发现。因此,对于复苏后患儿,最好能行脑电图检查。如果给患儿使用了肌肉松弛药,那么脑电图将成为唯一可检测是否存在缺血后惊厥的方法。

十二、猝死的评估

婴儿、儿童和青少年的猝死可能是由潜在的心血管疾病所致的,如离子通道病、心肌病和冠状动脉异常等。在院外心搏骤停婴儿和儿童中,基因突变所致离子通道病相对常见。当儿童和青少年出现不能解释的猝死时,应详细询问既往史和家族史,也应考虑其家族成员潜在离子通道病的可能。应对患儿进行仔细的心脏超声检查。对死亡病例,建议进行尸体解剖。如果有可能,也有必要进行组织遗传学检查。

十三、伦理学问题

(一)家属是否在场

在心肺复苏期间,家属在旁边的状态变得越来越常见。留在现场的家属能目睹治疗团队所做出的努力。若患儿死亡,那么家属在现场也能减轻焦虑和抑郁。虽然并不期望家属一定在复苏现场,但应该尽可能给他们这项选择。在复苏过程中,应指定一名医务人员安抚家属,但若家属的出现影响抢救工作,则应请他们离开现场。

(二)预　后

对心搏骤停后复苏预后的预测是一项复杂的工作。现有的许多相关数据来自成年患者,而成年患者的神经发育状态和心搏骤停的病因与儿童差别很大。事实上,没有一项预测指标的敏感性能达到100％,所以很难进行早期预测(心搏骤停后24小时之内)。只有很少的数据能有助于预测预后良好。瞳孔对光反射及眼球运动消失等临床神经系统检查能提示预后,但在心搏骤停3天之后才有临床意义。神经电生理的检查(如脑电图和体感诱发电位)可能有所帮助,但尚缺乏儿童方面的数据标准,且并非每家医院都能开展这些检查项目。对早期神经系统损伤,CT扫描诊断并不敏感,但CT扫描有助于明确院外发生心搏骤停的患儿是否存在颅内出血或颅内高压。磁共振弥散加权项为明确患儿是否存在亚急性和康复期(损伤后5~7gd)缺氧缺血性损伤提供了有价值的信息。对患儿复苏前神经系统状态的评估相当困难;相较之下,对复苏后神经系统状态的评估和预测就更加困难了。2015年美国心脏协会指南指出心搏骤停和复苏后临床变量对预后的影响,但没有一个变量被确定对预测结果是足够可靠的。因此,建议考虑可以在心搏骤停和自主循环恢复术后预测预后的多个参数。在做出停止治疗决定时,医护人员应充分考虑低体温的影响,且建议其咨询神经专科医师。

(三)终止复苏

没有可靠的预测因素能帮助决定何时可以终止对患儿的复苏。几个因素对预测心搏骤停患儿的生存率似有帮助,包括心搏骤停的机制(如创伤性、过敏性、心源性休克)、心搏骤停的地点(如医院内还是医院外)、现场处理(有无目击者,有无路人实施心肺复苏)、基础疾病(有无心肌病、先天性发育缺陷、药物中毒或代谢紊乱等)以及潜在疾病的可逆性。在发生心搏骤停时,有目击者且有路人实施心肺复苏的患儿,或在较短时间内得到高级医疗救助的患儿,预后较好。若患儿接受高质量的心肺复苏及体外膜肺氧合治疗,则即使心肺复苏持续时间有1小时之久,患儿仍可能有良好的神经系统预后。因此,关于何时决定终止复苏,必须考虑多种因素。

儿童心搏骤停的诊治要点

- ■ 早期识别失代偿患儿对预防心搏骤停至关重要。
- ■ 快速启动胸外按压对恢复冠状动脉血流和自主呼吸循环恢复非常重要。
- ■ 高质量心肺复苏的重点是用力按压,快速按压,避免按压中断,使胸壁充分回弹及避免过度通气。
- ■ 当静脉输液通路获取困难时,应立即开通骨髓腔输液通路。
- ■ 当患儿出现室颤时,不能因气管插管而延误除颤操作。
- ■ 在无法获取手动除颤仪时,应考虑使用AED对儿童进行除颤。
- ■ 在复苏成功后,对体温、血糖、血氧饱和度、$PaCO_2$以及血压的评估和管理或能改善心搏骤停患儿的预后。

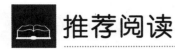 推荐阅读

1. Atkins DL，Everson-Stewart S，Sears GK，et al. Epidemiology and outcomes from out-of-hospital cardiac arrest in children：the Resuscitation Outcomes Consortium Registry-Cardiac Arrest. Circulation，2009，119：1484-1491.

2. Brilli RJ，Gibson R，Luria JW，et al. Implementation of a medical emergency team in a large pediatric teaching hospital prevents respiratory and cardiopulmonary arrests outside the intensive care unit. Pediatr Crit Care Med，2007，8：236-246.

3. Nadkarni VM，Larkin GL，Peberdy MA，et al. National Registry of Cardiopulmonary Resuscitation Investigators. First documented rhythm and clinical outcome from in-hospital cardiac arrest among children and adults. JAMA，2006，295：50-57.

4. Perondi MB，Reis AG，Paiva EF，et al. A comparison of high-dose and standarddose epinephrine in children with cardiac arrest. N Engl J Med，2004，350：1722-1730.

5. Samson RA，Nadkarni VM，Meaney PA，et al. American Heart Association National Registry of CPR Investigators. Outcomes of in-hospital ventricular fibrillation in children. N Engl J Med，2006，354：2328-2339.

6. Callaway CW，Donnino MW，Fink EL，et al. Part 8：Post-cardiac arrest care：2015 American Heart Association guidelines update for cardiopulmonary resuscitation and emergency cardiovascular care. Circulation，2015，132(18 Suppl 2)：S465-S482.

7. Atkins DL，Berger S，Duff JP，et al. Part 11：Pediatric basic life support and cardiopulmonary resuscitation quality：2015 American Heart Association guidelines update for cardiopulmonary resuscitation and emergency cardiovascular care. Circulation，2015，132 (18 Suppl 2)：S519-S525.

8. de Caen AR，Berg MD，Chameides L，et al. Part 12：Pediatric advanced life support：2015 American Heart Association guidelines for cardiopulmonary resuscitation and emergency cardiovascular care. Circulation，2015，132(18 Suppl 2)：S526-S542.

9. Moler FW，Silverstein FS，Holubkov R，et al. THAPCA Trial Investigators. Therapeutic hypothermia after in-hospital cardiac arrest in children. N Engl J Med，2017，376：318-329.

10. McBride ME，Marino BS，Webster G，et al. Amiodarone versus lidocaine for pediatric cardiac arrest due to ventricular arrhythmias：a systematic review. Pediatr Crit Care Med，2017，18(2)：183-189.

11. Morgan RW，Kilbaugh TJ，Shoap W，et al. Pediatric Cardiac Arrest Survival Outcomes PiCASO Laboratory Investigators. A hemodynamic-directed approach to pediatric cardiopulmonary resuscitation (HD-CPR) improves survival. Resuscitation，2017，111：41-47.

12. Naim MY，Burke RV，McNally BF，et al. Association of bystander cardiopulmonary resuscitation with overall and neurologically favorable survival after pediatric out-of-

hospital cardiac arrest in the United States：a report from the Cardiac Arrest Registry to Enhance Survival Surveillance Registry. JAMA Pediatr，2017，171：133-141.

13. Bhanji F，Topjian AA，Nadkarni VM，et al. American Heart Association's Get With the Guidelines-Resuscitation Investigators. Survival rates following pediatric in-hospital cardiac arrests during nights and weekends. JAMA Pediatr，2017，171：39-45.

14. Andersen LW，Raymond TT，Berg RA，et al. American Heart Association's Get With The Guidelines-Resuscitation Investigators. Association between tracheal intubation during pediatric in-hospital cardiac arrest and survival. JAMA，2016，316：1786-1797.

15. Sutton RM，French B，Meaney PA，et al. American Heart Association's Get With The Guidelines-Resuscitation Investigators. Physiologic monitoring of CPR quality during adult cardiac arrest：a propensity-matched cohort study. Resuscitation，2016，106：76-82.

（叶　盛　翻译）

第 4 章

儿童急性上呼吸道及
下呼吸道疾病

 ## 目 标

- 解释婴儿和儿童易患呼吸道疾病的生理解剖和发育特点。
- 描述如何评估儿童的上呼吸道疾病。
- 总结儿童上呼吸道疾病的诊断和治疗要点。
- 识别常见的上呼吸道疾病。
- 概述急性下呼吸道疾病的病理生理机制。
- 监测伴或不伴呼吸窘迫的呼吸衰竭。
- 对各种原因造成的急性下呼吸道疾病进行适当的诊断和治疗。

 ## 病例分析

患儿,男,9月龄,被送到急诊室。患儿表现为突发的嘈杂呼吸声和呼吸困难,焦虑不安,紧贴在他妈妈身上。可以注意到,他在吸气时有高调哮鸣音,同时伴有肋缘下、肋间和胸骨上缘的凹陷。查房时发现患儿出现犬吠样咳嗽,呼吸困难,肋间隙凹陷明显,听诊时气管处可闻及高调吸气相干啰音。只要医务人员接近他准备做评估,他就很烦乱,呼吸情况愈发糟糕。

评估

—鉴别诊断还需要哪些条件?

—高调哮鸣音意味着什么?

干预

—应该马上采取什么措施?

重新评估

—如何知道干预措施是有效的?

—应该如何监护患儿?

有效沟通

—谁需要了解患儿的病情变化?

—患儿在哪里治疗最合适?

团队合作

—治疗策略会被如何执行?

—谁将做什么,何时做?

一、上呼吸道疾病

在婴儿和儿童中，与上呼吸道相关的疾病是极为常见的。上呼吸道问题可以是良性和自限性的（如大多数病毒性喉炎），也可以是危及生命的上呼吸道异物吸入。对上呼吸道相关疾病的治疗策略，可以从常规的病情评估到紧急生命抢救。了解儿童上呼吸道疾病发生的原因，评估其严重性，以及治疗方法，对于处理危重住院患儿都是很重要的。

二、儿童呼吸道解剖

（一）呼吸道

从出生到大约 8 岁，儿童的呼吸道一直处于发育状态；此后，其解剖结构与成年人基本相仿。除因呼吸道相对小而易导致发生呼吸道疾病外，先天性畸形也会影响呼吸道的功能。由于呼吸道相对小，所以儿童对多种疾病的易感性更高，如病毒性喉炎。等到 8 岁以后，儿童上呼吸道所遇到的问题就与成年人相似了。

第 2 章中描述了存在于新生儿、婴儿、儿童与成年人呼吸道之间发育上的很多差异，以及这些差异对呼吸道治疗的影响。婴儿、儿童和成年人在呼吸道解剖层面上的部分差异见**表 4-1**。

从出生到 3～6 月龄大小，婴儿全靠鼻腔通气，这使得他们容易因先天或后天的鼻腔梗阻而发生呼吸窘迫。先天性鼻腔梗阻包括单侧或双侧后鼻孔狭窄。后天性鼻腔梗阻包括由上呼吸道感染引起的黏液栓子和水肿，如呼吸道合胞病毒（respiratory virus，RSV）引起的感染。清理鼻腔可以有效改善婴儿的呼吸状态。婴儿在生长至儿童阶段后，口腔通气成为可能，但是仍倾向于用鼻腔通气。

表 4-1	婴儿、儿童和成年人在呼吸道解剖层面上的差异		
特点	新生儿	儿童（1 岁）	成年人
空气入口	鼻腔	口腔和鼻腔	口腔和鼻腔
气管直径	4mm	5～6mm	18mm
咽喉形状	漏斗状	漏斗状	桶状
最狭窄部位	环状软骨	环状软骨	咽喉入口
会厌	长，软，Ω 形	长，软，Ω 形	短，硬
咽喉入口	C_1	C_3～C_4	C_5～C_6
舌头与下颌的比例	与口腔（下颌空间）相比，舌头较大	舌头与口腔的比例逐渐变化，直至 8 岁	舌头容易进入下颌
喉镜检查中咽喉的位置	前面，头侧	儿童与成年人之间的过渡	更后侧，尾侧
气管	软骨	相对硬的软骨，但仍可塌陷	牢固的气管软骨

婴儿出生时的小下巴有利于阴道分娩和母乳喂养。从解剖上来说，小下巴表现为短小的下颌骨，下巴到舌骨软骨的距离较短。小下巴使得下颌空间更小，这也是新生儿舌头相对比较大的一个原因。舌头/口腔比值相对较大有利于鼻腔通气，换而言之，可以使婴儿在吃奶时不容易发生误

！ 用吸引器清理婴儿的鼻道可以明显改善其呼吸窘迫状态。 **！**

吸。随着婴儿不断生长发育，舌头/口腔比值逐渐下降。虽然解剖学上一个较大的舌头在一个相对小的口腔里是正常的，但是在婴儿意识水平下降时，容易发生舌根后坠而导致上呼吸道梗阻。

在 Pierre Robin 畸形中（小下颌、相对的大舌头、腭裂），严重失衡的舌头/口腔比值会造成患儿舌根压迫咽部，从而阻塞气流。婴儿的颏下空间较小，导致在喉镜检查时舌头可移动的空间较小，增加气管插管的难度。在小下颌、大舌头或两者都有的患儿中，利用喉镜来暴露气道则难度更大。

当儿童接近 8 岁时，气道最狭窄处由声门下部变成咽喉入口，与成年人一致。新生儿期、婴儿期、儿童期呼吸道直径是随着年龄增长逐渐增加的，直到青少年中期与成年人相仿。婴儿和儿童期狭窄的气道增加了气流的阻力。气流的阻力可以用 Hagen-Poiseuille 公式表示：

$$R = 8\eta l/r^4$$

其中，R 代表阻力，η 代表气体的黏度，l 代表气道长度，r 代表气道的半径。从这个公式可以看出，气道直径（半径的 2 倍）变细，气道阻力的增加是 4 次方的。因此，在婴儿和儿童中，虽然气体流量的绝对值比成年人小，但他们的气流阻力却更高（**第 2 章**）。

本书第 2 章中图 2-1 展示了直径为 4mm 的婴儿气道发生气道周围 1mm 水肿所导致的相对阻力增加，与直径为 8mm 的成年人气道发生同样程度水肿所导致的阻力增加的区别。右侧是气道发生 1mm 的圆形水肿。请记住 1mm 的圆形水肿导致气道直径减小了 2mm。在应用 Hagen-Poiseuille

！ 在小气道中，很小的气道内径缩窄就可以导致气流阻力显著增加。 **！**

公式时，根据气道半径与阻力 l/r^4 的关系，直径为 4mm 的气道，阻力增加了 16 倍；而直径为 8mm 的气道，阻力仅增加了 3 倍。

儿童到了 8 岁左右，气道在过声带后的最狭窄部位在声门下腔。婴儿和儿童的咽喉呈漏斗形，而成年人的咽喉则呈桶状。因此，成年人气道最狭窄的部位在声带或咽喉入口处；而婴儿和儿童的气道从声带以下持续狭窄，直到环状软骨水平。上气道最狭窄的部位在声门下腔，婴儿会因轻微组织水肿出现明显的气流受限症状。随着年龄的增长，气管内径持续增加，气道水肿所致的阻力会逐渐减弱。

！ 气管插管大小不合适，反复插管，移动过猛，以及气管插管时的机械性刺激，都可能造成声门下损伤和水肿，并有可能发展成疤痕组织，导致声门下狭窄。 **！**

由于气管插管本身会给患儿带来声带损伤的风险，加之婴儿声门下腔组织结构狭小，所以声带损伤风险会进一步增加。

（二）会 厌

婴儿和儿童的会厌在形状和硬度上与成年人是有区别的。他们的会厌更长、更软，像一个欧米茄（Ω）形。相比之下，成年人的会厌更短、更硬、更方正。婴儿会厌的特点使得在喉镜下气管插管时需要通过控制对侧的会厌底部，把会厌从声门开口主动移位。当婴儿的会厌形状变得太大时，可能导致喉软化。在这种情况下，婴儿吸气时因会厌和喉入口结构塌陷，可见吸气相上呼吸道梗阻的表现和明显的喘鸣。

（三）咽 喉

与成年人相比，婴儿和儿童的咽喉位于前侧和头侧。在第 2 章中已讨论过这种关系对气管插管时暴露气道的影响。

（四）气管和下呼吸道

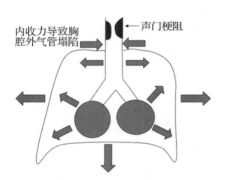

图 4-1　声门梗阻时用力吸气
导致胸腔外气管塌陷的原理

婴儿期，气管软骨是柔软、容易塌陷的。该特点导致当婴儿因上呼吸道梗阻而用力吸气时，吸气负压可使胸腔以外的气管形成明显的内陷。随着身体的发育，儿童的气管软骨环会变得越来越硬（见图 4-1）。

胸腔外和胸腔内气管对呼吸产生的力的反应是不同的。从声门下腔到胸腔入口处的气管部分被称为胸腔外气管。胸腔入口到气管隆嵴的部分被称为胸腔内气管，位于胸腔内，被肺和胸膜包绕，使其易受到呼吸时胸腔内产生的力的影响。胸腔内气管以及支气管和远端气道连接于肺实质，肺被脏层胸膜覆盖，脏层胸膜和壁层胸膜相对应，后者通过弹性黏合的方式覆盖于胸廓内壁上。胸廓自然向外弹力和膈肌稳定牵引共同产生一个传导力，维持胸膜腔的持续负压。胸廓天然的向外弹性张力、膈肌持续稳定向下的牵引和胸腔内负压（它们在休息时也一直存在）一起维持着肺的扩张，因为气道是连接肺实质的，所以胸腔内气道也同样是保持开放状态的。

胸膜腔压力是很难测量的，可以等同于胸腔内压。在平静呼吸时，膈肌收缩，胸膜腔（胸腔内）压力变成负压，并不断增加。胸膜腔负压形成从肺泡（负压最大）到口腔（压力基本为零）的压力差。这个压力差驱动气流进入肺部。膈肌收缩（在患儿呼吸窘迫时，辅助呼吸肌参与呼吸），胸腔内负压传导到气管周围，作为扩张力保持胸腔内气道开放。部分或完全性气道梗阻所致的吸气时气道阻力增高，导致膈肌收缩更为强烈以及辅助呼吸肌（肋间外肌、斜角肌、胸锁乳突肌）的参与。为了使气流通过梗阻，胸膜腔负压和胸腔内压力会增加。因为呼吸道与肺实质相连（即相互依赖），肺实质与胸膜相连，更大的胸腔内压力和胸膜腔内压使胸腔内气道保持开放状态，同时使胸腔外气管倾向于闭合（因为它们周围缺乏可以牵拉并保持其开放的肺实质）。

某些阻塞性疾病（如哮喘）患者在用力呼气时，胸膜腔压力变成强烈的正压。当胸膜腔压力变成正压时，肺泡部位压力差是最高的，然后随着气流向着口腔位置流动，压力差逐步降低（一直到口腔部位，压力差为零）。对气流运动来说，压力差是必需的。随着压力差在口腔方向上逐步

图中标注：内收力导致胸腔外气管塌陷　声门梗阻

减低,会出现一个被称为等压点的位置,此处的气道压力与胸膜腔内压相等。在比等压点位置更接近口腔的任何地方,力的总和会促使气道关闭。

因此,对于胸腔内气道(包括胸腔内气管),在吸气时,吸力的增加能使气管始终保持开放状态;但是,在呼气时,力量的增加将导致气管塌陷。胸腔外气管的表现与胸腔内气管相反。在吸气时,胸腔外气管没有被肺和胸膜包绕,就没有相应的扩张力去对抗气管内负压。在平静呼吸时,只要气管软骨是正常的,吸气时就不会有明显的气管塌陷。但是,当一名患儿有不完全性上呼吸道梗阻(如喉软化、病毒性喉炎)时,呼吸时气管壁会出现部分性塌陷,进而增加气道阻力。在气管软骨环发育差的情况下,比如气管软化等,吸气相胸腔外气管塌陷和呼气相胸内气管塌陷可变得尤为严重。

一般而言,用力呼气时,胸腔外气管不会塌陷。了解胸腔内气管和胸腔外气管的区别有助于理解为什么鼻、鼻咽腔、喉咽、声门下气管的问题在吸气时影响会更大,而下呼吸道(胸腔内气管)问题则在呼气时影响会更大。当胸膜腔负压很大时,声门下、胸腔外气管会变得狭窄或关闭,这也解释了为什么患儿在激惹时上呼吸道梗阻会更加严重(见图 4-1)。

> **!**
>
> 部分梗阻后儿童呼吸道的变化与梗阻位置有关:
> - 胸腔外梗阻→吸气时塌陷→喘鸣;
> - 胸腔内梗阻→呼气时塌陷→呼气时喘息;
> - 在严重病例中(如喉气管支气管炎),两者都可能存在。
>
> **!**

三、儿童呼吸道的疾病

表 4-2 列举了一些表现为部分性或完全性上呼吸道梗阻儿童呼吸道的疾病,后面的章节将详细讨论治疗方案。

表 4-2　儿童呼吸道疾病的病因

疾病类型	病因	疾病类型	病因
解剖异常的疾病	• 意识水平改变(呼吸道肌肉松弛) • 扁桃体肥大 • 声门下狭窄(后天性或者先天性) • 巨舌症 • 声带麻痹(单侧或双侧) • 小颌畸形综合征 • 后鼻孔狭窄或闭锁 • Pierre Robin 综合征 • 软骨缺乏症:喉软骨软化,气管软化,支气管软化	呼吸道内外压迫性疾病其他疾病	• 肿瘤 • 血管瘤 • 血肿 • 囊肿 • 乳头状瘤 • 血管环和吊带
感染性疾病	• 喉气管支气管炎(喉炎) • 会厌炎(声门上炎) • 细菌性气管炎 • 咽后壁(咽旁)脓肿 • 扁桃体周围脓肿 • 传染性单核细胞增多症	混杂性因素	• 气道外伤 • 拔管后气道梗阻 • 血管性水肿 • 痉挛性喉炎 • 异物吸入 • 气道外伤 • 热烧伤或化学性烧伤

（一）解剖性疾病

1. 意识水平改变

人体在各个年龄段的意识水平改变都是上呼吸道梗阻的常见原因。如前所述，因为发育的关系，年幼患儿更容易因为意识水平下降而发生上呼吸道梗阻。例如，抽搐发作后，尤其在应用巴比妥类或安定类药物后，意识水平下降和发作后的一些体位可导致上呼吸道梗阻。在麻醉过程中，氧饱和度下降常与上呼吸道梗阻有关。若儿童在汽车或自行车相撞的车祸中发生意识水平下降，则很有可能继发气道部分梗阻，故需在保持气道开放和通畅的同时保护颈椎（见**第 2 章**和**第 9 章**）。

2. 扁桃体-腺样体肥大

扁桃体-腺样体肥大往往在儿童 4～8 岁时达到高峰。扁桃体-腺样体肥大本身或者合并肥胖，可以导致阻塞性睡眠呼吸暂停和急性上呼吸道梗阻。虽然阻塞性睡眠呼吸暂停大部分是慢性的，但仍有患儿发展成急性上呼吸道梗阻，常可用持续气道正压通气（continuous positive airway pressure，CPAP）或其他形式的无创通气（noninvasive ventilation，NIV）等气道正压通气策略来治疗。在急救时，鼻咽气道对抢救亦可能有帮助。扁桃体和腺样体切除以及减肥是可靠的治疗措施。在扁桃体和腺样体切除后，患儿可能需要一段时间的气道正压通气。紧急情况下，皮质激素有利于减小扁桃体，尤其是单核细胞增多症所引起的扁桃体肿大。

3. 声门下狭窄

声门下狭窄（subglottic stenosis，SGS）可以是先天性的，也可以是获得性的。获得性声门下狭窄常可见于早产儿，或有反复、长时间、损伤性气管插管的患儿。有时，急性呼吸道病毒感染，特别是呼吸道合胞病毒感染，也可以使声门下狭窄很快从慢性代偿性疾病发展至失代偿的呼吸窘迫状态。消旋肾上腺素、地塞米松、氦氧混合气（Heliox）对改善呼吸困难都有帮助，但患严重声门下狭窄的患儿最终还是需要行气管镜检查以明确诊断，并且可能需要喉气管重建。

4. 巨舌症和小颌症

巨舌症（大舌头）和小颌症（小下巴和小下颌）常并存于严重的先天性颅面畸形的患儿。前面已经谈了巨舌症和小颌症对上呼吸道梗阻的影响。严重的巨舌症和小颌症可以导致新生儿在围产期即出现严重的气道问题。这些问题在患儿需要气管插管或进行程序性镇静时显得较为突出。

5. 声带麻痹

声带麻痹可以是单侧的，也可以是双侧的。单侧声带麻痹表现为哭声低弱，偶有喘鸣，一般可以耐受且有特发性，偶尔与胸外科手术时喉返神经受损或者气管插管的直接损伤有关。双侧声带麻痹表现为严重的喘鸣和呼吸窘迫，但患儿的哭声往往是正常的，这与中枢神经系统损伤或声带疾病有关。双侧声带麻痹患儿通常需要接受紧急气道管理。

6. 后鼻孔狭窄和后鼻孔闭锁

后鼻孔狭窄和闭锁可以是单侧的，也可以是双侧的。因为婴儿只能通过鼻腔通气，所以多数后鼻孔狭窄患儿伴有不同程度的呼吸窘迫和喂养困难。双侧后鼻孔狭窄患儿在新生儿期就有症状产生。尝试用一个软的导管插入鼻孔后可以确诊该病。CT 扫描可用于评估鼻腔和鼻咽情况，有助于确诊和了解梗阻的程度。20%～50%的后鼻孔闭锁患儿存在相关的畸形。这些畸形所致的综合征又称 CHARGE 关联征，包括眼组织缺损和其他眼科畸形、心脏病、后鼻孔闭锁、生长迟滞、生殖器发育不良和耳畸形等。后鼻孔狭窄或闭锁患儿需要接受外科治疗。

单侧后鼻孔狭窄时，鼻胃（nasogastric，NG）管是很难或不可能通过狭窄鼻孔的。而如果鼻胃管通过了未发生梗阻的鼻腔，但又因鼻胃管阻塞了原本通畅的鼻道，则会使患儿出现呼吸窘迫。

7. Pierre-Robin 综合征

Pierre-Robin 综合征是一种典型的会出现上呼吸道梗阻并危及患儿生命的先天性综合征。原发缺陷是指胎儿在宫内下颌发育差，导致了小颌症、腭裂和舌根后坠（舌后坠或舌回缩）。在Pierre-Robin 综合征患儿中，其舌头大小通常是正常的，但口腔相对于舌头来说太小了。舌头和下颌的不匹配，导致婴儿舌后坠抵住咽后壁，造成气道梗阻。治疗方法包括将舌头往前移动，远离咽喉。放置鼻咽（nasopharyngeal，NP）管有时用于可以抢救生命，坚硬的气管导管可以保持更好的气道开放状态。如何放置鼻咽管可见于**第 2 章**，而**图 4-2** 强调了在对 Pierre-Robin 综合征患儿操作上的区别。

当可以听到并感觉到气流在鼻咽管中流动时，说明管子已放在了合适的位置，患儿呼吸窘迫症状也将有所减轻。之后，要将管子用胶带安全地固定好，方法与气管插管类似。尽管鼻咽管不经过声带也不进入气管，但它还是一条生命线，患儿可以通过它来维持通气。鼻咽管应该通过吸痰来保持通畅。如果带有鼻咽管的 Pierre-Robin 综合征患儿发生呼吸窘迫，则要注意吸痰，必要时应调整鼻咽管的位置，直到可以听到气流声为止。鼻咽管有双重作用，一方面可作为通气的管道，另一方面可以把舌头从咽后壁往前推，从而减轻患儿呼吸道梗阻的程度。

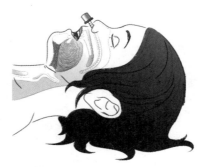

图 4-2　为 Pierre-Robin 畸形相关的气道梗阻患儿放置鼻咽管

①用一根适合鼻孔大小的不带囊的气管插管。②插管的深度约等于鼻孔到耳垂的距离。③用外科润滑剂润滑插管。④插入并根据气流声音调整插管。⑤用胶带小心地固定好插管。⑥经常吸痰，保持插管通畅。⑦如果听不到经过插管的气流声，则应重新调整位置，直到听到气流声为止。⑧二氧化碳曲线图可以作为独立的评估气道开放情况的工具。

在如前所述的严重梗阻病例中，另外一项抢救办法是用洞巾钳或类似的器械把舌头往前拉出；或者用 0 号丝线的针缝住舌尖，再拉到口腔外，这样也能起到相同的作用。对于严重的 Pierre-Robin综合征患儿，规范的治疗是外科手术，偶尔需要行气管切开术进行治疗。

（二）呼吸道内外压迫性疾病

 病例分析

在急诊室里，一名既往体健的 10 岁女孩正在接受检查，她逐渐出现喘息、呼吸费力，渐渐地发展至平躺时呼吸困难。她母亲也有发热，体温 39℃，体重下降，夜间盗汗。患儿喜坐位并出现烦躁。查体生命体征如下：心率 120 次/min，呼吸频率 25 次/min，血压 130/75mmHg，室温下经皮血氧饱和度为 91％。听诊时发现吸气及呼气喘鸣音，右上肺呼吸音减弱。你建议患儿取仰卧位平躺。她变得更加烦躁，氧饱和度明显下降，颈静脉怒张更加明显。

评估

—患儿发生了什么？

—鉴别诊断是什么？

—为什么她平躺以后病情会出现进展？

—哪些检查项目能有效地评估患儿的病情状况？

干预

—应该马上采取什么措施？

重新评估

—如何知道所采取的措施是否有效？

—如何监护该患儿？

—你还想做其他实验室检查吗？

有效沟通

—谁需要马上知道该患儿的情况？

—在医院里，每次移动该患儿时需要沟通哪些信息？

—最合适救治该患儿的是哪个科室？

团队合作

—对于该患儿，要如何分工合作？

1. 增生性肿物所致气道梗阻的诊断

气道内源性或外源性压迫可以导致上呼吸道梗阻。肿瘤、血管瘤、血肿、囊肿、乳头状瘤、血管环和吊带都可以导致患儿出现上呼吸道梗阻的体征和症状。在儿童中，淋巴瘤（霍奇金和非霍奇金淋巴瘤）和白血病（急性淋巴细胞白血病）等恶性疾病可能表现出前纵隔或中纵隔肿块。这个位置的肿块可以导致上腔静脉梗阻，并压迫其他纵隔结构，比如气管、支气管主干、肺血管和主动脉。进行性加重的静脉充血和气道压迫将导致患儿出现上腔静脉梗阻的常见症状，如面部充血、头痛、瘀血、发绀、咳嗽、呼吸困难、端坐呼吸、声嘶和

> **!**
>
> 应由经验丰富的麻醉师和监护专家对增生性气道梗阻患儿进行镇静和气道操作。因为镇静剂和肌松剂应用会导致完全性气道塌陷。
>
> **!**

吞咽困难。

胸部后位、前位和侧位 X 线片将提示患儿伴有气管移位或压迫的纵隔增宽影。

2. 增生性肿物所致气道梗阻的治疗

无创通气可以暂时缓解患儿气道梗阻的程度，改善通气。当开始无创通气治疗时，肺部呼吸音听诊有助于寻找合适的压力以开放气道。在有前纵隔肿物的情况下，患儿直立、俯卧甚至偏向侧位，都可以降低肿块对气管的压力，从而减轻气道梗阻。患儿如果需要气管插管，应由有经验的麻醉师和耳鼻咽喉科医师共同合作完成。在患儿仍有自主呼吸时，需要及时保护气道，因为深度镇静或瘫痪可能导致致死性的气道关闭。

（三）上呼吸道梗阻的感染性病因

上呼吸道感染导致的气道梗阻在各个年龄段都非常常见（**见表 4-3**）。在过去的 20 年里，会厌炎发生率明显降低，出现这个重要变化的原因是 B 型流感嗜血杆菌疫苗在美国等发达国家已被加入婴儿免疫计划。美国在应用 B 型流感嗜血杆菌疫苗前，5 岁以下儿童会厌炎的发生率为 5/10 万；在 B 型流感嗜血杆菌疫苗加入免疫计划后，会厌炎发生率降至 0.6/10 万～0.8/10 万。因此，对于这样一个暴发性、致命性的感染性疾病，了解它的诊断、治疗非常重要。此外，对会厌炎患儿的评估和治疗常常可被作为处理严重气道梗阻的范例。4 种最常见的致上呼吸道梗阻的感染性疾病比较见**表 4-3**。

表 4-3　上呼吸道梗阻的常见感染性疾病特点

特点	喉炎	会厌炎	细菌性气管炎	咽后壁脓肿
起病	缓慢，病毒感染前驱症状，1～7 天	快速起病，6～12 小时	病毒感染前驱症状，然后快速恶化	病毒感染前驱症状，然后快速恶化
发病年龄	6 月龄～4 岁	2～8 岁	6 月龄～8 岁	＜5 岁
流行季节	秋末到冬季	全年	秋冬季	全年
病原体	副流感病毒，呼吸道合胞病毒，甲型流感病毒	B 型流感嗜血杆菌（典型），肺炎链球菌，GABHS	金黄色葡萄球菌（典型），GABHS，肺炎链球菌	厌氧菌，GABHS，金黄色葡萄球菌
病理	声门下水肿	声门上炎症性水肿	稠厚、黏液脓性膜样气管分泌物	颈筋膜深部脓肿形成
发热	低热	高热	高热	高热
咳嗽	犬吠样或海豹样	无	通常没有	通常没有
咽痛	无	严重	无	严重
口水	无	多	无	多
体位	无限制	前倾，张口，颈部外展（三脚架姿势）	无限制	前倾，张口，颈部外展（三脚架姿势）
声音	正常或沙哑	压低的	正常或沙哑	压低的
面色	无中毒貌	中毒貌	中毒貌	中毒貌

注：GABHS 指 group A β-hemolytic streptococci，即 A 组 β 溶血性链球菌。

1. 病毒性喉气管支气管炎(喉炎)

在北美,喉炎是儿童上呼吸道梗阻最常见的感染性疾病,发病年龄主要在 6 月龄～4 岁,高发期为 1～2 岁,全年均可发病,发病高峰在秋末到冬季。喉炎大多数由 1 型副流感病毒感染所致,偶尔可由 2 型、3 型副流感病毒,A 型、B 型流感嗜血杆菌,呼吸道合胞病毒,腺病毒,肺炎支原体引起。多数喉炎患儿在门诊接受治疗,但也有少数患儿需要住院,大约 1‰ 住院患儿需要行气管插管机械通气治疗。喉炎患儿通常有几天流感样前驱症状(咳嗽、鼻炎、流涕、低热),然后快速进展出现声嘶,最终发展成典型的海豹样、犬吠样咳嗽和喘鸣。喘鸣一般是吸气相的,也有可能是双相的,这种症状就提示气管水肿已经超过声门下腔到达胸内气管和支气管了。气道的 X 线片**(见图 4-3)**可证实典型的尖塔征(到声带处,声门下气管逐渐狭窄变成一个点)。喉炎患儿的颈部侧位片可能显示声带水平以上的气道扩张。

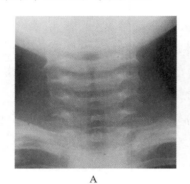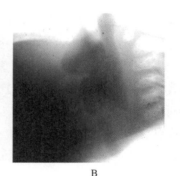

A   B

图 4-3　病毒性喉气管支气管炎(喉炎)

注:A 图为气道的正位片,显示了气道尖塔样狭窄,这是病毒性喉气管支气管炎的特征性改变。B 图为一位病毒性喉炎患儿的颈部侧位片,显示了边界清晰的会厌,声带以上呼吸道特征性的扩张,以及声门下呼吸道狭窄。感谢美国纽约 Montefiore 医疗中心儿童医院 Terry Levin 医生提供图片。

喉炎一般具有自限性,只需要雾化治疗,患儿不能进食时予以补液等支持治疗。肾上腺素雾化吸入可以快速减轻气管水肿,改善症状。水肿的减轻受药物半衰期限制;2 小时内,水肿症状往往会再次加重。皮质激素可以明显改善症状,一般常规使用。氦氧混合气(Heliox)一般对患儿的病情改善有帮助,本章还会进一步阐述。经鼻 CPAP 和 NIV 在喉炎的治疗上已经取得了一些成功,避免了部分气管插管。在需要气管插管时,选用比正常略小的管子,因为这些患儿存在声门下狭窄的风险。直到气管插管出现漏气,才考虑拔管处理。关于喉炎治疗,总结见**表 4-4**。

表4-4	喉炎的治疗
序　号	**具体措施**
1	减少引起患儿紧张的情况,比如将其从父母身边带离、进行不必要的操作和检查等
2	如果存在缺氧或发绀,给予可漏气的吸氧装置
3	给予口服、肌注或静滴地塞米松,剂量为 0.6mg/kg
4	予以肾上腺素雾化,将 2.25% 的肾上腺素 0.5mL 放入 2.5mL 生理盐水中
5	如果患儿的反应良好,则继续观察患儿 2 小时,并重新评估症状是否存在反复
6	如果患儿反应欠佳或再次出现喘鸣,则将患儿收治到 ICU 进行观察
7	考虑应用氦氧混合气(Heliox)(氦氧比例为 60：40 或 70：30)
8	考虑应用经鼻持续气道正压通气或双水平正压通气
9	如果需要气管插管,则选用比正常所需型号小一点的气管导管(首选无囊的)

2. 会厌炎（声门上炎、全喉炎）

会厌炎（声门上炎、全喉炎）是真正的急症。虽然随着 B 型流感嗜血杆菌疫苗的广泛应用，会厌炎已经很罕见了，但是了解这种致命疾病的相关知识还是很重要的。虽然"会厌炎"的病名只提到了会厌，但其实声门以上结构都可以累及，因此将其称为"声门上炎"或者"全喉炎"更合适。从经验上来看，会厌炎绝大多数是由 B 型流感嗜血杆菌引起的，并伴有菌血症和严重的中毒表现。但是，随着 Hib 疫苗的广泛使用，儿童侵袭性的 B 型流感嗜血杆菌导致的会厌炎发病率已经由 60/10 万降低到 0.21/10 万，肺炎链球菌、A 组 β 溶血性链球菌（GABHS）和金黄色葡萄球菌也成为常见的致病病原体。该病发病年龄也变大，常常在大小孩和成人中发生。

会厌炎患儿表现为快速进展的体征和症状，包括高热、烦躁不安、流口水、吞咽困难、呼吸困难和发声困难。患儿会出现中毒貌，并喜欢三脚架姿势休息。在随后的病程中，将出现喘鸣音，与患喉炎时响亮的喘鸣音相比，其声音较为柔和。当不能确诊为会厌炎又不能完全排除时，可以行颈部侧位 X 线摄片。尽管如此，如果 X 线摄片会加重患儿的焦虑情绪或者影响到明确诊断和治疗，则应该被推后。如果会厌炎继续存在，与健康儿童相比，患儿侧位片上的会厌会变得更圆、更大，像个大拇指（见**图 4-4**）。

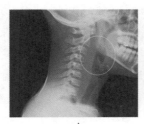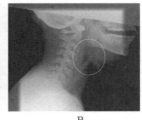

A　　　　　　　　　　B

图 4-4　健康儿童和会厌炎患儿影像学对比

注：A 图为健康儿童的 X 线片，可以看到边界清楚的会厌（圆圈内）。B 图为会厌炎患儿的 X 线片，可见肿胀、边界不清、大拇指状的会厌（圆圈内），该 X 线片提示了杓状会厌襞和其他声门上组织也出现了水肿，形成了声门上炎。感谢美国纽约 Montefiore 医疗中心儿童医院 Terry Levin 医生提供图片。

即使对会厌炎可能性并不大的患儿，在前往放射科做颈部侧位 X 线摄片时也应该由经过气道支持和复苏皮囊培训且配备有必要的紧急气道支持装备的护送者护送。若医师根据病史和查体结果，考虑会厌炎的可能，则不应该让患儿去放射科做 X 线摄片，而应该在具备气道管理和配备必要的气道支持设备的护送者陪同下转到外科手术室，除麻醉师外，有能力进行紧急外科气道干预的外科医生也应该被通知并处于随时可到场状态，以防患儿病情进展后发生呼吸衰竭的情况。对会厌炎疑似患儿的管理总结见**表 4-5**。

表 4-5	对可疑会厌炎的管理
序　号	**具体措施**
1	低度怀疑会厌炎→护送患儿去放射科行颈部侧位 X 线摄片检查
2	高度怀疑会厌炎→护送患儿去手术室，在气管插管、麻醉下直接检查
3	不管怀疑程度低或高，患儿都应该： —由经过呼吸道管理培训的医师陪同 —保持一个舒适的体位 —转运时，需要大小合适的通气面罩，有可能的话；通气面罩应带有减压阀

所有的有创操作，比如静脉注射、抽血、咽喉检查，都应该推迟，直到患儿完成气管插管且在手术室里镇静后再进行。在去手术室的路上和诱导麻醉吸入时，也应该允许患儿保持舒适的姿势。在利用喉镜暴露咽喉前，需要确保患儿在麻醉下有自主呼吸。若已明确会厌炎诊断，则要完成气管插管。待气管插管固定好后，再护送患儿至 ICU。然后，放置静脉留置针，行血液检查，取会厌、气管分泌物和血液进行培养检查。根据检查结果，应用抗产 β 内酰胺酶微生物的广谱抗菌药物。抗菌药物的选择包括第二代、第三代头孢菌素，比如头孢呋辛、头孢曲松或氨苄西林舒巴坦。在应用抗菌药物后，患儿的病情很快好转。若在插管部位的周围可以听到漏气声，则表明可以给患儿拔管了。

3. 细菌性气管炎

细菌性气管炎在儿童中相对少见，但却是上呼吸道梗阻潜在的致命性疾病，是需要 ICU 收治的最常见的儿科呼吸道急症之一。在细菌性气管炎中，稠厚的脓样膜状分泌物阻塞了呼吸道，并且在患儿咳嗽时不能被清除，所以通常需要气管插管。患儿一般先出现几天的病毒感染样前驱症状，然后变成喉炎样疾病，有低热、咳嗽和喘鸣。这种喉炎样疾病快速恶化，出现高热、进行性加重的呼吸窘迫，不能排痰，出现中毒貌。影像学检查提示有喉炎相关的"尖塔征"，气道影为水肿和凹凸不平表现。因为喉炎与细菌性气管炎的前驱症状相似，所以让我们感觉细菌性气管炎是在病毒性喉炎基础上的细菌继发感染。来自美国、澳大利亚和英国的数据显示，细菌性气管炎的易感年龄为 6 月龄～8 岁，流行高峰为秋冬季，与病毒性呼吸道疾病发病季节相对应。

因细菌性气管炎就诊于急诊科的患儿，其症状很难与会厌炎患儿相区别，诊疗上需按照如前所述的对可疑会厌炎的管理流程处理。直接检查呼吸道通常可以发现声门下水肿、溃疡、红肿及气管中假膜形成。从临床诊疗经验上来说，金黄色葡萄球菌是最常见的病原体，而肺炎链球菌、A组 β 溶血性链球菌和病毒也可以致病。有时，住在 ICU 的喉炎样症状患儿的病情会急剧恶化，并需要气管插管。插管时，会有大量的稠厚分泌物从气管插管里涌出来，这也支持细菌性气管炎的诊断。

治疗细菌性气管炎的基本方法有肺和气管冲洗，气管插管，针对葡萄球菌、链球菌的广谱抗菌药物应用。第二代头孢菌素（如头孢呋辛）是合理的备选药物。等到临床症状好转，插管周围有漏气时，可以尝试拔管，这一般需要 3～5 天。

4. 咽后壁脓肿（咽旁脓肿）

咽后壁脓肿（咽旁脓肿）是一种咽后壁软组织的感染。咽后壁间隙由疏松结缔组织和淋巴结组成，这些淋巴结可引流鼻咽、鼻旁窦、中耳、牙齿和面部骨骼的脓液。这些区域形成的感染和脓肿通常从感染部位的淋巴结扩散而来，或者从鼻咽、鼻旁窦、中耳直接扩散而来。这些淋巴结在儿童早期是萎缩的，所以大龄儿童和青少年的发病风险就降低了。儿童和青少年发生咽后壁脓肿的主要原因是铅笔或棍子直接损伤咽后壁或吞入异物。大部分病例为 5 岁以下儿童，与会厌炎、细菌性气管炎的发病年龄重合。

咽后壁脓肿患儿有非特异性症状，最终可以出现高热、咽痛和颈项强直。其症状与会厌炎相似，查体可发现颈部单侧隆起的包块。颈项强直与脑膜炎的症状相似。在某种程度上，可以通过患儿颈部的屈曲和背曲动作来鉴别，脑膜炎患儿总是对颈部屈曲抗拒；而有明显咽喉壁脓肿时，患儿抗拒颈部背曲。斜颈表现也很常见。如果颈部侧位片（见图 4-5）发现椎骨前软组织影逐渐增大,则可以确诊。除此之外,通过颈部侧位片还能发现咽后壁间隙气体、气液平和消失的颈椎生理曲度。咽后壁脓肿往往是由细菌多重感染所致,培养常提示厌氧菌为普雷沃氏菌属(Prevotella)、紫单胞菌属(Porphyromonas)、梭形杆菌属(Fusobacterium)或消化链球菌属(Peptostreptococcus)。此外,还可能为金黄色葡萄球菌、A 组 β 溶血性链球菌或流感嗜血杆菌所致的。

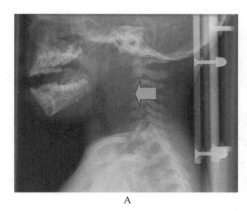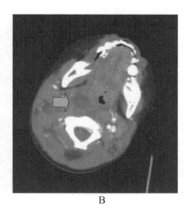

图 4-5　咽后壁脓肿

注:A 图中箭头指示了空气影和脊髓前面的距离(椎体前间隙)增宽。B 图中 CT 片上的箭头指向了咽后壁脓肿。感谢美国纽约 Montefiore 医学中心儿童医院的 Terry Levin 医生提供图片。

对咽后壁脓肿的治疗包括密切观察和使用广谱抗菌药物(需覆盖厌氧菌)。对抗菌药物耐药的患儿,则推荐脓肿引流。对咽后壁脓肿患儿,若早期发现,并给予合理的抗菌药物治疗,则其并发症很罕见。严重并发症包括脓肿破溃,脓肿破溃后的脓液进入咽喉(导致污染物误吸入气管),感染往侧面扩散,穿过筋膜进入后纵隔。死亡病例有报道。

5. 扁桃体周围脓肿(扁桃体周围炎)

扁桃体周围脓肿(扁桃体周围炎)是儿童头颈深部感染最常见的疾病。扁桃体周围脓肿可以从扁桃体感染直接蔓延而成。大龄儿童和青少年发病常与季节无关。扁桃体周围脓肿患儿有咽痛、颈痛、吞咽痛或吞咽困难、发热等症状。查体可以发现患儿颈部淋巴结肿大,悬雍垂偏移,并闻及低沉的("热土豆")声音。治疗方法包括应用广谱抗菌药物,针刺开放脓包,切除和引流脓肿,以及行扁桃体切除术。并发症有感染扩散、急性上呼吸道梗阻、脓肿破溃后的脓液误吸。

6. 传染性单核细胞增多症

传染性单核细胞增多症以发热、淋巴结肿大和咽扁桃体炎为临床三联征表现。它可因扁桃体和腺样体肿大而导致急性上呼吸道梗阻。这种并发症主要见于低龄儿童,但幸运的是,该并发症并不多见。口服或静滴皮质激素可能有帮助,并可能需要气管插管或者无创气道正压通气。

7. 其他疾病

(1)呼吸道创伤

上呼吸道创伤性损伤主要有异物、热或化学损伤,钝器伤或穿透伤。异物吸入是造成幼儿意外死亡和严重神经系统损伤的主要原因。因为婴儿喜欢将物品塞入嘴巴，所以更容易发生异物吸入。很多异物被吸入后会穿过声门而滞留在远端气道。任何异物卡在喉部都会威胁生命。由于急性异物吸入往往很难明确，需要高度怀疑异物吸入的可能。有窒息和呼吸窘迫史的儿童，要立刻接受支气管硬镜检查，以便于诊断和治疗。

危及生命的呼吸道梗阻可以由吸入损伤、喉烧伤或腐蚀性物质摄入引起。任何在面部或颈部有烫伤的儿童都需要气管镜来评估其潜在的吸入性损伤。如果发现患儿痰液、呕吐物中有烟灰、烧焦的鼻毛，以及存在面部烧伤、嘴唇烧伤、喘鸣、喘息或大范围的表皮烧伤，则需要同时考虑吸入性损伤的可能。早期内镜评估对确定气道有无损伤和损伤的范围是很有帮助的。气道管理包括早期气管插管，因为气道损伤在好转前会水肿几天，这就需要气管插管来保持气道通畅（**见第 10 章**）。

颈部钝性损伤所致的水肿和血肿，可以引起急性上呼吸道梗阻。穿刺伤在儿童中较少见。对于这类情况的处理，影像学检查和外科会诊是必需的。

（2）拔管后气道梗阻

有些接受插管的患儿在拔管后会出现气道梗阻的症状和体征，我们称之为拔管后喘鸣。这可能与多种因素有关，包括以前一直存在的因胃食管反流导致的气道高反应性、导管大小不合适、暴力插管、插管时间长短、全身水肿情况及气管插管固定不佳等。拔管后喘鸣通常是自限性的，可在 12～24 小时好转，但也可能需要某些干预。一些患儿可能需要再次气管插管。其评估和治疗与病毒性喉炎相仿。地塞米松可以作为治疗用药，如果考虑小儿会发生拔管后气道梗阻，则可在拔管前应用地塞米松以预防梗阻的发生。对于反复发生的拔管后气道梗阻，需要再次气管插管。持续存在的拔管后喘鸣是行支气管镜检查的指征。

（3）血管性水肿

血管性水肿是一种免疫介导的急性水肿，可导致急性上呼吸道梗阻的发生。水肿可能影响喉部、头部、颈部、脸部、嘴唇、舌头及口咽。血管性水肿是一种过敏反应，常见的病因有：摄入某种食物、药物，上呼吸道感染或昆虫叮咬。静滴皮质激素、抗组胺药以及皮下注射肾上腺素，常常可以快速缓解这类疾病的症状。如果患儿药物治疗无效或好转不够快而出现进行性加重的上呼吸道梗阻症状，则必须进行气道保护。

（4）痉挛性喉炎

痉挛性喉炎可能是过敏性疾病，而不是感染。当发生痉挛性喉炎时，婴儿通常因为呼吸窘迫、吸气性喘鸣和响亮的哮吼性咳嗽而突然惊醒。患儿可能存在轻微的上呼吸道疾病，其家族中可能存在哮喘或过敏家族史。症状可能整夜反复出现。等到患儿到医院就诊时，症状往往已有所缓解。常见患儿家属提及患儿在暴露于微凉的空气中后症状减轻，患儿均无明显吞咽困难、流口水、高热和中毒症状。

四、体检和评估

（一）病　史

简要地了解病史和仔细地查体可以提供很多有助于诊断的信息。当患儿出现因气道梗阻导致的严重呼吸窘迫时，必须优先采取抢救措施。

症状的持续时间和起病的缓急都是需要注意的关键点。病毒性喉炎患儿常常在喘鸣发作前有 1 天以上的上呼吸道感染症状。异物吸入引起的气道梗阻几乎是立刻发作的。会厌炎也是急性起病,伴有发热和呼吸窘迫,但是没有前驱症状。咽后壁和咽旁脓肿引起的上呼吸道梗阻一般是在有咽痛和相关症状的数天以后发生。在新生儿重症监护室中,气管插管史可能导致声门下狭窄的发生。

病史中还需包括如下内容:呼吸窘迫是稳定的还是进展的;症状是间歇性的还是持续性的;体位改变是否能改善症状;有无发热;有无创伤或接触过敏物质、化学气体或蒸汽;有无吸烟;有无声音改变;有无发生过噎住的情况和可能的异物吸入。

(二)观察和表现

气道梗阻的程度和严重性常常可以通过观察来获得。可闻及喘鸣音提示有湍流的气流通过狭窄的气道,但是气流并无阻断。婴儿和幼儿若只是部分上呼吸道存在问题,则可能看起来很安静,但是,大龄儿童和成年人如果存在部分气道问题,则会出现激惹,表现出恐惧的神情。有些患儿,特

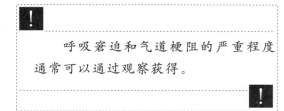

呼吸窘迫和气道梗阻的严重程度通常可以通过观察获得。

别是有慢性气道梗阻的患儿,尽管他们呼吸非常困难,但他们却表现出令人惊讶的平和状态。此时,治疗者应观察他们有无辅助呼吸肌的活动。患部分性气道梗阻性疾病多年的儿童会出现辅助呼吸肌很发达的现象。

对急性气道相关疾病的患儿,他们会选择一个舒适的体位,使气道处于开放和气流最大化状态。识别这种体位并允许保持这种姿势对于患儿来说是很重要的。例如,若患儿喜欢靠在照顾者的怀里,那就不要移动他。最舒服的体位通常是直立的,若移动该体位,患儿可能出现强烈的肢体

患有急性气道相关疾病的儿童通常会选择一个舒适的体位,以最大限度地增加气道的通畅性,使气流最大化。

抵抗。若患儿将从一个感觉舒适的体位移开,会引起不必要的恐惧,并加重患儿气道梗阻的程度。如前所述,增加做功以对抗上呼吸道梗阻反而可能导致气管塌陷,加重梗阻。因此,尽可能地使有症状和体征的上呼吸道梗阻患儿保持平静状态非常重要。在气管插管前进行镇静,或者让患儿保持一个方便进行喉镜检查的体位,都可能导致气道完全梗阻。

三脚架体位是上呼吸道梗阻的一种体征,该体位就是患儿直立地坐着,靠着伸出的胳膊向前倾。患儿试图通过向前倾斜利用重力移开肿大的扁桃体、咽部组织和水肿的会厌,使其远离气道,从而开放气道。三脚架体位的一个姿势是把下颌向前突出,这是患儿在做举颌动作,使咽部结构往前移。

在气管插管前进行镇静,或者让患儿保持一个方便进行喉镜检查的体位,都可能导致气道完全梗阻。

喉软化患儿由于会厌又长又软,故在吸气时会厌易盖住咽喉入口。考虑到会厌位于喉的前侧,将患儿俯卧位安置,可以利用重力使会厌从呼吸道移开,从而保证患儿呼吸顺畅。喉软化患儿从仰卧位转为俯卧位更容易呼吸。

患儿无精打采的表现可能意味着极度疲劳，或预示出现呼吸或心搏骤停。注意观察患儿有无发绀，倾听患儿咳嗽或说话的声音，有助于诊断。

(三)查 体

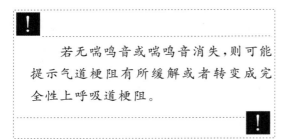

！

若无喘鸣音或喘鸣音消失，则可能提示气道梗阻有所缓解或者转变成完全性上呼吸道梗阻。

！

查体时，应该关注气流的质和量。正常状态下，儿童吸气、呼气时都是很平静的。若小儿出现吵闹，有辅助呼吸肌参与，或焦躁不安，则提示病理状态的存在。从鼻腔或鼻咽产生吸气相喘鸣音被称为鼾声。部分鼻腔梗阻，扁桃体、腺样体肥大（感染性和非感染性），扁桃体周围脓肿，咽旁脓肿，都可能产生这种声音。若气道没有异常气流运动，就不可能出现这种喘鸣音。无喘鸣音或喘鸣音消失，提示病情可能缓解抑或部分性上呼吸道梗阻转化成完全性上呼吸道梗阻。

1. 吸气相或呼气相喘鸣音

吸气相喘鸣音是鼻腔到声门下间隙气道异常的特征表现，但是只局限于胸腔外的部分。呼气相喘鸣音的存在则表明病情已经蔓延到了胸内气管。例如，病毒性喉炎可能对从声门下腔水平（胸外的）到支气管水平（胸内的）的气道产生影响。严重喉炎相关的气道水肿和黏液积聚，可以引起吸气相喘鸣音（来自胸外气管受累）和呼气相喘鸣音（来自胸内气管受累）。喉软化累及胸腔外的会厌、杓状软骨和喉结构时，会引起吸气相喘鸣音。气管软化症患儿，气管组织容易塌陷，可以累及胸内、胸外气管。吸气时，胸外气管先塌陷；相反地，呼气时，胸内气管先塌陷，这也解释了为什么严重气管软化会出现双相喘鸣音。

喘鸣音是一种刺耳、高调的声音，它由气流流经狭窄的通道产生，如声门上、声门、声门下间隙。喘鸣音一般在吸气时产生，但是在呼气时也可以出现。大多数时候，喘鸣音与病毒性喉炎、声门下狭窄、会厌炎和拔管后气管水肿有关。患儿在安静和烦躁时都可以出现。

在气管水肿时，给予患儿肾上腺素雾化治疗，喘鸣音可能消失，但是等药物在体内完全代谢后，症状又会再次出现。

病毒性喉炎患儿能吸入足够量的空气，常常会发出犬吠样或海豹样咳嗽，需要足够的气流量，因此患儿没有咳嗽并不能高枕无忧，因为病毒性喉炎患儿不一定会有典型的喉炎样咳嗽。

扁桃体周围脓肿患儿可表现为"热马铃薯"声音，即声音含糊不清，因为扁桃体周围组织的疼痛和水肿会造成患儿难以发出清晰的声音。

打鼾声通常与鼻腔或咽后壁梗阻有关。在患儿张嘴时，可以看见肿大的扁桃体组织或由传染性单核细胞增多症引起的分泌性咽炎。而对不愿意张嘴的患儿，试图让其张嘴是不明智的行为。对怀疑有会厌炎的患儿，不适合用压舌板检查咽喉，因为那样存在使部分上呼吸道梗阻变成完全性梗阻的风险。

在鼻孔上方听诊可以判断患儿有无气息。若在喉咙处闻及高调的声音，则提示气道狭窄。在胸部听诊时，要特别注意异常呼吸音是吸气相、呼气相还是双相的，且哪一相更响。气管、支气管来源的呼吸音在胸部中间更响，小气道、远端气管来源的呼吸音则在胸部外周更明显。

2. 发 热

有无发热取决于呼吸道疾病的病因,包括先天性和后天性疾病,比如,喉软化症、声门下狭窄患儿没有发热。病毒性喉炎是感染性疾病,患儿可能有低热表现。高热一般与气道细菌感染有关,如咽旁脓肿、会厌炎和细菌性气管炎。

(四)评估和影像学检查

脉搏血氧仪是一款无创性、简便易操作的设备,对评估急性上呼吸道疾病患儿的病情很有帮助。若所检测到的血氧饱和度良好,则提示患儿血液中的气体交换良好,尽管临床上患儿甚至表现为明显的窘迫。若血氧饱和度突然下降,则表明梗阻加重,这可能是因为呼吸肌疲惫或者即将发生呼吸衰竭。

> ❗ 虽然动脉血气分析可以提供重要的信息,但对于上呼吸道疾病患儿来说,如果抽血困难和由此导致不舒适、烦躁,则可能得不偿失。 ❗

上呼吸道疾病一般不影响肺的气体交换,但如果因气道梗阻限制了气流进出导致肺泡缺氧,患儿将会发生缺氧。这是缺氧的第一个机制。缺氧的第二个机制是通气/血流比失衡,这是由肺不张加重导致的,肺不张加重又是气道梗阻导致患儿加强吸气做功使呼吸肌疲劳的结果。当患儿用力呼吸以对抗部分性气道梗阻时,呼吸运动中能足够用来支持膈肌和辅助呼吸肌工作的耗氧量是巨大的。膈肌的供氧不足会导致通气不足,最终导致无氧代谢和乳酸酸中毒。

虽然动脉血气分析可以提供重要的信息,但对于上呼吸道疾病患儿来说,如果抽血困难和由此导致不适、烦躁,则可能得不偿失。在管理层面上,对于上呼吸道梗阻患儿,优先要做的应是减少有创刺激;而对于无动脉留置针的患儿,行血气分析检查是有害的。

鼻导管旁呼气末 CO_2 样本分析可用来评估上呼吸道梗阻患儿的通气水平,但该设备在临床上并不普及。

放射影像学检查可以提供很有用的信息,对呼吸道抑制的患儿也是安全的。若在颈部前后位和侧位片上经过滤并增强软组织的分辨率后,可能见到:

- 声门下腔狭窄(尖塔征),考虑病毒性喉炎(见**图 4-3**)。
- 有不透射线的异物。
- 会厌增大、水肿(大拇指征),考虑会厌炎(见**图 4-4**)。
- 腺样体和扁桃体组织肥大。
- 咽后壁或脊椎前组织异常增宽,考虑咽后壁、咽旁脓肿(见**图 4-5**)。

为了便于对照,正常呼吸道结构见**图 4-6**。胸部平片可以显示移位或狭窄的气道,受压或狭窄的支气管,肺组织膨胀不全或肺炎。更高级的影像学检查,比如荧光检查或三维重建的 CT 扫描,可以提供更重要的信息。安排所有影像学检查的前提是患儿的稳定性和气道的安全性。

对有上呼吸道梗阻且严重呼吸窘迫的患儿,最安全和有效的办法是在监护下将其转运至手术室或 ICU,然后做出诊断。在手术室或 ICU 中,有经验的医师可以通过喉镜或气管镜来仔细检查患儿的呼吸道。各个儿科医疗机构都应遵循这种标准化流程,即多学科协作综合医疗模式。

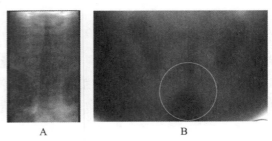

图 4-6　正常呼吸道

注：A 图为前后位的呼吸道 X 线片，显示了较宽的气柱，在声带水平有些狭窄。B 图为正常呼吸道 CT 片，显示了较宽的气柱，到达声带水平（圆圈内），是一个典型的"肩膀征"。感谢美国纽约 Montefiore 医学中心儿童医院 Terry Levin 医师提供照片。

临床上有多个评分量表可用于评价喉炎的严重程度。目前，被广泛研究和应用的有 Westley 喉炎评分量表。其评分细则（见表 4-6）包括有无吸气喘鸣音及喘鸣程度，有无吸气性凹陷，气道入口狭窄程度，有无发绀和患儿意识水平。Westley 喉炎评分量表得分在 3 分以下，提示轻度喉炎；3～6 分，为中度喉炎；6 分以上，为重度喉炎。

表 4-6　Westley 喉炎评分量表

评分	0	1	2	3	4	5
喘鸣音	无	烦躁时	安静时			
吸气性凹陷	无	轻度	中度	重度		
气道入口	正常	轻度狭窄	明显狭窄			
发绀	无				烦躁时	安静时
意识水平	正常					受抑制

注：<3 分，轻度喉炎；3～6 分，中度喉炎；>6 分，重度喉炎。

五、急性上呼吸道疾病的管理

上呼吸道梗阻患儿常处于惊恐、焦虑和不适状态。干预程度应该结合呼吸窘迫水平和临床的严重程度来全面考虑。例如，轻中度病毒性喉炎婴儿在温湿化吸氧下可以喝奶，在妈妈怀里是安静的，一般不需要进行动脉血气分析和其他过多的血液检查，甚至不需给予静脉留置针。相比于其他疾病，上呼吸道疾病患儿的紧张和烦躁情绪更容易加重病情。治疗措施应从无创到有创逐步开展。总体而言，最好少干预，但记住在有些情况下，某些措施是必需且刻不容缓的。

> **!**
> 在患儿处于舒适体位下完成各项干预操作。
> **!**

允许患儿寻找一个最舒适的体位，尽可能保持气道通畅。配合这样的姿势去做各种操作和治疗。当发生会厌炎时，患儿喜欢在母亲怀里时抬起下巴并突出，自发形成一种类似"托下颌法"，这是为了在会厌肿胀时仍能维持气道开放。治疗这样的患儿，常规的一种做法是让其待在监护人怀里，直至转运到手术室后再给予面罩吸氧和气管插管。

对于意识水平下降的患儿，应为其寻找一个体位，尽可能地减小气道梗阻。下巴和舌头有问题的患儿,比如 Pierre-Robin 综合征患儿,在平卧位时气道可完全梗阻,反而是在俯卧位时更容易呼吸。对有自主呼吸的患儿,尝试使口腔、咽喉、气管置于一条直线,使气道畅通。就像第2章中提到过的,在婴儿肩膀或大龄儿童的枕下垫一卷毛巾,可以使气管呈一条直线形,然后小心地把颈

>
>
> 当镇静导致发生气道梗阻时,通过举颌、抬颏或两者同时进行,比单纯吸氧来改善氧饱和度更有效。

部拉伸至吸气位(**第2章**)。观察鼻腔和口腔的通气变化,或者注意氧饱和度变化,有助于评估这些操作的有效性。严重扁桃体肿大或腺样体肥大患儿喜欢保持直立位,这样有助于通气。

在意识水平下降时,因为舌根后坠,咽喉张力下降,患儿经常会出现部分性上呼吸道梗阻。比如在以下情况中可以注意到这样的现象:头部受到持续的闭合性损伤,在外科术后麻醉苏醒过程中,或者正在进行程序性镇静中。在镇静操作中,吸氧可以延缓氧饱和度下降,这是因为足量氧气代替了功能残气量。但在呼吸道梗阻的情况下,单独吸氧不能改善氧合。当镇静导致气道梗阻时,举颌、抬颏或两者同时进行比通过单纯吸氧来改善氧饱和度更有效。气道开放后,如果患儿没有发生呼吸暂停,则氧饱和度会很快上升。通过举颌抬颏法来保持气道开放是重症医务工作者必须掌握的一项技能。另外,鼻咽管和口咽管也能用于保持气道开放。

(一)药物治疗

1. 氦氧混合气

氦氧混合气,通用名为 Heliox,其在任何形式的气道梗阻中对通气受限的改善都是非常有效的。氦氧混合气由 60:40,70:30 或 80:20 的氦气和氧气混合而成,可以用于面罩或鼻导管吸氧。一般而言,患儿在接受氦氧混合气治疗后,症状会明显好转。氦氧混合气中氧浓度并不高,在 80:20 的氦氧混合气中甚至低于空气中的氧浓度。因此,对肺实质疾病患儿而言,单独应用氦氧混合气是不合适的,因为其对氧要求较高。一旦氧需求上去了,氧比例上升超过 40%,就会快速抵消氦气的效果。

氦氧混合气对气道改善作用是因为其密度比氧气或空气要小,能提供一个更加充分的层流。当气道因为水肿、压迫或解剖畸形而变得狭窄时,气流因流速变化而出现湍流。喉炎患儿由于声门下腔收缩也会出现湍流。氦氧混合气对相对较大的气道影响明显。

鉴于氦氧混合气非常轻、密度低的特性使其对呼吸道疾病也同样有效。使用密闭性好的非重复呼吸面罩能够确保足够的氦氧混合气供应。

2. 外消旋体肾上腺素(肾上腺素)*

外消旋体肾上腺素(雾化用浓度为 2.25%)作为表面血管收缩剂,常用于喘鸣治疗,无论对喉炎还是对拔管后喘鸣,通常是有效的。肾上腺素的效果总是短暂的、姑息性的,最终要靠皮质激素或者其他方式提供较为持续的减轻水肿的效果。对4岁以下儿童,应往 3mL 生理盐水中加入 0.05mL/kg 肾上腺素,每隔 2～4 小时雾化 1 次。对4岁及以上的儿童,应往 3mL 生理盐水中加

---

* 译者注:美国使用的是外消旋体肾上腺素,浓度为 2.25%;在美国以外地区包括中国用的大多为左旋肾上腺素,浓度为 0.1%。两者活性有一定区别。

入 0.5mL 肾上腺素，每隔 2～3 小时雾化吸入 1 次（最大剂量为 0.5mL，每隔 1～2 小时应用 1 次）。该药一般在给药后 1～5 分钟起效，药效可能持续 1～3 小时。在使用过程中，因为该药容易诱发心动过速，所以应进行心肺和脉氧监护。虽然肾上腺素通常在喉炎时使用，但因为组织水肿是参与因素，所以几乎所有的上呼吸道疾病都可以尝试使用。在用药 2～3 小时后，患儿症状可能复发，这是急诊室应用过肾上腺素的患儿仍需要住院的原因。病毒性喉炎声门下狭窄持续时间比肾上腺素的半衰期要长得多。

有关持续肾上腺素雾化方面的报道很少，但如果持续雾化治疗对复杂气道疾病患儿有效，则可将其作为气管插管前的备选方案。

外消旋肾上腺素

用 2.25% 的浓度雾化给药。

对于 4 岁以下患儿：往 3mL 生理盐水中加入 0.05mL/kg 肾上腺素，每隔 2～4 小时雾化 1 次。

对于 4 岁及以上的患儿：往 3mL 生理盐水中加入 0.5mL 肾上腺素，每隔 2～3 小时雾化 1 次。

最大剂量：0.5mL，每隔 1～2 小时应用 1 次。

起效时间：1～5 分钟。

持续时间：1～3 小时。

可能的复发时间：2～3 小时。

地塞米松

病毒性喉炎：0.6mg/kg（口服、肌注、静推）1 次（最大剂量 8～20mg）。

拔管后喘鸣：0.5～2mg/(kg·d)，静推或肌注，分 4 次用，于拔管前 24 小时应用，拔管后再用 4～6 次。

3. 地塞米松

在治疗病毒性喉气管支气管炎时，地塞米松口服或胃肠外应用（如静滴或肌注）被证明是有效的。文献推荐剂量为单次 0.6mg/kg。对于拔管后的气道水肿，用量为 0.5～2mg/(kg·d)，肌注或静滴，分成 4 次使用。当其用于预防拔管后喘鸣时，地塞米松常在拔管前 24 小时应用，在拔管后再用 4～6 剂。

4. 无创通气

无创通气对上呼吸道梗阻患儿会有所帮助。对气道的额外压力可以减轻患儿吸气时胸外气管塌陷，这种塌陷发生于患儿气道部分梗阻情况下用力呼吸时。在应用无创通气后，因扁桃体肿大或腺样体肥大致上呼吸道梗阻的患儿可以明显感觉到气道梗阻症状有所减轻。虽然压力能有效缓解症状，但也可能使气道分泌物进入气管，影响痰液清除。

对于严重的吸气困难、完全性气道梗阻或呼吸骤停患儿，虽然皮囊面罩通气可以给患儿供氧，但由于存在气道梗阻，很难保证有效通气，所以需要注意用手法开放气道，也要注意面罩密闭性。双人面罩通气可能更有效（**见第 2 章**），因为这样就可以有一个人注意面罩密闭性和气道开放程度，另一个人可以用力捏皮囊，确保足够的胸廓起伏。用带有呼气阀的面罩通气是预防呼气末气道塌陷的办法，能使患儿获得更好的通气状态。

如果怀疑异物吸入，患儿已经出现呼吸衰竭，对基础生命支持治疗没有反应，则应该考虑直接行喉镜检查。

六、急性下呼吸道疾病

病例分析

患儿,女,5 岁,有哮喘病史 3 年,尽管在家里用了多次沙丁胺醇雾化吸入治疗,仍出现了恶化的气促和喘息入急诊治疗。她的生命体征如下:心率 135 次/分钟,呼吸频率 40 次/分钟,大气下血氧饱和度为 89%。她看上去很焦虑。听诊时可闻及双侧吸气和呼气相哮鸣音,伴有肋间凹陷。给她面罩吸氧,雾化吸入沙丁胺醇。请你对她的治疗方案进行评价。

评估

—对该患儿的诊断是什么?

—她的生理状态是怎么样的?

—她有出现呼吸窘迫或呼吸衰竭吗?

干预

—下一步治疗措施是什么?

重新评估

—如何评估疗效?

—怎么观察她的病情?

有效沟通

—在病情恶化的征兆方面,给首诊医疗团队什么提示?

—在什么情况下,他们要叫你回去再看患儿?

团队合作

—你将如何实施治疗方案?

—谁将做什么,何时做?

呼吸衰竭是指呼吸系统不能满足机体代谢需求而出现的临床症状。呼吸系统与两个重要的代谢有关:清除潴留的 CO_2 和使血液氧合。呼吸衰竭的形式有 3 种:低氧血症型、高碳酸血症型和混合型。

低氧血症型呼吸衰竭是指在呼吸室内空气下,$PaO_2 \leqslant 60mmHg(8.0kPa)$。其可能由下列原因引起:

■　通气-灌注比例失衡。

■　通过肺泡毛细血管壁的氧弥散功能下降。

■　肺泡通气不足。

■　高海拔或其他原因引起氧分压下降。

高碳酸血症型呼吸衰竭指的是 $PaCO_2 \geqslant 50mmHg(6.7kPa)$,伴有酸中毒($pH < 7.35$)。其可能由下列原因引起:

■　潮气量下降。

■　呼吸频率下降。

■ 生理性无效腔增加。

■ CO_2 产生过多（事实上这很少产生显著的高碳酸血症）。

在这两种呼吸衰竭类型中，低氧血症可分成几个级别。在刚刚见到患儿时，不一定能获取动脉血气分析来诊断呼吸衰竭，医师可能需要根据临床表现来诊断（见表 4-7）。

表 4-7	呼吸衰竭的临床指标
序　号	临床表现
1	气促明显（在任何年龄中，呼吸频率＞60 次/分钟都是不正常的）
2	呼吸缓慢和（或）呼吸暂停
3	发绀
4	治疗后血氧饱和度下降
5	心动过速或心动过缓
6	远端气流弱或消失
7	嗜睡、昏睡、昏迷

七、呼吸衰竭的管理

呼吸衰竭治疗的初始目标是稳定和重建人体的通气功能和氧合功能。治疗时，应该注意快速评估呼吸功能受损的类型和严重程度，而不是专注于寻找确切的病因。要遵循治疗的流程，强调治疗后对疗效进行多次评估，必要时应制定后续治疗方案。

治疗上最重要的方面是保护患儿的气道。在尝试建立一个气道时，可能需要借助面罩式储氧装置（见第 2 章），要密切监测患儿的血氧饱和度、呼吸末 CO_2 水平，并予以心电监护。

八、急性呼吸衰竭的病因

可以引起急性呼吸衰竭的情况有多种。对儿童而言，急性呼吸衰竭一般是由影响上呼吸道、下呼吸道和肺实质的疾病所引起的。本章所讨论的所有上呼吸道和下呼吸道疾病都可以引起呼吸衰竭。另外，影响到其他器官（包括心血管系统和中枢神经系统）的疾病，可以在无呼吸窘迫的情况下发生急性呼吸衰竭。

（一）哮　喘

1. 哮喘的病理生理

哮喘是在临床上表现为气流梗阻的一类炎症性疾病。这种梗阻会引起中小气道狭窄，造成支气管痉挛（气道高反应所致）、黏膜水肿和痰栓阻塞。哮喘是最常见的儿童慢性疾病，也是造成儿童缺课的首要原因，并且住院人数连年增加。哮喘急性发作可由吸入致敏物、运动、胃食管反流、接触过敏原、呼吸道病毒感染和精神压力引起。气道梗阻由支气管平滑肌痉挛、黏膜炎症和痰栓阻塞三方面引起。这种梗阻和增高的阻力源于支气管痉挛收缩、气道水肿和气流受限（呼气比吸气明显),导致气流受阻、肺泡过度膨胀、通气/血流比失衡。肺组织过度膨胀,使膈肌变平,肺的通气功能进一步受损。这时,呼气变成一个主动过程,需要动用辅助呼吸肌。增加的呼吸做功会增加组织耗氧量。在通气/血流比失衡导致的低氧血症无法满足机体的氧供应。这些因素共同作用,导致组织缺氧、呼吸肌疲劳和呼吸衰竭。

2. 哮喘的临床表现和诊断

咳嗽、呼吸困难和喘息是哮喘的主要临床特点,但不同年龄的患儿表现不同。有些患儿表现为夜间和运动时持续咳嗽。有些患儿的主要症状可能是呼吸短促。婴儿首次哮喘发作常常与病毒感染有关;儿童常常在上呼吸道感染后发作(比如流涕、咳嗽后出现喘息)。在病情加重期,咳嗽声常常很紧,并且没有痰。喘息的程度与严重程度并不完全吻合。事实上,呼吸窘迫时肺部听诊哮鸣音相对轻以及呼吸音低反而提示严重气道梗阻。辅助呼吸肌参与、矛盾呼吸以及奇脉等表现,则提示严重呼吸功能抑制。随着病情的进展,患者会出现因气体滞留而导致的桶状胸外观。

严重急性哮喘患儿通常表现呼吸过快、呼吸过度、三凹征和鼻翼翕动。这些患儿常比较焦虑,喜欢三脚架姿势,呼吸时全神贯注,一般不能说完整的句子。

(1)实验室和影像学检查

由于急性哮喘患儿的血常规一般是正常的,所以诊断的灵敏度不高。血常规常常表现为嗜酸性粒细胞和白细胞计数增高。白细胞计数增高可能是由应激或激素应用引起的。因此,白细胞计数升高并不总是由感染引起的。

> ❗ "沉默肺"的气流量是非常有限的。若哮喘患儿出现该症状,是非常令人担忧的。 ❗

对于支气管扩张剂应用无效的患儿,胸片是需要的。胸片可以识别任何相关的肺实质疾病、并发症(如气胸)和异物。哮喘患儿的胸片常常显示为肺组织过度膨胀,支气管周围增厚。哮喘急性发作可以见到阶段性肺不张,并可能被误认为是肺炎。

当患者病情处于急性期而无哮喘发作时,其典型的血气分析结果是低 PaO_2、低 $PaCO_2$ 和呼吸性碱中毒。低氧血症是由通气/血流比失衡所致的,而低 $PaCO_2$ 血症则是由过度通气所致的。对于气道梗阻加重的患儿,$PaCO_2$ 恢复正常可能是呼吸肌疲劳的一个信号,表明患儿濒临呼吸衰竭。低氧血症是急性哮喘恶化的前兆,需要紧急处理。对有呼吸性酸中毒的患儿,不论有无代谢性酸中毒,都应该收住 ICU 进行监护。如果患儿在治疗后病情有所好转,神志清楚,血流动力学稳定,则即使存在高碳酸血症,也不需行气管插管。相反地,对于有低氧血症、意识不清或血流动力学不稳定的患儿,即使 $PaCO_2$ 正常,也需要立即行气管插管和呼吸机支持。

(2)哮喘的鉴别诊断

先天性畸形:呼吸系统、心血管系统和胃肠道系统畸形可以表现出不同程度的气道梗阻,临床上可能误诊为哮喘。其中,最常见的是喉气管支气管软化、声带麻痹、气管或支气管狭窄、肺气肿、肺囊肿、血管环和胃食管反流。

异物:若既往体健的儿童出现突发的呼吸困难、咳嗽和呼吸窘迫,且没有反复发作的病史,则提示气管或支气管异物。诊断时还需高度怀疑异物吸入的可能,需行肺部听诊进行呼吸音的鉴别,并取吸气相、呼气相和侧卧位胸片。

喉炎:有哮喘的患儿,喉炎的复发率会增加,这些患儿的上呼吸道和下呼吸道的气道常处于高反应状态。

急性支气管炎：是指 2 岁前儿童由呼吸道合胞病毒或其他呼吸道病毒感染引起的综合征。临床表现包括咳嗽、卡他症状、喘息和进行性加重的呼吸困难。病情可能进展到呼吸衰竭，或者患儿表现出呼吸衰竭。这些综合征与哮喘很难鉴别。胸片显示由细支气管梗阻导致的肺组织过度膨胀、片状浸润影以及肺不张。

3.哮喘的管理

（1）皮质激素

糖皮质激素是治疗急慢性哮喘的主要药物。糖皮质激素通过抑制细胞因子产物和粒细胞-巨噬细胞集落刺激因子产生，促进诱导型一氧化氮合成酶的活性，从而达到抑制哮喘炎症反应的目的。甲基泼尼松龙是严重哮喘患儿最常用的皮质激素，起始剂量为 2mg/kg，随后每次的用药剂量为 0.5～1mg/kg，每隔 6 小时静脉使用 1 次。糖皮质激素起效时间为 1～3 小时，达高峰时间为 4～8 小时。疗程由疗效决定。若糖皮质激素治疗时间超过 5～7 天，则需要考虑逐渐减量。

（2）吸入型 β 受体激动剂

β 受体激动剂可以直接引起支气管平滑肌松弛，这是急、慢性哮喘治疗的关键成分。沙丁胺醇（舒喘灵）的推荐用量为 0.05～0.15mg/kg，每 20 分钟 1 次，共给药 3 次。持续沙丁胺醇雾化是有效的治疗措施，推荐用于对间断治疗无效的患儿。持续沙丁胺醇雾化的推荐剂量为 0.15～0.45mg/(kg·h)，最大给药剂量为 20mg/h。左旋沙丁胺醇的推荐剂量为 0.075mg/kg（最小剂量为 1.25mg），每 20 分钟 1 次，共给药 3 次；必要时，可予以 0.075～0.15mg/kg（不超过 5mg），每 1～4 小时 1 次。应密切监测接受持续雾化治疗患儿的血清钾离子水平，因为钾离子会向细胞内转移，造成低钾血症。对于脱水的患儿，若频繁地予以大剂量 β 受体激动剂雾化吸入，则可以导致严重的心动过速，一般可通过补液改善。

（3）补液

哮喘持续状态的危重症患儿常常伴有脱水表现，这主要是由于小儿在就诊前摄入水分减少，加之每分通气量增加（呼吸过快）导致的不感损失量增多。因此，对于这类患儿，给予适当的液体复苏和液体维持是必需的。由于气道梗阻导致的胸膜腔内压上升会进一步阻碍静脉回流到右心，这种回流不足又会被 β 受体激动剂产生的心动过速及相对低舒张压效应所加重，所以这种情况会变得很危险，尤其在患儿开始无创通气和机械通气后。

（4）抗胆碱能药物

异丙托溴铵是治疗哮喘最常用的抗胆碱能药物，能促进支气管扩张，并不抑制痰液清除。该药可以通过气雾剂或定量吸入器应用。每次剂量范围为 125～500μg（雾化）或 4～8 揿，每 20 分钟 1 次，最多用到 3 次。后续推荐间隔时间为 4～6 小时。

（5）硫酸镁

硫酸镁在临床上常作为支气管扩张剂应用，它是一种钙离子通道阻滞剂，能活化平滑肌细胞中的腺苷酸环化酶。硫酸镁的药理机制是抑制钙离子介导的平滑肌收缩，有助于支气管扩张。硫酸镁的常用剂量为每次 25～50mg/kg，静脉注射时间超过 30 分钟，每 4 小时应用 1 次；也可以持续泵注，给药剂量为 10～20mg/(kg·h)。在合适处方剂量范围内很少出现高镁血症和由此导致的肌肉无力。

（6）静脉和皮下注射β受体激动剂

对于严重哮喘持续状态的患儿，静脉和皮下应用β受体激动剂是有益的，但这类患儿的肺部气流运动减弱，会限制药物的吸入和分布。特布他林是一种选择性β_2受体激动剂，皮下注射一般用于无静脉通路的患儿，可作为吸入型β受体激动剂的快速补充。特布他林的皮下注射剂量为0.01mg/（kg・次），最大给药剂量为0.3mg，可每隔15～20分钟重复应用1次，最多3次。静脉应用特布他林也是有帮助的，开始时给予负荷量为10μg/kg，注射时间不少于10分钟；然后以0.1～1μg/（kg・min）的剂量维持，使用剂量很少会超过4μg/（kg・min），和吸入剂型一样，应用过程中对血钾浓度的监测很重要。

（7）甲基黄嘌呤类

甲基黄嘌呤类药物可以促进支气管平滑肌松弛。目前，其确切的作用机制仍存在争议，其可能的机制包括通过阻滞磷酸二酯酶-4以增加细胞内环磷酸腺苷的浓度，控制钙离子流入，抑制内源性钙离子释放，拮抗前列腺素作用。虽然美国心肺血液研究所急性哮喘指南并不推荐将其作为急性哮喘的治疗药物，但氨茶碱对激素和β受体激动剂治疗效果欠佳的危重症患儿可能有所帮助。然而，虽然该类药物对危重症患儿常常有效，但氨茶碱和茶碱具有复杂的药代动力学特点和严重的不良反应，应用时需要注意它们复杂的药理作用和可能的并发症。

在静脉维持应用氨茶碱时，先给予5～7mg/kg的负荷量，静注时间在20min以上，然后持续维持治疗。负荷量结束以后，马上给予维持量，即0.5～0.9mg/（kg・h）。负荷量结束后2～4小时，监测血清茶碱水平；在维持量开始后的6～8小时需复查。氨茶碱的药代动力学通常是稳定的，平均分布容积为0.5L/kg，可以可靠地用来估计药物的血清浓度。但是，该药血清浓度一旦超过20～25μg/mL（20～25mg/L），药代动力学就变成零级动力学消除，浓度与剂量的关系不固定。为达到最大疗效，茶碱的目标血清浓度为10～20μg/mL（10～20mg/L）。对所有静脉维持β受体激动剂或氨茶碱的患儿，都应该进行持续心电监护。

（8）氦氧混合气

在治疗严重哮喘时，氦、氧浓度比值为80∶20或70∶30的氦氧混合气可能有帮助。氦氧混合气因密度低，在高气道阻力区域以层流方式易于通过，从而帮助沙丁胺醇雾化剂吸入以改善患者呼吸情况。临床上推荐将氦氧混合气应用于常规治疗无效的非低氧血症患儿。当氦氧混合气中氧气比例过低时，可能限制其在低氧血症患儿中的应用。氦氧混合气并不是哮喘的标准治疗方法。

（9）无创正压通气

无创正压通气已被证明可以降低呼吸做功，及改善成年人或儿童哮喘的通气情况。通过撑开水肿及狭窄的气道，减少呼气相气道塌陷，无创正压通气可以减少呼吸做功，减轻呼吸窘迫，改善低氧血症。它可减少对某些患儿进行气管插管和机械通气等有创性操作的应用。对于有呼吸困难和呼吸做功增加迹象（肋间和肋骨下凹陷）的患儿，这是个合适的治疗方法。无创正压通气几乎能立即减少呼吸做功，儿童通常可以耐受。患儿在接受无创正压通气治疗的同时，还可以接受间歇性或持续雾化药物治疗。

在无创正压通气中，鼻导管或贴合良好的面罩是必需的。呼吸窘迫并不严重的患儿，即使单纯地应用鼻罩也会感到舒适。在开始治疗时，初始设定峰压在10～12cmH_2O，PEEP在5～6cmH_2O是合适的。参数可以根据床边检测结果进行滴定。血气分析应该在初始治疗后30～60分钟后抽取以评估疗效。

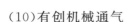

（10）有创机械通气

虽然要尽量减少哮喘患儿气管插管的可能,但气管插管有时是必需的,并且不能拖延。对心搏呼吸骤停、顽固性低氧血症、高碳酸血症(对无创通气无效)、严重呼吸性和代谢性酸中毒、意识水平下降的患儿,需要行气管插管。机械通气是为了在解除潜在病因的同时提供一个可靠的气道,保证氧的输送和足够的通气,以减轻严重酸中毒。更重要的是,机械通气减少了哮喘持续状态时额外的呼吸做功。

哮喘持续状态时的机械通气目标是维持足够的氧合和允许性高碳酸血症(适度呼吸性酸中毒),通过调节每分通气量(峰压、潮气量、频率),维持 pH>7.2。

呼吸机的治疗策略是减轻气体潴留所致的肺组织过度膨胀。用低呼吸频率、长的呼气时间、短的吸气时间(吸呼比低),可以保证呼气气流在下一次吸气前回到零,由此降低气体潴留的发生概率。用查体和呼吸机图表相结合的办法来确保下一次呼吸开始前呼气结束,这样可以减轻肺组织膨胀过度。合理调节 PEEP($5\sim10cmH_2O$),减少呼气时气道塌陷,从而使得呼气气流易于流出。试图通过增加呼吸频率来使 $PaCO_2$ 恢复正常,甚至可能导致 $PaCO_2$ 和胸腔内压力更高,而后者同样会导致气体潴留。

一旦患儿需行气管插管或机械通气,就要想办法尽可能地减少非极化神经肌肉阻滞剂的使用。因为这些药物会明显增加严重和迁延性肌病的发生风险,特别是在同时应用肌肉松弛药和大剂量皮质激素时。

> **!**
>
> 插管过程中需要动态监测通气程度。对哮喘持续状态患儿来说,在气管插管前后进行过度的皮囊面罩通气可能导致严重的过度通气、心排血量显著下降、气胸甚至心搏骤停。
>
> **!**

（11）吸入性麻醉药

吸入性麻醉药(如异氟烷和七氟烷)作为直接的支气管扩张剂,可用于对常规治疗反应不佳的患儿。有必要就相应设备和管理的情况与麻醉科进行协商。

（12）体外膜肺氧合

对严重的难治性哮喘患者,可以使用体外膜肺氧合(ECMO)。在哮喘需要使用 ECMO 的患儿中,总体生存出院率在 84%～92%。如果患儿有足够的心排血量,那么可以予以静脉-静脉 ECMO(V-V ECMO)支持。高碳酸血症可以很快清除,要注意 CO_2 的清除速率,清除过快可能导致细胞内外交换而引起脑水肿。

ECMO 的原则是快速改善,大部分患儿需要 2～5 天的 ECMO 支持。

4. 哮喘持续状态的插管

哮喘持续状态患儿不仅有严重的呼吸抑制,而且有急性心血管功能恶化的风险。气管插管应该谨慎地被使用以防潜在的并发症。大部分进行气管插管的患儿病情不稳定,心肺功能储备很有限。气体潴留所致胸腔内压增加、β受体暴露导致的舒张压降低、脱水导致的低容量、不显性失水的增加都可能导致急性循环衰竭。故所有必要的复苏药物都应该准备妥当,插管前应该给一波液体容量。这种情况下使用镇静剂及神经肌肉松弛剂会加重病情,因为这些药物可以导致内源性肾上腺素的减少和血管张力的减弱。用氯胺酮或者依托咪酯等对心血管系统影响较少的药物也是对危重患儿的一种支持。选择氯胺酮是因为它具有支气管扩张作用,而琥珀酰胆碱和罗库溴铵可以用来麻醉。真正的快速程序性诱导应该被尝试,但如果用上了复苏皮囊,通气频率应该在 8～10 次/分钟以防止进一步的气体潴留。这类患儿在插管时还有发生气胸的风险。

(二)支气管炎

 案例分析

患儿,男,1 月龄,34 周产儿,既往健康,1 周前开始出现流涕和咳嗽,每 6 小时予以沙丁胺醇雾化吸入,但症状没有改善,在最近的 12 小时内开始打呼噜、鼻翼翕动、吸气性凹陷,前来急诊。患儿精神差,食欲缺乏,时有呼吸暂停出现。

评估

——有哪些鉴别诊断?

——可能是什么诊断?

——还有什么检查有助于评估病情的严重程度?

干预

——要开始什么药物治疗?

重新评估

——患儿在什么情况下需要监护,应如何监护?

——如果持续存在呼吸暂停,可以尝试其他治疗措施吗?

有效沟通

——在什么情况下,你要被叫回去查看患儿?

——对于该患儿,你要向护理团队交代些什么?

团队合作

——谁将做什么,什么时候做?

——治疗方案将如何被执行?

1. 支气管炎的病理生理

支气管炎是下呼吸道的一种急性炎症性疾病,可以导致小气道梗阻,是 2 月龄以下的患儿出院后最常见的呼吸暂停的原因。其最常见的病原体有呼吸道合胞病毒、偏肺病毒、鼻病毒、冠状病毒等,冬春季节高发。其他病毒感染也可能发生支气管炎,包括腺病毒、流感病毒和副流感病毒等。

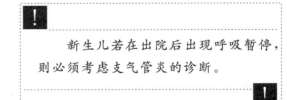

新生儿若在出院后出现呼吸暂停,则必须考虑支气管炎的诊断。

早产儿,及有青紫型或非青紫型先天性心脏病、支气管肺发育不良、免疫缺陷或免疫抑制的患儿更容易患支气管炎,更容易出现严重的临床表现。

2. 支气管炎的临床表现

支气管炎患儿常与上呼吸道感染的成年人或儿童有过接触。开始的症状包括咳嗽、打喷嚏、流涕和低热。之后，患儿出现心动过速、鼻翼翕动、吸气性凹陷、喘息和烦躁不安等症状，也有部分患儿出现发绀。胸腹呼吸不同步与气流梗阻程度有关。肺部听诊可闻及弥漫的喘息声，呼气时间延长，伴有湿啰音。呼吸暂停在症状初期和疾病后期都会发生。

3. 支气管炎的诊断

严重支气管炎患儿的检查项目包括胸片、血常规、呼吸道合胞病毒和流感病毒的快速荧光抗体检查；在医院条件允许的情况下，再进行常规病毒的 PCR 检查。大多数支气管炎患儿的胸片提示气体潴留，肺组织过度膨胀，呈片状浸润影。支气管炎患儿突发失代偿，胸片常常提示出现新的肺不张。右上肺叶是常见的累及部位，不熟悉这种变化的医生可能将其误认为肺叶的浸润。其血常规计数一般是正常的。

4. 支气管炎的治疗

（1）补液和吸氧

补液和吸氧是治疗婴儿支气管炎的主要方法。要先尝试口服补液，但是如果患儿因为呼吸窘迫不能耐受，也可以考虑鼻饲或静脉补液。对支气管炎患儿可以采取多种吸氧方式（比如鼻导管或面罩吸氧），以维持氧饱和度高于 92%。故在临床上，必须使氧气湿化，以防止呼吸道分泌物干燥。

（2）鼻咽吸引

由于大部分婴儿用鼻子呼吸，所以通畅鼻道和咽部可以大大缓和气管炎导致的呼吸窘迫。简单的气道吸引可以减小气道阻力，改善氧合和通气，并且避免抑制功能残气量。

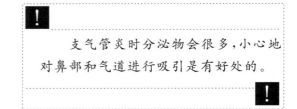

支气管炎时分泌物会很多，小心地对鼻部和气道进行吸引是有好处的。

（3）β₂ 受体激动剂

目前，没有证据表明吸入 β_2 受体激动剂对支气管炎病情的改善是有好处的，但在临床上还是试验性地实施雾化治疗。如果患者的病情没有好转或者出现恶化，就应停止使用这类药物。

（4）肾上腺素

肾上腺素的作用已被研究，值得尝试一下（每次将 2.25% 肾上腺素溶液以 0.05mL/kg 加入盛有 3mL 生理盐水的雾化器中），可能有用。如果病情没有好转，就停止使用。

（5）吸入型和全身型激素

在临床上，对于应用吸入或全身应用激素是有争议的，因为目前尚无证据证明这些药物对急性支气管炎有益。在无法区别病毒性支气管炎和哮喘的喘息复发时，可将使用激素作为诊断性治疗方案。

（6）气管插管和机械通气

一小部分支气管炎患儿可能病情严重到需要气管插管。对于那些表现很像肺顺应性差或梗阻性气道疾病的支气管炎婴儿，机械通气管理将会是一个挑战。对于插管患儿，良好的气道冲洗是很重要的。若患儿临床表现突然变差，可能要怀疑细菌的二重感染。

（三）肺　炎

1. 肺炎的病理生理和分类

肺炎是由细菌或病毒感染导致的肺实质炎性反应,其特点是肺容量减小、肺组织顺应性下降。患儿呼气流量通常处于正常状态,很少发生大范围的梗阻性病变。肺泡进行性受累和气体交换的持续恶化可导致呼吸窘迫和呼吸衰竭。

肺炎可以按照解剖位置分类(大叶性、小叶性、肺泡性、间质性肺炎),或发生肺炎的场所(社区获得性或医院获得性肺炎),或病原体种类进行划分,虽然对社区获得性肺炎诊断缺乏统一标准,但社区获得性肺炎通常被认为是由肺部感染导致的,伴有急性症状(发热、咳嗽、呼吸困难),肺部听诊异常(湿啰音),既往体健,胸片有急性浸润表现。而住院后 48～72 小时发生的肺炎,则被认为是医院获得性肺炎,需要进行经验性抗菌药物应用。

若患儿有反复发作的肺炎,则可能的病因应考虑到以下疾病或者解剖异常,如获得性或先天性肺部结构畸形、免疫缺陷、食管气管瘘、气道异物、囊性纤维化、心力衰竭、未治疗的哮喘、支气管扩张、纤毛不动综合征、粒细胞减少症和肺血流增加等。

2. 肺炎的诊断

对实质性肺炎的诊断极具挑战性。除非有明显的肺实变或小气道疾病(吸气时细湿啰音),否则肺部听诊可以是完全正常的。胸片对肺炎的诊断和治疗都是极为重要的。影像学检查可以鉴别是肺叶性浸润还是弥漫性浸润;其对肺炎并发症的诊断也有帮助,比如胸腔积液和气胸。

患儿通常存在发热和咳嗽,而下呼吸道病变最具特征性的临床表现有气促、辅助呼吸肌凹陷和肺部听诊异常等。肺炎的常见症状和体征包括发热、倦怠、食欲缺乏、面色苍白或发绀,毒血症或中毒貌,腹部膨隆。右下肺炎常易被误诊为阑尾炎。肺部病变的体征包括肋间和肋骨下凹陷,鼻翼翕动和胸痛。听诊可以有不同的发现,可能包括呼吸音的改变,比如支气管音和湿啰音。

3. 肺炎的治疗

（1）支持治疗

支持治疗包括营养支持,维持水、电解质、酸碱平衡,湿化吸氧治疗,化痰和理疗。对有呼吸衰竭的危重症患儿,需要行气管插管和机械通气。

（2）抗菌药物治疗

在 3 周龄内的新生儿,最常见 B 组链球菌和革兰阴性菌。对大多数病例而言,应予以氨苄西林和庆大霉素静滴。对危重症患儿,可以联合使用第三代头孢菌素(头孢曲松)与氨苄西林,以覆盖可能存在的李斯特单胞菌感染。对 4 月龄～4 岁儿童,氨苄西林的推荐剂量为 200mg/(kg·d),6 小时一次;头孢曲松则用于病情较重的患者。在选择抗菌药物时,必须要注意当地细菌的耐药情况。

对于年龄＞5 岁的患儿,阿奇霉素可以作为非典型肺炎的常规治疗药物,尤其是肺炎支原体感染时,通常 5 天为 1 个疗程。推荐剂量:第 1 天,10mg/kg;之后,5mg/(kg·d),连续用 4 天。不论是否与大环内酯类合用,头孢曲松都可用于急性发病的患儿。对所有年龄层次的患儿,如果临床检验结果提示患儿有金黄色葡萄球菌感染,则应使用苯唑西林或万古霉素,但具体治疗方案仍取决于当地耐甲氧西林葡萄球菌的流行情况。金黄色葡萄球菌感染常常继发于流感引发的肺炎。

（3）无创正压通气

在高浓度吸氧的情况下，仍有低氧血症的患儿应该使用无创正压通气。气管插管的指征有严重低氧血症的呼吸衰竭、呼吸肌疲劳加重及神志改变等。如果需要气管插管，则插管前应考虑使用带减压阀的复苏皮囊，因为减压阀可以改善氧合，扩张塌陷的肺泡。

4. 肺炎的并发症

肺炎的并发症包括胸腔积液、脓胸、肺外感染、脓毒血症、急性呼吸窘迫综合征、休克、肺脓肿、气胸、肺不张和多器官功能损害等，其中最为常见的是胸腔积液和脓胸。

细菌性肺炎患儿常并发胸腔积液。肺炎链球菌是小儿肺炎最常见的病原体，占美国肺炎病例的 22%。金黄色葡萄球菌和化脓性葡萄球菌肺炎也容易并发胸腔积液和脓胸。肺炎患儿出现肺实质坏死的病例数也越来越多了。

右侧和左侧卧位胸片可用来诊断胸腔积液，评估它们的体积大小，判断积液是否自由流动。B 超在临床上常被用来评估积液的位置以及是否有纤维束形成。纤维束形成后会分隔积液，难以达到穿刺引流的目的。与肺周积液相区别的是，脓胸的积液是脓性的，含有大量白细胞，pH 值低。脓胸积液不容易流动，并且容易固定于一处。

对胸腔积液和脓胸的治疗包括吸氧和（或）应用抗菌药物，通过胸腔引流管进行胸膜腔引流，有时需要通过引流管往胸膜腔内引入内溶栓剂，或再辅以更为激进的可视胸腔镜手术进行引流。肺周积液患儿是否需行胸膜腔引流取决于临床发病部位。显著的肺容量受限或者临床症状改善延迟，提示可能需要引流。在某些明显胸腔积液机化的患儿中，往胸膜腔内注入溶栓剂有助于胸腔引流化解积液，但是有些评价该治疗效果的研究则提出了相矛盾的结论。可视胸腔镜手术可以帮助医师在直接视野引导下引流积液，分离粘连的组织，在最合适的位置放置引流管。

（四）囊性纤维化

 案例分析

患儿，女，17 岁，因囊性纤维化来到急诊室，已咳嗽 1 周，并逐渐加重，喘息，痰液的量和性质都有改变，今晨起开始胸痛，呼吸费力。目前，患儿的氧饱和度为 89%，比平时要低。

评估

——如何解释她的病情？

——需要做哪些诊断性检查？

——哪些检查有助于评估疾病严重程度？

干预

——需要采取什么治疗方案？

重新评估

——她的病情需要多久评估一次？

——接下来可能出现什么临床表现？

有效沟通

　　—她的病情需要通知谁？

　　—关于该患儿，住院部的医师需要知道些什么？

团队合作

　　—你将如何执行治疗方案？

　　—谁将要做什么，何时做？

1. 囊性纤维化的病理生理

　　囊性纤维化是一种常染色体隐性遗传病，累及 7 号染色体长臂，造成通过上皮表面的氯和钠离子转运障碍，导致分泌物稠厚，进而造成气道梗阻。在出生时，患儿下呼吸道多是正常的。随着时间的推移，因反复呼吸道炎症、慢性黏液分泌和反复感染，最终变成梗阻性肺部疾病。儿童通常表现为反复咳嗽、喘息、支气管炎、哮喘和肺炎。他们最终发展至肺组织过度膨胀、慢性弥散性支气管扩张。约 10% 的患儿会发生气胸，是胸痛和呼吸衰竭的一个常见原因。

2. 囊性纤维化的诊断

　　囊性纤维化患儿容易发生全鼻窦炎和鼻腔息肉而累及上呼吸道。使疾病早期就出现恶化的细菌包括金黄色葡萄球菌、流感嗜血杆菌和克雷伯菌等；而在后期病程中的主要病原体有铜绿假单胞菌（黏液性菌株）、曲霉菌、洋葱伯克霍尔德菌和嗜麦芽窄食单胞菌等。

　　对于下列患儿应行发汗试验：

- 新生儿期有胎粪性肠梗阻和黄疸期延长。
- 直肠脱垂，慢性脂肪泻。
- 鼻腔息肉和全鼻窦炎。
- 慢性咳嗽和喘息。
- 痰培养发现金黄色葡萄球菌或假单胞菌。
- 生长发育落后。
- 杵状指。
- 囊性纤维化疾病家族史。

3. 囊性纤维化的治疗

　　呼吸衰竭在囊性纤维化患儿中相对少见，但是呼吸衰竭可能发生于以病毒性或细菌性肺炎为临床表现的未诊断的患儿，或以肺炎或者急性气胸为表现的晚期囊性纤维化患儿，或者伴有右心衰竭的终末期囊性纤维化患儿。

　　囊性纤维化患儿可从以下治疗中获益：

- 胸部理疗和体位引流。
- 支气管扩张剂吸入治疗。
- 应用化痰剂（20% N-乙酰半胱氨酸溶液 3～5mL，雾化治疗，3 次/日）。
- 应用重组人 DNA 酶。
- 应用血管收缩剂。

对于无并发症的患儿,可单一应用抗菌药物短期治疗;对病情复杂的患儿,可联用多种抗菌药物长疗程治疗。在治疗开始时,就应该直接针对铜绿假单胞菌属。推荐的静滴方案包括:头孢吡肟[150mg/(kg·d)]或头孢他啶[150mg/(kg·d)]联合妥布霉素[7.5mg/(kg·d)]。对怀疑葡萄球菌感染的患儿,要给予万古霉素治疗[45mg/(kg·d)]静滴。如果可能,应早期考虑请呼吸科医生会诊。

（五）急性呼吸窘迫综合征

1.急性呼吸窘迫综合征的定义和病理生理

急性呼吸窘迫综合征(acute respiratory distress syndrome,ARDS)的临床表现为急性非心源性肺水肿,胸片可见双侧肺浸润。急性呼吸窘迫综合征与严重低氧血症有关。对儿童急性呼吸窘迫综合征(pediatric acute respiratory distress syndrome,PARDS)的诊断和严重程度分级参照成年人的标

> **!** 可能的话,对间质性肺部疾病患儿,应该使用带囊的气管插管。 **!**

准。2015年,儿童急性肺损伤协联席会议(Pediatric Acute Lung Injury Consensus Conference,PALIC)专门对儿童急性呼吸窘迫综合征做出了定义并公开发布(**见表4-8**)。其将儿童急性呼吸窘迫综合征定义为一个疾病的过程,并从病理生理学、治疗学和预后的角度进行了临床解释。

急性呼吸窘迫综合征可继发于直接或间接肺损伤。肺炎和肺误吸通常可引起直接肺损伤,导致急性呼吸窘迫综合征的发生;此外,较为常见的原因还包括外伤性肺挫伤、脂肪栓塞、淹溺、吸入性损伤等。间接肺损伤最常见的原因包括全身性疾病,如脓毒血症、休克、心肺分流、输液相关肺损伤等。直接肺损伤可能因为肺泡结构被破坏而引起局部肺实变;间接肺损伤则被认为与肺血管充血、间质水肿有关,而较少累及肺泡。

根据临床、影像学、组织病理学特点,儿童急性呼吸窘迫综合征的临床进展包括以下几个阶段。初期,或者称为渗出期,其特点是肺顺应性下降和低氧血症持续进展;肺的力学变化导致呼吸急促;动脉血气分析通常显示高碳酸血症,胸片提示肺水肿、弥漫性肺泡浸润。渗出期的炎性反应使病情进展到纤维增生期,此时肺泡无效腔增加,出现难以纠正的肺高压,这可能是慢性炎症和肺泡毛细血管瘢痕形成导致的结果。纤维增生期逐渐进展至恢复期,此时肺泡上皮屏障重建,肺顺应性逐渐得到改善,低氧血症得到改善,很多患儿最终可恢复至发病前的肺功能。

表4-8	儿童急性呼吸窘迫综合征（2015 儿童急性肺损伤协联席会议）
项 目	**诊断标准**
年龄	排除有围产期肺部疾病的患儿
时间	病因明确的损害发生在7天内
水肿原因	无法完全用心力衰竭或者液体超负荷来解释
胸部影像学	与急性肺实质疾病一致的新发肺部浸润表现

表4-8	儿童急性呼吸窘迫综合征(2015儿童急性肺损伤协联席会议)(续表)
项　目	诊断标准
氧合	无创通气 • 无危险度分层 • 全面罩下双水平通气或持续气道正压·通气压力≥5cmH$_2$O • PF比值≤300(PaO$_2$/FiO$_2$) • F比值≤264(SaO$_2$/FiO$_2$) 有创机械通气(OI优先于PF比值或者SF比值,当OI无法获得时用OSI) • 轻度:4≤OI<8,5≤OSI<7.5 • 中度:8≤OI<16,7.5≤OSI<12.3 • 重度:OI≥16,OSI≥12.3
特殊人群	发绀型心脏病 • 符合以上关于年龄、起病时间、肺水肿原因、胸部影像学标准,但不能用心脏疾病解释急性氧合障碍 慢性肺疾病 • 符合以上关于年龄、起病时间、肺水肿原因,胸部影像学表现为新发浸润影,且急性氧合水平较患儿自身基线水平有明显下降,符合以上氧合障碍标准 左心功能障碍 • 符合以上关于年龄、起病时间、肺水肿原因,胸部影像学表现为新发浸润影,急性氧合障碍符合以上标准,且不能用左心功能障碍来解释

数据来自 Pediatric Acute Lung Injury Consensus Conference Group. Pediatric acute respiratory distress syndrome: consensus recommendations from the Pediatric Acute Lung Injury Consensus Conference. Pediatr Crit Care Med,2015,16(5):428-439.

OI,oxygenation index,氧合指数(OI=氧浓度×平均气道压×100/氧分压);OSI,oxygen saturation index,氧饱和度指数(OSI=氧浓度×平均气道压×100/氧饱和度)。如果用氧饱和度指数,则将氧滴定至 SpO$_2$<97%。

2.急性呼吸窘迫综合征的治疗

急性呼吸窘迫综合征最主要的治疗措施是支持疗法,其中极为重要的办法是正压通气。在急性呼吸窘迫综合征病理中,肺泡毛细血管屏障被破坏,同时肺泡表面活性物质缺乏,导致肺顺应性和肺容量严重下降,从而使通气/血流比失衡。这

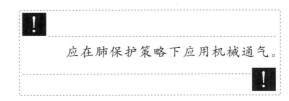
应在肺保护策略下应用机械通气。

也解释了为什么在急性呼吸窘迫综合征发生时单用吸氧不能改善低氧血症,而需要正压通气才能达到治疗目的。无创通气的临床试验值得进一步开展,但是在严重低氧血症时,可能需要将有创机械通气作为初始治疗模式。急性呼吸窘迫综合征机械通气的治疗策略是尽量降低呼吸机相关肺损伤的发生率,用小潮气量(低至4~6mL/kg),维持呼吸机平台压≤30cmH$_2$O,通过PEEP减少供氧,从而使肺泡单元保持开放状态。急性呼吸窘迫综合征Net研究证实了在对成年患者应用这些策略后,患者预后有所改善;但在儿科患者中尚未开展过类似的研究。

辅助治疗包括俯卧位和应用皮质激素。在发生急性肺损伤和急性呼吸窘迫综合征时,肺泡实变会沿着重力轴发生,肺血流也容易分布在背部区域。因此,可以想象,俯卧位能够使受损肺的通气/血流比得到改善。但是目前并没有研究表明俯卧位能够降低患者死亡率,气体交换的改

善使得患儿摆脱高压及高氧浓度带来的损害。

皮质激素降低了血浆穿过毛细血管上皮的概率，发挥了抗炎效应，但研究表明，在急性呼吸窘迫综合征早期短疗程应用大剂量皮质激素并没有益处。

（六）肺水肿

1. 肺水肿的病理生理

肺水肿有两种类型，即高压性肺水肿和渗出性肺水肿。前者常常是心源性的，后者一般因肺泡毛细血管膜破坏所致。高压性肺水肿相关的毛细血管压增高是因血流进入左心房（肺静脉梗阻）或左心受阻（左心室功能损害或二尖瓣狭窄）。二尖瓣功能损害或左心功能下降导致左心房压力增高，逆行传导到肺静脉，再到肺毛细血管床，从而增加肺泡周围间质间隙液体的积聚。这种净流入超过了淋巴系统的体液回流能力。水肿积液会破坏紧密的肺泡上皮壁，引起肺泡腔积液，造成低氧血症和肺泡顺应性降低。支气管周围水肿导致小气道关闭，肺顺应性进一步下降，从而增加呼吸做功。静水压增加是造成心源性肺水肿时间质和肺泡积液的主要机制。与胶体渗透压正常的患儿比，低血浆蛋白患儿在左房压不高的情况下更易发生肺水肿。

渗出性肺水肿或非心源性肺水肿常发生于肺泡毛细血管膜被吸入毒素损伤，或肺泡表面活性物质太少或功能不足时；也可见于毛细血管渗漏综合征、全身炎症反应综合征、过敏反应及脓毒性休克等。除进行谨慎的液体管理和正压通气外，目前还没有特异性的针对渗出性肺水肿的治疗方法。

梗阻后肺水肿有时发生于严重上呼吸道梗阻解除后的患儿。比如，严重梗阻性睡眠呼吸暂停患儿在行扁桃体或腺样体切除术后，突然发生低氧血症；也有些上呼吸道梗阻患儿在气管插管后，紧接着可从插管里吸出粉红色泡沫样液体。

2. 肺水肿的诊断

患儿可能只表现出轻度呼吸困难和生长发育落后。当患儿出现更严重的症状时，胸片显示液体头侧集中，肺充血，并有清晰的 Kerley B 线；也有严重肺水肿患儿在气管插管后吸出粉红色泡沫样液体才做出诊断。

3. 肺水肿的治疗

对肺水肿患儿，采取以下措施可能有效：

- 如果怀疑为心源性肺水肿，则应及时请心内科医师会诊。
- 呋塞米 $1\sim2mg/(kg \cdot d)$，每 $6\sim12$ 小时分次应用，从而减少细胞外液量，减少全身静脉血回流量，降低心房充盈压，改善心功能。肺充血的快速改善可能与静脉扩张效应有关。呋塞米也能够促进从肺间质向毛细血管再充盈。对休克患者应该谨慎利尿。
- 指导患者取半卧位，将其头部抬高 $30°\sim45°$。
- 减少肺静脉血液回流（前负荷），降低全身血管阻力（后负荷）。
- 吗啡（每次给药剂量为 $0.1\sim0.2mg/kg$），可以增加静脉容量，降低前负荷；同时减少静脉血回流量，降低外周总阻力。
- 控制机体发热，减少心肌代谢需求。

- 正压通气；当小儿发生肺水肿时，不管是无创正压通气还是有创正压通气，在降低呼吸做功和改善低氧血症方面都比吸氧更有效。

对心源性或高压性肺水肿患儿，要注意给予大量氧气支持，因为肺血管阻力降低可能通过扩张肺静脉系统使肺水肿加重。

若患儿经最大限度无创吸氧支持治疗后，仍存在持续低氧血症、呼吸衰竭以及血流动力学受损，则须考虑气管插管。在气管插管后，有些患儿心血管系统很快就衰竭了，这可能是因为正压通气时手捏皮囊通气而导致静脉血回流量下降。除此以外，需降低患儿胸腔内压力，比如缩短吸气时间、降低潮气量、降低 PEEP 等。对于肺水肿患儿，医务工作者需要随时做好心肺复苏的准备。

4. 镰状细胞病的急性胸部综合征

急性胸部综合征（acute chest sign，ACS）是一种急性肺损伤综合征，常发生于镰状细胞病患者。这种肺损伤综合征是指胸片上有与肺部实变一致的新发肺部浸润，但是不伴有肺不张，累及至少一个完整的肺段。影像学异常通常伴有胸痛、发热、呼吸急促、喘息、咳嗽或低氧血症。虽然急性胸部综合征通常具有自限性，但有些发作可快速进展到急性呼吸衰竭，导致很高的死亡率。

对于急性胸部综合征，目前有 3 种发病机制假说，分别是：肺炎或全身感染；脂肪栓塞和直接肺栓塞；含镰状血红蛋白红细胞引起的直接肺梗死。虽然镰状细胞病患儿易发生肺栓塞，但对于肺栓子在急性胸部综合征发病中的作用一直没有弄清。在镰状细胞病加重时，肺部病变相关的全身性低氧血症也可能加重。急性胸部综合征患儿可能在其因镰状细胞静脉阻塞入院后 1～3 天进展，急性胸部综合征本身也可能是住院的原因。

对于急性胸部综合征患儿，可采取如下措施：

(1)静脉补充足够液体，同时注意不要过量。

(2)吸氧，改善低氧血症。

(3)应用抗菌药物治疗常见的细菌性肺炎，再联合应用大环内酯类治疗。

(4)足够的镇痛，可以深呼吸，做肺活量测定。

(5)如果血红蛋白水平<10g/dL，则应输红细胞。

(6)若血红蛋白水平≥10g/dL，且严重症状持续存在，则行部分或全部血液置换。

(7)如果被动氧输送已经不足，进行无创通气改善低氧血症。

在大多数情况下，简单输血或换血可以改善氧合，能使患儿感到舒适。

儿童急性上呼吸道及下呼吸道疾病的诊治要点

- 要尽可能让患儿保持舒服的姿势。
- 任何治疗都应该关注快速评估呼吸损害的类型和严重程度，而不是确切的病因。
- 反复地重新评估疗效，这对于改善预后很重要。
- 气道调整手法（如举颌抬颏法）可以逆转意识下降、上呼吸道梗阻所致的低氧血症。
- 对严重呼吸道梗阻的 Pierre-Robin 综合征患儿，予以鼻咽管可挽救患儿的生命。
- 对怀疑有会厌炎和严重上呼吸道梗阻的患儿，应该组建一个擅长气道药物和手术管理的多学科团队。
- 诊断严重上呼吸道梗阻的正确做法是在手术室，由训练有素的麻醉科和耳鼻咽喉科医师直接检查呼吸道。对病情相对稳定的患儿或诊断不明的患儿，应考虑放射学检查。

■ 皮囊面罩通气可以提供保命的氧合和通气，甚至对会厌炎所致的完全性上呼吸道梗阻也是有益的。

■ 氦氧混合气对治疗各种上呼吸道梗阻都有帮助。

■ 无论有或者没有呼吸窘迫，都有可能发生呼吸衰竭。

■ 哮喘患儿喘息的程度与疾病的严重程度不相关。肺听诊安静且气流严重受限，是危险的信号。

■ 当肺顺应性出现明显变化时，应用一个带囊的气管插管。

 推荐阅读

1. Acute Respiratory Distress Syndrome Network，Brower RG，Matthay MA，et al. Ventilation with lower tidal volumes as compared with traditional tidal volumes for acute lung injury and the acute respiratory distress syndrome. N Engl J Med，2000，342：1301-1308.

2. Bigham MT，Brilli RJ. Status asthmaticus. In：Nichols DG，ed. Rogers' Textbook of Pediatric Intensive Care. 4th ed. Philadelphia，PA：Lippincott Williams & Wilkins，2016：710-720.

3. Cave D，Duff JP，deCaen A，et al. Airway management. In：Nichols DG，ed. Rogers' Textbook of Pediatric Intensive Care. 4th ed. Philadelphia，PA：Lippincott Williams & Wilkins，2016：305-328.

4. Cherry JD. Clinical practice. Croup. N Engl J Med，2008，358：384-391.

5. Cote CJ，Todres ID，Ryan JF，et al. A Practice of Anesthesia for Infants and Children. 3rd ed. Philadelphia，PA：Saunders，2001.

6. Dauger S，Durand P，Javouey E，et al. Acute respiratory syndrome in children. In：Fuhrman BP，Zimmerman JJ，eds. Pediatric Critical Care. 4th ed. Philadelphia，PA：Mosby，2011：706-717.

7. De Carvalho WB，Machado-Fonesca MC，Johnston C，et al. Pneumonia and bronchiolitis. In：Fuhrman BP，Zimmerman JJ，eds. Pediatric Critical Care. 4th ed. Philadelphia，PA：Mosby，2011：745-765.

8. Fraser RS. Histology and gross anatomy of the respiratory tract. In：Martin JG，Hamid Q，Shannon J，eds. Physiologic Basis of Respiratory Disease. Ontario，BC，Canada：Decker，2005：1-14.

9. Gupta VK，Cheifetz IM. Heliox administration in the pediatric intensive care unit：an evidence-based review. Pediatr Crit Care Med，2005，6：204-211.

10. Hebbar K，Petrillo-Albarano T，Coto-Puckett W，et al. Experience with use of extracorporeal life support for severe refractory status asthmaticus in children. Crit Care，2009，13：R29. doi：10.1186/cc7735.

11. Howard J，Hart N，Roberts-Harewood M，et al. Guideline on the management of acute chest syndrome in sickle cell disease. Br J Haematol，2015，169：492-505.

12. Jardine D, Bhutta OJ, Inglis A. Specific diseases of the respiratory system: upper airway. In: Fuhrman BP, Zimmerman JJ, eds. Pediatric Critical Care. 4th ed. Philadelphia, PA: Mosby, 2011: 561-574.

13. Khemani RG, Patel NR, Bart RD, Newth CJL. Comparison of the pulse oximetric saturation/ fraction of inspired oxygen ratio and the PaO_2/fraction of inspired oxygen ratio in children. Chest. 2009, 135: 662-668.

14. McBride TP, Davis Hw, Reilly JS. Otolaryngology. In: Zitelli BJ, Davis Hw, eds. Atlas of Pediatric Physical Diagnosis. 3rd ed. St. Louis, MO: Mosby, 1997: 683-728.

15. Miller AC, Gladwin MT. Pulmonary complications of sickle cell disease. Am J Respir Crit Care Med, 2012, 185: 1154-1165.

16. Morris SK, Moss WJ, Halsey N. Haemophilus influenzae type b conjugate vaccine use and effectiveness. Lancet Infect Dis, 2008, 8: 435-443.

17. Pediatric Acute Lung Injury Consensus Conference Group. Pediatric acute respiratory syndrome: consensus recommendations from the Pediatric Acute Lung Injury Consensus Conference. Pediatr Crit Care Med, 2015, 16: 428-439.

18. Ralston M, Hazinski MF, Zaritsky AL. Management of respiratory distress and failure. In: Ralston M, Hazinski MF, Zaritsky AL, eds. Pediatric Advanced Life Support. Dallas, TX: American Heart Association, 2006: 45-59.

19. Ralston M, Hazinski MF, Zaritsky AL. Recognition of respiratory distress and failure. In: Ralston M, Hazinski MF, Zaritsky AL, eds. Pediatric Advanced Life Support. Dallas, TX: American Heart Association, 2006: 33-43.

20. Rodrigo GJ, Pollack CV, Rodrigo C, et al. Heliox for nonintubated acute asthma patients. Cochrane Database Syst Rev, 2006, 4: CD002884. doi: 10.1002/ l 4651858. CD002884. pub2.

21. Rotta A. Asthma. In: Fuhrman BP, Zimmerman JJ, eds. Pediatric Critical Care. 4th ed. Philadelphia, PA: Mosby, 2011: 575-589.

22. Scharf S. Mechanical cardiopulmonary interactions in critical care. In: Dantzker DR, Scharf SM, eds. Cardiopulmonary Critical Care. 3rd ed. Philadelphia, PA: Saunders, 1998: 75-91.

23. Schutte D, Zwitsersloot AM, Hournes R, et al. Sevoflurane therapy for life-threatening asthma in children. Br J Anaesth, 2013, 111(6): 967-970.

24. Shah RK, Roberson DW, Jones DT. Epiglottitis in the Hemophilus influenzae type B vaccine era: changing trends. Laryngoscope, 2004, 114: 557-560.

25. Shankar V, Churchwell KB, Deshpande JK. Isoflurane therapy for severe refractory status asthmaticus in children. Intensive Care Med, 2006, 32: 927-933. doi: 10.1007 / s00 134-006-0163-0.

26. Soroksky A, Stav D, Shpirer I. A pilot prospective randomized placebo-controlled trial of bilevel positive airway pressure in acute asthma attack. Chest, 2003, 123: 1018-1025.

27. Teague WG. Noninvasive ventilation in the pediatric intensive care unit for children with

acute respiratory failure. Pediatr Pulmonol，2003，35：418-426.

28. Thill PJ，McGuire JK，Baden HP，et al. Noninvasive positive-pressure ventilation in children with lower airway obstruction. Pediatr Crit Care Med，2004，5：337-342（erratum Pediatr Crit Care Med，2004，5：590）.

29. Ware LB，Matthay MA. The acute respiratory distress syndrome. N Engl J Med，2000，342：1334-1349.

30. Westley CR，Cotton EK，Brooks JG. Nebulized racemic epinephrine by IPPB for the treatment of croup：a double-blind study. Am J Dis Child，1978，132：484-487.

31. Wheeler DS. The pediatric airway. In：Conway EE，Relvas MS，eds. Pediatric Multiprofessional Critical Care Review. Chicago，IL：Society of Critical Care Medicine，2006：37-51.

32. Woods CR. Clinical features，evaluation，and diagnosis of croup. www. UpToDate. com. Updated November 6，2012. Accessed April 18，2013.

（陈振杰 翻译）

第 5 章

机械通气

 目 标

■ 认识无创通气的适应证、优点和缺点。

■ 描述各种机械通气设备及其模式的不同特征。

■ 在启动机械通气时,选择合适的通气模式、通气设置和监测参数。

■ 阐述机械通气各参数间的相互关系及如何调节以避免其有害影响。

■ 简要讨论患儿的撤机方法。

■ 概述肺保护性通气策略在急性呼吸功能不全和急性呼吸窘迫综合征患儿中的应用。

 病例分析

患儿,男,6 岁,2 天前行开胸手术和脓胸引流,左胸留置引流管。手术过程顺利,术后第 1 天顺利撤离呼吸机。今天早上,患儿出现呼吸费力,6L/min 面罩吸氧下,氧饱和度为 92%,胸部 X 线显示左肺完全性肺不张。当即给予无创通气(noninvasive ventilation,NIV),参数设置如下:吸气正压 12cmH$_2$O;呼气正压 6cmH$_2$O;吸入氧浓度(fraction of inspired oxygen,FiO$_2$)50%,后备呼吸频率 20 次/分。4 小时后复查胸片提示左肺几乎全部复张。

评估

——导致无创通气前影像学改变的最可能原因是什么?

——对于该患儿,无创通气治疗的优点和缺点是什么?

干预

——如何管理无创通气,此时适宜采取什么测试或评估?

重新评估

——当前的治疗策略有效吗?

——还有其他可能对该患儿有帮助的干预措施吗?

——如果复查的胸片提示没有任何好转,那么下一步可以采取什么措施以促进肺复张?

有效沟通

——诊疗该患儿的最佳临床配置是什么?

——如果患儿的病情变化,你们将如何沟通?哪些人需要知道诊疗计划?信息如何传递?

团队合作

——如何实施诊疗计划?

——谁负责执行通气变化?

一、引　言

在管理危重患儿时,对呼吸衰竭的识别和处理仍然是首要任务。婴儿和儿童特有的呼吸道解剖结构及其固有的对应激反应缺乏呼吸储备,都使医护人员在遇到这种紧急情况时面临特殊的挑战。但不管如何,目标始终都是一样的:即在恢复并维持充分氧合和通气的同时,尽可能使患儿感到舒适,并避免进一步的损伤。若达不到这个目标,则会导致致命性的后果,包括心肺骤停和死亡。

本章简要概述了对需要机械通气患儿的一般管理方法,重点是肺正常或仅有轻度呼吸系统病变的患儿在特殊临床条件下的机械通气。我们不仅回顾了常规的通气技术,而且还对呼吸支持最新进展进行了综述。将那些肺部疾病严重需要进一步治疗的患儿升级到儿科重症监护是必要的。

二、无创通气

无创通气(noninvasive ventilation,NIV)可以在不置入人工气道的情况下,增加氧合和通气。无创通气通常用以下术语描述:持续气道正压通气(continuous positive airway pressure,CPAP)、无创正压通气(noninvasive positive pressure ventilation,NPPV)和双水平正压通气(bilevel positive airway pressure,BiPAP)。这些方法是通过鼻塞、鼻罩、面罩或头罩输送加压空气来增加通气量。持续气道正压通气不是一种实际意义上的通气模式,因为如果患者呼吸暂停,就没有呼吸输送。年龄较小的患儿可能对经鼻装置耐受性最好,但这也可能会导致大量气体经患儿口腔泄漏。面罩装置必须贴合良好,以免漏气。虽然头罩样装置可以提高患儿的耐受性,但这种装置在儿科并不常用(见图 5-1)。

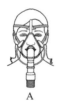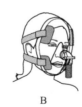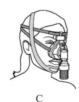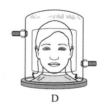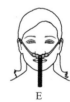

图 5-1　无创通气的传输装置

注:图 A:面罩;图 B:全面罩;图 C:带下颌托的口鼻罩;图 D:头罩;图 E:鼻塞

正压通气对慢性阻塞性肺疾病、神经肌肉疾病、阻塞性睡眠呼吸暂停、囊性纤维化、上呼吸道梗阻、哮喘持续状态和急性胸部综合征的患儿都是有益的。它也是避免轻中度急性呼吸功能不全患儿气管插管的一种手段。无创通气可以显著改善急性患儿的呼吸频率、心率、呼吸功和呼吸困难评分。尤其适用于既往体健,因长期气管插管肌肉失调而致呼吸功能不全的患儿。

无创通气在以下患儿中是禁忌的。

■ 呼吸衰竭快速进展。

■ 血流动力学不稳定,例如心搏骤停或休克。

■ 有误吸风险。

■ 气道保护性反射消失或大量口咽分泌物无法清除。

- 意识障碍。

- 无法妥善贴合面罩。

- 周期性呼吸暂停。

- 面部或上呼吸道手术后。

无创通气呼吸支持需要患儿的配合,持续输注右美托咪定或间歇应用咪达唑仑镇静可能可以改善耐受性。

持续气道正压通气在整个呼吸周期提供恒定的气道压力,类似于呼气末正压(positive end-expiratory pressure,PEEP)。呼气末正压初始设定通常为 $5cmH_2O$,并根据需要调节。这种模式取决于患者自身的呼吸功能和呼吸频率。持续气道正压通气可防止远端气道和肺泡塌陷,从而减少呼吸功。

气泡持续气道正压通气对呼吸功能不全的婴儿和患有呼吸窘迫综合征的早产儿很有用。湿化的氧气通过鼻塞或鼻罩输送。将呼气管远端浸入水中来保持回路中的压力,呼气管在水中的深度决定了所输送的压力值。这种无创通气模式避免了气管内插管对发育中气道的有害影响。此设备在资源有限的区域很有用,因为它不需要广泛的技术支持就能完全实施。然而,在实施气泡鼻腔持续气道正压通气前,仍需必要的技能和经验培训,以获得更有益的临床效果。

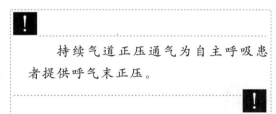

持续气道正压通气为自主呼吸患者提供呼气末正压。

在无创通气叠加压力支持通气时,可以是流量或者时间切换。当呼吸机检测到吸气气流时,提供吸气正压;当吸气流速停止或在设定时间之后,可以切换到较低的呼气正压,以帮助患者自主努力呼吸。初始设置如**表 5-1**所示。无创通气也可以提供其他呼吸模式,包括定时给予呼吸,这可以取代或补充患者自主的呼吸频率;然而,这些模式在儿科人群中使用频率较低。

表 5-1	无创通气的初始设置
年　龄	初始设置[a]
婴儿,<12 月龄	应首先尝试鼻塞持续气道正压通气。如果持续气道正压通气不能提供足够的支持,则需要气管插管。
幼儿,1～2 岁	IPAP:$8cmH_2O$;EPAP:$4cmH_2O$;FiO_2:1.0;±后备呼吸频率适于年年龄和疾病
儿童,>2 岁	IPAP:$10 cmH_2O$;EPAP:$5cmH_2O$;FiO_2:1.0;±后备呼吸频率适于年龄和疾病

注:CPAP,continuous positive airway pressure,持续气道正压通气;IPAP,inspiratory positive airway pressure,吸气正压;EPAP,expiratory positive airway pressure,呼气正压;FiO_2,fraction of inspired oxygen,吸入氧浓度。

[a]最大设置取决于患者和年龄,并且有效的输送至少部分取决于密闭性而非设置。如果患者耐受吸气峰压>18～$20cmH_2O$,呼气末正压>12～$15cmH_2O$,但呼吸功未减少或氧合改善不充分,或呼吸功能不全不能改善,则需气管插管。

适当的设置应基于患者呼吸功能不全的性质和严重程度。要注意的是,机器对患儿的呼吸功能通常不够敏感,需要仔细观察,以防止相反或时机不佳的机械通气(例:人机不同步)。

随着无创通气的开始,症状的改善可以表现为呼吸频率和(或)心率降低,氧合改善,或者高碳

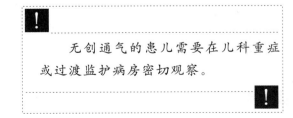

无创通气的患儿需要在儿科重症或过渡监护病房密切观察。

酸血症的缓解。如果在1～2小时内没有观察到这些改善，那么应该考虑气管内插管。如果病情没有改善或持续恶化，可能意味着需要更早进行气管插管。

无创通气的优点包括减少喉部创伤、呼吸机相关肺炎、气管炎以及镇静和镇痛的风险。此外，如果使用鼻罩，患者可以说话、咳嗽，并配合肺部清理。

无创通气在儿童中应用的缺点包括鼻梁皮肤破溃和由胃扩张所致的误吸风险增加。由于面罩未紧密贴合，可能导致无法有效通气，特别是小患儿。因此，通常需要限制活动来保持最佳密闭位置。而在吸痰时需要摘除面罩，这可能会导致呼吸失代偿。尤其对低龄患儿，临床医生必须密切监测无创通气的同步和触发。

三、机械通气支持

（一）适应证

在第二章中已指出了气管插管的适应证。而关于机械通气的适应证，目前广泛接受的是低氧血症或高碳酸血症性呼吸衰竭通过其他方式不能改善（见**表5-2**）。

表5-2　机械通气支持的适应证

类　型	适应证
通气异常	呼吸肌功能障碍 ・呼吸肌疲劳 ・胸壁异常 ・神经肌肉疾病
	呼吸驱动减弱
	气道阻力增加和（或）阻塞
氧合异常	难治性低氧血症
	需要呼气末正压，如肺水肿或肺出血
	呼吸功过度

此外，机械通气还适用于以下目的。

■　镇静和（或）神经肌肉阻滞。

■　减少全身或心肌耗氧量。

■　过度通气作为暂时性措施来降低颅内压。

■　在氧供/需不平衡（休克、败血症、心搏呼吸骤停）时提高氧输送。

■　为失去保护性气道反射的患者提供气道保护，防止误吸。

(二)呼吸机变量

1. 时相变量

　　机械通气及其模式可以由触发、限制和切换三个时相变量来区分。它们决定了每次呼吸的吸气相特征。触发变量调节每次呼吸的开始。限制变量控制吸气,以避免容量或压力超限。切换变量控制吸气的终止。

> **！**
> 　　在儿科基础危重症支持课程中,为了确保维持适当的潮气量,通常首选容量控制通气模式而非压力控制通气模式。
> **！**

　　早期的正压呼吸机没有监测患儿吸气做功的装置,从而导致人机不同步和部分患儿耐受性差。新的呼吸机可以监测到患儿吸气所产生的压力或流量变化。

2. 容量和压力

　　常见的机械通气模式是容量限定或压力限定的。以潮气量为目标的定容通气比定压通气更受欢迎。在过去,由于老一代呼吸机存在流量输送限制和潮气量测量不够精确的问题,所以对婴儿主要采用定压通气。在新一代呼吸机中,几乎所有的患儿,包括早产儿,都可以使用定容模式。

3. 时间切换、流量切换和其他变量

　　时间切换是呼吸机的经典模式;换句话说,该模式的特点为吸气在特定的时间后停止。流量切换用于特定的通气模式,如压力支持。

四、机械通气的模式

　　呼吸机模式的选择取决于患儿还有多少气体交换能力和机器必须承担多少气体交换工作。在某些情况下,可以尝试无创辅助通气。常用的通气模式包括辅助控制通气(assist-control ventilation,ACV)、同步间歇指令通气(synchronized intermittent mandatory ventilation,SIMV)、压力支持通气(pressure-support ventilation,PSV),见图5-2。它们各有优缺点(见表5-3)。

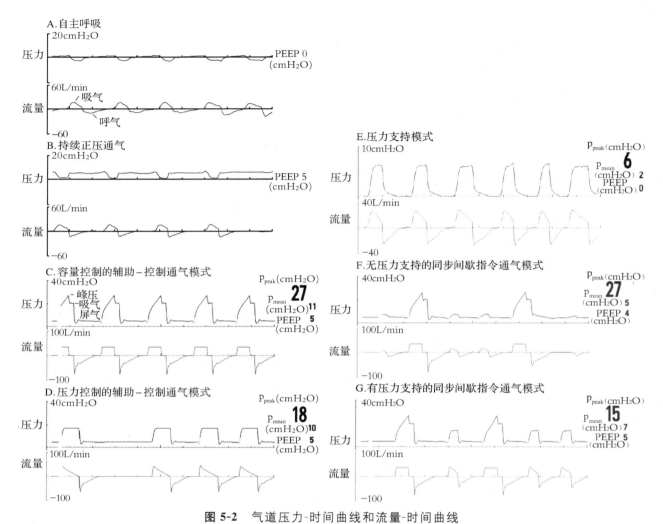

图5-2 气道压力-时间曲线和流量-时间曲线

注：P_peak，气道峰压；PEEP，呼气末正压；横轴代表时间，纵轴代表压力或流量；图由 Paul Ouellet 博士，RRT，FCCM 提供。

表5-3	各种机械通气模式的利弊	
模 式	**优 点**	**缺 点**
辅助-控制通气	与自主呼吸相比，患者得更多通气支持，呼吸做功减少	有潜在的血流动力学不良影响，患者每次用力呼吸都会触发一次完整的送气，可能导致不恰当的过度通气，呼吸叠加，产生额外的呼气末正压
容量控制的辅助-控制通气	保证目标潮气量（除非吸气峰压超过阈值）	可能导致过高的吸气峰压
压力控制的辅助-控制通气	吸气峰压受到限制	随着肺弹性阻力或顺应性改变，可能导致过度通气或通气不足
同步间歇指令通气	对心血管系统影响较小，增加人机同步性	相比于辅助-控制通气模式，呼吸做功增加
压力支持通气	患者舒适度良好；改善人机交互，减少呼吸做功	只有窒息报警作为后备选择；不同患儿存在耐受性差异；需要患儿自主呼吸触发压力支持

（一）辅助-控制通气

辅助-控制（assist-control，AC）通气是含触发机制的控制通气,它允许患儿在自主吸气时进行同步呼吸。根据预设的最低频率进行预置的容量或压力通气。在患者自主吸气触发时,机器就进行一次预设的呼吸。因此,在这种模式下,患者由于疾病或烦躁出现气促时,就容易导致过度通气。这种通气模式普遍应用于呼吸衰竭且肺顺应性尚可的患者的初始机械通气。

适当运用辅助-控制模式通气支持可以明显减少呼吸功。然而,如果呼吸机和患儿不能同步,或通气流量与患儿的需求不匹配,那么这种支持模式实际上可能反而增加呼吸功。

在临床心排血量不足的情况下,减少呼吸功可能是非常重要的。膈肌和呼吸肌得到休息,能使血流重新分布,从而使重要器官获得更好的氧气供应。

> ！
>
> 选择通气模式时,考虑以下目标:
> ■ 提供足够的通气和氧合。
> ■ 减少呼吸功。
> ■ 确保患儿舒适与人机协调。
>
> ！

（二）同步间歇指令通气

同步间歇指令通气（synchronized intermittent mandatory ventilation，SIMV）是根据预设的呼吸频率进行容量或压力预设的通气。通常,同步间歇指令通气采用容量预设模式。不同于辅助-控制模式,同步间歇指令通气不会出现高于预设呼吸频率的机械通气。当然,高于预设频率的自主呼吸是有可能的,但除非叠加压力支持,自主呼吸的潮气量仅限于患儿自己所产生的潮气量。同步功能使预设的机械呼吸与患儿的自主吸气相结合,从而增强人机交互。当没有感应到患儿自主吸气时,呼吸机会根据预设的潮气量和呼吸频率进行通气。同步间歇指令通气往往叠加压力支持通气（pressure-support ventilation，PSV）（详见下文）来增加患儿自主呼吸产生的潮气量。压力支持水平应达到适宜的自主呼吸潮气量,并抵消气管插管阻力,通常为 $5\sim10cmH_2O$。

同步间歇指令通气模式的优势之一是它允许患儿进行自主的负压呼吸,以满足每分通气量的需要。负压呼吸（相对呼气末正压,而不是大气压力）能增加右心静脉回流,可能可以增加心排血量和改善心功能。

（三）压力支持通气

压力支持通气为每一次自主呼吸提供了预设的吸气压力水平。所有呼吸都是流量切换和压力限定的。这种吸气辅助模式通常被用于克服疾病进程中气管内插管、吸气阀和其他通气支持中机械因素所增加的呼吸功。患儿的每次自主呼吸都有压力支持。在压力支持通气模式中,患儿自己控制呼吸频率,并对吸气时间、吸气流量和潮气量发挥巨大影响。潮气量受肺顺应性和阻力的影响。这些参数的快速变化可能会改变每分通气量和呼吸功。压力支持通气也可以与同步间歇指令通气相结合,主要作为减少自主呼吸时呼吸功的一种手段。

在机械通气时,压力支持水平可根据患儿的呼出潮气量来调节。压力支持的设置应该既能保证足够的气体交换,又使患儿感到最舒适。压力支持通气仅支持自主呼吸;在单独应用时,它不能给窒息患者提供通气。因此,需要设置强制通气作为后备通气,这在许多呼吸机上是标准设置。压力支持通气潜在的好处包括改善清醒着的,有自主呼吸患者的舒适度和耐受性,增强人机交互从而减少呼吸功。通常,对肺部疾病患儿增加压力支持时,患儿的呼吸功和呼吸频率降低,潮气量增加。另外,对于初始应用高水平压力支持的严重肺部疾患患儿,在康复期可以通过逐渐降低压力支持水平来有效地达到顺利撤机,由此逐渐增加失调呼吸肌的工作量。在这种模式下,如果存在支气管胸膜瘘或气管插管套囊漏气,可能会因漏气而干扰正常的吸气切换。

（四）其他机械通气模式

其他机械通气模式包括气道压力释放通气和高频振荡通气。在需要应用这些模式时,建议请儿科重症监护专家会诊。

五、初始呼吸机设置

当启动机械通气支持时,通常应用100%的吸入氧浓度,使过渡到正压通气的过程获得最大限度的氧供,并代偿之前任意时间的呼吸或血流动力学不稳定。对于肺顺应性正常的患儿,潮气量设置在6～8mL/kg。对于肺顺应性低的患儿(请见后面章节)或新生儿(**见第1章**),需考虑更低水平的潮气量;而更高水平的潮气量通常需要避免,以减少发生肺损伤的风险。

> ！
>
> 作为常规,FiO_2、平均气道压和PEEP影响机体氧合,而呼吸频率、无效腔和潮气量决定肺泡每分通气量和$PaCO_2$。
>
> ！

小儿最初呼吸频率的选择通常需要根据年龄和疾病进程,随后的调节主要根据pH值,其次根据动脉血气$PaCO_2$。初始机械通气指南见**表5-4**。

表5-4	初始机械通气指南
序 号	具体操作
1	选择你熟悉的通气方式。通气支持的主要目标是达到足够的氧合/通气,减少呼吸功,使人机同步,避免高吸气末肺泡压力
2	最初的吸入氧浓度应该是100%。之后可以下调至维持SpO_2在92%～94%。在严重ARDS患者,$SpO_2 \geq 88\%$是可以接受的,降低治疗目标有利于减少呼吸机相关肺损伤的发生
3	最初的潮气量应该设置为8～10mL/kg,并根据血气分析结果调整。神经肌肉疾病患儿需要10～12mL/kg的潮气量水平,以满足其对空气的需求。在一些ARDS患儿,推荐5～8mL/kg的潮气量以避免高吸气平台压(>30cmH_2O)
4	选择适合特定临床需求的呼吸频率和每分通气量。呼吸频率取决于年龄和疾病过程,一般为12次/分钟(青少年)～24次/分钟(新生儿)。目标主要是改善pH值,其次是$PaCO_2$
5	根据患儿的年龄、疾病过程设置每次呼吸的TI。肺功能正常新生儿的TI为0.35～0.6秒,而2岁以上的儿童TI一般为0.85～1.0秒。此外,I:E比值应根据患者的特殊需要设置。对于肺健康的患儿,开始时把I:E比值设置在1:2。以氧合困难为标志的呼吸系统疾病(如ARDS)患儿,可能需要TI>1秒和I:E比值>1:1。而呼气梗阻的患儿(如哮喘和支气管肺发育不良),则需要延长呼气时间和增大I:E比值[(1:35)～(1:4)]以避免内源性PEEP(见本章内"吸气呼气时间和内源性PEEP的关系")。请记住,吸气和呼气的参数部分依赖于呼吸频率

表5-4	初始机械通气指南(续表)
序　号	具体操作
6	使用 PEEP 来达到和维持最佳的肺泡复张。对弥漫性肺损伤患儿,PEEP 能改善氧合和降低吸入氧浓度(见表5-5)。如果容量保持不变,那么 PEEP 会增加平均气道压力。根据通气模式不同,它也可能增加吸气峰压,在 ARDS 患者这可能会导致潜在的不良后果。对于肺健康的患儿,启动机械通气时应将 PEEP 设置在 5cmH₂O;临床上很少需要将 PEEP 设置在 15cmH₂O 以上
7	设置触发灵敏度,使得在患儿最小的吸气努力下就能启动吸气。但是,如果触发灵敏度设置过于敏感,则应小心误触发
8	当氧合很差,通气不足或吸气峰压过高时,需要考虑患儿不耐受相关的呼吸机设置,不能通过调整呼吸机参数来纠正,则应考虑镇静、镇痛和(或)应用神经肌肉阻滞剂
9	请儿科重症监护或其他呼吸专家协助会诊

注:SpO₂,peripheral oxyhemoglobin saturation,外周动脉血氧饱和度;ARDS,acute respiratory distress syndrome,急性呼吸窘迫综合征;V_T, tidal volume,潮气量;TI, inspiratory time,吸气时间;I∶E 比值, ratio of inspiratory to expiratory time,吸呼比;PEEP, positive end-expiratory pressure,呼气末正压。

表5-5	PEEP 在 ALI/ARDS 患儿中的应用
分　类	具体操作
在 ARDS 时启动 PEEP	・PEEP 的启动水平应为 5cmH₂O,并以每次 2~3cmH₂O 的增量逐渐增加。
	・复张效应在数小时内可能不明显。
	・在患儿接受 PEEP 治疗时,在逐渐增加 PEEP 时和增加的间期,监测血压、心率和动脉氧分压。
	・最佳的 PEEP 设置通常在 8~15cmH₂O
PEEP 的不利因素	・气压伤。
	・静脉回流减少,前负荷减低,心排血量减少,低血压。
	・PaCO₂ 增高(增加无效腔)。
	・健肺过度膨胀使氧合恶化(尤其在非对称性 ALI)

注:PEEP, positive end-expiratory pressure,呼气末正压;ALI,acute lung injury,急性肺损伤;ARDS,acute respiratory distress syndrome,急性呼吸窘迫综合征。

六、机械通气期间的持续监护

机械通气启动后,应该经常评估下列参数以指导更改呼吸机设置。由于改变一种参数可能会影响其他参数,所以对呼吸机设置的任何更改都需小心。这些参数间有相互依存的关系,某一参数变化可能在某一个方面是有益的,但在另一个方面可能是有害的。针对复杂的病情,需要开展危重症监护方面的会诊。

(一)吸入氧浓度

长期暴露于有毒的氧自由基后,所吸入的氧可能会损害肺实质。尽管相关的精确阈值尚不明确,但需要尽快(最好在 24 小时内)将吸入氧浓度降到 0.5(50%)或以下。然而,除早产儿外,其氧毒性可能具有同样的损害；在其他患儿，低氧血症的风险比吸入高浓度氧更大。

在机械通气过程中，决定氧合的基本因素是吸入氧浓度和平均气道压（P_{aw}）。在急性肺损伤或急性呼吸窘迫综合征患儿中 PEEP 是一个额外的独立决定因素。潮气量、吸呼比、PEEP 和其他几个因素（不在本章讨论范围内）会相互作用而影响平均气道压。如前所述，在制订机械通气计划时，必须将这些因素的相互关系考虑在内。

（二）湿 化

机械通气传输的气体通常是干燥的，再加上人工气道绕过了患儿的上呼吸道，导致呼吸道热量和水分的丢失。在机械通气时，常规对气体进行加温和湿化，以防止黏膜损伤，并最大限度地避免分泌物浓集。可用的系统有被动湿化器（人工鼻）或主动微处理机控制的加温湿化系统（温湿化器）。当存在大量分泌物，每分通气量大于 12L/min，或气道内有血液时，禁忌使用被动湿化器。

（三）吸气压力

在正压通气过程中，气道压力会逐渐上升到吸气峰压（P_{peak}）。吸气峰压也可以缩写为 PIP，又名峰压或气道峰压。P_{peak} 是 2 个压力的总和，包括克服气道阻力所需的压力和克服肺及胸廓弹性阻力所需的压力。如果在吸气末设置吸气停顿（气道关闭无气流），那么压力会从 P_{peak} 略微降低到吸气平台压（inspiratory plateau pressure，P_{plat}），**见图 5-3**。P_{plat} 反映克服肺弹性回缩力所需的压力，能更好地估计肺泡压，而肺泡压是提示肺泡扩张的重要指标。要精确地测量 P_{peak}，需要患儿在吸气或呼气相没有任何自主呼吸。

高吸气压力潜在的不良反应包括气压伤、容积伤和心排血量降低。气压伤（气胸，纵隔气肿）和容积伤（肺实质因过度膨胀而损伤）虽然与高 P_{peak} 有关，但与 P_{plat} 相关性最好，P_{plat} 更能反映肺泡压力。例如不同气管插管内径型号对 P_{peak} 和 P_{plat} 的影响就能很好地说明 P_{peak} 和 P_{plat} 与肺泡扩张之间的关系。容量控制机械通气的患儿，如果更换内径更小的气管插管，且保持同样的 V_T，结果 P_{peak} 上升，而 P_{plat} 和肺泡扩张程度则保持不变，压力在经过气管插管时被消耗。相同的 V_T，无论是何种呼吸模式，都会在吸气末产生相同的肺泡扩张。理想状态下，P_{plat} 应低于 $30cmH_2O$。

> **!** P_{peak} 反映大气道中的压力。P_{plat} 反映肺泡压。 **!**

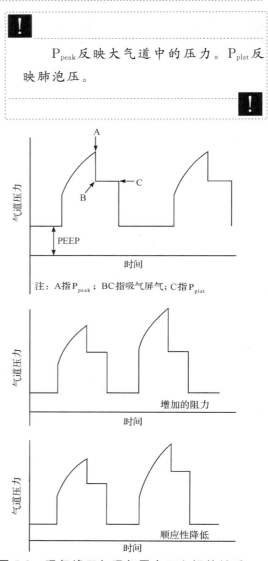

注：A指 P_{peak}；BC指吸气屏气；C指 P_{plat}

图 5-3　吸气峰压与吸气平台压之间的关系

要降低过高的 P_{plat}，可以通过降低 PEEP 来实现，但这样可能会影响氧合；也可以通过降低 V_T 来实现，但这样可能会减少每分通气量。在高 P_{plat} 必须降低时，可以采取允许性高碳酸血症和控制性低 pH 的策略。但允许性高碳酸血症不能用于颅内高压的患儿，因为 $PaCO_2$ 大于 $35\sim$ 40mmHg（$4.7\sim5.3$kPa）时会增加脑血流量和脑血容量，从而导致颅内压进一步升高。

> **!**
>
> 理想状态下，P_{plat} 应 <30cmH$_2$O。
>
> 可以通过降低 PEEP 或降低 V_T 来降低升高的 P_{plat}。
>
> **!**

（四）吸呼比与内源性 PEEP 之间的关系

呼吸周期由 60 秒除以呼吸频率而得。呼吸周期包含吸气时间和呼气时间，两者的相对比例即为吸呼比（I：E ratio）。在自主呼吸时，正常人的吸呼比约为 1：2，表明在一般患者中，呼气时间约为吸气时间的 2 倍。在慢性肺部疾病和其他呼气流量受限疾病（如哮喘）患者，呼气时间延长，吸呼比发生改变（如 1：2.5 或 1：3）。这些变化反映了肺部疾病的病理生理变化，并且会直接影响机械通气过程中相关技术的应用。

在容量控制时（辅助-控制或同步间歇指令通气模式），吸气时间通常由潮气量和吸气流量决定（吸气流量×吸气时间＝潮气量）。如果吸气流量保持不变，那么更大的潮气量就需要更长的吸气时间。如果吸气流量降低，那么相同的潮气量也需要更长的吸气时间。在这两种情况下，吸气时间都会延长。然而，鉴于呼吸频率是恒定的，呼吸周期也是恒定的，那么呼气时间就必然会缩短。在这种情况下，吸气时间是根据潮气量和吸气流量或应用吸气暂停时间主动调定的，而呼气时间则是被动决定的（即下一次机械性呼吸或自主呼吸周期前所剩余的时间），并与呼吸频率成反比。

如果呼气时间太短而不能将肺内气体全部呼出，那么下一次吸气的肺膨胀会叠加在前一次肺部残余气体的基础上，导致气体陷闭。该过程将导致肺过度膨胀和 PEEP 水平超过呼吸机的预设值。这增大的呼气末正压称为自动 PEEP（auto-PEEP），或内源性（intrinsic）、偶然性（inadvertent）或隐匿性（occult）PEEP。内源性 PEEP 可以通过手工方法或一些呼吸机自带的电子程序量化。然而，它很容易根据大多数呼吸机具备的流量-时间曲线波形来做出定性诊断（见图 5-4）。内源性 PEEP 之于气道峰压、平台压和平均气道压以及心肺功能的潜在有害的生理影响与预设的 PEEP 相同（见表 5-5）。内源性 PEEP 也可能增加呼吸做功，因为患儿吸气时必须克服内源性 PEEP 与预设的 PEEP 之间的差值，才能触发呼吸。

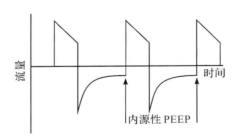

图 5-4　流量-时间曲线波形提示内源性 PEEP

可以通过以下方式降低内源性 PEEP。

■ 缩短吸气时间。这样能相应延长呼气时间，以允许潮气量完全呼出。然而，这也可能使时间常数长的肺泡不能完全充盈。

- 降低呼吸频率。这是降低内源性 PEEP 最有效的方法。
- 降低潮气量。除非初始流量设置过低，否则增加吸气流量（定容呼吸）通常不那么有效。在降低呼吸频率和潮气量时，必须考虑他们对 $PaCO_2$、pH 和每分通气量的影响。

（五）每分通气量

在机械通气过程中，二氧化碳交换的主要决定因素是肺泡每分通气量（V_A）。计算：

$$V_A = (V_T - V_{Ds}) \times f$$

其中，V_{Ds} 表示无效腔容积，f 表示呼吸频率。潮气量、呼吸频率以及两者与其他通气参数的相互关系，在前文中已经讨论了。在一般情况下，生理无效腔表示通气良好但相对灌注不足的肺单位。V_{Ds} 增加的生理效应是高碳酸血症。生理性 V_{Ds} 增加也可能由肺部疾病的进展、机械通气相关的高气道压力、血管内容量不足或低心排血量所致。如果已经应用了合适的潮气量和呼吸频率，在机械通气过程中高碳酸血症仍持续存在，那么就应该请儿科重症监护医生会诊。在这种情况下，可能需要容许 $PaCO_2$ 处于相对高的状态，来避免高气道压和内源性 PEEP。这种允许性高碳酸血症策略，只能在有合适的儿科重症监护专家会诊支持下才能采用。

如前所述，通气是否充分需要综合 $PaCO_2$ 和 pH 进行评估。过度通气导致的低 $PaCO_2$，可能是在原发疾病得到解决前代谢性酸中毒的短期代偿方式。类似地，对于有慢性高碳酸血症、基础 $PaCO_2$ 增加但能通过肾脏代偿（保留碳酸氢盐）保持 pH 值接近正常的患儿，给予能维持正常 pH 的每分通气量就足够了。对于慢性二氧化碳潴留的患儿，将 $PaCO_2$ 降至正常水平会导致严重的碱血症和碳酸氢盐储备的丢失，并且可能损害患儿的呼吸驱动机制。

七、镇静、镇痛和神经肌肉阻滞

对于患儿而言，气管插管和机械通气是痛苦而可怕的，并且会引发焦虑情绪。为了提高患儿的舒适度，减轻焦虑，减少呼吸做功，经常需要给予抗焦虑药、镇静剂、止痛剂和神经肌肉阻断剂。这些药物的应用指南请见**第 20 章**和**附录 7**。

八、特定临床状况的通气指南

（一）急性肺损伤/急性呼吸窘迫综合征

 病例分析

患儿，男性，16 岁，2 个月前接受脾切除术，因发热［体温 38.8℃（101.8℉）］、寒战伴气促加重 3 天至急诊室就诊。大气吸入下氧饱和度 86%；100% 非重复呼吸面罩吸氧下，氧饱和度提高到 90%。体检：呼吸频率 24 次/分，双肺可及粗湿啰音。四肢末梢苍白湿冷，毛细血管充盈时间约为 4 秒。患儿嗜睡，意识模糊。吸氧前动脉血气提示：pH 7.26，$PaCO_2$ 54mmHg（7.1 kPa），PaO_2 62mmHg（8.1kPa），碱剩余 −5mmol/L，氧饱和度 88%。胸片提示双肺斑片状浸润。

评估

　　—该患儿最可能的诊断是什么？

　　—脾切除术病史的意义是什么？

干预

　　—在对该患儿的诊疗中,下一步最好的干预措施是什么？

　　—该患儿适用 NIV 吗？为什么(或为什么不)？

再评估

　　—当前的氧合和通气策略有效吗？

　　—需要做哪些评估？

　　—这时你需要做哪些改变？

有效沟通

　　—当诊疗改变或患儿状态发生变化时,信息如何沟通,与谁沟通？

　　—该患儿最佳的诊疗场所是哪里？

团队合作

　　—对该患儿的诊疗需要哪些人参与？

　　—接下来,该如何对该患儿进行诊疗？

　　急性呼吸窘迫综合征(acute respiratory distress syndrome,ARDS)的特点是氧合障碍或不足,因此 ARDS 也被称为急性低氧性呼吸衰竭。发生 ARDS 时,肺部感染或炎症触发化学介质释放,扰乱正常的肺功能,导致毛细管渗漏,肺内分流增加,从而加重通气血流失调。因 ARDS 患儿肺顺应性较差,气道阻力增加,所以在机械通气期间需要应用高压力来恢复足够的气体交换,其关键在于如何做到既能更好地支持呼吸,又能尽量避免肺损伤。2000 年发表的 ARDS Network 研究具有里程碑意义,其研究结果表明,在成年急性肺损伤和 ARDS 患者中,与标准潮气量(12mL/kg)相比,低潮气量(6mL/kg)可以降低死亡率,增加脱机天数。类似的策略也被全世界的儿科 ICU 所广泛采用。最新的小儿 ARDS 共识建议,呼吸系统顺应性差的患儿,潮气量可低至 3~6mL/kg;而顺应性尚可的患儿,潮气量在 5~8mL/kg。借鉴新生儿肺透明膜病的治疗经验,高频振荡通气(high-frequency oscillatory ventilation,HFOV)、肺表面活性物质应用和吸入一氧化氮等方法也被广泛应用于儿科 ARDS 患者,但至今尚无大型前瞻性随机临床研究显示它们能改善预后。

　　PEEP 有助于肺复张并维持肺膨胀以优化气体交换。

　　对于 ARDS 患儿,虽然机械通气策略侧重于优化氧合,但必须注意避免因为吸气时间的延长和反比通气的应用所致的气体陷闭和内源性 PEEP。

(二)气道阻塞性疾病

 病例分析

　　患儿,女,11 岁,体重 50kg,有轻度间歇性哮喘病史,因胸痛和气促加重 2 天入急诊室。呼吸频率为 36 次/分,大气吸入下氧饱和度为 92％。体检有轻微的胸骨上凹,听诊呼吸音很低。连续雾化吸入支气管扩张剂和甲泼尼龙不能改善。该患儿被迅速转至儿科重症监护室,开始静脉输注特布他林,其心率增加到 180 次/分钟并伴有 ST 段抬高。入儿科重症监护室后不久,该患儿出现嗜睡、意识模糊。气管插管前动脉血气显示:pH 7.14,$PaCO_2$ 80mmHg(10.7kPa),PaO_2 76mmHg(10.1kPa),碱剩余－8mmol/L,氧饱和度 88%。急诊气管插管后开始正压通气,同步间歇指令通气容量控制模式,参数设置:呼吸频率 12 次/分钟,潮气量 350mL,FiO_2 1.0,PEEP 5cmH_2O,吸气时间 1 秒,吸呼比 1:4。

评估

——对此哮喘持续状态患儿进行气管插管和机械通气的潜在风险和益处是什么?

干预

——在给该患儿设置呼吸机参数时需要重点考虑什么?

——对于阻塞性肺部疾病患者,在肺部已经过度充气时,该如何应用 PEEP?

再评估

——你将如何监护哮喘持续状态的患儿?

——如果发现内源性 PEEP,需要如何调整?

有效沟通

——当患儿出现什么样的临床变化时需要沟通?

——该患儿需要何种程度的监护?

团队合作

——需要哪些团队成员共同参与患儿的诊疗?

——诊疗计划将如何实施?

对哮喘持续状态的患者,采取适宜的潮气量、低呼吸频率和延长呼气时间的通气策略,以允许气体充分排出。

气管插管和机械通气应该是对哮喘持续状态患者最后的干预手段,只有在其他措施都无效的情况下才应用。喉镜检查可以引发更严重的支气管痉挛,应由操作最熟练、最有经验的医务人员实施。由哮喘引起的呼吸衰竭患者的肺通常处于过度充气状态,发生气胸和纵隔气肿的风险很大。

在这些患儿中使用 PEEP 是有争议的,也是独特的。在重度哮喘接受机械通气治疗的患儿中,尚未进行应用生理性 PEEP 和不用 PEEP 的大型随机对照比较研究。当哮喘患者是因为高碳酸血症性呼吸衰竭而插管时,其原因更可能是气体陷闭而非换气不足,因此采用高呼吸频率来排出二氧化碳通常不能达到理想的结果。此时,应积极应用静脉或吸入支气管扩张剂和类固醇皮质激素来缓解支气管痉挛和小气道阻塞,以扭转急性过程。对哮喘持续状态患者,一旦支气管痉挛得到控制,并满足临床拔管的标准,就应尽早拔管。

已有报道称在儿科有哮喘持续状态相关的严重呼吸性酸中毒[$PaCO_2$>100mmHg(13.3kPa)]导致脑水肿的病例。因此,对Ⅱ型呼吸衰竭需要进行气管插管的患儿,应密切监测颅内高压体征。

(三)非对称性肺部疾病

误吸、挫伤、局灶性肺炎或出血后引起的非对称性肺部疾病或损伤可能会导致机械通气过程中异常的通气分布和气体交换。来源于呼吸机的惯性气体沿阻力最小的支气管路径流动,因此潮气量主要分布在受影响较小(顺应性更好)的肺而导致其过度膨胀。健肺过度膨胀,而患肺通气不足会加重通气/血流比失调,导致低氧血症和高碳酸血症的发生、持续存在,甚至恶化。对此,应该启用标准的通气支持设置和原则。然而,如果尝试失败,应该请专家就患儿的进一步诊疗进行会诊。改善通气/血流比从而改善氧合的一个简单的方法是改变患者的体位,让通气更好的健肺在重力依赖的位置(患侧肺向上)。此外,可能还需要其他技术,如差异性肺通气。

(四)心脏病

 病例分析

　　患儿,男,3 月龄,患有 21-三体综合征(唐氏综合征)合并完全性房室共同通道,口服地高辛和呋塞米 3 周后就诊于心脏专家门诊。其母亲阐述患儿仍只能进食 30mL 配方奶且需耗时 45 分钟,其后就因力竭而无法继续进食。患儿出生后,体重只增长了 150g,落后于他的生长曲线。体检:呼吸频率 72 次/分钟,并伴有深的胸骨上凹;肝右肋下 4cm,质地硬;肢端苍白、凉,脉搏减弱。

评估

　　—在该病例中,你发现了呼吸道的什么症状和体征?

　　—该患者呼吸窘迫的原因可能是什么?

干预

　　—该患儿适用 NIV 吗? 为什么?

　　—如果对该患儿进行常规机械通气,怎样设置合适?

　　—还有哪些合适的干预措施?

重新评估

　　—对该患儿还必须完成哪些评估?

　　—氧饱和度最合适的范围是多少?

　　—正压通气对该患儿的循环状态有何影响?

有效沟通

　　—该患儿在哪里诊治最合适?

　　—如果该患儿临床情况恶化,需要联系谁?

团队合作

　　—谁来执行诊疗策略?

　　—怎样划分职责?

　　对于心肌缺血或心力衰竭患者,通气支持的主要目标是减少呼吸功,以确保心肌足够的氧供。减少呼吸功降低呼吸肌的氧耗,从而增加心脏和终末器官的氧供。心源性肺水肿患者也可能受益于正压通气时胸膜腔内压的增加,因其可以减少双心室的充盈(降低肺毛细管压)并有利于左心室的排空(增加心排血量)。

　　机械通气过程中的高平均气道压也可能因为增加右心后负荷和减少静脉回流,而对心功能有害。因此,在机械通气过程中应该监控和调节能影响平均气道压的各项参数,以确保足够的心脏功能。

（五）神经肌肉疾病

 病例分析

患儿，男，9岁，被发现从楼梯上摔下后送到PICU。他的父母称，摔下楼梯时他的膝盖被压在身下。系统回顾有意义的信息只有一项——其在2周前曾患"轻度肺炎"，目前已恢复。体检发现患儿双下肢压痛，膝反射消失，肌张力减低。入院当晚，患儿出现吞咽困难，随之出现呼吸窘迫，需要紧急气管插管和正压通气。

评估

——在给患有神经肌肉疾病患儿进行机械通气时，需要有哪些特殊的考虑？

干预

——该患儿适用NIV吗？为什么？

——如果对该患儿进行常规通气，怎样设置合适？

再评估

——对该患儿还必须完成哪些评估？

——pH最合适的范围是多少？

有效沟通

——该患儿在哪里诊治最合适？

——如果该患儿临床情况恶化，需要联系谁？

团队合作

——谁来执行诊疗策略？

——怎样划分职责？

周围神经肌肉疾病患者通常具有完整的呼吸驱动和正常的肺。这些患者可能需要更高的潮气量，以避免呼吸困难的感觉。可能需要调整其他通气参数，以确保正常的动脉血pH。只要有可能，应该鼓励有足够压力支持的自主呼吸，以防止呼吸肌功能进一步恶化。夜间可考虑全机械通气的休息设置，以促进休养。

九、机械通气支持的监护

接受机械通气支持的患者需要连续的监护来评估治疗效果（见**表5-6**）。动脉血气分析能够提供关于氧合、通气是否足够和酸碱平衡情况等有价值的信息（见**附录3**）。这些信息在机械通气初始期、不稳定期和脱机时都是必需的。胸部影像能追踪患者病情进展或好转情况，并能确定气管插管的位置。

表5-6	机械通气持续监护的推荐
序　号	具体建议
1	气管插管后建议完善胸部摄片以判断气管插管的位置,随后定期复查以评估病情变化
2	气管插管后建议完善动脉血气分析,随后根据病情在必要时复查
3	定期监测生命体征,直接密切关注患者情况(包括评估人机交互)
4	监测吸气平台压
5	使用连续脉搏血氧仪来监测氧合
6	设置呼吸机报警来监控重要的生理和呼吸机参数

　　呼吸机配备了精密的报警和监视系统,以协助医务人员管理患者和检测不良事件。在启动呼吸机支持时,必须设置低分钟通气量、高分钟通气量、高吸气压力、低呼气量和低呼气压力的报警。此外,许多呼吸机能监测内源性PEEP。

　　低压报警是为了提醒临床医师管路漏气或呼吸机脱开的情况。高压报警提示气道压力已经超过了所设置的最大吸气峰压。高压报警通常设置在患者的基础吸气峰压值之上$5\sim10cmH_2O$。容控模式下出现高压报警提示可能存在痰栓,由分泌物积聚引起的气道或肺顺应性突然改变,或气胸或气管插管位置的改变。因为当压力达到高限时,吸气就结束了,所以可能达不到预设的潮气量。因此,频繁的呼吸机警报不应归结于机器故障,更不应该忽视或麻痹。

十、机械通气启动后的低血压

(一)张力性气胸

　　如果在机械通气启动后立即出现低血压,则要考虑张力性气胸的可能。张力性气胸的诊断一般基于体检发现气胸侧呼吸音降低或消失,叩诊呈鼓音。生命体征的变化不仅可能包括氧饱和度降低、心动过速,及呼吸频率增快(如果患者是自主呼吸的),还可能观察到气管偏离气胸侧,尽管这在气管插管后不常见。呼吸机警报可能指示气道压力高。

　　紧急治疗措施包括在锁骨中线第2或第3肋间用导管或针穿刺来紧急减压(见附录11),并且不应该因等待影像学确诊而延误治疗。减压既是诊断,也是治疗,能使血压和生命体征恢复正常。穿刺后必须放置胸腔引流管,以防止气胸复发。

(二)胸膜腔内压从负到正的转换

　　正常胸膜腔内压略低于周围大气压。在启动正压通气时,胸膜腔内压变为正值。随着胸膜腔内压增加,右心房压力上升,血液从胸外大静脉回流入右心的压力梯度减小,从而导致体循环静脉回流减少,左心室前负荷、每搏量、心排血量和血压可能也会随之降低。已存在的血管内容量不足会加重对心排血量和血压的不良影响。

　　这种常见并发症的处理包括容量复苏,即快速扩容(10~20mL/kg),提高胸外静脉压和右心静脉回流直至血压回升。但应监测血氧饱和度,以避免过度的液体复苏。应用包含高平均气道压的通气技术可能会加重正压通气对血流动力学的不良影响。

（三）内源性 PEEP

在下一次呼吸开始前,如果肺内气体没有完全排空,就会发生内源性 PEEP。由于呼气气流受限或所需要的吸气时间过长,呼吸机设置和患者生理学的共同作用就会导致呼气时间不足(见**图 5-4**)。过高的内源性 PEEP 可增加胸膜腔内压,进而因静脉回流减少而导致低血压。虽然内源性 PEEP 可以发生于任何患者,但更易发生于阻塞性气道疾病患者。通过短暂断开呼吸机回路与气管导管的连接,可以立即解除内源性 PEEP,然后进行内源性 PEEP 的评估和治疗。

（四）急性心肌缺血/梗死

增加心肌耗氧量的因素包括:急性呼吸衰竭、气管插管和过渡到正压通气所造成的应激;β肾上腺素能药物(如肾上腺素、多巴酚丁胺);部分麻醉药物(氯胺酮)。对于年龄较大的心功能储备不足的儿童和成人,可能会导致急性心肌缺血和随后的低血压。

十一、机械通气的撤离

尽管这超出了本基础课程的范畴,但如果不简要回顾一下当前的撤机方法,那么对机械通气的讨论就是不完整的。一旦患者的肺功能开始改善就应该考虑撤机,但撤机的决定和拔除气管插管的决定是分开的。

在撤机过程中,患者自身能够逐渐承担更多的气体交换功能,而呼吸机提供给患者的每分通气量逐渐减少。必须解除导致机械通气支持的病因。此外,患者必须积极参与撤机过程,并应设置客观和主观的标准来监控撤机过程的成败情况。撤机的影响因素包括患者的意识水平、镇静药物的需求、呼吸驱动和距离最近一次呼吸或循环失代偿的时间。

目前已有多种成人和儿童的撤机方法被提出。这些方法都需证明患者已做好脱机并进一步最终拔管的准备,且几乎都包含自主呼吸试验。虽然进行自主呼吸试验的条件可能有所不同,但都包含了一个重要的组成部分,即应用压力支持以代偿呼吸机回路阻力所造成的呼吸功增加。对气管导管直径<3.5mm 的小患儿,无压力支持的自主呼吸类似于用吸管呼吸。如果呼吸肌功能失调,患儿的努力可能就无法克服插管的阻力,除非增加压力支持,否则呼吸肌疲劳和呼吸窘迫就会随之而来。

> **！**
>
> 目标导向性通气策略通常是最成功的,因为他们让患者反复承担更多的呼吸功,同时监测患者撤机失败的体征。
>
> **！**

撤机速度取决于多个因素,包括患者的生理情况和机械通气的时间。对肺部正常、因择期全麻手术而实施机械通气的患者,可以迅速撤机,就像麻醉师经常在手术室所做的一样。而与之形成鲜明对比的是那些因严重系统性疾病而插管数天或数周的患者,他们需要一个更加渐进、更加严密监控的撤机方案。在撤机前应该优化各项条件,包括调整镇静剂剂量和停止使用神经肌肉阻滞药物,优化营养并确保正氮平衡,优化液体和酸碱平衡状态。对有严重的代谢性碱中毒(通常是积极利尿治疗的结果)的患者,应纠正酸碱失衡以确保最佳的呼吸驱动。

一旦开始撤机,任一生命体征的变化,如心率或呼吸频率增加、血压波动,都可能提示患者无法耐受撤机过程。疲劳的临床体征,包括反常呼吸或使用辅助呼吸肌、出汗以及烦躁,都提示患者没做好进一步撤机的准备。患者出现通气不足时很容易识别,因为他们除了下一次呼吸不能关注其他任何事情。患者出现气促、吸气凹陷或需要更高的氧浓度来维持相同的饱和度,均提示脱机试验失败,应该重新回到更高级别的支持。动脉血气值是衡量患者脱机耐受性的客观指标。需 50% 或以上的 FiO_2 才能达到 $PaO_2>60mmHg(8.0\ kPa)$ 或 $PaCO_2>50mmHg(6.7kPa)$,通常提示该患者不适合进一步脱机。在撤机的最后阶段,应该拍胸片以确保没有明确的拔除气管插管的禁忌证,诸如肺不张或气胸。

机械通气的要点

- 有创和无创机械通气的主要目标是支持通气和氧合,并减少呼吸功,同时确保患者舒适。
- 无创通气模式可能是轻中度呼吸系统疾病且无严重合并症患者适宜的干预措施。
- 无创通气患者如果病情恶化或 1～2 小时后无明显好转,则应插管。
- 多种有创机械通气种类和模式可促进人机同步。
- 在初始容量控制通气时,可以使用以下准则:FiO_2 为 1.0;适于年龄的呼吸频率,通常在 12～24 次/分钟;V_T 为 6～8mL/kg,能确保充分地抬动胸廓(肺顺应性差 V_T 为 4～6mL/kg);PEEP 为 2～5cmH_2O。吸气时间取决于患者的年龄和病情,通常为 0.5～1 秒。
- 必须认识吸气压力、吸呼比、FiO_2 和 PEEP 之间复杂的相互作用,以预测其对患者潜在的有益或有害的影响。
- 氧合的主要决定因素是 FiO_2 和平均气道压,而肺泡通气量(呼吸频率和 V_T)主要影响二氧化碳交换。在急性肺损伤或 ARDS 患者中,PEEP 是氧合的另一个独立决定因素。
- 在机械通气过程中,做好对患者情况的密切监测是至关重要的,包括对呼吸机报警的恰当设置并密切关注,对脉搏血氧饱和度的持续监测,频繁的床边评估,以及根据需要监测动脉血气和胸片。
- 撤机是一个积极的过程,应在需要机械通气的问题开始解决后立即开始。撤机过程需要密切监测,以避免任何额外的应激,并保证患者处于舒适的状态。

推荐阅读

1. Acute Respiratory Distress System Network. Ventilation with lower tidal volumes as compared with traditional tidal volumes for acute lung injury and the acute respiratory distress syndrome. N Engl J Med,2000,342:1301-1308.

2. Al-Subu AM,Rehder KJ,Cheifetz IM,et al. Noninvasive monitoring in mechanically ventilated pediatric patients. Expert Rev Respir Med,2014,8:693-702.

3. Cheifetz I. Invasive and noninvasive pediatric mechanical ventilation. Respir Care,2003,48:453-458.

4. Conti G,Piastra M. Mechanical ventilation for children. Curr Opin Crit Care,2016,22:60-66.

5. Chisti MJ,Salam MA,Smith JH,et al. Bubble continuous positive airway pressure for

children with severe pneumonia and hypoxaemia in Bangladesh：an open，randomised controlled trial. Lancet，2015，386：1057-1065.

6. Dekel B，Segal E，Perel A. Pressure support ventilation. Arch Intern Med，1996，156：369-373.

7. Feltbower S，McCormack J，Theilen U. Fatal and near-fatal grape aspiration in children. Pediatr Emerg Care，2015，31：422-424.

8. Fortenberry JD，Del Toro J，Jefferson LS，et al. Management of pediatric acute hypoxemic respiratory insufficiency with bilevel positive pressure（BiPAP）nasal mask ventilation. Chest，1995，108：1059-1064.

9. Jubran A，Tobin MJ. Monitoring during mechanical ventilation. Clin Chest Med，1996，17：453-473.

10. Keith RL，Pierson DJ. Complications of mechanical ventilation：a bedside approach. Clin Chest Med，1996，17：439-451.

11. Mortamet G，Amaddeo A，Essouri S，et al. Interfaces for noninvasive ventilation in the acute setting in children. Paediatr Respir Rev，2017，23：84-88.

12. Najaf-Zadeh A，Leclerc F. Noninvasive positive pressure ventilation for acute respiratory failure in children：a concise review. Ann Intensive Care，2011，1：15.

13. Peng W，Zhu H，Shi H，et al. Volume-targeted ventilation is more suitable than pressure-limited ventilation for preterm infants：a systematic review and meta-analysis. Arch Dis Child Fetal Neonatal Ed，2014，99：F158-F165.

14. Ryan MM. Pediatric Guillain-Barré syndrome. Curr Opin Pediatr，2013，25：689-693.

15. Schibler A，Franklin D. Respiratory support for children in the emergency department. J Paediatr Child Health，2016，52：192-196.

16. Takasaki Y，Kido T，Semba K. Dexmedetomidine facilitates induction of noninvasive positive pressure ventilation for acute respiratory failure in patients with severe asthma. J Anesth，2009，23：147-150.

17. Venkataraman ST. Mechanical ventilation and respiratory care. In：Fuhrman BP，Zimmerman J，eds. *Pediatric Critical* Care. 3rd ed. Philadelphia，PA：Mosby；2006：683-718.

18. Rimensberger PC，Cheifetz IM. Ventilatory support in children with pediatric acute respiratory distress syndrome：proceedings from the Pediatric Acute Lung Consensus Conference. Pediatr Crit Care Med，2015，16（5 Suppl 1）：S51-S60.

（范佳杰 翻译）

第6章

休 克

 ## 目 标

- 明确休克的定义。
- 明确休克的 5 种类型及典型表现。
- 能对儿童休克进行初始的评估与处理。
- 探讨儿童休克液体复苏原则。
- 概述血管升压素和各种正性肌力药物的生理作用。
- 通过设计和实施机构具体的识别、复苏和稳定以及集束化治疗,认识到最佳做法和循证医学方法的重要性。

一、引 言

休克是重症监护中的一个常见问题,可简单地描述为重要生命器官的氧气及其他重要物质的供应不足。由于氧气转运障碍,可引起循环障碍、细胞功能改变及各种代谢产物堆积,而出现相应的临床表现。在休克状态下,氧输送能力(oxygen delivery,DO_2)受损与动脉血氧含量(arterial oxygen content,CaO_2)和心排血量(cardiac output,CO)改变直接相关。心排血量是心率和每搏输出量的乘积。每搏输出量指每次心搏时从左心室射出的血量。血氧含量包括大量的结合于血红蛋白中的氧和少量溶解于动脉血中的氧。

$$氧输送能力 = 动脉血氧含量 \times 心排血量$$

$$心排血量 = 心率 \times 每搏输出量$$

$$动脉血氧含量 = (血红蛋白 \times 1.34 \times 动脉血氧饱和度) + (0.003 \times 动脉氧分压)$$

每搏输出量与前负荷(定义为舒张末期心室血容量)、后负荷(心室射血时的阻力)及心肌收缩能力相关。

心排血量不足可以通过确保最佳的前负荷、后负荷和收缩能力来纠正;在某些情况下,也可以通过改变异常高或低的心率来纠正。此外,还可以通过优化血红蛋白氧饱和度,及通过输注红细胞提高循环中血红蛋白浓度,来增加氧的传递。

在过去几年中,与休克有关的患者死亡率急剧下降,这主要是由于实施了在循证指南的指导下进行救治,这些指南强调迅速诊断和快速、连续的目标导向干预措施,旨在扭转休克症状,并将生命体征恢复到正常水平。Han 等证明,在患儿被送到社区医院的第 1 个小时内休克的纠正,与患者死亡率下降和各系统功能的改善有关(见图 6-1)。随后的研究表明,遵守了基于循证医学证据的指南和规范的复苏流程,急性肾损伤等疾病的发生率、死亡率和平均治疗费用都有所下降。

成年人和儿童生长发育的差异对其治疗方案的选择有着显著的影响。对于成年人的急性病理过程而言,其心率和心收缩力通常会增加,但由于婴儿心室功能相对固定,所以任何原因导致的心率下降都会使心排血量严重减少。婴儿和儿童的基础心率比较快,限制了通过提高心率来增加心排血量的能力。在急性病理过程中,患儿全身的血管阻力会急剧上升,导致其血压维持在虚假的安全水平,直至出现失代偿性休克。在低血容量及心肌功能下降时,患儿全身血管阻力升高会损害心排血量。

儿童早期休克的临床表现通常不十分明显,心动过速和呼吸急促可能是仅有的异常表现。在休克早期,这些异常表现(最初的 5 分钟内)未被发现和逆转(在第 1 小时内),很有可能导致代偿性的、易处理的休克状态发展至不可逆的器官功能损害。

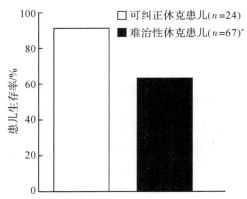

图 6-1 可纠正休克与难治性休克患儿的生存率比较

[a]$P<0.05$。经过社区医院医生努力复苏后,可纠正休克患儿的生存率为 96%,而难治性休克患儿的生存率仅为 63%。

数据来源于:Han YY, Cardllo JA, Dragotta MA, et al. Early reversal of pediatric-neonatal septic shock by community physicians is associated with improved outcome. Pediatrics,2003,112:793-799.

二、休克类型

休克的 5 个主要类型是低血容量性、分布性、心源性、阻塞性和贫血性休克。

(一)低血容量性休克

 案例分析

患儿,男,2 月龄,既往体健,腹泻 2 天。入院查体:心率 220 次/分钟,血压 60/50mmHg,精神萎靡,前囟和眼窝凹陷,严重脱水貌,脉搏细弱,四肢冰冷,毛细血管充盈明显延迟。因开通静脉通路困难,选择胫骨开通骨髓腔通路。他在 1 小时内接受生理盐水(60mL/kg)后,心率下降到 140 次/分钟,血压提高到 76/40mmHg,并能开始进行良好的眼神交流。毛细血管再充盈和远端脉搏得以改善。

评估

—该患儿的诊断是什么?

干预

—该患儿复苏的第一步是什么?

重新评估

在 1 小时内给予 60mL/kg 等张晶体液之后,患儿已经能够坐立,并能与家人进行适当的互动。

—该患儿还需要更多的液体复苏和(或)其他治疗干预吗?

有效沟通

—当患儿临床状态发生改变时,需要告知谁,临床信息该如何传递?

—治疗该患儿最适合的场所在哪里?

团队合作

—你打算如何实施治疗策略?

—谁来做什么,什么时候做?

低血容量性休克是儿童最常见的一种休克类型,其在血管内有效循环血量减少,不能再维持充足的心排血量和组织灌注的发生。低血容量导致心脏前负荷降低,心排血量减少。对低血容量最初的反应是外周和中心压力感受器被激活,从而提升儿茶酚胺介导的血管收缩和心动过速。即使在急性失血达到 30% 的循环血容量之后,这些机制尚足以维持患儿的血液循环和血压。然而,急性失血超过 30% 循环血容量,会造成严重的临床状态,并可能导致危及生命的器官损害。

低血容量性休克最常见的原因是腹泻,这是全球低血容量性休克患儿死亡的主要原因。这类患儿因并发呕吐或胃肠外纠正不足,血容量持续损失无法得到缓解,会迅速进展为低血容量性休克。

有创伤性损伤和大量或持续失血的患儿可能迅速发展至失血性休克。这些患儿典型的表现为心动过速、脉压减小、毛细血管再充盈时间延长、直立性低血压;在晚期,则直接表现为低血压。他们常见的体征是末梢器官灌注减少,比如意识改变和尿量减少,当存在高负荷时,这些症状可能会延迟出现。在发生严重休克后,少尿才可能表现明显。

(二)心源性休克

 案例分析

患儿,女,16 岁,既往体健,自感不适,于卧室中晕厥。急诊科初步评估显示:心率 160 次/分钟,呼吸频率 36 次/分钟,血压 60/50mmHg,面色苍灰,四肢湿冷,肺部听诊无啰音,肝脏肋下未及。胸片提示心影增大。患儿精神软,无尿。急诊予以吸氧,并予以输注生理盐水(10mL/kg)。

评估

—哪些体格检查结果有助于正确诊断?

—还应进行哪些干预?

干预

—需要立即采取哪些干预措施?

—现在是否需要改变最初的干预措施?

重新评估

患儿心率下降到 140 次/分钟;血压无改善,面色好转。继续予以输注生理盐水(5mL/kg),并加用多巴胺[10μg/(kg·min)]泵注维持后,患儿血压上升至 110/70mmHg,开始产生尿液,收住入 PICU。

—目前的治疗策略是否有效？

—对该患儿还需要做什么？可能需要其他哪些治疗干预措施？

有效沟通

—当患儿临床状态发生改变时，需要告知谁，临床信息该如何传递？

—治疗该患儿最适合的场所在哪里？

团队合作

—治疗策略应该如何实施？

—谁来做什么，什么时候做？

心源性休克是由心泵功能不全导致心排血量减少引起的。心源性休克患者通常表现（但并非总是）为心动过速、脉压减小、四肢厥冷。引起心源性休克的心肌功能障碍的原因可能是原发性或家族性心肌病、感染性心肌炎、全身炎症反应综合征（如脓毒症）、自身免疫性疾病等。

缺氧缺血性事件的后遗症、心律失常、冠状动脉灌注受损和酸中毒等，可能在到达急诊室时就已出现，也可能在住院期间出现。心律异常，如室上性心动过速患者的严重心动过速，可能在数小时内引起心力衰竭。完全性心脏传导阻滞患者的严重心动过缓也可能导致终末器官功能障碍。

当婴幼儿遇到急性疾病时，鉴别诊断必须考虑心源性休克。婴幼儿因室上性心动过速、原发性心肌病或结构性先天性心脏病引起心肌功能障碍，可能表现出心力衰竭的微妙迹象，如烦躁、疲劳、呕吐和喂养不良（需要较长时间才能完成喂养）。另外，在婴儿出生的头两个月，若存在动脉导管相关性心脏畸形，也可能发生心源性休克。上下肢血压的明显差异是动脉导管未闭性先天性心脏病的典型体征。此类心脏病会迅速引起危及生命的休克和器官功能不全，故应迅速开始并持续输注前列腺素 E_1，直至心脏 B 超检查明确排除动脉导管未闭。

根据临床特征，急性失代偿性心力衰竭可分为湿、干、暖或冷 4 种表型，通常表现为 4 种表型中的 1 种。具有"湿"表型的患者通常血容量较高，表现为肺或全身充血的体征，如呼吸窘迫、肺部听诊闻及哮鸣音和啰音，肝大及周围水肿，颈静脉扩张（年轻人和肥胖患者的颈静脉扩张可能难以观察），存在较高的心房和心室充盈压力。具有"干"表型的患者可能血管内容量（前负荷）正常或偏低，表现为皮肤和终末器官灌注不良，这些患者的血容量有时有相对偏低，需要小剂量及相对慢的液体复苏。具有"暖"表型的患者，终末器官灌注正常或接近正常。具有"冷"表型的患者表现为四肢冰冷、潮湿，心排血量低下，终末器官功能损伤通常更难以纠正。

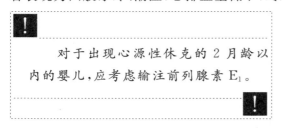

对于出现心源性休克的 2 月龄以内的婴儿，应考虑输注前列腺素 E_1。

无论表型如何，心源性休克治疗的关键集中在调节血容量上。如果患儿血容量相对较低，则应通过谨慎补液来增加血容量。如果患儿血容量较高，则应使用利尿剂。密切注意液体管理至关重要，因为在"湿"和"暖"型心力衰竭中，过度积极的液体复苏可能导致"湿"和"冷"型休克。可以通过使用正性肌力药来增强心肌收缩力；通过适当使用血管扩张剂减轻后负荷。

一般性支持措施至关重要。通过最佳的充盈压力和适当使用血管活性药物，可以使心肌耗氧量降至最低。控制发热、疼痛和焦虑也有助于减轻心脏负荷，并且可能是非常有益的。

(三)分布性休克

案例分析

患儿,男,16岁,在足球训练中背部受钝伤。患儿面色潮红,心率60次/分钟,血压70/30mmHg,四肢末梢温暖。予以留置导尿,无尿。当心率下降至48次/分钟时,患儿出现恶心、嗜睡表现。

评估

—该患儿潜在的生理改变有哪些重要线索?

—分布性休克的常见原因是什么?

干预

—需要立即采取哪些干预措施?

—如何稳定该患儿?

重新评估

开始积极的液体复苏,在第1小时内给予生理盐水(60mL/kg),并输注肾上腺素,患儿的血压和一般外观迅速改善。

—目前的治疗策略是否有效?

—需要采取哪些持续的治疗措施?

有效沟通

—当患儿的临床状态发生变化时,需要告知谁,临床信息应如何传递?

—治疗该患儿的最佳地点是哪里?

团队合作

—治疗策略将如何实施?

—谁来做什么,什么时候做?

分布性休克是由血管阻力陡然下降,使得血液重新分布、重要脏器灌注减少造成的。分布性休克可见于早期脓毒性休克、过敏反应、毒物摄入和脊髓损伤的患者,或接受脊髓或硬膜外麻醉的患者。分布性休克患儿的典型体征是皮肤充血,四肢温热,可触及脉搏,有脉压加宽的心动过速,毛细血管再充盈时间可极短。

脊髓损伤引起的分布性休克可不伴有显著代偿性的心率增快。治疗的重点有以下三个方面:①尽可能去除潜在病因;②快速液体复苏;③输注以α肾上腺素能作用为主的血管活性药物,如去甲肾上腺素或去氧肾上腺素。摄入有毒物质的儿童(如三环类药物)容易出现室性心律失常。碳酸氢钠被用以克服药物引起的钠通道阻断,以改善这些危险的心律失常。

（四）阻塞性休克

 案例分析

患儿，男，12岁，既往体健，乘坐机动车就座于前排座位时发生交通事故而入院。主诉胸部不适，患儿烦躁不安伴呼吸困难，心率150次/分，血压80/60mmHg，呼吸急促，呼吸音不对称，气管左偏，心音遥远，腹软，脉搏细弱，四肢冰冷。患儿病情突然恶化，血压测不出。

评估

—此患儿潜在的基本生理改变有哪些重要线索？

—阻塞性休克的常见原因有哪些？

—哪些临床表现提示存在胸腔积液和心包积液？

干预

—需要立即采取哪些干预措施？

—如何稳定患儿？

重新评估

在用等张晶体液进行液体复苏的同时，予以放置胸导管引流；在准备行心肺复苏之际，患儿生命体征有所好转，胸片提示胸导管位置可，其创伤评估仍在继续。

—必须遵守哪些一般管理原则？

—目前的治疗策略是否有效？

有效沟通

—当患儿临床状态发生变化时，需要告知谁，临床信息将如何传递？

—治疗该患儿的最佳地点是哪里？

团队合作

—治疗策略将如何实施？

—谁来做什么，什么时候做？

阻塞性休克在儿科相对少见，因此更需要提高警惕。阻塞性休克是外力作用于胸腔内大血管以及心脏腔室的结果。即使在血容量和心肌收缩力正常的状态下，也会发生心排血量减少。阻塞性休克的常见原因有胸腔积液，如气胸或血气胸。在儿科，肺栓塞是较少见的引起阻塞性休克的病因之一，仅在高凝状态或长骨骨折时需考虑。在心包积液迅速形成和心室充盈受限时，会发生心脏压塞。

阻塞性休克的临床表现包括心动过速、肢端凉、毛细血管再充盈时间延长、脉压降低、颈静脉怒张、心音遥远、呼吸音不对称等。气管或纵隔偏移可见于大量胸腔积液。治疗的重点在于迅速纠正潜在病因。在张力性气胸排气后或心包积液引流后，病情常会得到戏剧性的改善。采用等渗晶体或胶体液进行液体复苏是重要的临时措施。应非常慎重地应用能降低全身血管阻力的药物（如苯二氮䓬类、阿片类或异丙酚），直至阻塞性休克的病因解除。

(五)贫血性休克

 案例分析

　　患儿,女,22 月龄,既往体健,因发热、鼻出血伴皮疹及活动减少就诊。查体示患儿营养不良貌,面色及结膜苍白,心率 180 次/分钟,呼吸 28 次/分钟,血压 101/46mmHg,听诊胸骨左上缘收缩期杂音,触诊肝肋下 2cm。追问病史,患儿既往挑食,并且每天至少摄入 960mL 全脂牛奶。

评估

　　—此患儿潜在的生理改变有哪些重要线索?

　　—什么疾病过程或疾病的组合可能以这种方式出现?

干预

　　—需要立即采取哪些干预措施?

　　—应避免采取哪些干预措施?

重新评估

　　实验室检测结果显示:血常规示白细胞计数 $1.5×10^9$/L;血红蛋白 1.9g/dL;血细胞比容 7.6%;血小板计数 $300×10^9$/L;生化检测示乳酸脱氢酶、尿酸、尿液分析结果均正常,大便隐血试验阳性,铁代谢提示缺铁性贫血,细小病毒 DNA 聚合酶链反应试验阳性。

　　—该患儿的贫血应该如何解决?

有效沟通

　　—当患儿的临床状态发生变化时,需要告知谁,临床信息将如何传递?

　　—在该患儿出院之前,需要向家属告知哪些注意事项?

团队合作

　　—治疗策略将如何实施?

　　慢性严重贫血患儿存在高心排血量心力衰竭。在非洲疟疾流行区域所做的临床研究提示,快速补液对慢性严重贫血患儿有损害,但较慢速度补液及输血(血红蛋白水平<5g/dL)对患儿有益。对急性贫血性休克患者进行输血的治疗效果优于快速输液。

(六)脓毒性休克

 案例分析

　　患儿,青少年,既往体健,因发热、气促伴关节肿胀 2 天入院。呼吸急促,心率 160 次/分钟,血压 86/30mmHg,毛细血管充盈时间正常。

评估

　　—该患儿潜在的生理改变有哪些重要线索?

　　—脓毒性休克的原因是什么?

干预

—需要立即采取哪些干预措施？

—如何把握液体复苏的液体量和时机？

—儿童休克的管理重点是什么？

重新评估

给该患儿输注 500mL 生理盐水（输注时间超过 1 小时），然后将其转移到儿科 ICU。在到达时，患儿反应迟钝，呼吸困难，毛细血管充盈时间明显延长，血压测不出，立即予以高流量吸氧，快速泵注生理盐水（20mL/kg），并用肾上腺素维持，准备插管及开通中心静脉。

—对休克，必须遵循哪些管理原则？

—儿童休克管理中常见的"陷阱"有哪些？

—为什么"冷休克"难以逆转？

有效沟通

—当患儿的临床状态发生变化时，需要告知谁以及如何传递这些临床资料？

团队合作

—治疗策略将如何实施？

—谁来做什么，什么时候做？

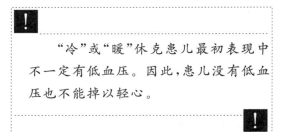

！

"冷"或"暖"休克患儿最初表现中不一定有低血压。因此，患儿没有低血压也不能掉以轻心。

！

一方面，良性急性发热疾病患儿常见发热、心动过速和血管扩张的炎症性三联症；另一方面，当出现以下表现时，即使血压正常，也应高度怀疑脓毒性休克。这些表现包括：精神状态改变，特别是患儿与父母或者医务人员的互动减少，体温低或高，全身出现花斑，四肢冰冷，毛细血管充盈时间延长，脉压增宽，尿量减少。

脓毒性休克患者通常表现为典型的低血容量性、分布性和心源性休克。他们可能有相对或绝对低血容量，血管张力异常（和可变），血流分布不均，以及心肌功能障碍。酸中毒、凝血障碍以及代谢和内分泌紊乱最终导致亚细胞水平的能量利用异常。毛细血管渗漏综合征发展迅速，可能使对患者的管理进一步复杂化（见表 6-1）。

一些脓毒性休克患儿最初可能表现为高动力、高心排血量状态，其特征是血管扩张、心动过速、脉压增大、毛细血管充盈时间短、面色潮红，这种模式通常被称为"暖"休克。

对多巴胺不敏感的休克患儿表现为低心排血量状态，其特征包括心动过速、精神状态改变、脉压减小、皮肤花斑、毛细血管充盈时间延长，这种模式被称为"冷"休克。

随着脓毒性休克的进展，心排血量可以从高到低迅速变化，这些患者从面色潮红、温暖、高动力状态转变为以低灌注为特征的状态，表现为呼吸急促、心动过速、低血压、毛细血管再充盈时间延长、脉搏微弱和代谢性（乳酸）酸中毒。

治疗目标包括迅速识别休克，通过充分的血管内容量扩张，迅速逆转心血管功能障碍，早期插管，血管活性和正性肌力支持，以及应用抗菌药物控制感染原和积极寻找可逆性病因。对怀疑有严重全身感染的患者应停止免疫抑制治疗。

表6-1	休克的可能病因
休克类型	可能病因
低血容量性休克	• 液体丢失:胃肠疾病(急性胃肠炎、胰腺炎)、肾功能不全 • 失血:外伤或凝血病引起的出血 • 毛细血管渗漏:肠扭转、肠套叠或坏死性小肠结肠炎引起的肠坏死、肠缺血
分布性休克	• 神经源性休克:头部损伤、脊髓损伤 • 过敏反应 • 毒物摄入 • 肾上腺功能不全:先天性肾上腺皮质增生症
心源性休克	• 先天性心脏病 • 心肌功能障碍(收缩期或舒张期):缺血性心脏病(川崎病),心肌病 • 心律失常:室上性心动过速,室性心动过速,严重的传导阻滞 • 代谢紊乱 • 毒品中毒
脓毒性休克	• 细菌感染 • 病毒感染 • 真菌感染 • 立克次体属微生物感染 • 寄生虫感染
阻塞性休克	• 主动脉瓣狭窄、主动脉缩窄或其他左心梗阻病变(婴儿在6月龄以下) • 不被识别的气胸 • 心脏压塞 • 肺栓塞

三、休克的评估

每个机构都应该制定一种系统的、协调良好的、适合具体情况的方法来救治出现休克的患儿,该方法应包括休克的识别、评估、复苏和治疗。

对所有患病或创伤患儿的评估均需包括充分的初始和后续的气道、呼吸和循环评估,包含完整的生命体征评估以及血压测量(婴儿经常被遗漏)。对出现在急诊科或病情恶化的所有住院患儿,均应在5分钟内做出休克的评估。意识水平的改变是重要的临床线索,可用常规或改良版Glasgow昏迷评分量表来评估患儿的意识水平。

(一)气道、呼吸和循环评估

使用DIRECT算法(见第1章)有助于对儿童的生命体征、精神状态和血流灌注情况进行系列评估。在系统、全面的儿童休克治疗方法中,闭环沟通的强大团队合作是必不可少的。在休克患儿,细微的异常可能很快发展和导致血流动力学的不稳定。

一些医疗机构利用"休克钟"确保及时完成基本干预。有些医疗机构将发现患儿出现心动过速和呼吸急促的时间点称为"零时间"。在评估的前5分钟内，应开始识别休克、启动高流量吸氧和开通血管通路。

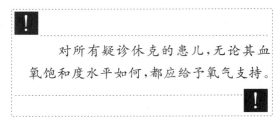

应关注患儿气道的完整性、呼吸频率、呼吸形式和呼吸做功状态。对所有疑诊休克的患儿，无论其血氧饱和度水平如何，都应给予氧气支持。尝试找到最佳体位，以保证患儿气道开放和呼吸做功最小。对于较烦躁的患儿，常需要连续进行脉搏血氧饱和度监测，且对任何病重患儿的评估和监测都是必要的。低氧血症或血氧饱和度较低，均提示预后较差。

高流量吸氧可能对轻度至中度呼吸急促患儿有帮助；非面罩吸氧可以帮助可能需要气道干预的患儿，这些患儿需要密切连续的观察。对有严重呼吸窘迫的患儿，可能需要立即进行辅助通气。任何 Glasgow 昏迷评分（**见第 15 章**）迅速下降或分值≤8 的患儿均处于呼吸骤停、严重低氧血症和严重高碳酸血症的高危状态下。这些患儿应由在场最有经验的医护人员进行气道管理。在做气管插管准备工作时，可给予患儿皮囊面罩通气。

严重的心动过缓（婴儿的心率＜90 次/分钟）和严重的心动过速（重病面容婴儿的心率＞180 次/分钟，或年龄较大的儿童和青少年的心率＞140 次/分钟）是循环衰竭之前可能发生严重全身损害的警示。明确休克的患儿在出现严重的心动过速后可能很快就会出现低血压和心搏骤停。对任何心律异常都应该及时行心电图检查予以确认，并与儿科重症、儿科心血管科等多学科合作，以便为心律失常患儿提供最佳救治方案。

低血压是儿童休克晚期的一个表现。在休克早期，患儿通过增加全身血管阻力进行调节，因此血压可能正常甚至偏高，此时若未能及时诊断休克并进行干预，患儿血压可能急剧下降，迅速进展至失代偿性休克甚至难治性休克（**见表 6-2**）。

！ 低血压是儿童休克晚期的一个表现。 ！

表 6-2	重症病容患儿可接受的最低血压值
年龄	**收缩压/舒张压值(mmHg)**
足月新生儿	60/30
婴儿	80/40
儿童	90/60
青少年	100/70

注：分类引用美国卫生和人力服务署资料（US Department of Health and Human Services）。The Fourth Report on Diagnosis, Evaluation and Treatment of Hypertension in Children and Adolescents. Bethesda, MD: National Institutes of Health, 2005. NIH Publication 05-526.

在严重感染患儿中，发热是常见但不是一定有的症状。事实上，婴儿或任何年龄段的脓毒血症患儿，有时可表现为低体温，因此对中心体温的测量非常重要。在低温环境下，婴儿常表现为呼吸暂停和心动过缓。体表温度和毛细血管再充盈时间是易于反复评估灌注状态的参数。这两个参数的测量应在适中温度状态下进行，避免寒冷环境。躯体和脚趾有明显温差，提示灌注状态受损。在正常状态下，毛细血管再充盈时间应在 2～3 秒。毛细血管再充盈时间异常可为寻找循环受损的病因提供重要的临床线索，并能帮助评估治疗效果。与大动脉搏动和外周动脉搏动一样，上述参数是复苏过程中应密切关注的指标。

(二)血 糖

对所有急症患儿均有必要及时复查床旁血糖。由于代谢率高和糖原储备有限,婴儿特别容易发生低血糖。如不能快速诊断并治疗低血糖,可能导致永久的神经系统损害(**见第8章**)。在复苏和稳定过程中,应对患儿的血糖进行反复评估。

(三)病史及体格检查

患儿的病史和体格检查能为揭示休克的病因提供重要线索。肺部听诊,以检测是否有新啰音出现或呼吸音不对称。心脏听诊到奔马律,提示可能存在潜在的心脏疾病或过度液体复苏导致的高血容量。触诊到肝大,提示可能存在高血容量或心力衰竭。紫癜或瘀斑快速进展,提示可能发生了感染。通过进一步详细的体格检查,可以发现因病史不详而被忽略的损伤。

四、休克的治疗

在对任何表现为休克的患儿进行初始评估时,均应在头5分钟内给予高流量氧气(至少6L/min),以确保从面罩中充分清除二氧化碳。在休克早期(最初的60分钟内),应优先给予以下处理:开通血管通路(最初的5分钟内),气道管理,液体复苏(60mL/kg等渗晶体液),提供适当的血管活性药物,以及给予广谱抗菌药物治疗。

(一)血管通路

尽快开通血管通路。对外周灌注差的急症患儿,可能很难进行静脉置管。常见的静脉置管部位包括手背、脚踝前的隐静脉和肘窝部的静脉。婴儿头皮静脉也可能用于完成初始的液体复苏。在头皮静脉置管时,应避免误置于颞动脉。如有熟练的操作者,新生儿的脐静脉也是一种选择。

> ! 对出现休克症状的患儿,应尽早建立血管通路。 !

有时也可选择颈外静脉置管,但应密切关注呼吸窘迫和颅内压升高的表现。对于该置管位置,需严密监测是否有渗漏。因为颈外静脉置管会增加血栓形成和发生静脉栓塞的风险,所以在有更好的静脉通路建立之后应尽快拔除颈外静脉置管。

在对危重症患儿的专业护理中,至少要会骨髓穿刺,作为初始或补充的血管通路。骨髓内输液通路是一种简单、安全、有效的方法,对缺乏血管通路的患儿可尽早运用。所有年龄段的患儿都可以成功地骨髓穿刺。虽然胫骨近端和远端是危重症患儿骨髓穿刺最常用的部位,但其他部位(如股骨远端和肱骨近端)在有需要时也可考虑(**见附录2**)。

在患儿需要延迟转运至上级医院且需进行复杂的复苏治疗时,中心静脉置管就非常有用,应由医护人员按专业规范放置中心静脉置管。在中心静脉置管时,需要有良好的气道管理、正确的定位、足够的镇痛药物使用、局部麻醉和严格的无菌操作(**见附录12**)。

与成人相比,在患儿锁骨下静脉置管更危险。对已有低血容量性休克的患儿,锁骨下静脉置管可能造成气胸或血管损伤,并迅速危及患儿生命。因此,一般应避免对休克患儿进行锁骨下静脉置管,尤其是那些疑有凝血功能障碍的患儿。

右颈内静脉置管在运用后路进针法(沿着胸锁乳突肌下静脉走行进针)时,可成功盲穿。最容易的操作方法是,将进针点放置于胸锁乳突肌外侧缘略高于颈外静脉处。进针方向为在肌肉下方沿着胸骨上切迹与左乳头的假想连接线,将患儿头部转向左方,用毛巾卷垫于患儿肩部以使头颈轻度伸展。其他的进针方法包括中路进针法和前路进针法。在B超引导下进针会比较容易。虽然左侧颈内静脉置管通过上述技术也可建立,但左侧颈内静脉置管会增加胸导管损伤的风险。

股静脉置管相对较容易和安全,虽然亦偶见危及生命的血肿形成以及股动脉损伤。在儿童更易形成血管损伤,特别在操作者经验不足时。股静脉紧贴于股动脉内侧。只要有可能,都推荐在建立静脉置管时予以B超引导。

无论是持续监测还是间隔数小时监测(当静脉管路有输液需求时),对所有急症患儿都推荐监测中心静脉压。对仰卧位患儿,中心静脉压较低,提示血容量绝对低;中心静脉压较高,则提示相反的情况。但需注意,在胸腔内压较高、气胸或心包积液的情况下,中心静脉压会有所升高。有些伴有潜在心脏疾病的患儿需要充盈压力较高,此时,请超声心动图和亚专科医师会诊是有益的。

推荐对危重症患儿建立动脉置管,以持续监测动脉血压。最好建立外周动脉通路,因为股动脉置管容易发生损伤。该干预可以提供重要信息,包括持续地显示心率、血压和脉压,其变化趋势可为治疗提供参考。斜率下降的图形提示收缩压下降,心功能不全(**见附录15**)。

(二)液体复苏

由于低血容量是儿童休克最常见的原因,所以大多数休克患儿需要液体复苏。推荐进行持续生命体征监测和多次反复评估,直至生命体征正常。若出现啰音、肝大、呼吸窘迫或灌注恶化,提示容量过负荷或心肌功能障碍。

低血容量或脓毒症患儿复苏时通常需要大量的液体,因为儿童的体表面积与体积的比率较高,并且存在液体持续丢失的可能。与成年人相比,儿童存在潜在基础疾病的可能性小,并且通常能够更好地耐受大量液体的复苏。尤其在脓毒性休

> **！** 在液体复苏初始时,尽快(20分钟以内)给予20mL/kg的生理盐水。推荐进行持续监测和多次反复评估。较小剂量和较慢输注的方法适合新生儿患儿、严重贫血患儿和疑诊心源性休克的患儿。 **！**

克或持续液体丢失的情况下,患儿可能需要较大的液体量。在治疗的第1小时内给予脓毒性休克患儿至少60mL/kg的快速血管内液体可改善预后(**见图6-2**)。

在给休克患儿快速血管内扩容时,只能用等渗溶液。生理盐水(0.9%氯化钠注射液)方便易得,应尽快(最好在20分钟以内)通过外周静脉注射或骨髓内通路给予20mL/kg的剂量注射。对新生儿或疑似心源性休克患儿,应给予较小剂量的液体复苏。在使用较细的中心静脉导管时,给药会有明显的阻力,不如外周静脉和骨髓内通路方便。

虽然积极液体复苏与儿童肺部及神经系统预后无相关性,但复苏时使用生理盐水,仍有一些事项需要注意。其一,在刚开始复苏的1小时内,生理盐水就开始重新分布至血管外间隙,导致血浆蛋白稀释、腹腔积液、胸腔积液以及全身的水肿。其二,常见高氯性代谢性酸中毒,但常为一过性。乳酸林格液(Hartmann液)在有些国家已广泛应用,能有效运用于中、重度休克的处理,特别是在无法取得白蛋白制剂时。其较少导致高氯性酸中毒,但需警惕高钾血症的出现。

为此,一些专家推荐使用5％白蛋白溶液,其能在血管内保留更长的时间,是减轻上述困扰的策略之一。比较合理的一种方法是,先用等张晶体液,如输液需求达到40～60mL/kg,则再继以5％白蛋白溶液输液。一项荟萃分析提示,运用晶体液扩容对胃肠炎和创伤(包括烫伤及脑外伤)患儿更有利。对严重脓毒血症患儿,可能更推荐应用胶体液扩容。对贫血性休克患儿,复苏首选输注红细胞。

对新生儿和已知或怀疑有心肌功能障碍或心脏病的患儿,需应用较小剂量的液体复苏(5～10mL/kg)。在这种情况下,需反复评估患儿的生命体征(特别是在有肺部啰音、肝大和水肿不断恶化的情况下),以避免延迟复苏或加重充血性心力衰竭。

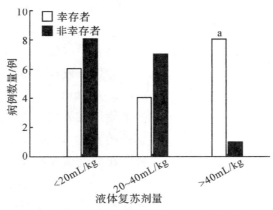

图 6-2 脓毒性休克患儿早期液体复苏的效果

注:a 与其他组别比较,其生存率较高。脓毒性休克存活或死亡患儿按照其被送入急诊室的第1小时内给予的液体复苏的浓度分成不同的组。

数据来源:Cardllo JA, Davis AL, Zaritsky A. Bole of early fluid resuscitation in pediatric septic shock. JAMA, 1991, 266:1242-1245.

一个常见但危险的错误是快速液体复苏的时间超过1小时。常规用来输注药物和液体的输液泵对快速液体复苏无效。最简单的解决办法是在输液管上接入一个三通管,这样就可以将液体从药瓶或袋子中抽出(注意不要抽取易输入空气,那样可能是致命的),然后迅速通过外周静脉、中心静脉或骨髓腔通路给药。连续的反复评估对于指导初始液体复苏非常重要。初始液体复苏应持续给予,直到患儿恢复足够的灌注、生命体征恢复到目标值以及整体外观改善。推荐运用DIRECT流程。

严重贫血时,扩容输注晶体液或胶体液所引起的血液稀释可能会影响氧的输送,这种情况下,需要输注红细胞。贫血合并严重疟疾、呼吸窘迫或神经系统功能障碍的患儿,如果在医疗资源缺乏的机构(如非洲的某些区域)接受抗休克治疗,则输注红细胞的效果似乎比输注等张晶体或胶体液更好。

液体复苏应持续进行,直到临床症状明显改善或有容量超负荷的临床证据,比如出现新的啰音、奔马律或肝大。在这种情况下,继续快速输注液体将引起心脏压力过大而使心脏功能下降。疑诊容量超负荷的患儿如果其他方面尚稳定,则可考虑给予小剂量呋塞米(0.3～0.5mg/kg)进行利尿治疗。该治疗可能提高心肌功能,增加尿量,以及可能减缓急性肾小管坏死形成时的少尿性肾功能衰竭。某些患儿可能需要较大剂量利尿剂,但一般先使用小剂量利尿剂,特别在血流动力学不稳定时。

接受液体复苏的患儿血容量在快接近正常状态(既不"湿"也不"干")时,可进入维持补液阶段,若有需要也可额外输注生理盐水、5％白蛋白溶液或血液制品。婴儿发生低血糖的风险较高,所以他们需要接受含糖液体,比如5%～10%葡萄糖溶液,加入合适的氯化钾、氯化钠,必要时每小时进行床旁血糖监测。

维持液体输注速度的计算方法是:对体重的第1个10kg,提供$4mL/(kg \cdot h)$的液体;对第11～20kg的体重,加上$2mL/(kg \cdot h)$的量;此后每增加1千克体重,需要增加$1mL/(kg \cdot h)$的液体量。对成年人体型的患儿,可提供125～150mL/h的液体量。另一种方法是按体表面积计算,液体量按每24小时$1500mL/m^2$给予,根据需要补充晶体液或胶体液。在危重症患者中,低钠血症很常见。在所有年龄的患者中,5%葡萄糖溶液和生理盐水作为基础的液体,可用作初始维持液。

对初诊时诊断为低血糖的患儿,应使用10%葡萄糖溶液(5mL/kg)进行治疗。对年龄较大的患儿,可以根据需要使用25%葡萄糖溶液,以使血糖水平>100mg/dL。这比大量输注含有葡萄糖的晶体液更可取,因为后者可能是相对低渗的,并且有导致渗透性利尿的风险。

> **!**
>
> 婴儿发生低血糖的风险很高,在完成首次液体复苏后,必须接受含葡萄糖的液体输注。对所有休克患儿均应使用等渗的含糖液。在特殊情况下,如糖尿病酮症酸中毒患儿出现严重高血糖,需要对含葡萄糖的液体进行滴定,以尽量减少血糖和分解代谢的快速下降。
>
> **!**

对创伤或缺血缺氧损伤后有神经系统损伤风险的患儿,最好输注等张液进行复苏。虽然生理盐水使用较普遍,但在使用生理盐水时要警惕低血糖的发生,因为低血糖可导致严重并持久的损害。在急性应激状态下,常见高血糖,但大多无须处理,随着复苏的进行,高血糖状态会逐渐缓解。而在转运患儿过程中,过于积极处理高血糖是十分危险的。即使有绝对指征,也需要非常小心地输注普通胰岛素,初始剂量要小,并且每小时至少进行1次床旁血糖监测。

在特殊情况下,可能需要血液制品,如创伤性损伤或危重症患者手术失血。低血压的风险阻止了新鲜冷冻血浆的快速输注。在血小板减少症和低纤维蛋白原血症时,可能需要输注血小板和冷冻沉淀。在复苏过程中,尽快获得实验室检测结果至关重要。

（三）抗菌药物

在新生儿中,广泛使用的首选抗菌药物是氨苄西林和庆大霉素。第三代头孢菌素及萘夫西林和万古霉素将覆盖范围扩大到其他常见病原体,如金黄色葡萄球菌、肺炎链球菌、A群链球菌和脑膜炎奈瑟菌。对有厌氧菌感染风险的患者,如有复杂伤口或腹腔感染的脓毒症患者,甲硝唑、头孢西丁或哌拉西林/他唑巴坦是必要的。

> **!**
>
> 对脓毒性休克患儿,应优先考虑早期使用抗菌药物。
>
> **!**

虽然血培养和尿培养在明确病原学方面很重要,但是抗菌药物延迟应用可能导致患者发病率和死亡率的增加。因此,在确诊脓毒性休克的第1小时内,应尽快应用抗菌药物。

对菌血症和脓毒症患者,在应用第1剂抗菌药物后60～90分钟,细菌裂解释放大量细胞因子,可能导致血流动力学处于不稳定状态。这可能发生于患者转运至三级医疗中心的过程中,特别是脑膜炎球菌及其他革兰阴性菌感染患者。

（四）血管活性药物与正性肌力药物

输注血管活性药物和正性肌力药物对稳定液体难治性休克（定义为尽管进行了适当的液体复苏，但仍持续存在异常生命体征）患儿十分重要，通常在诊断的第1小时内已经给予60mL/kg的液体复苏后，患者生命体征仍未稳定时可考虑应用。血管活性药物可增加灌注压，特别是在低血容量得到纠正后，早期可通过外周静脉或骨髓腔持续输注，直至中心静脉通路建立。尽管理论上血管活性药物在低血容量的情况下可能使终末器官灌注恶化，但在进行高容量液体复苏时应积极应用。

虽然成年休克患者（特别是脓毒性休克）的临床表现典型，且血流动力学状态相对稳定，但休克患儿的临床表现并不典型，且变化迅速。应运用动脉置管和中心静脉置管，进行有创血流动力学持续监测，以指导心血管方面的治疗。连续评估上腔静脉血氧饱和度，对指导治疗非常有用，并能降低脓毒性休克患儿的死亡率。

1. 肾上腺素

肾上腺素通过激动 α 和 β 受体产生许多重要的生理作用，包括提高心率、增加心肌收缩力和增加体循环血管阻力；在高剂量时治疗儿童休克尤为有效，是冷休克、过敏性休克和心源性休克低血压时首选的血管活性药物。

肾上腺素的常规初始剂量为 $0.05\sim0.1\mu g/(kg\cdot min)$，并逐渐滴定至需要的临床效应。需要注意的是，低剂量肾上腺素会降低全身血管阻力，而高剂量时会增加全身血管阻力。肾上腺素应通过可利用的外周静脉持续输注，直至中心静脉通路建立。

肾上腺素可能增加心肌氧耗以及降低内脏器官灌注。由于肾上腺素在某些情况下可能导致潜在的体循环血管阻力下降，所以它可能降低冠状动脉灌注压，特别是在低血容量和严重心动过速时。对于有心肌缺血和心律失常风险较大的患儿，需要认真考虑上述机制（见表6-3）。

表6-3	常用血管活性药和正性肌力药的血流动力学效应				
药物/受体	α_1	β_1	β_2	D_1	V_1
多巴胺[a]	血管收缩 ↑SVR,PVR	正性肌力 心率增快	血管扩张	血管扩张（肾）	
多巴酚丁胺		正性肌力			
肾上腺素[b]	血管收缩 ↑SVR,PVR	正性肌力 心率增快			
去甲肾上腺素	血管收缩 ↑SVR,PVR	正性肌力 （轻度）			
抗利尿激素	增强	增强			血管收缩
无受体介导					
米力农	正性肌力，改善心 肌顺应性，血管舒张				

D_1：多巴胺受体；PVR：肺血管阻力；SVR：全身血管阻力。

a. 剂量相关效应：低剂量时，D_1 受体效应占优势；中剂量时，β_1 和 β_2 受体效应占优势；高剂量时，α_1 受体效应占优势。

b. 剂量相关效应：低剂量时，β_1 和 β_2 受体效应占优势；高剂量时，α_1 受体效应在外周血管中占优势。

摘用许可：© 2006 Elsevier. Smith L, Heman L. Shock states. In: Fuhrman BI, Zimmerman J, eds. Pediatric Critical Care. 3rd ed. Philadelphia, PA: Mosby,2006：394-410.

2. 去甲肾上腺素

去甲肾上腺素与肾上腺素的区别在于，其以强烈的选择性 α 受体效应为主，表现为在增加血管张力的同时，对心率影响小。该效应可增加冠状动脉灌注压和内脏器官灌注压，由此可能减轻终末器官功能障碍。常规的初始剂量为 $0.05\sim0.1\mu g/(kg\cdot min)$，迅速滴定剂量至出现所需的临床效应。去甲肾上腺素是治疗脓毒性暖休克的首选药物，同时也是治疗脊髓休克的较好选择。

3. 多巴胺

几十年来，多巴胺一直被认为是治疗休克的第一线血管活性药物。一些临床医生现正逐渐转向将肾上腺素和去甲肾上腺素作为一线药物。多巴胺的临床效应与剂量相关。多巴胺小剂量使用时被认为有扩张肾血管的效应；中等剂量[$5\sim10\mu g/(kg\cdot min)$]时，以 β_1、β_2 效应为主，起到正性肌力、心率增快和血管舒张效应；较大剂量[如超过 $10\mu g/(kg\cdot min)$]输注时，激活 α_1 受体，表现为体循环和肺血管阻力增加。

相对较小剂量的多巴胺，如 $5\mu g/(kg\cdot min)$，可能仅用于需要正性肌力支持的患儿。对低血压患儿，初始剂量就应较高[如 $10\mu g/(kg\cdot min)$]，以避免可能的 β 受体效应导致的血管扩张。增加多巴胺的剂量，如超过 $20\mu g/(kg\cdot min)$ 并无好处，因为其作用的一个主要机制是促进肾上腺素/去甲肾上腺素释放。对不断增加的多巴胺剂量没有反应，表明患者很有可能处于儿茶酚胺耗竭状态。婴儿对多巴胺并不敏感，需要使用直接起效的儿茶酚胺类药物，如肾上腺素或去甲肾上腺素。在将多巴胺和其他血管活性药物运用于新生儿时，有时会发现肺血管阻力明显升高（**见表6-3**）。常用的稳定危重儿童的血管活性药物见**表6-4**。

表6-4	常用血管活性药物和正性肌力药物的剂量建议	
药物	**正性肌力**	**血管收缩**
多巴胺	$2\sim15\mu g/(kg\cdot min)$	$>12\mu g/(kg\cdot min)$
多巴酚丁胺	$2.5\sim20\mu g/(kg\cdot min)$	
肾上腺素	$0.05\sim0.5\mu g/(kg\cdot min)$	$0.1\sim1\mu g/(kg\cdot min)$
去甲肾上腺素		$0.05\sim1\mu g/(kg\cdot min)$
血管升压素		$0.5mU/(kg\cdot min)$
非受体介导		
米力农	$0.25\sim0.75\mu g/(kg\cdot min)$	

摘用许可：Jain S, Vaidyanathan B. Digoxin in management of heart failure in children: should it be continued or relegated to the history books?. Ann Pediatr Card, 2009, 2:149-152.

4. 血管升压素

血管升压素是一种有效的血管收缩药物，在治疗体循环血管阻力降低的休克时十分有用。它通过 V_{1a} 受体产生血流动力学效应，能够促进细胞内钙的增加，由此恢复体循环血管张力。对于有儿茶酚胺抵抗的血管舒张性休克患儿，血管升压素有助于提高血压和尿量，并可能使儿茶酚胺不再依赖。血管升压素虽然没有标准的儿科剂量，脓毒性休克可能同时存在低血容量性、分布性、心源性、贫血性和阻塞性休克，因此强调了一系列检查对指导治疗的重要性，但也不能超过

成年人的标准剂量（0.03U/min 或 0.04U/min），部分专家推荐初始剂量为 0.5mU/（kg·min）
[0.0005U/（kg·min）]。

5.多巴酚丁胺

由于 β 效应占优势，所以多巴酚丁胺具有明显的正性肌力效果。虽然多巴酚丁胺在治疗轻度低灌注婴儿时能起到一定的作用[如 5μg/（kg·min）]，但较大剂量输注可能导致严重的心动过速和血管扩张。多巴酚丁胺对较大儿童（特别是伴有脓毒性休克的青少年）效果有限，因为体循环阻力降低和心率增加可能影响冠状动脉灌注。然而，在疑诊或诊断为心室功能下降时，多巴酚丁胺还是一个很好的药物。多巴酚丁胺常运用于以下情况：心脏移植，先天性心脏病的外科修复术后，心血管再造术后以及心肌功能明显下降时，但对脓毒性休克患儿的治疗作用有限。

6.米力农

米力农因为有正性肌力和心肌舒张效应，尤其对表现为较高体循环血管阻力和低心排血量的心功能不全患儿有效，所以米力农是儿科危重症监护中常用的药物。米力农具有较长的半衰期和作用持续时间，所以在应用于肾功能衰竭和肝功能衰竭患儿时需要调整剂量。当给予负荷剂量或维持剂量大于 0.3μg/（kg·min），或者肾功能、肝功能衰竭时，可能观察到明显的低血压并且持续较长时间。因此，最好在患儿被转入 PICU 后开始使用米力农，并持续进行有创血压监测。

7.硝普钠和硝酸甘油

硝普钠和硝酸甘油具有血管扩张效应，并且半衰期比米力农短，如果血管扩张药物被认为是必要的，那么这两种药物可以在患儿转运到三级医疗中心之前短期使用。这些药物可在很低剂量时[如 0.05μg/（kg·min）]就达到预计的降低体循环血管阻力的效果（减轻后负荷）。为心源性休克的左心室减轻负荷，在使用硝普钠和硝酸甘油的同时，还需用足量等张晶体液或胶体液扩容，以及使用血管加压药物，如肾上腺素和去甲肾上腺素。

（五）气管插管与机械通气

在气管插管前，仔细做好准备；插管后，给予机械通气并仔细设定潮气量和气道压力。以上这些操作都能降低或减少患儿本身的呼吸做功，最优化氧输送，并通过降低左心室后负荷来改善血流动力学的稳定性。在建立起一个安全的气道后，各种非急诊操作或急诊操作都会变得相对安全和容易。

由于休克患儿在气管插管过程中有潜在病情加重的风险，所以此操作应尽可能交给有经验的人员进行，且最好已给患儿提供有效的液体复苏。血管升压素已经开始使用或在床边可以随时使用。

通过带单向阀的面罩或麻醉面罩预先给氧非常重要。针对短期内有进食或胃排空延迟风险的患儿，可以采用环状软骨按压法进行快速气管插管。在实施环状软骨压迫时，应尽量避免改变局部解剖标志。对有胃造瘘管的一些患儿，应将造瘘管开放或给予引流。如果发现存在过度的胃胀气，则应放置鼻胃管，但最好在气道已安全建立后再放置，以避免插管过程中的误吸。

由于婴儿心肌收缩力较固定并且其心排血量依赖于心率，所以插管前的预给药应包括阿托品，以预防迷走神经张力增高导致的心动过缓。对所有年龄段而言，阿托品都能通过减少气道分泌物和降低气道张力，来改善气管插管的环境。常规剂量阿托品没有使用禁忌证，甚至可用于心动过速的患儿，因此，对所有紧急气管插管的患儿，阿托品都是有益的。

那些可能降低全身血管阻力的药物（如咪达唑仑或吗啡）应尽量避免在休克患儿气管插管操作过程中使用。虽然很多资料提供的咪达唑仑剂量为 0.1mg/kg，但对于敏感的患儿，此剂量可能导致显著的血流动力学恶化。咪达唑仑应以≤0.05mg/kg 的剂量逐步增加。应认识到，此药物仅为辅助性用药，而不是气管插管时的基本用药。相对于吗啡，更推荐使用小剂量的芬太尼（1～2μg/kg），因芬太尼具有更好的血流动力学效应。

氯胺酮是休克患儿气管插管的首选药物，因为它具有解离麻醉特性，对血流动力学的不良影响很小。静脉注射氯胺酮 1～2mg/kg 的剂量常已有效，并能在给予肌松剂前让患儿获得充分的通气。在已知或疑有颅内高压的患者中，虽然氯胺酮从传统上是应避免使用的，但已不再被认为是禁忌证。因为有几项研究表明，在应用氯胺酮后，患者脑灌注压稳定且颅内压没有明显升高。但对一些脑积水患者，应避免使用氯胺酮。

总体而言，氯胺酮在紧急气管插管时是安全有效的，对于已给予阿托品的没有静脉通路的患儿，可以给予 3mg/kg 的剂量肌肉注射氯胺酮。阿托品通常与氯胺酮一起应用，以减轻氯胺酮引起的唾液分泌增多。鉴于阿托品具有迷走神经兴奋作用，在急诊手术中比格隆溴铵更受欢迎。目前，学界对使用小剂量苯二氮䓬类药物来降低氯胺酮给药后幻觉现象发生率的做法存有质疑。在创伤性脑损伤中，虽然氯胺酮被认为具有潜在的神经保护作用，但其可能引起婴儿和儿童神经细胞的凋亡。

依托咪酯可能导致肾上腺功能不全，并与成年人脓毒性休克死亡风险增加有关，故应慎用。氯胺酮和依托咪酯的作用时间比常用的神经肌肉阻滞剂短。因此，一旦气道安全，且血流动力学稳定，就需要重新给药或使用长效镇静剂和（或）止痛剂。

虽然异丙酚在成年人中应用广泛，但在儿童中易导致低血压，尤其在低血容量或心肌功能不全的情况下。因此，对休克患儿，尤其当其需要院间转运时，不建议应用。

为确保患者安全和呼吸机同步，神经肌肉阻滞剂的使用必不可少，但应该在充分镇静镇痛的情况下，由具备良好气道管理技能的专科医生实施用药。常用的神经肌肉阻滞剂有罗库溴铵和维库溴铵。阿曲库铵和顺式阿曲库铵有相对较高的导致组胺释放的可能，进而导致低血压和支气管痉挛。因此，它们最好用于 PICU 的特定适应证，如严重肝肾功能不全患儿。琥珀酰胆碱由于起效快（<60 秒）和持续时间短（5～10 分钟），仍然受到一些临床医生的青睐。对有高钾血症风险的患儿，如肾功能衰竭、大面积烧伤或挤压伤、已知有肌病或长期卧床的患儿，应避免使用。

> ！
>
> 患儿心动过速、呼吸困难和烦躁不安时，呼吸功增加，可能有 30%～50% 的心排血量供应呼吸肌和膈肌。镇静、气管插管和机械通气将有助于减少这部分心排血量消耗，以供应重要器官，如大脑和心肌。
>
> ！

对所有患者都应进行预氧合，初始通气时可给予 100% 氧浓度；在运送至 PICU 的过程中，可以对氧浓度进行调节，使血氧饱和度维持在 95% 或以上。在动脉导管依赖的患者中应慎用氧气，因为氧气可以刺激导管闭合。

应选择熟悉的机械通气方式，常用的是同步间歇指令通气模式，包括容控和压控。大多数休克但肺功能正常的患儿应给予标准的潮气量（6～8mL/kg）。压控模式通气应以足够的胸部抬高为目标。而肺顺应性正常的小婴儿,要达到足够的胸部抬高和通气所需的压力可能非常小。密切关注胸部抬高情况(在所有模式下)和吸气峰压(在容控模式下,最好小于30cmH$_2$O),可能有助于减少继发性肺损伤(包括气胸)和对机械通气患儿的血流动力学的影响。

建议对所有患者使用4~5cmH$_2$O的呼气末正压;严重呼吸衰竭患儿所需要的呼气末正压可能更高。吸气时间通常选择0.6秒±0.2秒;对较大的儿童,可选择较长的吸气时间。吸气/呼气(I:E)比通常选择1:2。

小婴儿呼吸频率通常为24~30次/分钟;成人体型儿童的呼吸频率通常为12次/分钟,较小儿童的呼吸频率可达20次/分钟。二氧化碳监测图和静脉或动脉血气分析可用于指导呼吸机的管理。

更多信息请参阅机械通气章节(**第5章**)。针对一些特殊的状况,如先天性心脏病新生儿或持续肺动脉高压患儿,需要更进一步的机械通气策略。这些应在三级医疗中心的指导下进行。

(六)内分泌/激素支持

如前所述,任何原因导致休克的婴幼儿都有发生低血糖的高风险。高血糖是休克时的一种应激反应;随着休克的纠正,血糖可逐渐恢复正常。糖尿病儿童,需应用小剂量[0.05U/(kg·h)]的胰岛素,且每小时监测血糖,同时需配备含糖液,尤其在院间转运时。

对难治性休克患儿,需考虑肾上腺功能不全的可能。危险因素包括:先天性肾上腺功能不全,已知的垂体或肾上腺异常,近期(在过去1年内)应用过类固醇激素,紫癜,头部损伤,腹部损伤,应用依托咪酯后,慢性疾病长期服用甲地孕酮或酮康唑。通常给予氢化可的松[常规剂量100mg/(m²·d)]来改善肾上腺功能不全。静脉注射氢化可的松(至少20mg)可以等同于氟氢可的松替代盐皮质激素的需要。

甲状腺功能减退需要替代治疗可能发生在以下急重症患儿中:21-三体综合征患儿、先天性心脏病术后的婴儿、严重颅脑损伤的儿童、难治性休克患儿应用类固醇皮质激素后。

低钙血症在较小年龄的儿童中很常见,但其实可见于所有年龄段的患者,可以通过输注葡萄糖酸钙或氯化物来解决。

(七)控制酸中毒

代谢性酸中毒提示患儿状况恶化,在休克早期常可被呼吸性碱中毒所代偿。最佳的治疗包括处理潜在的病因,如运用容量复苏和必要的血管活性药物治疗低血容量和组织灌注不良,谨慎应用镇静、镇痛药,必要时使用肌松剂,以保证充足的通气和氧合。

碳酸氢钠是治疗高钾血症和钠离子通道阻滞剂中毒的首选药物。此药也可应用于严重酸中毒(pH<7)且通气充足的患儿,但由于碳酸氢钠可引起细胞内酸中毒,所以不作为常规药物使用。在极端情况下,应用缓冲剂[如氨丁三醇需缓慢给药,给药速度一般为3~5mL/(kg·h)]可能会有所帮助,但需注意其可能加重低钾血症、高钾血症和低血糖。因此,对确诊肾功能不全的患儿应避免使用缓冲剂。

(八)实验室评估

在急症患儿到达医院时即应进行床旁血糖检查,因为采样和实验室出报告都需要时间。初始的实验室检查应包括:全血细胞计数(血常规)、血生化、游离钙、血气分析以及凝血功能,以了解患儿情况并寻找休克原因；连续监测上腔静脉饱和度，以助于评价儿童对治疗的反应；B型钠尿肽和肌钙蛋白水平可作为心肌功能障碍患儿的参考指标。

并且还需尽快送出血液标本，查血型并交叉配血，以备在进一步复苏时取得必要的血液制品。

腰椎穿刺应在患儿状况稳定后进行，因为其化验结果不会影响初始治疗。事实上，腰椎穿刺时体位改变及压力变化可能造成患儿病情恶化甚至心搏骤停，特别当操作对象为颅内高压、凝血功能障碍或接近失代偿的患儿时，而这些状态都见于休克患儿。当气道未及保护时，不需要急于腰椎穿刺。

对疑诊先天性代谢异常的患儿，还需检查血氨、血清氨基酸和尿有机酸水平。这些疾患常在婴儿早期即被检测出来，但部分到婴儿较大时或到儿童期才检测出来。对休克和脑病患儿进行毒物血筛查非常重要。对一些有特殊病情的患儿，可考虑做内分泌检查，包括皮质醇水平和甲状腺功能检查。同样，对于疑诊肾上腺皮质功能不全的患儿，不能因内分泌检查而延误氢化可的松（1mg/kg，最大量不超过50mg，每6小时给药1次）和氟氢可的松的应用。

（九）放射学检查

对任何表现为休克的患儿都应进行胸部X线片检查。心影大小往往能够提供重要线索。大多数低血容量患儿心影正常或减小。心影增大提示心功能不全、容量过多或心包积液。应注意胸片上所有医用管路和线路的影像。对疑诊创伤性损伤的患儿，应进一步检查颈椎侧位片和骨盆片。床边超声可以提供重要的临床线索。在需从急诊室转运患儿去做上述检查时，应注意确保气管插管的固定与安全，否则会引起病情的迅速加重。

五、一般治疗

规范化的救治流程能够降低休克患者的死亡率。初始复苏的组成包括对气道、呼吸、循环完整的初始评估和连续评估。必须立即提供氧气。必须在评估的前5分钟内建立血管通路。必要时予以气管插管机械通气，以保证足够的通气及维持正常的氧合，维持正常灌注，恢复正常生命体征。如果怀疑有脓毒症，应在第1小时内开始抗菌药物治疗。

合理的监护项目包括持续脉搏血氧饱和度，心电监护，反复的血压测量（每5分钟1次），每小时体温及尿量（通过导尿管）监测，以及反复血糖和游离钙监测。在建立动脉置管和深静脉置管后（在基层医院可能无条件建立），即应持续监测动脉血压和氧输送指标。对有低血糖高风险的患儿特别是婴儿，应每小时监测床旁血糖。对于可能提示末梢器官功能不全的指标、凝血功能和血气分析，至少每6小时监测1次。

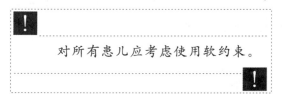

对所有患儿应考虑使用软约束。

在等待系列检查期间，运用DIRECT流程，开展从头到脚的系统检查。恰当地使用麻醉药物、镇定药物、肌松药物，能降低患儿氧耗。通过小剂量间歇使用苯二氮草类药物和芬太尼或氯胺酮，可能实现安全有效的镇静（见第20章）。

努力维持最佳的前负荷、后负荷和心肌收缩力是必要的。需要通过合理的输血、吸入充足的氧以及调整合适的呼气末正压，来维持充足的血红蛋白浓度及氧饱和度。乳酸作为能量运输到组织和底物利用的替代标志,在纠正休克之前需要反复检测。将血糖水平维持在200mg/dL以下可能有助于减轻渗透性利尿所造成的体液丢失。若运用胰岛素治疗,则应每小时监测血糖1次。高血糖可导致乳酸水平升高。

在患儿休克状态得到纠正之前,不应给予肠内营养。应放置鼻胃管或口胃管进行胃肠引流,除非有特殊的指征(如腹部膨隆)再改为持续或间歇的胃肠吸引。对每个患儿,应利用H_2阻滞剂或质子泵抑制剂进行胃保护。如果患儿少尿或肾功能不全,则需要根据肌酐清除率来调整药物剂量。另外,需要密切监测具有潜在肾毒性的药物(如万古霉素和氨基糖苷类药物)的谷浓度。

对既往体健患儿和伴随疾病的有脓毒性休克风险的患儿,治疗过程中都应使用预检工具、就诊流程表、医嘱单和治疗流程表,以使治疗更畅通和迅速,同时也使医务人员之间的沟通更为简洁明了。以下治疗方法能明显降低患儿的发病率和死亡率:液体复苏,迅速予以抗菌药物治疗,合理输注血管活性药物,以恢复正常生命体征且使中心静脉血氧饱和度达到70%以上。

六、其他相关问题

(一)新生儿和婴儿的管理

婴儿的肺循环和体循环逐渐从胎儿型转变为成年型,这个过程有可能发生"持续性胎儿循环",并迅速发展至新生儿持续性肺动脉高压。此时,有快速进展成右心衰竭的高风险,表现为休克伴有肝大、心排血量减少以及肺循环和体循环血管阻力增加,心脏超声检查可发现心肌功能不全、心室扩大、室间隔弯曲和三尖瓣反流。

在对这些患儿进行液体复苏的过程中,如患儿出现肺水肿,可导致动脉导管重新开放,此时,需要谨慎地反复评估并间断使用等张液。通过液体复苏及应用血管活性药物,可以逆转心率、毛细血管充盈和血压的异常,但对于治疗这些患儿经验不足的机构,很难监测到婴儿的病情变化及复苏效果。

大儿童的休克原因相对容易被发现,但其鉴别诊断与新生儿有很大的不同。儿童休克的最主要原因是先天性心脏病,特别是导管依赖的左心梗阻性病变,其在导管关闭和出现明显休克之前难以检测到。对任何临床疑诊先天性心脏病的患儿,均需给予合适的呼吸循环支持、等张液体扩容,以及正性肌力药物和血管活性药物输注。

对表现为休克的新生儿,应立即输注前列腺素E_1,起始浓度为$0.05\sim0.1\mu g/(kg\cdot min)$,并持续监测可能出现的不良反应,包括呼吸暂停、低血压和发热。应持续输注前列腺素E_1,直至心脏超声检查排除以下损害,如主动脉缩窄、主动脉弓离断、重度主动脉瓣缩窄或左心发育不全综合征。

先天性代谢异常和先天性肾上腺皮质增生患儿可以表现为低血糖、代谢性酸中毒和末梢器官功能不全。这些紊乱均需积极识别和治疗。转入PICU之前的合理治疗包括在常规支持治疗之外密切监测血糖(每小时至少1次)、游离钙及其他

> **!**
> 抗菌药物治疗必须立即开始,因为各种病原体在新生儿败血症中可能迅速致命。
> **!**

电解质。抗菌药物治疗必须立即开始，因为许多病变会在合并新生儿脓毒血症时迅速恶化。早产和足月新生儿和婴幼儿容易发生体温过低，类固醇皮质激素和其他激素疗法（甲状腺激素）对这些患者可能有治疗作用，需密切关注。

（二）创伤患儿的休克

在对创伤患儿开始液体复苏且建立气管插管后，应立即开始仔细的全面创伤检查。所有年龄的头皮撕裂伤患儿均会出现低血容量状态。对相关损伤部位（头、胸、腹和骨盆）的 CT 扫描能对创伤初期在急诊室获得的影像学初始结果进行补充，超声检查可能也会有所帮助。婴儿或幼儿由于颅骨未闭合，所以可因颅内出血导致低血容量性休克。骨盆骨折可造成大量内出血，应予以固定。骨盆撕裂时发生的血管栓塞可能致命。特别对持续失血的患儿，输注大量红细胞，包括未进行交叉配血的 O 型 RH 阴性血，可能可以挽救生命。

（三）肾上腺功能不全

婴儿有较高的发生肾上腺皮质功能不全的风险，特别是在初始化验结果提示低血糖、低钠血症和高钾血症时。肾上腺皮质功能不全的高危人群包括：既往体健、常规治疗休克难以纠正的患儿，皮疹（特别是紫癜或瘀斑瘀点的皮疹）快速进展的患儿，使用过依托咪酯的患儿，近 1 年内全身使用过激素的患儿，头部或腹部有严重损伤的患儿，有垂体功能减退病史的患儿，以及接受过体外循环的患儿。

对诊断或疑诊为肾上腺皮质功能不全的患儿，应给予氢化可的松治疗。氢化可的松可同时提供盐皮质激素和糖皮质激素支持，在应激下为 1mg/kg，静脉推注，后每 6 小时一次，1mg/kg（最高剂量为 50mg）维持剂量。有先天性肾上腺皮质增生的患儿可能需要口服氟氢可的松。

（四）糖尿病患儿的休克

新发糖尿病患儿存在酮症酸中毒时，可表现为严重的低血容量和低灌注状态。这些患儿如有血流动力学不稳定状态，其治疗与其他低血容量性休克一样，应给予适当的液体复苏（10～20mL/kg 生理盐水或乳酸林格液）。在器官灌注严重受损的情况下，所需要的液体可能更多。然而，许多危重症医师和内分泌医师推荐，一旦血流动力学达到稳定状态，就要比其他原因引起的真正低血容量状态更谨慎地进行扩容治疗，液体不足通常在 48 小时内得到纠正。液体复苏量通常从第 1 天的液体总量中扣除，通常保持在 2500～3000mL/m² 以下。

对高血糖的逐步控制是纠正分解代谢和液体继续丢失的关键（见第 8 章）。胰岛素常规小剂量（0.05～0.1U/kg/h）输注优于大剂量输注，尤其在转院期间。此外，床旁血糖监测必须每小时 1 次以避免血糖水平过快下降，特别是对即将转运的患儿。

（五）难治性休克

对于经初始治疗后休克难以纠正者，应怀疑其他诊断，例如先天性心脏病、获得性心脏疾病（包括心脏钝性创伤）、心脏压塞、气胸、血胸、肺动脉高压、中毒、未发现的继续失血、先天性代谢紊乱或先天性肾上腺皮质功能不全、腹腔严重病变合并进行性腹腔高压或腹腔间隔室综合征、持续存在感染灶。鉴别诊断是成功管理和治疗难治性休克的关键。

(六)资源富足地区的儿童休克

液体复苏、血管活性药物应用或抗菌药物使用的任何延误,即使只有 1 小时,都会导致休克发病率和死亡率的显著增加。液体复苏、机械通气、强化监测、血管活性药物应用和体外支持治疗的规范化,以及基于目标导向的指导,可以降低休克的发病率和死亡率。实施集束化识别以触发快速分类、识别、复苏和集束化治疗以强化遵守最佳诊疗,实施集束化诊疗以明确和克服机构在具体执行方面的障碍,有助于进行及时和适当处理。

(七)资源匮乏地区的儿童休克

资源匮乏地区因为资源有限,对休克患儿的处理就特别具有挑战性。在资源匮乏地区,疟疾、麻疹、新生儿败血症和肺炎是导致感染相关死亡的主要原因。已经证明,简单的预防策略可以极大地降低发病率和死亡率。这些策略包括获得干净的水、促进母乳喂养、接种疫苗、补充维生素和矿物质、及时给予抗菌药物、适当的液体复苏和最佳的围手术期护理。

着眼于普通民众和医疗保健提供者的有关休克的教育策略,可提高他们对休克的诊断意识、早期干预和治疗效果。可以使用现有的纸质工具来设计和实现符合特定背景的"自制"触发条件和诊治标准。具体的诊治标准可以通过使用现有技术来模拟完善。

有基础疾病或者并发症的患儿死亡风险高,特别是人类免疫缺陷病毒感染、营养不良或低氧血症的患儿,及出生即表现为智力低下的患儿。对患儿的治疗不能过分强调早期口服补液(避免使用中枢性止吐药物,如异丙嗪)或通过骨髓腔、外周静脉补液。抗菌药物应尽早给予。

对严重贫血患儿,早期输血似乎比大量的晶体液或胶体液输注更有益处。再喂养综合征可能发生于严重营养不良的患儿。对心肌功能障碍患儿,使用简单的临床工具进行频繁的重新评估可能有助于预防肺水肿和其他高血容量表现。这些患儿可能受益于谨慎利尿或适当输注血管活性药物。

(八)疾病终末期儿童的休克

当疾病终末期儿童出现休克时,在明确疾病不可逆且预后不佳时,为减轻患儿痛苦,医生和家属协商后,可减少一些侵入性治疗,如肾脏替代治疗、体外支持模式,适当进行姑息治疗。

休克的诊治要点

■ 成功治疗任何危重症和创伤患儿的关键是全面的初始评估,及对气道、呼吸和循环的系统评估。

■ 在进行完整的实验室检查的同时,还需进行床旁血糖监测。

■ 应该为所有存在休克风险的患者提供氧气,不管他们最初的脉搏血氧饱和度读数是多少。

■ 应在最初的数分钟内建立血管通路,早期考虑放置骨髓腔输液针。

■ 液体复苏应从等渗晶体液开始,如生理盐水或乳酸林格液,根据临床反应滴定快速补液。

- 氯胺酮和阿托品是休克时控制气道的首选药物。
- 抗菌药物需在第 1 小时内给予。
- 详细的体格检查有助于找到休克潜在病因的线索。
- 低血压和心动过缓是各种病因所致儿童休克的晚期表现，并可能导致呼吸、心搏骤停。
- 应尽早使用血管活性药物，并根据临床效果调整。
- 若新生儿或 2 月龄以下的婴儿出现休克，需考虑导管依赖性先天性心脏病、低血容量休克、新生儿脓毒症、先天代谢障碍和先天性肾上腺增生。

 推荐阅读

1. Aneja RK，Carcillo JA. Differences between adult and pediatric septic shock. Minerva Anestesiol，2011，77：986-992.

2. Brierley J，Carcillo JA，Choong K，et al. Clinical practice parameters for hemodynamic support of pediatric and neonatal septic shock：2007 update from the American College of Critical Care Medicine. Crit Care Med，2009，37：666-688.

3. Carcillo JA，Davis AL，Zaritsky A. Role of early fluid resuscitation in pediatric septic shock. JAMA，1991，266：1242-1245.

4. Carcillo JA，Piva JP，Thomas NJ，et al. Shock and shock syndromes. In：Slonim AD，Pollack MM，eds. Pediatric Critical Care Medicine. Philadelphia，PA：Lippincott Williams & Wilkins，2006：438-471.

5. Carcillo JA，Tasker RC. Fluid resuscitation of hypovolemic shock：acute medicine's great triumph for children. Intensive Care Med，2006，32：958-961.

6. Chang LC，Raty SR，Ortiz J，et al. The emerging use of ketamine for anesthesia and sedation in traumatic brain injuries. CNS Neurosci Ther，2013，19：390-395.

7. Colletti JE，Homme JL，Woodridge DP. Unsuspected neonatal killers in emergency medicine. Emerg Med Clin North Am，2004，22：929-960.

8. Cruz AT，Perry AM，Williams EA，et al. Implementation of goal-directed therapy for children with suspected sepsis in the emergency department. Pediatrics，2011，127：e758-e766.

9. Davis AL，Carcillo JA，Aneja RK，et al. American College of Critical Care Medicine clinical practice parameters of hemodynamic support of pediatric and neonatal shock. Crit Care Med，2017，45：1061-1093.

10. Fitzgerald JC，Weiss SL，Kissoon N. 2016 Update for the Rogers' Textbook of Pediatric Intensive Care，recognition and initial management of shock. Pediatr Crit Care Med，2016，17：1073-1079.

11. Han YY，Carcillo JA，Dragotta MA，et al. Early reversal of pediatric-neonatal septic shock by community physicians is associated with improved outcome. Pediatrics，2003，112：793-799.

12. Kissoon N，Carcillo JA，Espinosaêt al. World Federation of Pediatric Intensive Care and Critical Care Societies：global sepsis initiative. Pediatr Crit Care Med，2011，12：494-503.

13. Larsen GY，Mecham N，Greenberg R. An emergency department septic shock protocol and care guideline for children initiated at triage. Pediatrics,2011, 127:el585-el592.

14. Maitland K，Kiguli S，Opoka RO，et al. Mortality after fluid bolus in African children with severe infection. N Engl J Med,2011, 364:2483-2495.

15. Melendez E，Bachur R. Advances in the emergency management of pediatric sepsis. Curr Opin Pediatr,2006, 18:245-253.

16. Oliveira CR，Nogueira de Sa FR，Oliveira DS，et al. Time-and fluid-sensitive resuscitation for hemodynamic support of children in septic shock：barriers to the implementation of the American College of Critical Care Medicine/Pediatric Advanced Life Support guidelines in a pediatric intensive care unit in a developing world. Pediatr Emerg Care,2008, 24: 810-815.

17. Parker MM，Hazelzet JA，Carcillo JA. Pediatric considerations. Crit Care Med,2004, 32:S591-S594.

18. Paul R，Melendez E，Stack A，et al. Improving adherence to PALS septic shock guidelines. Pediatrics,2014, 133:el358-el366.

19. Pizarro CF，Troster EJ，Damiani D，et al. Absolute and relative adrenal insufficiency in children with septic shock. Crit Care Med,2005, 33:855-859.

20. Smith L，Hernan L. Shock states. In：Fuhrman BP，Zimmerman JR，eds. Pediatric Critical Care. 3rd ed. Philadelphia，PA：Mosby Elsevier,2006:394-410.

21. Tripathi S，Kaur H，Kashyap R，et al. A survey on the resources and practices in pediatric critical care of resource-rich and resource-limited countries. J Intensive Care, 2015，3:40.

（张晨美 翻译）

第 7 章

急性感染

目 标

- 识别儿童严重的、危及生命的感染。
- 及时启动目标导向治疗。
- 根据临床表现及流行病学情况确定可能的病原或病理（包括非感染性的）。
- 选择早期足量抗微生物治疗。
- 识别及治疗在发展中国家的地区性严重感染。

病例分析

患儿,女,11岁,因发热、腹痛伴呕吐、易怒2天入院。体格检查:心动过速(心率154次/分钟)、呼吸增快(28次/钟);腹部触痛伴肌卫、反跳痛及板状腹。血白细胞计数 $18.5 \times 10^3 /mm^3$。你怀疑脓毒症并予以积极液体复苏及抗菌药物治疗。

检查

—你关注患儿的哪些生理参数?

—可能感染的部位是哪里? 如何去证实?

—患儿可能的诊断是什么?

干预

—需要补充哪些检查以确诊?

—最需要立即采取的治疗策略是什么?

重新评估

—目前的治疗策略是否有效?

—需要考虑哪些辅助治疗?

有效沟通

—当患儿临床情况发生变化时,需告知谁,怎样告知?

—处理及监护患儿的最佳地点在哪里?

团队合作

—你打算怎样实施治疗策略?

—谁来做,做什么,怎样做?

一、引 言

急性感染在儿科患者中很常见,并且通常是急性疾病的组成部分。这些感染可表现为危及生命的症状;若症状表现不明显,又未及时发现,会进行性加重呈重症状态。虽然对重症患儿的治疗已有不少进展,但儿童严重感染的发病率及死亡率仍然居高不下。究其原因,一部分与临床上高危儿童的增加相关,如慢性疾病状态患儿(如先天性心脏病、慢性肺部疾病)及免疫抑制患儿(如先天性免疫缺陷、恶性肿瘤、器官或干细胞移植)。

> **!**
>
> 早期识别与处理重症感染可以预防危及生命的并发症的发生!
>
> **!**

儿科患者急性感染的预后,与临床对感染的及时识别以及恰当治疗的迅速启动直接相关。延误诊断可能导致患儿明显的器官功能不全、休克、多脏器功能衰竭和死亡。有些患儿严重感染的症状与体征可能不显著,医务人员必须保持高度警惕,需要动态观察患儿的病情变化过程,做好密切监测及全面细致的体格检查;必须识别并监测严重感染时与年龄相关的生命体征生理参数的变化(见**表 7-1**)。关于儿童脓毒症、器官功能不全的诊断标准等见**表 7-2** 和**表 7-3**。

表 7-1	不同年龄心率、呼吸上限(第 95 百分位)及心率、收缩压下限(第 5 百分位)				
年龄组	心动过速 (次/分钟)	心动过缓 (次/分钟)	呼吸增快 (次/分钟)	白细胞计数 ($\times 10^3/mm^3$)	收缩压 (mmHg)
0 天~1 周龄(不包括)	>180	<100	>50	>34	<65
1 周龄~1 月龄	>180	<100	>40	>19.5 或<5	<75
1 月龄~1 岁	>180	<90	>34	>17.5 或<5	<100
2~5 岁	>140	无适用范围	>22	>15.5 或<6	<94
6~12 岁	>130	无适用范围	>18	>13.5 或<4.5	<105
13~18 岁	>110	无适用范围	>14	>11 或<4.5	<117

表 7-2	全身炎症反应综合征、感染、脓毒症、严重脓毒症及脓毒性休克的标准
疾病类别	定义或诊断标准
全身炎症反应综合征(systemic inflammatory response syndrome,SIRS)	下列 4 项诊断标准中必须至少符合 2 项,其中 1 项必须是体温异常或白细胞计数异常。 • 核心温度(直肠、膀胱、口腔或中心导管探头)>38.5℃(101.3℉)或<36℃(96.8℉) • 心动过速:平均心率>各年龄组正常值加 2 个标准差(无外界刺激、慢性药物或疼痛刺激或在 1 岁以下婴儿不可解释的心率增快持续 0.5~4 小时);心动过缓:平均心率<各年龄组第 10 百分位(无外部迷走神经刺激、β 受体阻滞剂应用、先天性心脏病或不可解释的心率减慢持续超过 0.5 小时) • 平均呼吸频率>各年龄组正常值加 2 个标准差或因急性病程需机械通气(无神经肌肉疾病,也与全身麻醉无关) • 在患儿的年龄段内,白细胞计数升高或减少(非继发于化疗的白细胞计数减少),或未成熟中性粒细胞百分比>10%

表 7-2	全身炎症反应综合征、感染、脓毒症、严重脓毒症及脓毒性休克的标准（续表）
疾病类别	**定义或诊断标准**
感染	感染是指通过任何一个培养、组织染色或核酸检测（如 PCR），证实由某病原菌所导致。疑似感染是指有临床症候群但未检测到与感染高度相关的微生物。感染的证据包括临床体检（如瘀斑、紫癜样皮疹或暴发性紫癜）、影像学检查（如提示内脏穿孔的气腹，胸片持续存在肺炎）或实验室的阳性发现（如正常无菌体液中发现白细胞计数增高）
脓毒症	SIRS 伴有可疑或已证实的感染或 SIRS 为感染的结果（即感染＋SIRS）
严重脓毒症	脓毒症＋下列之一：心血管功能障碍[治疗前或 1 小时内能被 40mL/(kg·h) 以下的液体复苏纠正]；急性呼吸窘迫综合征（acute respiratory distress syndrome，ARDS）；有 2 个或更多的其他脏器功能障碍（见表 7-3）
脓毒性休克	脓毒症合并心血管功能障碍（见表 7-3）

摘用许可：Copyright © 2005 the Society of Critical Care Medicine and the World Federation of Pediatric Intensive and Critical Care Societies. Goldstein B，Giroir B，Randolph A，et al. International pediatric sepsis consensus conference: definitions for sepsis and organ dysfunction in pediatrics. Pediatr Crit Care Med，2005，6：2-8.

表 7-3	器官功能不全诊断标准
器官功能不全类型	**诊断标准**
心血管功能障碍	1 小时内静脉输入等张液体≥40mL/kg 后仍存在： • 血压下降且小于该年龄组第五百分位，或收缩压小于该年龄组正常值 2 个标准差以下 • 或需用血管活性药物维持血压正常范围 • 或具备下列中两条： 　—不可解释的代谢性酸中毒：碱缺失＞5.0mmol/L 　—动脉血乳酸增加＞正常上限的 2 倍 　—无尿，尿量＜0.5mL/(kg·h) 　—毛细血管再充盈时间＞5 秒 　—中心与外周温差＞3℃
呼吸功能障碍	• PaO_2/FiO_2＜300，无青紫性先天性心脏病、无基础肺部疾病 • 或 $PaCO_2$＞基线 20mmHg • 或需要 FiO_2＞50% 才能维持氧饱和度≥92% • 或需非选择性有创或无创机械通气
神经功能障碍	• Glasgow 昏迷评分≤11 分 • 或精神状态急性改变伴格拉斯哥昏迷评分从基线下降≥3 分
血液系统功能障碍	• 血小板计数＜80×10^9/L 或既往超过 3 天从最高值下降 50%（适用于慢性血液疾病/肿瘤患儿） • 或国际标准化比率＞2
肾功能障碍	• 血清肌酐为同年龄组正常值上限的 2 倍及以上或较基线增加 2 倍
肝功能障碍	• 总胆红素≥4mg/dL（不适用于新生儿） • 或 ALT 为同年龄组正常值上限 2 倍

注：急性呼吸窘迫综合征的诊断需要包括 PaO_2/FiO_2≤200mmHg，双肺湿啰音，急性发作，且没有左心衰竭的表现。急性肺损伤与急性呼吸窘迫综合征的诊断标准一样，但必须 PaO_2/FiO_2≤300mmHg。对于这类患儿，应尝试先行低氧气流量吸氧；如果有需要，再加大氧气流量。对于术后患儿，吸氧用于急性炎症或者预防拔管后肺部感染。FiO_2：吸入氧浓度；ALT：谷丙转氨酶。

二、诊 断

儿童感染性疾病的症状与体征变异度大,有些患儿的症状明显、易被发现,但有些患儿的症状不显著且缺乏特异性。全面细致的体格检查,了解各年龄段的解剖及生理学特性,对鉴别儿童感染性疾病的病因非常重要。对感染性疾病病因,应始终保持高度警惕。总体上,严重感染越早诊断,患儿预后越好。严重感染的及时识别,基于对感染高危因素、流行病学及体格检查等发现的清晰理解与判断。诊断过程尚需实验室及放射学检查。及时进行微生物学检测是做出正确诊断有价值的手段。

(一)感染的一般征象

宿主对入侵微生物的反应表现为免疫介导的"瀑布"反应。这些导致大量的生理系统激活从而出现的一系列反应,提示临床医生需警惕感染的可能。

发热是感染最常见的症状。直肠温度最能反映核心体温,但口腔与膀胱温度的读取更易接受。核心体温超过 38℃(100.4℉)通常被视为发热。但是,体温超过 38.5℃(101.3℉)提高了感染诊断的特异性,是临床实践常用的阈值。免疫缺陷儿童发生危及生命的感染的风险明显更高,当其体

> 若小婴儿出现双眼呆滞、激惹、拒奶、心动过速、末梢灌注的改变,需考虑严重感染的高危状态。

温超过 38℃(100.4℉)持续 1 小时以上或单次口腔温度达到 38.3℃(101℉)时,必须做进一步检查。大多数患儿的感染表现为发热;但是有一些严重感染患儿(特别是新生儿)也可表现为低体温[体温<36℃(96.8℉)]。发热也可能是由很多非感染因素导致的,如炎症性疾病、药物应用、血液制品应用、肿瘤、内分泌疾病、中枢神经系统出血、血栓、近期外科手术后或医源性因素(如包被过多)。体温>41℃(105.8℉)很少与感染性病因有关。

表 7-4 列出了不同器官系统感染的特定征象。原发感染灶的症状可能有特异性,或者可能反映远端感染的全身效应。

表7-4 不同器官/系统受累的一般感染征象

器官/系统	临床表现
心血管	心动过速,周围脉搏减弱或边界外周脉冲,奔马律,杂音或摩擦音
呼吸	呼吸增快,咳嗽,呼吸困难,胸痛,鼻翼翕动,呻吟,三凹症,发绀,听诊啰音、呼吸音减弱、声带共振异常
中枢神经	婴儿:发热、昏睡、易激惹、前囟膨隆、呼吸暂停、惊厥、双眼呆滞
	儿童:发热、头痛、呕吐、烦躁不安、精神状态改变、颈项强直、局灶性神经征象
泌尿道	婴儿:发热、易激惹、呕吐、喂养困难、高胆红素血症或发育停滞
	儿童:排尿困难、尿频、尿急

表7-4	不同器官/系统受累的一般感染征象(续表)
器官/系统	**临床表现**
皮肤/软组织	疼痛红斑硬结皮温高有或无发热全身累及可能
腹腔	发热,弥漫性腹痛,呕吐,腹部触痛伴或不伴反跳痛,腹壁强直
脓毒性关节炎或骨髓炎	发热,疼痛,肿胀,红斑,触痛,运动受限
非特异性	儿童:寒战、肌痛、乏力、厌食
	新生儿:易激惹、喂养困难、皮肤花斑

皮肤表现(皮疹)是各种不同微生物感染的常见临床表现。辨别不同类型皮肤表现对于评估和确定患儿感染的严重程度及急性过程必不可少。常见的皮肤症状见**表 7-5**。斑丘疹最常见于病毒感染性疾病、免疫介导综合征及某些细菌感染性疾病。脓疱疹最常见于细菌感染性疾病。水疱常见于单纯疱疹病毒感染或水痘感染;由金黄色葡萄球菌或化脓性链球菌感染引起的脓疱病可出现大疱或水疱。皮疹的分布(如外周性或中心性分布)有助于缩小鉴别诊断范畴。对出血性皮疹应予以高度重视,并立即评估以排除严重感染性疾病。若瘀点分布在脐部以下,很大程度上与严重感染有关。

表7-5	常见原发皮肤病变
病变类型	**临床表现**
斑疹	界定的区域内有正常皮肤颜色,不高出皮面或有凹陷;可以是任何大小
丘疹	高于皮肤的界限性隆起,皮疹结实,最大直径<0.5cm
结节	与丘疹相似但更深,位于真皮或皮下组织;与丘疹的鉴别着重于触觉及深度,而不是大小
斑块	皮疹占据的范围较深度更广;常由多个丘疹汇合而成
脓疱	皮肤包含不同脓液(如液体可以是白色、黄色、绿色或血性)的局限性增高
水疱	皮肤局限性增高,包含液体病变最大直径<0.5cm;源于表皮内或表皮下
大疱	与水疱相似,最大直径>0.5cm

引自:Fitzpatrick TB, Johnson RA, Polano MK, et al. Color Atlas and Synopsis of Clinical Dermatology: Common and Serious Diseases. 3rd ed. New York, NY: McGraw-Hill, 1997.

Habif TP. Clinical Dermatology: A Color Guide to Diagnosis and Therapy. 3rd ed. St. Louis, MO: Mosby, 1996.

(二)实验室检查

对任何疑似严重感染的患儿,均需行血白细胞计数及分类检测。白细胞计数增多(白细胞计数>12×10^3/mm³)可能是感染或其他原因导致的炎性浸润反应。大多数细菌感染可引起白细胞计数增多伴中性粒细胞增高(在成年人及 1 岁以上儿童可见中性粒细胞≥8000/mm³);但在严重感染时亦可表现为白细胞计数减少(白细胞计数<4000/mm³),尤其是小婴儿。单凭白细胞计数增多或中性粒细胞增高并不能精确判断是否存在细菌性感染。血小板是急性感染反应物,因此血小板计数增多(血小板计数>450×10^3/mm³)可作为感染的间接征象;而血小板减少症(血小板计数<150×10^3/mm³)及其他凝血异常是脓毒症的并发症。

血浆凝血酶原时间(prothrombin time,PT)和活化部分凝血酶原时间(activated partial

thromboplastin time，APTT）的改变可作为严重感染判断弥散性血管内凝血（disseminated intravascular coagulation，DIC）的指标。根据 D-二聚体及纤维蛋白降解产物水平升高伴低纤维蛋白原可确立诊断，但需排除其他临床情况，如血栓性血小板减少性紫癜。其他感染急性反应性生物指标，如 C 反应蛋白（C-reactive protein，CRP）、红细胞沉降率（erythrocyte sedimentation rate，ESR）及前降钙素，可提示急性感染。在感染急性期，当这些指标联合其他炎症指标及临床诊断标准时，可有助于鉴别感染的病因。以上生物指标水平的动态变化有助于评价临床治疗效果。

血气分析（动脉或毛细血管）对评价氧输送是否充足非常有用。代谢性酸中毒合并高乳酸血症或低碳酸氢钠，提示氧供与氧需不平衡。根据动脉与中心静脉氧含量的差异值，可以评估氧合是否充分，差异大于 25％～30％ 提示氧供不足。动脉血氧分压（PaO_2）或经皮血氧饱和度（SpO_2）可被用来确定氧合情况，并帮助确立急性呼吸窘迫综合征等的诊断。在呼吸代偿［$PaCO_2$ < 35mmHg（4.6kPa）］时，二氧化碳分压（$PaCO_2$）降低；或通气不足时，$PaCO_2$ 升高［$PaCO_2$ > 45mmHg（5.9kPa）］。另外，对中心静脉导管（最好从上腔静脉采血）的血标本进行混合静脉血氧饱和度（SvO_2）测定，有助于指导严重脓毒症的治疗（**见第 6 章**）。

氧输送不足同样可通过临床表现判断。特别是中枢神经系统与肾功能的改变是即将发生心血管系统恶化的早期征象。大脑与肾脏接受 20％ 的心排血量；如果受到严重感染的威胁，器官功能就会发生改变。这些改变可能表现不明显（如易激动、焦虑、昏睡、嗜睡），或表现严重（如脑病）。而尿量及精神状态正常通常说明心排血量充足。严重感染可以直接（通过肾毒素，如疟疾的溶血现象）或间接（如肾血流减少、休克）影响肾功能。因此，必须经常监测血尿素氮（blood urea nitrogen，BUN）及肌酐值。新型血清与尿液生物标志物，如中性粒细胞明胶酶相关脂质运载蛋白，正成为肾损伤的早期指标。在肾功能衰竭时，经肾脏代谢的药物（如许多抗菌药物）必须根据肌酐清除率调整药物剂量。

在严重感染时，患儿可出现低血糖（新生儿与小婴儿）或高血糖。高血糖与危重症成年患者死亡率增高相关。在外科监护病房，应用胰岛素将血糖控制在正常范围内（尽量避免低血糖），可改善患者死亡率及并发症的发生率。关于儿科患儿是否能够应用胰岛素治疗，目前尚存在争议。然而，当儿童血糖值持续高达 180～200mg/dL（9.98～11.1mmol/L）时，通常需要干预治疗。资料显示，血糖值波动范围大可能与预后不良相关。必须把常规床旁血糖监测作为初始稳定病情的一部分，并在整个病程中进行随访监测。近期研究显示，对先天性心脏病患儿在体外循环术后或心血管疾病或呼吸衰竭患儿应用胰岛素将血糖严格控制在正常范围内并无益处，甚至可能造成更大的损害。

最后，因为所有的器官系统均可因急性感染造成原发性或继发性的损伤，所以需随访监测血清电解质情况（钠、钾、钙、磷、镁或碳酸根）以及肝肾功能（**见第 8 章**），并且某些实验室指标的紊乱可进一步界定各种感染性综合征。

（三）微生物学检测

微生物学检测对于微生物病因的确立必不可少。临床医生必须遵循正确的实验室方法以及提取正确的标本，以提高诊断的敏感性与特异性。

必须无菌采集任一体液、感染组织及血液等标本做相关培养。革兰染色能够快速提供重要信息并可立即应用于患儿监护，特别是对细菌性脑膜炎、泌尿系感染或其他感染性疾病（如脓肿、脓胸及腹膜炎）的确诊很有帮助。活组织检查或支气管镜检查标本必须常规送检行革兰染色。

根据怀疑的感染类型,分别送检可能的其他染色,如抗酸杆菌、银染色(肺囊虫属)、真菌等。根据在特殊培养皿内细菌菌落的生长(需氧菌、厌氧菌、真菌、分枝杆菌)情况,可确立微生物学诊断,同时进行药物敏感试验。任何合适的采集标本均可送检培养。至少应抽取 2mL 的血量,以最大限度地分离到血标本里的病原菌。例如,对体重≥45kg 的患者,需送检 2 份需氧及厌氧血培养标本,每份标本接种血液 8～10mL。如果可能,每套血培养的血液至少应从 2 个不同的部位(如≥2套)抽取,以提高特异性。疟疾仍常规根据血涂片进行鉴定:厚涂片鉴别寄生虫,薄涂片决定种属。同时,应用快速诊断试验,提供所涉及种属的快速即时信息。应用直接免疫荧光法、酶免疫分析法或乳胶凝集试验进行的抗原检测可用于快速检测细菌抗原,适用于各种不同的标本,如尿液、痰液或咽拭子标本。抗原检测能够为我们提供有用的信息;但由于其敏感性较低,所以对严重感染的初始抗菌药物的选择不能单单基于这些结果。

聚合酶链反应(polymerase chain reaction,PCR)用于检测微生物 DNA 或 RNA,是检测各种类型微生物感染的有用途径。PCR 已成为检测脑脊液(cerebrospinal fluid,CSF)疱疹病毒及肠道病毒感染的最佳标准方法。

血清学试验测定抗体可用于检测某些感染,如 EB 病毒感染、落基山斑疹热、登革热及某些真菌感染。

三、感染性综合征

(一)脓毒症

 低血压是脓毒性休克患儿的晚期征象。

脓毒症是由已知的或推测的感染所导致的全身炎症反应综合征(见表 7-2)被激活的结果。该综合征患者死亡率高,特别是在治疗不彻底或治疗不及时的情况下。重症监护技术及目标导向治疗的开展能够改善其预后。

儿童全身炎症反应综合征(并因此形成脓毒症)的临床定义与成年人略有不同。在儿童,除心率及呼吸异常外,必须包含体温或白细胞计数的异常。心动过缓可以是新生儿年龄组全身炎症反应综合征的征象,但不是较大儿童全身炎症反应综合征的征象(这种情况往往提示患儿处于终末期)。

 严重感染期间早期快速及足量经验性抗菌药物治疗是降低死亡率的关低血压是儿童脓毒性休克的晚期征象。

早期临床疑诊必须基于体温过高或过低,精神状态改变,以及外周灌注变化。对儿童脓毒症疑似病例的评估需要基于反复细致的体格检查。对其心率、毛细血管再充盈时间、呼吸频率、意识状态、尿量、肤色改变等,必须仔细评估。

一旦怀疑脓毒症,就必须立即开始治疗。治疗的目标是避免或纠正在细胞水平氧输送不足所引起的各种异常。可通过维持足够的氧合血红蛋白、合适的血红蛋白水平及充足的心排血量将氧输送至需要的部位来达到。

对于病情特别危重的患儿,需要优先进行气道评估、合适通气、建立有效循环以及尽快合理使用抗菌药物等。脓毒症患儿的液体及正性肌力药物的治疗详见**第 6 章**。

对脓毒症患儿的早期识别及迅速积极的处理是达到最佳预后的关键。在抽取培养标本后，推荐在诊断后的第1小时内给予恰当的抗菌药物治疗。如果合适的培养不能及时地获取，不应该推迟广谱抗菌药物的经验性治疗时间。目标导向的初始液体复苏是处理这些患儿的基本原则。在医疗资源丰富的情况下(可给予正性肌力药物、血管升压素、机械通气)，在快速取得静脉或骨髓通道后，最初的复苏必须是在5～10分钟内推注等渗晶体液20mL/kg。患儿通常需要40～60mL/kg液体量，但也可能需要更高的容量支持。液体复苏必须靶向生理性参数的改善，如心率正常、尿量＞1mL/(kg·h)、毛细血管再充盈时间＜2秒及精神状态正常。单独一项血压指标并不能作为评估液体复苏是否足量的可靠终点(**见第6章和第8章**)。容量过负荷可导致肝大，因此肝大提示液体复苏已充足。

在虽经合适的液体复苏，但血流动力学仍未达到目标时，必须加用血管升压素或正性肌力药物。多巴胺是推荐的首选药物，但2016年的资料指出肾上腺素可能是优先一线药物。如果发生多巴胺抵抗性休克，必须加用第二种药物。药物的选择取决于临床体检：当心排血量低伴体循环阻力低或高时，分别选择血管升压素或血管扩张剂。

脓毒性休克的治疗目标包括先前描述的临床表现以及氧输送的各项其他指标的改善。将血清乳酸水平下降或 $ScvO_2$ ＞70%作为目标治疗，有助于改善预后(**见图7-1**)。

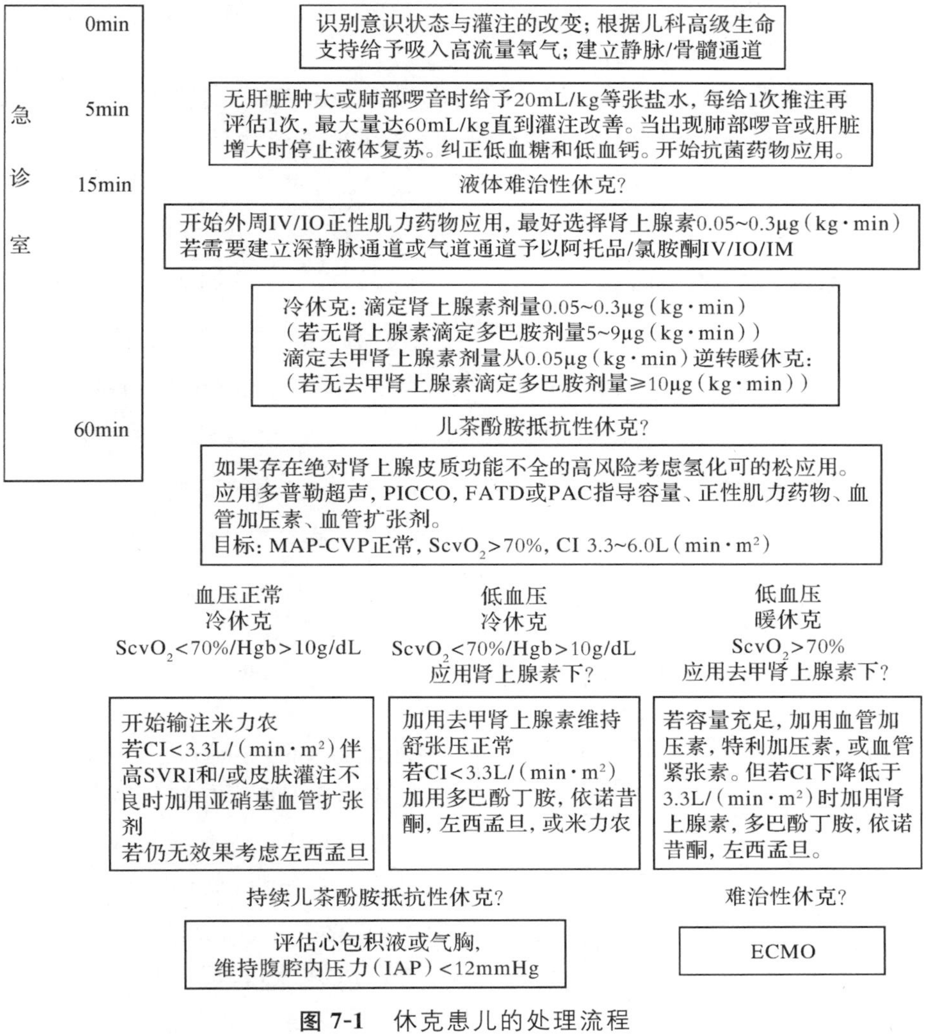

急
诊
室

| 0min | 识别意识状态与灌注的改变；根据儿科高级生命支持给予吸入高流量氧气；建立静脉/骨髓通道 |

5min —— 无肝脏肿大或肺部啰音时给予20mL/kg等张盐水，每给1次推注再评估1次，最大量至60mL/kg直到灌注改善。当出现肺部啰音或肝脏增大时停止液体复苏。纠正低血糖和低血钙。开始抗菌药物应用。

15min —— 液体难治性休克？

开始外周IV/IO正性肌力药物应用，最好选择肾上腺素0.05～0.3μg(kg·min)若需要建立深静脉通道或气道通道予以阿托品/氯胺酮IV/IO/IM

冷休克：滴定肾上腺素剂量0.05～0.3μg(kg·min)
(若无肾上腺素滴定多巴胺剂量5～9μg(kg·min))
滴定去甲肾上腺素剂量从0.05μg(kg·min)逆转暖休克：
(若无去甲肾上腺素滴定多巴胺剂量≥10μg(kg·min))

60min —— 儿茶酚胺抵抗性休克？

如果存在绝对肾上腺皮质功能不全的高风险考虑氢化可的松应用。
应用多普勒超声，PICCO，FATD或PAC指导容量、正性肌力药物、血管加压素、血管扩张剂。
目标：MAP-CVP正常，$ScvO_2$＞70%，CI 3.3～6.0L(min·m²)

| 血压正常 冷休克 $ScvO_2$＜70%/Hgb＞10g/dL | 低血压 冷休克 $ScvO_2$＜70%/Hgb＞10g/dL 应用肾上腺素下？ | 低血压 暖休克 $ScvO_2$＞70% 应用去甲肾上腺素下？ |

| 开始输注米力农 若CI＜3.3L/(min·m²)伴高SVRI和/或皮肤灌注不良时加用亚硝基血管扩张剂 若仍无效果考虑左西孟旦 | 加用去甲肾上腺素维持舒张压正常 若CI＜3.3L/(min·m²)加用多巴酚丁胺，依诺昔酮，左西孟旦，或米力农 | 若容量充足，加用血管加压素，特利加压素，或血管紧张素。但若CI下降低于3.3L/(min·m²)时加用肾上腺素，多巴酚丁胺，依诺昔酮，左西孟旦。 |

| 持续儿茶酚胺抵抗性休克？ | | 难治性休克？ |
| 评估心包积液或气胸，维持腹腔内压力(IAP)＜12mmHg | | ECMO |

图7-1 休克患儿的处理流程

IO，intraosseous，骨髓内；IM，intramuscular，肌肉内；MAP-CVP，mean arterial pressure-central venous pressure，平均动脉压-中心静脉压；ScvO$_2$，central venous oxygen saturation，中心静脉氧饱和度；Hgb，hemoglobin，血红蛋白；PICCO，pulse-induced contour cardiac output，脉搏指数连续心排血量；FATD，femoral arterial thermodilution technique，股动脉热稀释技术；ECMO，extracorporeal membrane oxygenation，体外膜肺氧合；SVRI，systemic vascular resistance index，全身血管阻力指数。

1. 激素

关于儿科脓毒症患儿使用激素的问题，一直争议不断。当前指南指出，对存在儿茶酚胺抵抗性休克及肾上腺皮质不全风险的患儿，推荐使用氢化可的松。肾上腺皮质不全的风险因素包括怀疑脑膜炎球菌感染、长期激素应用、垂体或肾上腺异常。根据情况不同，初始推荐剂量有差异：用于应激时为50mg/（m^2·d）；用于逆转难治性休克时为50mg/（kg·d），24小时泵注维持并滴定剂量。如果可以，最好在首剂应用氢化可的松之前测定血清皮质醇水平。

2. 抗菌药物治疗

必须在最初1小时内给予抗菌药物治疗，在抽取血培养标本后立即给药。即使微生物学标本获取困难，也必须毫不延迟地开始治疗。

经验性广谱抗菌药物的选择取决于疑似感染病例的临床表现、实验室及影像学资料，并应结合患儿的年龄、体检发现、免疫状况、既往住院病史、既往抗菌药物使用史、中心置管或有无使用其他医疗装置等。对当地病原菌耐药菌株情况的了解，也有助于指导抗菌药物的选择。脓毒症可能的病原菌归纳见**表7-6**。

表7-6	脓毒症可能的病原菌
年龄分组	**病原菌**
0～30天	B族链球菌、大肠埃希菌及其他肠杆菌属、金黄色葡萄球菌、李斯特菌
1～3月龄	肺炎链球菌、脑膜炎双球菌、流感嗜血杆菌、大肠埃希菌及其他肠杆菌属
3月龄～5岁	肺炎链球菌、脑膜炎双球菌、流感嗜血杆菌、金黄色葡萄球菌
5岁以上	肺炎链球菌、脑膜炎双球菌、A族溶血性链球菌、金黄色葡萄球菌、坏死梭状杆菌
免疫抑制或住院患儿	金黄色葡萄球菌、表皮葡萄球菌、其他凝固酶阴性葡萄球菌，缓症链球菌、革兰阴性杆菌、念珠菌 其他，如沙门菌、钩端螺旋体、兔热病、斑疹伤寒、布鲁杆菌病、巴贝西虫病

> **！** 如果可行的话任何体内感染的异物必须去除，任何部位的脓肿必须得到充分引流。 **！**

抗菌药物的选择取决于疑似感染的情况。在大多数非热带地区，对社区获得性脓毒症的免疫功能良好的患儿，头孢噻肟或头孢曲松联合万古霉素可提供充分的初始经验性治疗。在全球的某些地区，立克次体、伯克菌属及疟疾等微生物感染流行，针对这些感染应考虑初始经验性治疗。对于存在高危因素或住院的患儿，经验性治疗应覆盖革兰阴性菌感染,可选择氨基糖苷类联合超广谱 β 内酰胺酶(如哌拉西林/他唑巴坦或美洛培南)治疗。如果有中心静脉导管,则必须加用万古霉素。另外,当脓毒性休克患儿存在中心静脉导管且无其他感染病灶时,尽可能早地拔除导管。院外获得性严重感染的经验性抗菌药物选择见**表 7-7**。抗菌药物剂量见**表 7-8**。

表 7-7	社区获得性脓毒症的经验性抗菌药物选择[a]	
年龄	**疑似脓毒症**	**脓毒症和(或)严重感染**
<4 周龄	氨苄西林＋头孢噻肟或庆大霉素	氨苄西林＋万古霉素＋头孢噻肟或庆大霉素
4～7 周龄	氨苄西林＋头孢曲松或头孢噻肟	氨苄西林＋万古霉素＋头孢曲松或头孢噻肟
8 周龄～青少年	头孢曲松或头孢噻肟	万古霉素＋克林霉素＋头孢曲松或头孢噻肟

注:[a] 在选择经验性抗菌药物治疗社区获得性脓毒症时,必须考虑局部耐药模式。

表 7-8	治疗脓毒症的抗菌药物剂量
年龄分组	**治疗剂量**
新生儿≤7 天	• 氨苄西林 50～100mg/(kg·次),q12h 　高剂量用于脑膜炎或 B 族链球菌感染 • 庆大霉素 　—<29 周,5mg/(kg·次),q48h 　—30～34 周,4.5mg/(kg·次),q36h 　—>35 周,4mg/(kg·次),qd(依据胎龄) • 头孢噻肟 50mg/(kg·次),q12h
新生儿>7 天	• 氨苄西林 50～75mg/(kg·次),q6～8h(依据胎龄) 　高剂量用于脑膜炎或 B 族链球菌感染 • 庆大霉素 4mg/(kg·次),q24h(若>30 周);间隔时间依据血浆浓度 • 头孢噻肟 50mg/(kg·次),q8～12h(依据胎龄) • 万古霉素 15mg/(kg·次),q6～12h(依据胎龄) • 甲硝唑 7.5mg/(kg·次),q12～48h(依据胎龄)
既往健康的婴儿及儿童	• 头孢曲松 50mg/(kg·次),q24h;若剂量>2g,分成 q12h 给药 • 万古霉素 15mg/(kg·次),q6h 用于中枢神经系统感染或 • 15mg/(kg·次),q8h 用于非中枢神经系统感染 • 甲硝唑 7.5mg/(kg·次),q6h
住院或免疫抑制儿童	• 头孢曲松 75～100mg/(kg·次),q24h;若剂量>2g,分成 q12h 给药 　(高剂量用于脑膜炎) • 庆大霉素 2～2.5mg/(kg·次),8h • 阿米卡星 7.5～10mg/(kg·次),q8h • 头孢他啶 50mg/(kg·次),q8h • 甲硝唑 7.5mg/(kg·次),q6h • 万古霉素 15mg/(kg·次),q6h 用于中枢神经系统感染; • 15mg/(kg·次),q8h 用于非中枢神经系统感染 • 美罗培南 20mg/(kg·次),q8h;脑膜炎时 40mg/(kg·次),q8h

注:[a] 在选择经验性抗菌药物治疗社区获得性脓毒症时,必须考虑局部耐药模式。

任何旅游者若出现发热，必须排除疟疾，即使已给予抗疟疾药物预防，因为并不是100%受保护。

3.其他注意事项

在初始稳定阶段，有价值的血液检测包括血气分析、乳酸、电解质、尿素氮（BUN）、肌酐、血糖、白细胞计数及分类、凝血功能（PT、APTT、纤维蛋白原、D－二聚体）等。建议将血红蛋白水平至少维持在10g/dL，使得脓毒症或脓毒性休克患儿可以达到最佳化氧输送。必须纠正低血糖及电解质紊乱。尽管曾经多年来主张严格控制血糖，但最近的文献不再强调应用胰岛素将血糖控制在正常范围内，实际上，严格控制血糖可能反而增加并发症的发生风险。

最后，对难治性休克和（或）呼吸衰竭患儿，若经积极传统治疗无效，则可考虑启用体外膜肺氧合（extracorporeal membrane oxygenation，ECMO）支持。

（二）中毒性休克综合征

 案例分析

患儿，女，16岁，因发热达40℃（104℉）、不适、头痛、意识模糊、腹泻伴皮疹，被送入急诊室。无性生活史，2天前刚来月经。体检：脉率130次/分钟，血压98/50mmHg，皮肤弥漫性红斑，腹部轻度触痛。你担心患儿的病情并立即启动治疗。

检查

—该疾病的可能病因是什么？

—你如何描述患儿的生理状况？

干预

—需开始什么治疗？

再评估

—液体复苏后，必须考虑其他什么治疗？

有效交流

—当患儿的临床状况发生改变时，需告知谁？怎样告知？

—治疗及监护该患儿的最佳地点在哪里？

团队合作

—怎样实施治疗策略？

当儿童出现发热、皮疹伴血流动力学不稳定时，需考虑中毒性休克综合征的诊断。

中毒性休克综合征（toxic shock syndrome，TSS）能危及患儿生命。当患儿出现发热、皮肤红斑伴有或不伴有低血压时，必须考虑中毒性休克综合征的可能性。该综合征由金黄色葡萄球菌或脓性链球菌感染引起，最早描述见于儿童术后创口感染。20世纪80年代，青年女性月经期间应用高吸收卫生棉条后造成该综合征的流行后，中毒性休克综合征被大家所熟悉。自此以后，因卫生棉条导致的中毒性休克综合征的发病率显著下降,但在未使用卫生棉条的情况下仍持续有病例发生。非月经期中毒性休克综合征与金黄色葡萄球菌感染相关,常见于外科及产后伤口感染、乳腺炎、鼻窦炎、呼吸系统疾病(特别是在流感以后)、骨髓炎、关节炎、烧伤以及其他皮肤软组织感染等。大多数病例属甲氧西林敏感的金黄色葡萄球菌感染,但也有病例报道系甲氧西林菌耐药菌株感染。中毒性休克综合征毒素(TSS toxin,TSST),即 TSST-1 或葡萄球菌肠毒素 B,充当超级抗原的角色,能够结合并激活某些 T 细胞,而不依赖于主要组织相容性复合体。被激活的 T 细胞释放肿瘤坏死因子和其他细胞因子,引起发热、皮疹、毛细血管渗漏,导致低血压及器官损害。

患儿通常表现为急性发热、咽痛、强烈肌痛、严重腹泻,有时可合并呕吐。在中毒性休克综合征患儿,皮疹是一种早期征象,可描述为红皮病,有时候易被误诊为日光皮炎,因两者非常相似;也可见到猩红热样皮疹;可出现精神萎靡或神志模糊;也可出现非化脓性结膜充血、咽部炎症或杨梅舌。中毒性休克综合征可影响多脏器系统,患儿可出现急性呼吸窘迫综合征、肾衰竭或其他胃肠道及血液系统受累征象;可快速进展至暴发性休克。手指、手掌、足底的脱皮现象可以是恢复期的典型表现。

由金黄色葡萄球菌引起的中毒性休克综合征诊断标准见**表 7-9**。因致病菌不扩散至全身,所以血培养阳性率低——这是外毒素介导的一种综合征。金黄色葡萄球菌可从创口、呼吸道或其他黏膜部位分离得到;但对于葡萄球菌 TSST-1 的诊断,并不需要对其进行分享。其他实验室结果也能够反映器官受累程度,如转氨酶升高、凝血病及肌酐升高等。

表7-9	金黄色葡萄球菌引起的中毒性休克综合征定义[a]
症　状	具体表现
发　热	体温＞38.9℃(＞102.0℉)
低血压	• 收缩压:≤90mmHg(成人)或 ＜年龄别第5百分位(＜16岁儿童) • 直立性舒张压下降≥15mmHg • 直立性晕厥或眩晕
皮　疹	弥漫性红斑
脱　皮	发病后1~2周,特别是累及手掌与足底
多系统受累(3个或以上下列器官)	• 胃肠道:发病时呕吐或腹泻 • 肌肉组织:严重肌痛或血清肌酸磷酸激酶上升＞正常上限2倍 • 黏膜组织:阴道、口咽或结膜充血 • 肾脏:血清尿素素氮或肌酐＞正常上限2倍,或脓尿(＞每高倍镜下5个白细胞) • 肝脏:胆红素或转氨酶＞正常上限2倍 • 血液系统:血小板减少＜100,000/μL • 中枢神经系统:无发热或低血压情况下的意识或定位改变而无局灶性神经系统征象
实验室诊断标准	如果可以采样,以下实验室结果阴性 • 血液、咽喉或脑脊液培养到另外的病原菌(血培养可能金黄色葡萄球菌阳性) • 落基山斑疹热、钩端螺旋体或麻疹的血清试验

注:[a] 金黄色葡萄球菌中毒性休克综合征病例的定义来自疾病控制与预防中心。确诊病例:符合实验室诊断标准＋包括脱皮在内的5项临床表现(除非患儿在脱皮发生前死亡);疑似病例:符合实验室诊断标准＋5项中的4项临床表现。

中毒性休克综合征也可以由化脓性链球菌［A 族 β-溶血性链球菌（GABHS）］引起，可见于局灶感染（如肌炎、肺炎、坏死性筋膜炎或水痘感染期间）的患儿。其临床特征与实验室异常与金黄色葡萄球菌引起的中毒性休克综合征相似。

对怀疑中毒性休克综合征患儿，给予克林霉素联合万古霉素治疗。初始治疗也可选择萘夫西林，并根据金黄色葡萄球菌药敏报告，考虑继续或停止用药。除了去除卫生棉条外，对任何部位的脓液积聚，应予以充分的外科引流。对金黄色葡萄球菌中毒性休克综合征患儿，可考虑给予免疫球蛋白（IVIG），特别是重症病例及对初始支持治疗以及抗菌药物治疗无反应者；但是，目前尚无对照资料支持 IVIG 的使用。

（三）脑膜炎球菌血症

案例分析

患儿，男，15 岁，因突然高热、恶寒寒战、呕吐及弥漫性压之不褪色皮疹收住入院。主要体征显示心动过速及低血压。

检查

—你会关注患儿的哪些生理性参数？

—最可能的诊断是什么？最坏的可能诊断是什么？

干预

—最需要立即采取的治疗策略是什么？

再评估

—目前的治疗策略是否有效？

—还需要考虑哪些辅助治疗？

有效交流

—当患儿的临床状况发生改变时，需告知谁？怎样告知？

—治疗及监护该患儿的地点在哪里？

团队合作

—你打算怎样实施治疗策略？

—谁来做，何时做？

　　对所有发热伴瘀点的儿童均应怀疑脑膜炎球菌血症直到被证实排除。当疑诊为脑膜炎球菌感染时，必须立即启动治疗，而不必等待实验室结果。

脑膜炎奈瑟菌属于革兰阴性双球菌，可引起脑膜炎球菌血症及脑膜炎，也可引起其他局灶性感染（如成人肺炎），但少见心包炎、关节炎、腹膜炎及隐匿性菌血症。主要致病血清群有 A、B、C、Y 和 W135。两大高危年龄组分别是 2 岁以下的婴幼儿和 16～21 岁的青少年。大量青少年及年轻人居住在拥挤的环境，使该疾病的发生率增高了。

脑膜炎球菌血症是一种危重疾病，大多数患儿在发病 12～24 小时迅速进展至脓毒性休克。初始临床症状往往缺乏特异性，与常见的病毒感染性疾病症状相似，包括发热、头痛、呕吐、腹痛及肌痛。在疾病晚期,可有典型的皮疹表现,如瘀点、瘀斑、紫癜,但皮疹表现各异(如水疱状、苍白斑点)或可能无皮疹。其他休克征象包括心动过速、外周灌注不良、呼吸增快、少尿、神志模糊、意识减退、多脏器功能衰竭。预后不良的征象包括昏迷、低体温、低血压、白细胞减少、血小板减少。患儿也可伴脑膜炎。患儿血液及脑脊液中能够分离到脑膜炎奈瑟菌,因此对任何出现发热、瘀点、全身性表现的患儿,均应行恰当的培养辅助诊断;也可从皮肤瘀点处、痰液、关节滑液及其他体液中采样,进行革兰染色及培养。

脑膜炎荚膜抗原试验可有助于从脑脊液、血液以及尿液标本中获取荚膜 A、C、Y、W135 等亚群,特别是在获取标本前已接受抗菌药物治疗的患者;而在美国、欧洲及太平洋地区占优势的 B 亚群抗原检出率低。PCR 对已接受抗菌药物治疗患者进行细菌 DNA 检测有一定价值,其在大多数地区已替代了脑膜炎荚膜抗原试验。

与其他原因引起的脓毒性休克一样,脑膜炎球菌血症需要早期、积极的液体复苏及血流动力学、呼吸支持。如果在给予足量液体复苏、正性肌力药物以及血管升压素等积极治疗后,患儿低血压仍未得到纠正,则应考虑给予皮质激素,因为可能存在肾上腺皮质功能不全。第三代头孢菌素(如头孢噻肟或头孢曲松)是合适的初始抗菌药物治疗选择,但如果是易感病原,则可选择窄谱青霉素 G 治疗。即使未能及时获取相关培养结果,也不能耽误抗菌药物治疗。缺血组织有时需要外科清创治疗。

对发病前 7 天内有接触史的家庭密切接触成员,托儿所或幼儿园等人员,或者对患儿的口腔分泌物有过直接暴露的人群(如通过接吻、共用卫生用具或未做好保护而近距离实施体格检查的人员等),必须给予药物预防。预防的药物包括利福平、环丙沙星、头孢曲松(**见表 7-10**)。

表 7-10　侵袭性脑膜炎球菌感染高危接触者的药物预防

年　龄	剂　量	持续时间
利福平[a]		
＜1 月	5mg/kg,口服,q12h	2 天
≥1 月	10mg/kg(最大量 600mg),口服,q12h	2 天
成人	600mg,口服,q12h	2 天
头孢曲松		
＜5 岁	125mg,肌注	单剂
≥15 岁	250mg,肌注	单剂
环丙沙星[#]		
≥1 月	20mg/kg(最大量 500mg),口服	单剂
成人	500mg,口服	单剂
阿奇霉素	10mg/kg(最大量 500mg)	单剂

注:[a] 不推荐用于妊娠妇女。

摘用许可:Bilukha OO, Rosenstein N. Prevention and control of meningococcal disease. MMWR, 2005, 54:1-21.

（四）落基山斑疹热

 案例分析

患儿，女，9岁，9月份发热3天，体温39℃（102.2℉），严重头痛，皮疹。患儿无性生活史，最后一次月经史在2周前。患儿否认排尿困难。脉率103次/分钟，血压125/75mmHg。体格检查发现患儿四肢及躯干、手掌、足底有斑丘疹样皮疹，压之不褪色。同时伴有结膜充血及肌肉触痛。

检查

—你会关注患儿哪些生理性参数？

—最有可能的病因是什么？

干预

—最需要立即采取的治疗策略是什么？

再评估

—目前的治疗策略是否有效？

—还需要考虑哪些辅助治疗？

有效交流

—当患儿的临床状况发生改变时，需告知谁，怎样告知？

—处理及监护该患儿的最佳地点在哪里？

团队合作

—怎样实施治疗策略？

—谁来做，何时做？

落基山斑疹热（Rocky Mountain spotted fever，RMSF）是由专性胞内球杆菌立克次体，通过美国犬蜱传播感染的。在美国，大多数病例发生在4—9月。这种细菌感染所有主要组织的小血管的内皮细胞，并导致全身性血管炎。经典的落基山斑疹热临床四联症是发热、剧烈头痛、肌肉触痛和皮疹。最初的皮疹是分布在足踝与腕部的压之不褪色的黄斑丘疹，并呈向心性分布扩散至躯干、手掌和脚底。皮疹可演变为压之不褪色的瘀点样皮疹。其他临床特征有恶心、呕吐、腹痛、结膜炎、昏睡、浮肿、脑膜刺激征和昏迷。落基山斑疹热的实验室特征包括低钠血症、低蛋白血症、贫血、血小板减少。白细胞计数可以正常或升高。如果能够获取脑脊液标本，则可发现脑脊液白细胞计数升高且以单核细胞为主。根据立克次体血清学试验可确诊，但对疑似病例的经验性抗菌药物治疗不必等血清学试验结果，因为做不到即时报告并且初始血清学很有可能为阴性。

落基山斑疹热可能危及生命，故对临床疑诊者必须开始治疗。早期治疗可以获得较好的预后。药物治疗可选择多西环素（或四环素）；或者，也可以使用氯霉素。虽然四环素引起的牙齿着色值得关注，但牙齿着色是与剂量和用药时间相关的并发症，而多西环素的该并发症发生率较四环素低，因此短期应用较少发生牙齿着色。鉴于这种感染的潜在严重性，多西环素给药越早越好。

(五)坏死性筋膜炎

 案例分析

患儿,女,15岁,因左踝关节明显疼痛、皮肤红斑及肿胀,被送至急诊室。体检:体温39.4℃(102℉),呼吸窘迫,心率增快,大气吸入下SpO_2 88%。你关注到患儿有明显的局部感染,有全身症状的表现。

检查

—你会关注患儿哪些生理性参数?

—最可能的诊断是什么?

—根据这些检查结果,考虑何种感染性病因?

干预

—最需要立即采取的治疗策略是什么?

再评估

—目前的治疗策略是否有效?

—还需要考虑哪些辅助治疗?

有效交流

—当患儿的临床状况发生改变时,需告知谁,怎样告知?

团队合作

—你打算怎样实施治疗策略?

—谁来做,何时做?

软组织感染包括一系列疾病,从浅层(和更多良性)感染(丹毒、脓疱病或蜂窝组织炎),到威胁生命的深部感染(坏死性筋膜炎和肌坏死)。尽管坏死性筋膜炎不常见,但早期识别和治疗对患者的生存至关重要。溶血性链球菌(GABHS)是最常见的细菌菌株,是导致气性坏疽的微生物。梭状芽孢杆菌就是很好的例子。社区获得性耐甲氧西林金黄色葡萄球菌感染不断增加,变得常见,但大多数感染为多重感染。单种微生物感染与多重感染的预后并无差异。皮肤、底层脂肪和筋膜层的坏死导致红斑、皮温增高、肿胀、发热、异常触痛等临床表现,与其他体格检查不成比例。感染局部皮肤可发展为浆液性或出血性大疱。患儿可表现为脓毒性休克或多脏器功能衰竭。未治疗的坏死性筋膜炎常常致命;因此,在高度怀疑此病时必须快速启动治疗措施。诊断主要依赖于临床体格检查,也可通过磁共振成像(MRI)或实验室检查辅助诊断,如C反应蛋白、白细胞计数、血清肌酐和血清葡萄糖水平增高,血红蛋白或血清钠水平降低。通过活检可确诊。

早期积极治疗包括早期外科清创,这对提高患者的生存率很重要。初始抗菌药物治疗应包括广谱抗革兰阳性及革兰阴性需氧菌以及厌氧菌,如碳青霉烯类。对于GABHS,首选大剂量克林霉素;对某些患儿(特别是容易伴气体形成的微生物感染者),推荐加用大剂量青霉素。如果疑有耐甲氧西林金黄色葡萄球菌感染,则必须使用万古霉素或达托霉素。

其他治疗,如大剂量应用静注丙种球蛋白,已经被证明对大多数病例有益。高压氧被认为可以促进愈合及减少组织损伤。

（六）细菌性脑膜炎

 案例分析

患儿，男，7月龄，因上呼吸道感染3天伴发热、呕吐及无法安慰的哭闹1天，入住儿科病房。几天前，患儿已出现喂养量减少及尿量减少。体检：心率148次/分钟，呼吸24次/分钟。

检查

—你会关注患儿哪些生理性参数？

—需要考虑什么诊断？

干预

—需要哪些实验室检查确立诊断？

—最需要立即采取的治疗策略是什么？

再评估

—目前的治疗策略是否有效？

—还需要考虑哪些辅助治疗？

有效交流

—当患儿的临床状况发生改变时，需要告知谁，怎样告知？

—处理及监护患儿的最佳地点在哪里？

团队合作

—你打算怎样实施治疗策略？

—谁来做，怎么做？何时做？

在常见感染的病程初期，可以发生不伴有腹泻的发热和呕吐，如急性胃肠炎，但其也可能是颅内感染（如脑膜炎）的征象之一。由于未经治疗的感染可威胁生命或改变生命本质现象，所以尽管其有各种不同的临床表现，诊断的难度高，但即刻鉴别急性中枢神经系统（central nervous system，CNS）感染非常重要。在儿童中枢神经系统感染中，绝大多数为细菌性或病毒性脑膜炎、病毒性脑膜脑炎或病毒性脑炎。中枢神经系统感染的典型症状包括：

■ 急性发热。

■ 意识改变。

■ 头痛。

■ 颈项强直。

■ 畏光。

■ 恶心、呕吐。

■ 厌食。

■ 抽搐。

■ 前囟膨隆。

患儿通常先前有上呼吸道感染史。18月龄以下的婴幼儿患脑膜炎可能缺乏脑膜刺激征（如颈项强直、克氏征、布鲁津斯基征），因此对疑似脑膜炎或其他中枢神经系统感染保持高度警惕非常重要。

细菌性脑膜炎是儿童最常见的危及生命的急性中枢神经系统感染,属于医学急症。不同年龄阶段的常见病原体归纳见**表7-11**。细菌性脑膜炎的诊断建立在临床表现的基础上,确诊需通过腰椎穿刺获取脑脊液进行病原微生物的培养。在某些情况下,腰椎穿刺存在一定的风险,下列情况属于腰椎穿刺禁忌:心肺功能不稳定,出血性疾病,颅高压征象(瞳孔不规则、呼吸形式异常、高血压、心动过缓、去大脑或去皮层姿势),腰椎穿刺部位上缘软组织感染,急性癫痫近期发作(发作时间＜30分钟)或持续发作(发作时间＞30分钟),格拉斯哥昏迷评分＜13分,视盘水肿,局部神经体征和颅内占位或脑积水。头颅CT正常也并不能排除脑疝;

> **!** 细菌性脑膜炎是危及儿童生命的一种急性中枢神经系统感染,属于医学急症。 **!**

> **!** 一旦怀疑患儿患有细菌性脑膜炎,必须即刻开始抗菌药物治疗,甚至应在腰椎穿刺之前就开始。 **!**

头颅CT不是执行腰椎穿刺的先决条件。另外,前囟未闭合并不能保护婴儿不发生脑疝。如果腰椎穿刺延迟进行,则必须立即用合适的抗菌药物治疗细菌性脑膜炎。相比于其他类型的中枢神经系统感染,脑脊液分析结果与细菌性脑膜炎常常一致,见**表7-12**。血培养也应及时抽血检查,且常能培养到阳性的致病微生物。

表 7-11　细菌性脑膜炎的常见病原菌

小儿类型	病原体类型
新生儿	B 族链球菌
	大肠埃希菌
	其他革兰阴性杆菌
	单核细胞增生性李斯特氏菌
较大婴儿及儿童	肺炎链球菌
	脑膜炎奈瑟菌
	B 型流感嗜血杆菌(未接种疫苗者)

表 7-12　脑膜炎及脑炎的脑脊液特点

脑膜炎类型	压力	细胞数(mm³)	糖	蛋白质(mg/dL)
细菌性脑膜炎	升高	100～10000(通常＞1000)通常以多形核白细胞为主	低(低于正常血糖的2/3)	＞40(通常＞200)
病毒性脑膜炎	正常或升高	10～1000(通常100～500)通常淋巴细胞为主	通常正常	50～100
结核性脑膜炎	通常升高	5～500 通常单核细胞为主	正常到低	＞500
真菌性脑膜炎	通常升高	5～500	正常到低	100～500
病毒性脑炎	正常或升高	正常或轻度脑脊液细胞数增多,多核或单核为主	正常到轻度降低	正常到100

及时给予恰当剂量的合适抗菌药物是疾病治愈的基础。经验性抗菌药物的选择取决于患儿的年龄及风险因素。对新生儿,氨苄西林联合庆大霉素或头孢噻肟是恰当的经验性治疗。而对

较大婴儿及儿童,必须开始第三代头孢菌素(头孢噻肟或头孢曲松)联合万古霉素治疗,直至获得病原学及药敏结果。

　　尽管存在争议,对 8 周龄以上的细菌性脑膜炎患儿,应考虑早期应用类固醇激素(地塞米松);其已被证实能够降低流感嗜血杆菌和链球菌肺炎脑膜炎患儿听力障碍的发生率。处方剂量为每次 0.15mg/kg,每 6 小时 1 次,连用 2～4 天,第 1 剂激素应在应用第 1 剂抗菌药物之前或同时给药。若家庭中存在易感接触成员(如:年龄在 4 岁以下的儿童未完全针对流感嗜血杆菌进行免疫;12 月龄以下的小婴儿或免疫缺陷儿童),建议对怀疑 b 型流感嗜血杆菌(*H influenzae* type b,HIB)感染的所有家庭成员接触者进行药物预防。在怀疑 b 型流感嗜血杆菌脑膜炎情况下,建议对至少与 1 人可疑接触过的所有家庭成员接触者(年龄在 4 岁以下的儿童未完全针对流感嗜血杆菌进行免疫,<12 月小婴儿或免疫缺陷儿童)实施药物预防。2 个月内至少有过 2 例侵袭性疾病患儿的日间托儿所也必须实施药物预防。推荐利福平 20mg/kg 每日 1 次应用 4 天(最大剂量 600mg)或 12 月龄以下的小婴儿剂量为每次 10mg/kg。妊娠期妇女需给予头孢曲松 125～250mg,单次肌注。对与脑膜炎球菌性脑膜炎患儿有接触史的药物预防方案同脑膜炎球菌血症。

(七)无菌性与病毒性脑膜炎

　　病毒是引起大多数"无菌性脑膜炎"的常见致病菌。其他病因有肺炎支原体、莱姆病、结核分枝杆菌、落基山斑疹热。对相关地理区域和返程旅游人员,也要考虑寄生虫感染(如血管圆线属、颚口线虫属、血吸虫、弓蛔虫、棘球绦虫),因为其预后完全不同且绝大部分可以得到治疗。其他少见的非感染性原因可能是恶性肿瘤、自身免疫性疾病、药物反应、胶原血管疾病或结节病(在其他原因中)。肠道病毒是最常见的病毒性原因(特别是埃可病毒及柯萨奇病毒)。通常,临床表现会有交叉重叠,而脑脊液细胞计数、细胞分类、葡萄糖、蛋白质和革兰染色结果有助于鉴别病毒性还是细菌性感染。尽管病毒性脑膜炎患儿脑脊液细胞以淋巴细胞为主,但在病程早期仍可见中性粒细胞占优势。其治疗主要是支持治疗,重点放在气道、呼吸和循环管理,以及对症治疗,如镇痛、控制体温、控制惊厥及防止补液过多。

(八)脑　炎

　　急性脑炎的特征是发热与精神状态的改变,通常由病毒感染所致,如肠道病毒、单纯疱疹病毒(herpes simplex virus,HSV)或其他病毒(EB 病毒、巨细胞病毒、水痘带状疱疹病毒或虫媒病毒)。肺炎支原体或其他病原体亦可累及。若患儿近期去过大自然水域(如池塘、湖泊),还需考虑阿米巴脑炎(如福氏纳格里阿米巴原虫或狒狒巴拉姆希阿米巴)。尽管做了很多检查,但大多数病例病因仍不明确。

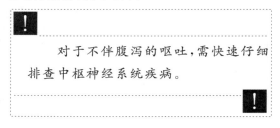

　　对于不伴腹泻的呕吐,需快速仔细排查中枢神经系统疾病。

脑脊液检查,淋巴细胞可增多也可完全正常。脑脊液聚合酶链反应(PCR)可用于鉴别诊断肠道病毒感染及单纯疱疹病毒(HSV)感染。在影像学方面,头颅 MRI 较 CT 更能发现炎症部位或帮助排除非感染性因素。例如,对单纯疱疹病毒脑炎患者,MRI 可显示颞叶和(或)额叶异常病灶,脑电图(electroencephalogram,EEG)可显示典型周期性单侧癫痫样放电。若患儿疑诊单纯疱疹病毒感染时,需立即给予阿昔洛韦治疗,直至排除该病因。关于对肺炎支原体脑炎患者应用抗菌药物是否能够改善临床病程或预后,尚无足够循证医学证据。

案例分析

患儿,女,16岁,因发热1天,最高体温40℃(104°F),伴腹痛、背部痛以及呕吐1次,被送至急诊室。无性生活史,否认排尿困难。体检发现弥漫性腹部触痛,左侧腹部为甚。心率124次/分钟,呼吸22次/分钟。

检查

—你会关注患儿哪些生理性参数?

—最可能、最严重的情况是什么?考虑什么诊断?

干预

—最需要立即采取什么治疗策略?

—需要进一步做哪些检查来确立病因?

再评估

—目前的治疗策略是否有效?

—还需要考虑哪些辅助治疗?

有效交流

—当患儿的临床状况发生改变时,需告知谁,怎样告知?

—处理及监护患儿的最佳地点在哪里?

团队合作

—怎样实施治疗策略?

—谁来做,做什么,何时做?

急性腹痛的鉴别诊断非常广泛,涉及许多非急诊诊断。由于其性质严重,故所有腹腔内感染性和非感染性疾病均需加以考虑。以下非感染性疾病可随时危及生命,尤其需要考虑:

- 肠旋转不良。
- 急性小或大肠梗阻。
- 肠穿孔。
- 由于阻塞性尿路病引起急性肾损伤。
- 创伤引起的内脏损伤。
- 消化性溃疡性疾病。
- 急性胰腺炎。
- 宫外孕。
- 卵巢或睾丸扭转。

(九)泌尿道感染

急性泌尿道感染可累及膀胱(膀胱炎)或肾脏(肾盂肾炎),后者可能导致菌血症和脓毒症(尿脓毒症)。儿童首次泌尿道感染(urinary tract infection,UTI)最常见的病原是大肠埃希菌。其他致病菌有克雷伯菌、变形杆菌、粪肠球菌、腐生葡萄球菌等。泌尿道梗阻、留置导尿管或有医院暴露史的患儿，还可能感染铜绿假单胞菌及产超广谱β内酰胺酶致病菌（肺炎克雷伯菌、大肠埃希菌）。

泌尿道感染的诊断常建立在尿液分析及尿培养上。尿检发现脓尿或革兰染色找到细菌，可为泌尿道感染提供快速诊断的依据。"金标准"诊断技术是通过耻骨上膀胱穿刺获得尿液标本；此时任何细菌的生长均提示存在感染。然而，尿液培养标本大多来自中段清洁尿样、短时间的导尿技术、间歇性导尿或者已经存在的导尿管。

对上尿路感染和下尿路感染的鉴别诊断比较困难。高热、白细胞计数增高以及腰肋触痛可见于急性肾盂肾炎，而尿急、尿频、排尿困难是膀胱炎的典型表现。

对有中毒貌的患儿，经常需要静脉内给予抗菌药物。头孢噻肟或头孢曲松是儿童及青少年不错的经验性用药选择；而氨苄西林联合氨基糖甙类适用于新生儿。在亚洲一些国家，产超广谱β内酰胺酶和金属β内酰胺酶的革兰阴性菌正迅速成为导致泌尿道感染的主要病因，需用碳青霉烯类药物（如美罗培南）进行治疗。新生儿泌尿道感染由于伴发脓毒症的发生率高，故常需静脉给药。

（十）腹膜炎

根据感染源的不同，腹膜炎可分为原发性腹膜炎与继发性腹膜炎。如果病原菌通过血液或淋巴途径弥漫性感染腹腔，且病原体是单一的，则考虑为原发性腹膜炎。原发性腹膜炎最常见的病原菌有肺炎链球菌、A族溶血性链球菌、大肠埃希菌或其他肠道细菌。原发性腹膜炎最常见的诱因是肾病综合征所引起的腹水，但也可由肝硬化及门静脉高压引起。

继发性腹膜炎多由腹腔内脏破裂、过度扩张或脓肿所致，故通常为多重感染。最常见的病原菌有肠道革兰阴性菌（如大肠埃希菌、克雷伯菌或肠杆菌属）、厌氧菌（如脆弱拟杆菌）及肠球菌等。

任何疑诊腹膜炎的患儿，均需请儿外科医生会诊。B超或CT等诊断性技术有助于明确感染病灶及其范围。原发性腹膜炎的经验性抗菌药物治疗通常选择头孢噻肟或头孢曲松联合氨基糖甙类。继发性腹膜炎的治疗需覆盖厌氧菌及革兰阴性菌，常选择超广谱β内酰胺酶类药物（如哌拉西林/他唑巴坦）、碳青霉烯类药物（如美洛培南）、氨苄西林/舒巴坦或氨苄西林联合庆大霉素或头孢曲松，以及甲硝唑。

（十一）急性肝衰竭

急性或暴发性肝衰竭是指肝细胞功能障碍和坏死后发生的代谢性及全身性结果，特别是包括既往无肝脏疾病而在发生肝病8周内进展至肝性脑病和凝血功能障碍的情况。

在美国，大约有6%的急性肝衰竭病例是由原发病毒感染造成的。病毒感染是仅次于对乙酰氨基酚中毒的第二大常见的肝衰竭原因。相关的病毒包括腺病毒、巨细胞病毒、EB病毒、肠道病毒、甲肝病毒、丙肝病毒及单纯疱疹病毒。全球已知能引起弥漫性肝功能障碍的其他病毒还有乙肝病毒、丁肝病毒、埃可病毒以及钩端螺旋体。

大多数暴发性肝衰竭患儿表现为肝功能障碍、低血糖、凝血功能障碍、脑病。黄疸可能是晚期征象。大多数患儿没有其他慢性疾病史或已知的肝炎病史。

对暴发性肝衰竭的治疗主要是支持治疗，因为除肝移植外无特异性治疗方法。在等待肝功能恢复的过程中,患儿需要肝支持治疗、获得性感染的治疗、并发症的预防与治疗。体外肝支持通常是过渡至肝移植手术的方法。如果有合适的供体,快速将患儿运转至移植中心至关重要,因为患儿病情有可能迅速恶化而不适合转运。仅在怀疑脓毒症或其他细菌感染时,才具备应用广谱抗菌药物的指征。

(十二)心肌炎与心包炎

 案例分析

患儿,男,7岁,因呼吸做功增加伴咳嗽加重1天,被送入急诊室。1周前,患儿因发热达38.4℃(101.2°F)、咳嗽、流鼻涕而被诊断为上呼吸道感染。体检:呼吸48次/分钟,心率184次/分钟。大气吸入下 SpO_2 88%。胸部听诊,双肺闻及湿啰音,肝脏肋下触及2cm。

检查

—你会关注患儿哪些生理性参数?

—最可能、最严重的情况是什么?考虑什么诊断?

干预

—最需要立即采取什么治疗策略?

—需要进一步做哪些检查来确立病因?

再评估

—目前的治疗策略是否有效?

—还需要考虑哪些辅助治疗?

有效交流

—当患儿的临床状况发生改变时,需告知谁,怎样告知?

—处理及监护患儿的最佳地点在哪里?

团队合作

—怎样实施治疗策略?

—谁来做,做什么,何时做?

呼吸窘迫或呼吸衰竭并非总是源于肺部的原发疾病。原发性心肌衰竭(即心肌病)或炎性心脏病也常表现为呼吸道症状。炎症性心脏病包括一系列临床特征,其中多数是心包和(或)心肌急性感染的结果。心包炎可由病毒、细菌、分枝杆菌或真菌感染引起。病毒感染是心肌炎的主要病因。心包炎与心肌炎的多数感染性病因见**表7-13**。由A族β-溶血性链球菌感染性咽炎后发生的风湿热,是一种免疫介导的疾病,可表现为发热和心包炎。

心包炎患儿可表现为胸痛和发热。疼痛往往位于胸骨后,并可放射到背中部,吸气时疼痛加重,前倾位可缓解。如果发生大量心包积液,患儿也可出现呼吸困难、气短、休克或呼吸衰竭。听诊可闻及摩擦音,但在有大量积液时反而消失。胸部X线片显示心影增大,心电图ST段和T波改变或QRS振幅缩小可支持诊断,超声心动图可确诊。实验室检查无特异性。

表7-13	心肌炎与心包炎的感染性病因		
病毒	细菌	寄生虫	真菌
腺病毒	**伯氏疏螺旋体**	包虫病	念珠菌
柯萨奇病毒A、B	鹦鹉热衣原体	恶性疟原虫	球孢子菌属
埃可病毒	白喉杆菌	血吸虫	组织胞浆菌属
微小病毒B19	钩端螺旋体	弓形虫	曲霉菌
EB病毒	脑膜炎球菌	旋毛虫	隐球菌
乙型肝炎病毒	**肺炎支原体**	克氏锥虫	芽生菌
单纯疱疹病毒	**金黄色葡萄球菌**		
人类免疫缺陷病毒（HIV）	链球菌		
流感病毒A、B	梅毒螺旋体		
腮腺炎病毒	放线菌		
脊髓灰质炎病毒	b型流感嗜血杆菌		
	结核分枝杆菌		

注：黑体字为心肌炎或心包炎常见病因

心肌炎发生于入侵微生物直接影响心肌时，常导致炎性改变和肌细胞坏死。心肌炎的感染病因谱类似于心包炎，但是最常见的病毒性病因。其临床表现各异，可以无任何症状，也可表现为明显的充血性心力衰竭征象。许多患儿在发生心肌炎前曾有发热史，可出现胸痛或晕厥，但常因多系统反应及潜在的病毒性疾病症状掩盖了与心血管系统相关的症状。婴儿可表现为易激惹和喂养困难，若有心律失常的表现，如室性期前收缩、房室传导阻滞、ST-T异常或与发热不相称的心动过速等，应考虑心肌炎的可能。重症急性心肌炎患儿可发生猝死。大多数实验室和心电图结果呈非特异性。肌钙蛋白Ⅰ的增高是除心肌活检结果以外最敏感的诊断指标。由于心排血量减少导致氧输送减少（即血清乳酸）或由于容量超负荷所致心肌伸展（即B型脑利尿钠肽）常作为实验室依据。其诊断通常较困难，且通常需收集详尽的证据，比如近期的病毒感染史和突然发生的心脏功能障碍。必须进行感染性病原的分离，但常常难以分离得到；PCR法可增加病原分离的成功率。

对心肌炎和心包炎的治疗包括治疗感染病原体（如果有可能），提供心肌功能的内科支持治疗。联合应用降低心脏后负荷的药物（米力农）、正性肌力药物（多巴胺或肾上腺素）以及利尿剂（呋塞米）。重症心肌功能障碍患者需要机械通气，也可以是无创通气（如双相气道正压通气）或气管插管有创通气。急性暴发性心肌炎患者的心肌功能可迅速发生恶化，需要进行连续心超检查，如果有恶化的依据，应尽可能转运至儿科心脏移植中心。如果存在大量心包积液并影响心脏功能，或存在化脓性心包炎，则需要行外科引流。IVIG可用于治疗病毒性心肌炎。

（十三）新生儿单纯疱疹病毒感染

案例分析

患儿，女，出生 4 天，足月健康新生儿，因发热达 40℃（104℉）收治入院。体格检查包括皮肤在内似乎正常。患儿系自然顺产，胎膜早破 18 小时。患儿母亲的病史无已知的高危因素。在全套脓毒症方面的标本采集完成后，开始对患儿应用氨苄西林及头孢噻肟抗感染治疗。尽管应用了抗菌药物，患儿仍进展至呼吸窘迫及低血压。

检查

—你会关注患儿的哪些生理性参数？

—最可能、最严重的情况是什么？考虑什么诊断？

干预

—最需要立即采取什么治疗策略？

—需要进一步做哪些检查来确立病因？

再评估

—目前的治疗策略是否有效？

—还需要考虑哪些辅助治疗？

有效交流

—当患儿的临床状况发生改变时，需告知谁，怎样告知？

—处理及监护患儿的最佳地点在哪里？

团队合作

—怎样实施治疗策略？

—谁来做，做什么，何时做？

除细菌感染外，对于新生儿多系统受累伴或不伴有低血压的情况，病因必须考虑两大病毒感染的可能，即单纯疱疹病毒感染和肠道病毒脓毒症。

新生儿单纯疱疹病毒感染最常见于围产期感染。大约 50% 的病例系 1 型单纯疱疹病毒感染，其余为 2 型单纯疱疹病毒感染。在所有单纯疱疹病毒感染婴儿中，50%～70% 由无症状感染的产妇分娩。婴儿感染风险最高的情况（～50%）是母体在妊娠期间就原发性感染单纯疱疹病毒。

新生儿感染单纯疱疹病毒可表现为如下 3 种类型。

1. 播散性病例约占感染的 25%。它通常表现为起病前 2 周的多系统累及，包括肺、肝脏、肾上腺、皮肤、眼睛和（或）大脑。患儿死亡率非常高，常死于严重凝血病、肝衰竭和（或）呼吸衰竭。

2. 没有皮肤损伤的中枢神经系统受累常发生在感染 2 周以后，表现为发热、易激惹、喂养困难以及局灶性惊厥或全身性惊厥。这类病例约占新生儿单纯疱疹病毒感染病例的 25%。

3. 病变仅局限于皮肤、眼睛和（或）口腔的，占新生儿单纯疱疹病毒感染的 50%。对这些患儿必须进行脑脊液检查，因为 1/3 患儿会有中枢神经系统受累。

典型的水疱状皮肤病变可以发生在病程的任何阶段，但 10%～20% 的患儿可能伴有播散性感染，或者中枢神经系统累及，却未发生皮肤损害。这使得最初诊断较为困难，因为其他病因所致脓毒症的症状和体征与其相似且无特异性。若新生儿发生脓毒症或惊厥，应高度警惕单纯疱疹病毒感染的可能。为做出正确的诊断，必须收集任何可疑病变的标本，通过合适的培养基行病毒学拭子培养或 PCR 检测，同样地从口、鼻咽部、结膜、直肠等获取标本做表面培养。脑脊液检查必须常规送检单纯疱疹病毒的 PCR 检测。血液标本也必须进行 PCR 检测。

治疗包括大剂量阿昔洛韦 60mg/（kg·d），每 8 小时一次。对播散性及中枢神经系统病变的患儿，疗程至少为 21 天；而对皮肤、眼睛和（或）口腔累及但无中枢神经系统累及的患儿，疗程为 14 天。

（十四）Lemierre 病（坏死菌病）

 案例分析

患儿，男，16 岁，既往体健，入院前 5 天出现咽痛、不适，2 天以后（3 天前）患儿开始出现颈部右侧疼痛伴颈部运动受限，同时有发热伴寒战、胸痛、腹痛。体检发现患儿呼吸增快，体温 39℃（102.2℉），咽部似乎正常，右侧胸锁乳突肌触痛并可触及炎性包块。心肺听诊正常。胸片可见双侧多个淋巴结浸润影。

检查

—你会关注患儿哪些生理性参数？

—最可能、最严重的情况是什么？考虑什么诊断？

干预

—最需要立即采取什么治疗策略？

—需要进一步做哪些检查来确立病因？

再评估

—目前的治疗策略是否有效？

—还需要考虑哪些辅助治疗？

有效交流

—当患儿的临床状况发生改变时，需要告知谁，怎样告知？

—处理及监护患儿的最佳地点在哪里？

团队合作

—怎样实施治疗策略？

—谁来做，做什么，何时做？

Lemierre 病最初报道于 20 世纪初，也被称为咽后壁脓毒症或坏死菌病。Lemierre 病被认为是因感染从口咽播散至咽旁间隙，从而导致颈内静脉感染性血栓性静脉炎、菌血症、脓毒性栓子或脓毒症。该疾病影响青少年和年轻人。大多数患者表现为发热和咽痛，随之出现颈部疼痛伴有颈部肿胀、牙关紧闭、吞咽困难。脓毒性栓子最常转移到肺部，表现为肺炎伴脓胸。胸片可见双肺结节性浸润影、空洞、胸腔积液或肺气肿。脓毒性栓子也可播散到其他器官，如肌肉骨骼系统（引起化脓性关节炎和骨髓炎），或可能播散至肝脏、脾脏和肾脏。偶尔逆行蔓延至脑部，导致脑静脉窦血栓形成、脑膜炎或脑脓肿。

其最可能的致病微生物是厌氧菌属坏死梭杆菌或另一个梭杆菌属,但其他微生物(如厌氧链球菌、金黄色葡萄球菌、拟杆菌属)也有报道。当11岁以上的青少年出现发热性疾病,并疑诊Lemierre病时,需同时送血厌氧菌及需氧菌培养,也要实施颈部影像学探测有无颈内静脉血栓性静脉炎。B超检查阳性发现能帮助诊断但敏感度低。CT或MRI可帮助确立诊断。

对Lemierre病患儿,应给予青霉素/β-内酰胺酶抑制剂(如哌拉西林/他唑巴坦)或联合头孢曲松、克林霉素,同时治疗可能存在的梭菌属与链球菌。甲硝唑对所有的梭菌属有用,并常与β内酰胺类药物合用。疗程通常需要4～6周。抗凝治疗已用于成年人和儿童的颈静脉血栓及海绵窦血栓,这可降低血栓扩散的风险和缩短恢复时间,但因为缺乏明确的数据,所以对其使用仍然存在争议。必要时予以外科干预,包括清创或切开引流。

(十五)疟 疾

案例分析

患儿,男,12岁,因发热7天被送入急诊室。患儿发病前有去加纳3周的旅游史,返程后不久出现发热。最近(3天前)先出现流感样症状,继之出现呕吐和腹泻,以及进行性意识障碍。入院当天,出现全身型强直阵挛性抽搐1次。体检:体温39.3℃(102.7°F),脉率129次/分钟,血压112/73mmHg,呼吸32次/分钟,肝脾大,皮肤黄疸,说话含糊不清,定向障碍,不听指令。血常规:白细胞计数 $10.7×10^3/mm^3$ (中性粒细胞65%,带状核20%);血红蛋白8.1g/dL;血小板 $47×10^3/mm^3$。

检查

—你会关注患儿哪些生理性参数?

—最可能、最严重的情况是什么?考虑什么诊断?

干预

—最需要立即采取什么治疗策略?

—需要进一步做哪些检查来确立病因?

再评估

—目前的治疗策略是否有效?

—还需要考虑哪些辅助治疗?

有效交流

—当患儿的临床状况发生改变时,需告知谁,怎样告知?

—处理及监护患儿的最佳地点在哪里?

团队合作

—怎样实施治疗策略?

对于有明确外地旅游史的任何患儿,有必要考虑并识别全球某特定地区的某种地方性传染病,因其发病率及死亡率可能较高。疟疾是通过雌性按蚊叮咬传播的。

引发疟疾的疟原虫有5种,其中恶性疟原虫

> **!**
>
> 任何旅游者若出现发热,必须排除疟疾,即使已给予疟疾的药物预防,因为预防性用药并不能起到100%的保护作用。
>
> **!**

致病最严重。恶性疟原虫感染具有潜在的致命性，占全球疟疾感染的40%～60%以及死亡病例的95%。其并发症包括严重贫血、脑型疟疾和肺水肿。间日疟原虫和卵形疟原虫可在肝脏休眠，在初发感染数年以后可致病或再发。三日疟原虫可导致长期慢性疾病。新近报道的诺氏疟原虫大多局限于印度尼西亚和马来西亚；临床表现类似于恶性疟疾，有致命性。了解旅游目的地以及疟原虫物种的分布对抗疟药物的选择非常重要。双重感染有一定的可能性，事实上，在某些地区还较为常见。

疟疾感染的初期表现不具有特异性，包括发热、寒战、头痛、呕吐、腹泻、肌痛、乏力、头晕和脾大。经典的周期性发热隔天发作一次（恶性疟、间日疟和卵形疟）或隔两天发作一次（间日疟发作一次），在儿童中不常见。体格检查可发现肝脾大、黄疸、出汗、脸色苍白。

诊断基于对寄生虫的厚薄血涂片检查。一次血涂片阴性并不能排除疟疾，如果高度怀疑疟疾，需间隔几小时多次进行血涂片检查。PCR对疟原虫的敏感性及特异性高，既可以发现疟原虫的存在，又可以鉴别疟原虫的种类。其他实验室异常有血红蛋白降低、血小板计数下降、血胆红素增高、转氨酶水平增高。严重疟疾患者的特征表现有意识状态改变、癫痫发作、贫血、少尿/急性肾损伤、酸中毒、低血糖症，属内科急症。当疟原虫种类不明确，需要启动初始抗菌药物治疗时，必须谨慎明确包括恶性疟的感染并予以相应治疗。药物的选择取决于疟原虫的类型、感染疟原虫对药物的敏感性、病情严重程度以及药物的可利用度。口服药物方案包括蒿甲醚和青蒿素联合疗法，氯喹，阿托伐醌盐酸氯胍，甲氟喹，硫酸奎宁加上多西环素、四环素或克林霉素。氯喹可用于尚无耐药报道地区的患儿。有关治疗的细节可查询以下世界卫生组织网址（http：//www.who.int/malaria）和疾病控制和预防中心网址（http://www.cdc.gov/malaria/）。

除妊娠头3个月的妇女外，对每例重症疟疾患者均应给予常规的抢救措施，并立即静脉应用青蒿琥酯2.4mg/kg，12～24小时重复一次，然后每天一次直到可以口服治疗。口服治疗药物通常选择苯芴醇、阿莫地喹、磺胺多辛－乙胺嘧啶或甲氟喹。口服青蒿素联合疗法是有效的（即复方苯芴醇蒿甲醚）。直肠给药适用于昏迷且尚未建立静脉通道和骨髓通道者。青蒿素化合物因易产生耐药性而不允许单独使用。对妊娠头3个月的妇女，应静脉用奎宁或奎尼丁，并需入住重症监护病房进行心脏监测。对极其严重病例（即寄生虫血症中恶性疟原虫>10%及终末器官损伤），可考虑换血疗法以去除被感染的红细胞。

（十六）登革热

登革热是由4种登革热病毒血清型之一引起的急性发热性疾病，通过雌性埃及伊蚊和白纹伊蚊传播。其典型的潜伏期为4～7天。患者可表现为亚临床轻度发热或经典登革热（断骨热）。症状包括：发热和头痛；严重的肌肉、关节、骨（后）痛；恶心和呕吐；皮疹；轻度出血。皮疹可以是黄斑疹、猩红热样或瘀斑，分散在手掌和足底。在大多数情况下，登革热是一种自限性疾病，病程持续3～10天。最严重的表现为登革出血热/登革休克综合征，可随时危及生命。疾病严重的警告症状有初始症状改善后又再发、严重腹痛、持续呕吐、低体温、出血或精神状态改变。登革热的诊断需要PCR或一系列免疫球蛋白M抗体滴度检测，但后者因与其他虫酶病毒有明显的交叉反应而难以说明结果。

对登革热的治疗主要为支持疗法，类似于脓毒性休克的液体复苏及血流动力学支持。有必要密切监测血液试验。

178

急性感染的诊治要点

- 潜在的重症感染的发现基于细致的临床体格检查以及生命体征监护。
- 在应用抗菌药物之前，必须获取足够的培养，但抗菌药物的启用不应该被无故延误。
- 抗菌药物的选择基于患儿的年龄、可能的感染类型及高危因素（如免疫抑制、侵袭性医疗装置的留置或近期住院史），以及当地抗微生物耐药类型的情况。
- 在幼童、婴儿及新生儿难以发现重症感染及局限的感染征象。治疗基于高危因素、中毒貌的判断标准及实验室发现。
- 若疑有脓毒症，需尽早启动目标导向治疗。感染发生后第1小时内，必须开始抗菌药物治疗。
- 金黄色葡萄球菌及化脓性链球菌可以产生毒素介导性疾病，如中毒性休克综合征。
- 对所有发热伴瘀点的患儿，需考虑脑膜炎球菌血症。
- 细菌性脑膜炎常常需要紧急处理。脑脊液检查可确定诊断，但即使存在腰椎穿刺禁忌，抗菌药物的初始治疗也不应被延误。
- 当患儿出现发热伴意识障碍的脑炎时，必须考虑单纯疱疹病毒脑炎，可予以阿昔洛韦治疗。
- 住院患儿若出现发热，必须排除院内感染。最常累及的细菌包括多重耐药的凝固酶阴性葡萄球菌及革兰阴性肠杆菌。
- 受感染的中心静脉或医疗装置必须去除。
- 某些地区的地方性传染病，如登革热及疟疾，当治疗不彻底时与高死亡率相关。若患者最近有旅行史，必须常常考虑到地方性传染病感染的可能。

 推荐阅读

1. American College of Emergency Physicians Clinical Policies Committee；American College of Emergency Physicians Clinical Policies Subcommittee on Pediatric Fever. Clinical policy for children younger than three years presenting to the emergency department with fever. Ann Emerg Med，2003，42：530-545.

2. Bradley JS，Byington CL，Shah SS，et al. The management of community-acquired pneumonia in infants and children older than 3 months of age：clinical practice guidelines by the Pediatric Infectious Diseases Society and the Infectious Diseases Society of America. Clin Infect Dis，2011，53：e25-e76.

3. Davis AL，Carcillo JA，Aneja RK，et al. American College of Critical Care Medicine clinical practice parameters for hemodynamic support of pediatric and neonatal septic shock. Crit Care Med，2017，45：1061-1093.

4. Carcillo JA，Field AI，American College of Critical Care Medicine Task Force Committee Members. Clinical practice parameters for hemodynamic support of pediatric and neonatal patients in septic shock. Crit Care Med，2002，30：1365-1378.

5. Carcillo JA. Pediatric septic shock and multiple organ failure. Crit Care Clin，2003，19：413-440.

6. Cavailler P，Tarantola A，Leo YS，et al. Early diagnosis of dengue disease severity in a resource limited Asian country. BMC Infect Dis，2016，16：512.

7. Goldstein B，Giroir B，Randolph A，International Consensus Conference on Pediatric Sepsis. International Pediatric Sepsis Consensus Conference：definitions for sepsis and organ dysfunction in pediatrics. Pediatr Crit Care Med，2005，6：2-8.

8. Isturiz R，Torres J，Besso J. Global distribution of infectious diseases requiring intensive care. Crit Care Clin，2006，22：469-488.

9. Kimberlin DW，Brady MT，Jackson MA，et al.，eds. Red Book 2015：Report of the Committee on Infectious Diseases. 30th ed. Elk Grove Village，IL：American Academy of Pediatrics，2015.

10. Melendez E，Bachur R. Advances in the emergency management of pediatric sepsis. Curr Opin Pediatr，2006，18：245-253.

11. Pollard AJ，Britto J，Nadel S，et al. Emergency management of meningococcal disease. Arch Dis Child，1999，80：290-296.

12. Theilen U，Wilson L，Wilson G，et al.；Guideline Development Group. Management of invasive meningococcal disease in children and young people：summary of SIGN guidelines. BMJ，2008，336：1367-1370.

（吴秀静 翻译）

第8章

液体与电解质及神经内分泌代谢紊乱

 目 标

- 总结维持血管内液体平衡的基本概念。
- 讨论常见的电解质紊乱及其识别和处理。
- 描述常见的急性神经内分泌疾病,包括糖代谢相关疾病,并讨论该类疾病的处理。

 病例分析

患儿,9 月龄,因呕吐、腹泻、发热 2 天被收入急诊科。该患儿嗜睡,易怒,迷茫,前囟凹陷。实验室检查结果如下:Na^+ 水平 125mEq/L(125mmol/L),K^+ 水平 4.8mEq/L(4.8mmol/L),Cl^- 水平 89mEq/L(89mmol/L),血糖水平 89mg/dL(4.9mmol/L),二氧化碳水平 7mEq/L(7mmol/L),尿素氮水平 50mg/dL,肌酐水平 1.2mg/dL(106.08μmol/L)。

评估

—该患儿最重要的临床特征是什么?

—最有可能的诊断是什么?

干预

—在最初的等渗盐水液体复苏后,后续的液体管理计划是什么?

—如果血钠水平降至 117mEq/L,患儿开始抽搐,该如何处理?

重新评估

—患儿对干预应该有何反应?

—目前的治疗方案是否有效?

—观察治疗的终点指标有哪些?

有效沟通

—当患儿的临床情况出现变化时,需要告知谁,这些信息该如何传递?

—处理该患儿的最佳场所是哪里?

团队合作

—如何实施治疗方案?

—如何分配角色和优先的处理措施?

一、液　体

住院患儿常见水、电解质及内分泌代谢紊乱，有必要对不同患儿进行个性化液体管理。个性化液体管理应建立在对潜在疾病的诊断和疾病严重程度的判断之上。

（一）液体维持

低渗和等渗溶液定义如下。

■ 等渗溶液：渗透压和另一种溶液相同。

■ 低渗溶液：渗透压比另一种溶液低。

■ 正常血浆渗透压：280～300mOsm/L。

维持血容量需要输注液体，而液体输入量主要取决于患儿最初的脱水程度和潜在的疾病。

"液体维持"这个术语粗略地指出静脉液体的需要量，来维持没有异常继续丢失量的（因胃肠道疾病、出血和烧伤导致的）儿童的血容量。液体计算方法为决定维持血管量的液体需要量提供了快速和方便的途径。

住院患儿在应用低渗溶液后有发生低钠血症的风险。等渗生理盐水已被证明可以预防低钠血症，并且没有明显不良反应（比如液体过负荷、高钠血症、静脉炎）。对患儿来说，用0.9%生理盐水作维持液会比较好。

Holliday-Segar计算维持静脉输液的方法基于固定体重的热量消耗。计算基于患者的干/基线体重。有证据表明，传统的Holliday-Segar建议对患病儿童和住院患儿进行维持性液体治疗的观点需要重新考虑，因为它有相关的不良反应，并且使用等渗溶液可获得更好的效果。

其他方法包括应用体表面积和能量消耗的线性关系来决定液体需要量。

> **！**
>
> 对住院患儿使用低渗溶液会导致低钠血症。提倡在住院患者中使用等渗溶液以防止低钠血症的发生。
>
> **！**

为避免发生高钾血症的风险，静脉替代液中不能给予钾，除非患儿有足够的尿量。常规在静脉液体中加入20mEq/L的氯化钾和对静脉液体中氯化钾浓度的"一刀切"做法都是不可取的。静脉补液时，氯化钾的量应根据每个患儿的尿量、大便量、利尿剂和其他药物使用情况，以及会影响钾的需要量的参数来确定。

（二）液体复苏

婴儿和儿童的复苏液体必须是等渗液体。治疗低血容量，初始推荐20mL/kg的生理盐水，随后需要立即评估和重复剂量应用（30～60min内可用到60mL/kg）。大多数复苏指南建议，最初的液体复苏应首先用晶体液（生理盐水或乳酸林格液）。在应用晶体液60mL/kg后，可考虑应用胶体液。

（三）休克的液体复苏

由胃肠炎引起的低血容量仍然是全球范围内最常见的休克原因。用液体快速恢复血容量是患儿存活的关键。液体复苏不充分或延迟有造成患儿脏器功能衰竭或进展至难治性休克的风险。不论何种类型的休克,都有一定程度的低血容量特征。静脉液体治疗常是初始复苏处理的一部分,每组液体应在5～10分钟内尽快通过静脉通路输入,但心源性休克患儿除外。心源性休克患儿对容量负荷高度敏感,故在应用等渗液体时必须谨慎,应将剂量控制在5～10mL/kg;此外,最好能进行中心静脉压监测。

在休克的液体复苏过程中,应建立快速静脉或骨髓输液通路,以便补液和给药。

利用DIRECT法(见第1章),在应用两剂复苏液体之间必须对生命体征和临床状态进行重新评估,从而评估临床状态的变化和疗效。

二、电解质紊乱

电解质紊乱常见于儿童。这些电解质紊乱偶见医源性。患儿严重的电解质紊乱会导致喂养困难、易激惹、脱水、休克、精神状态改变、惊厥,严重的会造成昏迷甚至死亡。

>
>
> 血浆渗透压可以在实验室中测得,也可以利用公式计算:血浆渗透压＝(2×钠)＋(葡萄糖/18)＋尿素氮/2.8。正常血浆渗透压范围为285～295mOsm/L。

（一）钠（Na$^+$）

1. 低钠血症

低钠血症是指血钠水平低于135mEq/L。血钠水平下降可由不同的原因引起:水分摄入过多(稀释的婴儿配方奶、易激惹、婴儿饮入游泳池水等),水潴留过多[抗利尿激素分泌异常综合征(syndrome of inappropriate secretion of antidiuretic hormone,SIADH)、肾功能衰竭等],以及钠丢失增加(胃肠炎、利尿剂应用、脑性失盐、肾上腺功能不全等)。

低钠血症的临床症状包括:易激惹、喂养困难、恶心呕吐、昏睡、惊厥,甚至昏迷、死亡。明显的钠丢失导致低钠血症的原因有胃肠炎、造瘘术后漏出、过度出汗、肺囊性纤维化、热休克、烧伤,或因胰腺炎或胸腔积液而从第三间隙渗出。应用利尿剂的儿童经常会出现低钠血症。肾脏疾病(如肾小管酸中毒)可造成盐分和水分的丢失。在住院患儿中,抗利尿激素的过度分泌也可导致抗利尿激素分泌异常综合征的形成。婴儿可由于食用过度稀释的配方奶或吞咽大量游泳池或浅水池内的水引起水中毒,而在出生后的头几个月出现严重的低钠血症。其他的原因包括后尿道梗阻和继发于脑室引流术的钠丢失。临床上,根据患儿细胞外液容量状态,低钠血症可分为低血容量、正常血容量或高血容量低钠血症(见表8-1)。

表8-1　低钠血症根据细胞外液容量状态分类

正常血容量	高血容量	低血容量
SIADH 肾上腺功能不全 中枢神经系统疾病 肺部疾病	SIADH 充血性心力衰竭 肾功能衰竭（急性/慢性） 肾病综合征 肝硬化	腹泻 呕吐 烧伤 胰腺炎 脑性失盐

注：SIADH，syndrome of inappropriate secretion of antidiuretic hormone，抗利尿激素分泌异常综合征。

!　　快速地部分纠正临床表现明显的低钠血症（如到惊厥停止）非常重要。然而，总的来说，低钠血症的纠正应缓慢而谨慎地进行。　!

对血钠水平低于120mEq/L并出现神经系统改变或抽搐的所有患儿，都应进行低钠血症的紧急治疗。在大部分情况下，最好通过中心静脉给予3％NaCl溶液（513mmol/L）。当中心静脉的建立需要一定的时间才能完成时，可以通过外周静脉或骨髓内应用3％NaCl溶液。治疗目标是将血钠水平维持在120～125mEq/L或直到惊厥停止。

为了快速控制惊厥，高张含钠溶液应在15～20分钟输入以提高血钠水平。1.2mL/kg的3％NaCl溶液可提高血钠1mEq/L。如果没有高张含钠溶液，也可快速推注20mL/kg的0.9％NaCl溶液。

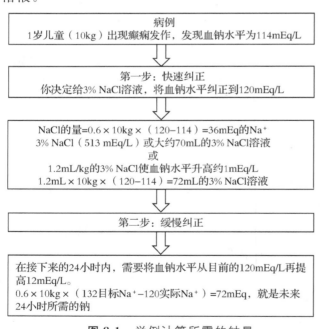

病例
1岁儿童（10kg）出现癫痫发作，发现血钠水平为114mEq/L

↓

第一步：快速纠正
你决定给3% NaCl溶液，将血钠水平纠正到120mEq/L

↓

NaCl的量=0.6×10kg×（120-114）=36mEq的Na+
3% NaCl（513 mEq/L）或大约70mL的3%NaCl溶液
或
1.2mL/kg的3% NaCl使血钠水平升高约1mEq/L
1.2mL×10kg×（120-114）=72mL的3%NaCl溶液

↓

第二步：缓慢纠正

↓

在接下来的24小时内，需要将血钠水平从目前的120mEq/L再提高12mEq/L。
0.6×10kg×（132目标Na+-120实际Na+）=72mEq，就是未来24小时所需的钠

图8-1　举例计算所需的钠量

一旦急性症状得到控制，或者患儿没有神经系统症状，低钠血症的纠正就应该缓慢进行，速度大约是每天下降12mEq/L［0.5～1mEq/（L·h）］。在成年人，已有报道称血钠水平的快速提高会导致中央脑桥髓鞘溶解综合征（渗透性脱髓鞘）。

下面的公式可用来计算纠正低钠所需的钠量（mEq/L）：

升至目标血钠水平所需的Na+总量（mEq）=0.6×体重（kg）×（目标Na+水平-实际测得的Na+水平）（mEq/L）

图8-1显示如何在临床病例中应用该公式。开始用于补液的理想液体既可以是生理盐水，也可以是5％的葡萄糖氯化钠注射液，可加适量的钾或不加钾，以维持液的速度输注，需经常检测电解质。

（1）抗利尿激素分泌异常综合征

抗利尿激素分泌异常综合征是由抗利尿激素分泌不当引起的。当患儿出现血液高渗或明显低血容量时，就会释放抗利尿激素，从而减少尿量，以最大限度地维持血容量。抗利尿激素分泌异常综合征患儿则表现为血容量正常或增高，尿量却减少。诊断抗利尿激素分泌异常综合征的

三要素:低尿量,低钠血症,不适当的浓缩尿(尿钠增高)。

抗利尿激素分泌异常综合征的病因分为四类:中枢神经系统问题,如感染、创伤、手术、肿瘤、分流、缺血缺氧损伤(见第17章);肺部问题,如肺炎、积液、正压通气、哮喘、肿瘤;药物问题,如卡马

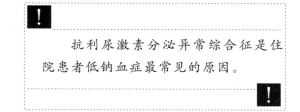

西平、长春新碱、麻醉药、阿司匹林、迷幻药、选择性5-羟色胺再摄取抑制剂;肿瘤,如白血病、淋巴瘤、神经母细胞瘤。

抗利尿激素分泌异常综合征的治疗是液体限制。减少50%的液体进量可使多余水分排出,提高血钠水平。有时有必要使用含钠液和利尿剂来纠正血钠水平。

(2)水中毒引起的低钠血症

配方奶被过量水稀释后,会引起婴儿水中毒,无论是无意(没按照说明书)还是有意的(使配方奶饮用更长时间),导致婴儿发生低钠血症。当婴儿患有胃肠炎和腹泻时,用过多水稀释配方奶和电解质液(如补液盐)进行喂养也会发生低钠血症。

游泳可能是婴儿发生低钠血症的另一个原因。这是由婴儿在浴缸、浅水池、澡盆里玩耍时吞入大量水造成的。婴儿会出现易激惹和胃纳下降。通过明确病史和检测血钠水平,可以发现该病因。

2.低钠血症和低容量状态

(1)非肾源性因素

胃肠炎是导致全球1~5岁儿童死亡的主要原因。典型的病史是大量的多次水样便,患儿可以出现不同程度的脱水,可能发生低血容量性休克。根据低血容量的严重性,患儿可能需要用等渗液体进行积极而及时的液体复苏。

脓毒症和腹膜炎就是液体渗漏至第三间隙的例子。这种情况可在几小时内迅速出现,导致患儿发生低血容量和低钠血症。由于水以及电解质被转移至组织间隙,患儿会出现休克和低血容量的临床表现。血电解质检测提示低钠血症,还可能存在低钾血症和低钙血症。

烧伤后,因为毛细血管渗漏,可造成快速而大量的液体丢失。此时,液体在外部(通过包括烧伤部位在内的体表)和内部(组织间隙的渗漏)均有丢失。对烧伤/热损伤患儿的治疗需要快速、持续进行液体复苏。

(2)肾源性因素

短期和长期应用利尿剂都可导致低钠血症。髓袢利尿剂(如呋塞米和布美他尼),及影响肾小管重吸收的药物(如甲苯喹唑磺胺),均可导致明显的低钠血症。其他引起低钠血症的肾源性疾病有肾小管酸中毒、间质性肾炎和尿路梗阻。

(3)低钠血症的其他原因

关于脑性失盐(cerebral salt wasting,CSW)的确切病理生理学机制,目前还不清楚。低钠血症时,尿量正常或增高,尿钠排出增加。患儿有低血容量倾向,可以出现脱水和低钠血症的症状。这种情况可出现于颅内损伤、颅内肿瘤和神经外科手术过程中。因此,对脑性失盐和抗利尿激素分泌异常综合征的鉴别非常重要。抗利尿激素分泌异常综合征有低钠血症而没有低血容量。抗利尿激素分泌异常综合征的治疗包括液体限制,而脑性失盐的治疗方法包括补液和纠正低钠血症。脑性失盐的尿钠水平(尿钠水平可以大于$100mEq/L$)往往高于抗利尿激素分泌异常综合征。

充血性心力衰竭和肾病综合征都表现为高血容量合并低钠血症，而人体内的总钠增加。在这些疾病中，低钠血症是稀释性的，限制钠摄入是治疗的重要部分。治疗需要针对潜在的低钠血症病因：心力衰竭时用利尿剂和强心药，肾病综合征时用激素和利尿剂，肾衰竭时用透析。

3.高钠血症

高钠血症是指血钠水平＞145mEq/L。血钠增高的高危人群有婴儿、幼儿和危重症患儿。当过多的盐分被吸收或过多的水丢失时，都会出现高钠血症。那些用高浓度配方奶喂养，或仅用母乳喂养而未添加辅食，或用含钠的补充液和碳酸氢钠治疗的患儿，都会发生高钠血症。水分丢失可由腹泻、尿崩症（中枢性或肾性）、肾小管疾病或去梗阻后利尿所致。

> ■ 1L的0.45%盐水＝500mL水。
> ■ 1L的0.225%盐水＝750mL水。
> ■ 1L的5%葡萄糖溶液及0.45%的盐水可提供400mL水，这个作为初始液体选择会比较好。

高钠血症患儿的临床表现与体征包括易激惹、尖叫样哭吵、昏睡、惊厥、发热、肾衰竭和横纹肌溶解。在婴儿中，这些临床表现类似于感染和脓毒症。

逐步纠正高钠血症，并频繁进行电解质监测是非常有必要的。当血钠水平升高时，血浆渗透压也随之升高，为了达到平衡，液体由细胞内转移到血浆中，这会造成细胞内渗透压增高。若快速应用液体，会造成水从低渗透压（如血浆）转移到高渗透压（如细胞内），引起细胞肿胀，从而导致脑水肿。

大多数推荐降低血钠的速度不超过0.5mEq/(L·h)或12mEq/(L·d)。计算纠正血钠所需液体量的公式是：

水的差值＝[体重(kg)×0.6]×1－(需要达到的 Na^+ 水平/实际测得的 Na^+ 水平)×(1000mL/L)

该公式在临床病例中的应用举例见**表8-2**。随着血钠水平的逐步下降，有必要经常复查血钠水平，并调整合适的液体。

表8-2　举例计算纠正血钠所需的水量

病例：6月龄的婴儿，体重8kg，血钠水平157mEq/L。
　　　水的差值＝(8×0.6)×1－(145/157)×(1000mL/L)
　　　365mL＝4.8×0.076×(1000mL/L)
快速计算：4mL×8kg×12mEq/L＝384mL水
一名体重8kg幼儿的24小时维持液体量是(100mL/kg×8)＝800mL

> 4mL/kg的水可以降低1mEq/L的血钠水平。

（1）由尿崩症引起的高钠血症

尿崩症是一种不常见的疾病，可导致严重的高钠血症和水分的过多丢失。尿崩症的病因可以是中枢性的，也可以是肾源性的（遗传性或获得性）。急性病例的诊断包括明显的多尿，尿比重＜1.005，尿渗透压＜200mOsm/L，高钠血症和血浆高渗透压（血浆渗透压≥295mOsm/L）。

急性病例最常见的病因是中枢神经系统损伤，包括严重的颅脑创伤和肿瘤（颅咽管瘤）。颅内压增高可引起尿崩症，这常见于与脑死亡相关的疾病。肾源性尿崩症相对少见，经常出现亚急性病例,常由遗传缺陷引起。尿崩症的治疗包括补充低渗液体和经鼻或静脉内应用去氨加压素或血管升压素,并严格监测水、电解质平衡。

(二)钾(K⁺)

钾(K⁺)是细胞内液中浓度最高的阳离子,参与细胞内的许多生理过程,包括蛋白合成。跨膜蛋白的作用导致跨细胞膜的电解质梯度。膜蛋白的改变可导致肌肉兴奋和神经传导。钾在心肌收缩力和心肌功能方面扮演着关键的角色。

人体内钾水平通过肾排泄来密切调节:主要机制是远端肾小管排泄;然而,肾功能不全和从损伤组织释放出过多钾的共同作用,可使患儿出现高钾血症。

1. 低钾血症

低钾血症是指血钾水平<3.5mEq/L,可以因摄入过少,或从肾脏和胃肠道丢失过多而出现,也可继发于胰岛素治疗和代谢性碱中毒。利尿剂(特别是呋塞米和布美他尼)、过度通气、甘露醇、β受体激动剂(如经常使用吸入用支气管扩张剂)和两性霉素 B 也可引起低钾血症。此外,经鼻持续胃肠吸引或腹泻都能导致血钾水平明显下降。

> **!** 低钾血症治疗过程中出现的最重要的并发症是高钾血症! 积极而快速的静脉补钾可导致血钾水平明显升高。 **!**

低钾血症的临床症状和体征包括乏力和麻痹。当血钾水平低于 2.5mEq/L 时,会出现心电图改变,包括 U 波和室性心律失常(见图 8-2)。根据患儿的状态和症状的紧急程度,低钾血症的治疗包括口服和静脉补充。

如果患儿正在接受肠内喂养,那么纠正无症状的低钾血症(无心电图改变)最安全的方法是在食物中逐步加钾。1～3mEq/(kg·d)的钾补充量可分 3～4 次经肠内应用,以纠正低钾血症,或预防应用无保钾作用利尿剂的患儿出现低钾血症。氯化钾对胃黏膜有刺激作用,可能使患儿不易耐受,也可能导致患儿发生腹泻。

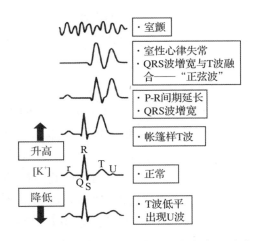

图 8-2 低钾血症和高钾血症的心电图改变

注:版权许可,© 2002 Elevier. Gennari FJ. Disorder of potassium homeostasis: hypokalemia and hyperkalemia. Crit Care Clin, 2002,18:273-288.

静脉补液的传统步骤如下。这些推荐意见比成年人的要严格。

■ K^+ 水平处于 3.0～3.5mEq/L,1 小时内静脉应用 0.25mEq/kg 的 KCl。

■ K^+ 水平处于 2.5～3.0mEq/L,2 小时内静脉应用 0.5mEq/kg 的 KCl。

■ K^+ 水平小于 2.5mEq/L,3 小时内静脉应用 0.75mEq/kg 的 KCl。应在给药的中途再次检测血钾水平。

■ 进行保守而安全的补钾时,静脉补钾剂量不超过 0.5mEq/(kg・h),最大剂量为 10mEq/h。

■ 推荐通过中心静脉或大静脉通路途径输注 KCl,并经适当稀释。若有条件,尽可能进行心电监护。

2. 高钾血症

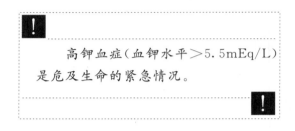

！

高钾血症(血钾水平＞5.5mEq/L)是危及生命的紧急情况。

！

高钾血症(血钾水平＞5.5mEq/L)需要紧急确诊,并迅速治疗以降低血钾水平,特别是当出现心电图改变时。因为肾脏清除多余钾的能力很好,所以高钾血症很少见于肾功能正常的病例。高钾血症可见于肾衰竭(急性或慢性),醛固酮减少症,肾上腺皮质功能不全,代谢性酸中毒,肌肉和组织坏死(横纹肌溶解、烧伤、挤压伤),肿瘤细胞溶解综合征(见第 17 章)和过多摄入或应用钾的患儿。酸中毒也起一定的作用,血 pH 每下降 0.1,血钾水平就会上升 0.5mEq/L。药物,如保钾利尿剂(螺内酯)、血管紧张素转换酶抑制剂以及地高辛,也可以导致高钾血症,特别是在合并肾功能不全的患儿。足跟血标本溶血或止血带的应用是假性血钾水平升高的一个常见原因。当然,如果没有复查无溶血的、自由流动的血标本来证明血钾正常,就不能说明这就是引起高钾血症的原因。

高钾血症的症状和体征与心律失常导致的低心排血量有关。心电图表现为 T 波高尖,QRS波增宽,房室传导阻滞,心动过缓,最终导致室性心动过速和心搏停止(见图 8-2)。当 K^+ 水平＞7mEq/L 时,可出现无力和麻痹。

有症状的高钾血症需要紧急干预:

■ 用导联线将患儿与心肺监护仪相连,并获得 12 导联心电图。

■ 复查电解质以确诊高钾血症。

■ 停止补充任何外源性钾。

■ 应用一种或以上的如下治疗方法:

—予以葡萄糖酸钙:约在 3 分钟内静推 100mg/kg(1mL/kg 的 10％溶液)以稳定心肌细胞和预防心律失常。5 分钟后如果仍有心电图异常,可以重复一次。

—予以碳酸氢钠,在 10～15 分钟内通过静脉给予 1～2mEq/kg。在应用之前,确保足够的通气。因为钙剂与碳酸氢根混合会有沉淀,所以在应用两种药物之间需要冲洗静脉通路。

—胰岛素－葡萄糖溶液输注使钾转移到细胞内:通常是将胰岛素[0.1U/(kg・h)]与 25％葡萄糖溶液[相当于 0.5g/(kg・h),2mL/(kg・h)]混合。在开始持续输注之前,第 1 次剂量可以快速输注(约 30 分钟)。在输注过程中,葡萄糖水平应每小时监测 1 次。

—沙丁胺醇多次吸入或雾化并结合上述一种或多种方法:这是一种效果较弱的治疗手段,不能使血钾水平有明显的改变,这就是它必须与其他治疗方法结合应用的原因。

—交换树脂:如聚苯乙烯钠树脂,可经直肠应用(1g/kg),如果患儿血流动力学稳定,气道通畅,那么也可通过口服或鼻胃管每 6 小时给予同样的剂量(1g/kg)。直肠给药的效应要快些;而口服或鼻胃管给药起效缓慢,但效果持久。该树脂可经胃肠道进行钠钾交换,交换比例是 1g/kg 树脂下降 1mEq/L 的血钾水平。如果树脂应用超过 1 次,则应监测血钠水平,因为其可能引起高钠血症。

■ 急诊血液透析:如果高钾血症危及生命并需要紧急纠正,那么除上述方法外,还可行急诊血液透析。因为血液透析需要一定时间准备,特别是在需要建立大的中心静脉通路时,所以在等待时也需要使用上述方法。

(三)镁(Mg^{2+})

镁是三磷酸腺苷相关功能的辅助因子,如参与氧化磷酸化、蛋白质合成和 DNA 转录。镁在大部分食物中含量丰富,日常摄入通常是充足的。大多数需要三磷酸腺苷和镁的生理功能由细胞内镁起作用。正常的血镁水平是 1.5~2.3mg/dL(0.37~0.57mmol/L)。

1. 低镁血症

低镁血症(Mg^{2+} 水平<2mg/dL)在重症监护室患儿中相当常见(20%~50%),可能因为危重症患儿每天摄入镁不充分或缺失,并且由胃肠道和肾脏丢失增加。胰腺炎患儿可出现低镁血症和持续的低钙血症。肾功能不全患儿很少会出现低镁血症,因为他们从尿中排镁的能力有限。

低镁血症常与低钙血症相关,可以出现低钙血症的临床症状,如肌无力、肌萎缩、心电图改变(PR 间期延长、QT 延长和 T 波低平)。低钾血症也与低镁血症相关,纠正血镁水平有助于对低钾血症的治疗。严重低镁血症患者也可出现喉痉挛和惊厥。

低镁血症的原因有如下几方面:
■ 禁食并且静脉镁补充不足。
■ 家族性低镁血症,泻药应用,短肠综合征。
■ 因应用利尿剂、两性霉素 B、氨基糖苷类、化疗及患有肾实质疾病(急性肾小管坏死)等,而从肾丢失增加。

对低镁血症(血镁<1mg/dL 的有症状或无症状患儿)的治疗方法是在 3~4 小时内缓慢输注 25~50mg/kg 的硫酸镁(2.5~5.0mg/kg 的元素镁)。血镁水平在 2mg/dL(0.82mmol/L)以上时,肾脏排镁会增多,因此没有必要快速静脉补镁。

2. 高镁血症

多余的镁常会被肾脏清除,因而除肾功能不全以外的其他患儿很少出现高镁血症。当血镁水平>4mg/dL(>1.65mmol/L)时,患儿会出现有症状的高镁血症。

高镁血症患儿的症状和体征包括恶心、呕吐、腱反射减弱和神经肌肉阻滞。心血管表现有心动过缓、心肌抑制和心电图改变,包括 PR 间期延长和房室传导阻滞。新生儿可出现肌张力下降和呼吸暂停。

治疗包括静脉应用 50~100mg/kg 的葡萄糖酸钙,以及限制进一步摄入、补液和使用袢利尿剂。

（四）钙（Ca^{2+}）

钙是 2 价阳离子，99％存在于骨骼，剩下的 1％分布于全身各处。钙的食物来源包括每天摄入的绿叶蔬菜、贝壳类海鲜等。钙对牙齿、骨骼矿物质沉积和肌肉兴奋性，特别是心肌兴奋-收缩偶联，是非常重要的。钙在凝血过程中也发挥着关键的作用。有资料显示，钙在细胞损伤和坏死机制中也有作用。在复苏过程中和复苏后稳定状态，使用过多的钙剂可能不利于患者心肌和其他组织的恢复**（见第 3 章）**。

有活性的钙（游离型）几乎占总钙的 50％，剩下的大部分钙与白蛋白结合为无活性状态，因此应检测游离钙。血钙通过甲状旁腺激素、维生素 D、降钙素和肾脏排泄进行精确调节。

1. 低钙血症

低钙血症是指总钙水平＜2.12mmol/L（＜8.5mg/dL）或游离钙水平＜1mmol/L。典型的钙缺乏是由于摄入的食物中钙含量过低和（或）维生素 D 或甲状旁腺激素缺乏所导致的。低钙血症常常是长期的蛋白质-热能营养不良的一部分，但也可以是由钙单独缺乏引起的。它可以是胰腺炎的一个临床表现，但在儿科中少见。婴儿低钙血症最常见的原因是甲状旁腺激素先天缺乏，如 DiGeorge 综合征。

低钙血症常见于危重症患儿，此类患儿常合并低白蛋白血症，因此最好测定游离钙水平，而不是单纯测定总钙水平。

低钙血症常有的神经肌肉表现有手足搐搦，易激惹，反射亢进、无力和麻痹，肌无力，喘鸣和喉痉挛等；心血管表现有低血压、心动过缓和心律失常。

（1）新生儿/婴儿

足月新生儿的血钙水平在出生 24 小时后下降，然后被调节激素维持。新生儿低钙血症的出现与母亲妊娠糖尿病、妊娠期毒血症及母亲甲状旁腺功能亢进相关，可导致患儿易激惹、手足搐搦或惊厥。

有 DiGeorge 综合征的新生儿**（第 3 和第 4 咽囊发育异常）**可出现有症状的低钙血症。这些患儿可以出现下列损害，如下颌骨发育不良、甲状旁腺功能低下、T 淋巴细胞缺乏（胸腺功能不全）和先天性心脏病（房间隔缺损、室间隔缺损、主动脉弓异常、肺动脉狭窄和永存动脉干）。

新生儿低镁血症也可能导致低钙血症。在纠正低钙血症的同时，也有必要纠正低镁血症。

（2）儿童

大龄儿童的低钙血症常是一个或多个调节血钙水平的机制发生紊乱的后果。导致低钙血症的常见原因有甲状旁腺功能低下、维生素 D 缺乏、食物中钙摄入不足和肾脏丢失过多等，也可见于危重症和外伤儿童。

有症状并且有实验室检查证据的低钙血症患儿需要紧急补钙。在评估和处理低钙血症过程中，评估肾功能、检测其他电解质（特别是镁）的水平，也非常重要。为明确低钙血症的原因，需要进一步检测甲状旁腺功能、肾功能（磷酸盐水平）和维生素 D 代谢水平（25-羟化维生素 D 和1,25-二羟化维生素 D）。

（3）治疗

首先必须治疗病因。静脉补充钙剂最好通过大的静脉或中心静脉，因为钙剂渗出会引起化学烧伤而导致组织坏死，不能通过头皮静脉、肌肉注射或皮下注射来补充钙剂。

钙剂静脉应用的指征包括低钙血症[游离钙水平＜1mmol/L(＜4mg/dL)]、高钾血症、钙离子通道阻滞剂过量、高镁血症和有实验室检查低钙证据的心搏骤停复苏后的稳定状态。

葡萄糖酸钙是新生儿常用的钙盐,大婴儿和儿童可以通过口服或静脉应用。10％葡萄糖酸钙溶液包含 0.45mEq/mL 的游离钙。新生儿剂量为 50～200mg/kg,约在 5～10 分钟静脉输注完毕;婴儿和儿童的剂量为 50～125mg/kg,5～10 分钟静脉输注完毕。可连续输注[起始剂量为10～30mg/(kg·h)],以保持足够的钙水平,防止出现症状。可根据连续钙测量值(或游离钙,如有必要)调整输液速率。

氯化钙是最容易被生物利用的钙。10％氯化钙溶液包含 1.36mEq/mL 的游离钙。它可以以10～20mg/kg 的剂量通过中心静脉在 5～10 分钟输注完毕。但过快地应用会导致心动过缓和低血压。

氯化钙和葡萄糖酸钙的比较研究结果表明,它们具有相似的生物利用度,在纠正低游离钙血症方面同样有效。

2.高钙血症

高钙血症是指总钙水平＞11mg/dL(＞2.75mmol/L)或游离钙水平＞1.3mmol/L,是钙从骨骼中释放出来的结果。它可见于长时间不活动,甲状旁腺功能亢进,恶性肿瘤,维生素 A 或 D 过度摄入,及肉芽肿性疾病等。

高钙血症在儿科很少见,但高钙血症的症状和体征可导致误诊。高钙血症患儿由于高血压和意识水平下降,可被误认为即将发生脑疝。其他临床表现和体征有心血管和神经肌肉方面的表现,包括高血压、QT 间期缩短、易激惹、昏睡、惊厥、昏迷、恶心、呕吐和腹痛。

需要找到高钙血症的原发病因,采取能明确降低血钙水平的治疗方法。总钙水平＞15mg/dL的急性高钙血症需要紧急降低血钙水平。

静脉输注 200～250mL/(kg·d)的等渗盐水,结合呋塞米诱导利尿(1mg/kg,每 6 小时静推1 次),可通过肾脏增加钙排泄(尿钙)而迅速起效,但在利尿过程中,应严密监测电解质(包括磷和镁)水平。

重组降钙素起效迅速,通过阻止骨骼重吸收钙和促进尿钙排出而起作用。降钙素的剂量为10U/kg,静脉输注,每 4～6 小时可重复应用。普卡霉素、阿司匹林和吲哚美辛也是可选择的治疗高钙血症的药物。糖皮质激素可减少胃肠道对钙的吸收。氢化可的松(1mg/kg,每 6 小时 1 次)可有效减少钙的吸收,但对急性高钙血症的作用不大。

(五)磷酸盐

磷在日常食物中含量丰富,在人体内以磷酸盐形式存在,并与钙摄取紧密相关。血磷水平由肾脏滤过和近端肾小管重吸收来调节。

磷的主要功能体现于细胞膜磷脂、骨骼、三磷酸腺苷和 2,3-二磷酸甘油酸。这四个系统各自使磷维持体内稳态,并对维持人体的基本生理功能有至关重要的作用。

1.低磷血症

糖尿病酮症酸中毒的病例会出现典型的磷摄入减少和过度排出。胰岛素治疗主要通过使磷转移至细胞内而降低血磷水平。肾功能不全(如急性肾小管坏死)、肾小管酸中毒、Wilson's病、低钾血症和甲状旁腺功能亢进都能导致低磷血症。患儿单独接受静脉输液(没有磷补充)、应用含铝制酸剂和危重症患儿都有可能出现低磷血症。

急性低磷血症病例的临床表现和体征包括肌无力、通气不足、心功能不全、惊厥和昏迷。当血磷水平低于 1mg/dL（0.323mmol/L）时，治疗是将磷酸盐（如钠和钾盐）加入静脉输注液体中。磷酸钠包括 3mmol（94mg）PO_4 和 4mEq/mL Na^+；磷酸钾包括 3mmol（94mg）PO_4 和 4.4mEq/mL K^+。两种盐都可应用，可以每 4～6 小时静脉输注 0.16～0.32mmol/kg。如果合并肾功能不全，则必须在应用磷酸钾时严密监测血钾水平。此外，有高钙血症时不能输注磷酸盐。

2. 高磷血症

磷过度摄入（少见）和排出减少，如肾功能衰竭、甲状旁腺功能低下、假性甲状旁腺功能低下、肿瘤溶解综合征和横纹肌溶解症，都可以引起高磷血症。临床检测时，溶血的标本可检测出错误的血磷水平，而被误认为高磷血症。

当总钙与无机磷结合产物水平＞60mg/dL 时，高磷血症的主要影响是因螯合作用而使患者出现低钙血症。治疗方法包括肠内应用氢氧化铝抑酸剂和输注等张液体，同时积极处理低钙血症。

三、代谢性疾病

（一）葡萄糖

葡萄糖是组织代谢所必需的物质。血糖水平通过胰岛素的作用维持在一定的范围内。糖代谢异常可导致低血糖或高血糖，造成明显的临床后果。

1. 低血糖

低血糖的血糖水平为＜60mg/L（＜2.2mmol/L）。低血糖患者可以出现无力、出汗、心动过速、震颤，并最终可导致惊厥。中枢神经系统症状尤其明显，因为大脑依赖于稳定的葡萄糖供应来进行神经活动。低血糖患者的临床症状多种多样，特别是新生儿。

导致低血糖的情况有很多，包括：高胰岛素血症，新生儿代谢异常，内分泌疾病（包括肾上腺和垂体功能异常），酮性低血糖症，及毒物、药物（包括外源性胰岛素的应用）等。需要大量的内分泌和代谢相关的检查来明确低血糖诊断。普萘洛尔和其他 β 受体阻滞剂可以掩盖低血糖的症状（如心动过速、出汗）。实验室检查，包括皮质醇、胰岛素、生长激素、尿酮、血生化和肝功能，应尽可能在低血糖状态时进行检测。

低血糖一旦被确诊，紧急的治疗是静脉补充葡萄糖溶液。2～4mL/kg 的 25％ 葡萄糖溶液静脉推注可提供 0.5～1g/kg 的葡萄糖。该溶液可 1：1 稀释成 12.5％ 葡萄糖溶液，并通过外周静脉或骨髓腔推注。因为葡萄糖溶液是相对高渗的，所以对新生儿不能给予浓度在 12.5％ 以上的葡萄糖溶液。一剂 10mL/kg 的 5％ 葡萄糖溶液可提供 0.5g/kg 葡萄糖。

2. 高血糖

当血糖水平＞150mg/dL 时，应考虑高血糖诊断。这种情况在危重症患儿中并不少见。它是应激反应和循环内高水平的肾上腺素与其他抗胰岛素激素作用的结果。在复苏后的稳定阶段，应监测血糖水平。

（二）糖尿病酮症酸中毒

糖尿病酮症酸中毒（diabetic ketoacidosis，DKA）有时会被漏诊，从而引起脑水肿，导致严重的神经系统损伤。当新确诊的糖尿病患儿（大约30％会以糖尿病酮症酸中毒为首发表现）或已知胰岛素依赖的糖尿病患儿出现酮症酸中毒时，需要立即进行液体管理和纠正酸中毒。

合并其他疾病会诱发糖尿病酮症酸中毒。患儿会出现头痛、呕吐、腹痛、昏睡和脱水征象。患儿常有体重下降、多饮、多尿病史，腹痛和呕吐可被误诊为腹部疾病或"急腹症"。如果脱水很严重，则可出现低血容量性休克的临床表现。典型快速/深慢呼吸的临床症状会被误认为哮喘和呼吸窘迫。呼吸中的烂水果味有助于做出诊断。

糖尿病酮症酸中毒定义为血糖浓度>200mg/dL，伴有酮血症/酮尿症，静脉pH<7.3或碳酸氢盐<15mEq/L。根据酸中毒程度，糖尿病酮症酸中毒的严重程度可分为轻度、中度和重度：轻度，静脉pH<7.3或碳酸氢盐<15mEq/L；中度，pH<7.2或碳酸氢盐<10mEq/L；重度，pH<7.1或碳酸氢盐<5mEq/L。

1. 初始治疗

最初的实验室检测数据一旦被确认符合糖尿病酮症酸中毒的诊断，治疗的关键就是持续输注胰岛素和纠正脱水。如果病史提示为感染诱发，则应评估病情和进行合适的治疗。

初始补液为10mL/kg的生理盐水，如果患儿因脱水而出现血流动力学不稳定，则可再重复1次。等张的生理盐水只能用于液体复苏的第一阶段。如果肾功能明显受损，则应避免应用乳酸林格液。

胰岛素的输注剂量为0.05~0.1U/(kg·h)，不需要先推注胰岛素。随后，在尿量正常时，可用含20mEq/L氯化钾和20mEq/L磷酸钾的生理盐水（钾浓度相当于维持量的1.5~2倍），总量不超过3500mL/(m²·d)。一旦血糖水平低于300mg/dL，就可补充葡萄糖溶液（含氯化钾和磷酸钾的10％葡萄糖）。

血糖水平下降速度每小时不超过100mg/dL(5.5mmol/L)。如果血糖下降过快，则即使血糖水平仍在300mg/dL以上，也可能需要迅速补充葡萄糖。因为胰岛素负责纠正酸中毒，所以在根据需要调整葡萄糖溶液以维持适当血糖水平的同时，应保持胰岛素输注。

每2~4小时应监测1次血糖和血气，并经常监测电解质（包括钠、钾、钙、镁和磷）水平，以及进行心电监护。

2. 脑水肿

大部分糖尿病酮症酸中毒患儿在病程中可有不同程度的脑水肿。发展至脑水肿的主要危险因素有应用大量的低张液体、血糖水平快速下降和低钠血症。低钠血症常见于糖尿病酮症酸中毒患者，是高血糖和高甘油三酯血症（假性低钠血症）的结果。

> **！** 除非严重酸中毒影响血流动力学或因高钾血症导致心律失常，否则目前没有证据显示需要应用碳酸氢钠。碳酸氢钠具有潜在的危害，因为它可引起血液渗透压明显升高，并可能加重脑水肿。 **！**

标准血Na⁺水平＝实际血Na⁺水平＋{[血糖水平(mg/dL)－100/100]×1.6}

如果高血糖和高甘油三酯血症被完全纠正，则血钠水平可用下列公式预测：

{测定的钠水平(mEq/L)}{0.021[甘油三酯水平(g/dL)＋0.994]＋0.016[血糖水平(mg/dL)]}

（三）肾上腺功能不全

1. 原发性肾上腺功能不全

先天性肾上腺皮质增生症常见于患儿出生后的第 2～3 周，出现休克合并低钠血症、低血糖和高钾血症。它是由于胆固醇合成皮质醇途径中酶缺乏，而影响盐皮质激素和糖皮质激素生成的一组疾病。高水平的促肾上腺皮质激素导致肾上腺皮质增生。通常，有或没有外生殖器难辨的新生儿会出现与症状持续时间不成比例的休克。他们的类固醇代谢物水平升高。患儿也可能出现部分酶缺乏，需要促肾上腺皮质激素刺激试验来明确诊断。

2. 继发性肾上腺功能不全

继发性肾上腺功能不全是 PICU 中肾上腺功能不全最常见的形式。患儿会有无力、呕吐、腹痛和发热。长期应用激素治疗会抑制患儿（比如哮喘患儿）下丘脑-垂体-肾上腺轴而出现继发性肾上腺功能不全。并发疾病可能导致患儿出现与症状持续时间或严重程度不相称的休克。当出现低血糖、低钠血症、高钾血症、代谢性酸中毒以及氮质血症时，应高度怀疑肾上腺功能不全。当应激、危重症患儿的皮质醇水平＜5μg/dL（137mmol/L）时，强烈提示肾上腺功能抑制或不全。继发性肾上腺功能不全患者，促肾上腺皮质激素和皮质醇水平都降低。

肾上腺功能不全在广大危重症患儿中的早期诊断率越来越高。对任何婴儿和儿童，在经过足够的容量复苏和适当的血管活性药物治疗（儿茶酚胺抵抗性休克）后，仍然存在低血压时，均应考虑肾上腺功能不全，并应测定皮质醇水平。可应用氢化可的松，初始剂量为 2mg/kg，静脉输注；随后，如果严重应激患儿的皮质醇水平仍低于 25μg/dL，则可每 6 小时给药 1 次（1mg/kg）。

其他可替代的治疗方法如下：每 6 小时予以地塞米松 0.2mg/kg，静脉输注；或每 6 小时予以甲泼尼龙 1mg/kg，静脉输注。对脱水和低血糖的治疗包括用生理盐水进行充分的液体复苏和纠正低血糖。

液体与电解质及神经内分泌代谢紊乱的诊治要点

- 影响钠平衡的因素包括抗利尿激素分泌不当综合征、脑性失盐和尿崩症。
- 急性肾上腺功能不全可见于先天性肾上腺皮质增生症（新生儿）或继发于长期应用激素的患儿。可以出现低血容量（休克）、低血糖、低钠血症、高钾血症和氮质血症。
- 新生儿若合并低钠血症、高钾血症、低血糖和酸中毒，则必须考虑先天性肾上腺皮质增生症，并立即处理。
- 血钠水平应缓慢纠正（以每小时 0.5～1.0mEq/L 的改变为宜）。若血钠水平下降过快，则可导致脑水肿；若血钠水平上升过快，则可导致脑桥中央髓鞘溶解症。
- 有心电图改变的高钾血症需要紧急处理。
- 对儿科患儿，应避免用低张液体静脉维持，特别是对有抗利尿激素分泌不当综合征风险的患儿。
- 静脉输注液体中的钾应根据患儿的尿量和血钾水平来调整。对所有患儿，应避免在静脉输注液体中常规加入 20mEq/L 的氯化钾。

- 在用等张液体（生理盐水或乳酸林格液）行快速液体复苏的同时，应反复评估其临床状态。
- 在对糖尿病酮症酸中毒的处理中，血糖水平下降速度不应超过100mg/（dL·h）。
- 在糖尿病酮症酸中毒患儿的治疗中，不需要先静推胰岛素。
- 在糖尿病酮症酸中毒患儿的治疗中，不应该用碳酸氢钠来纠正代谢性酸中毒。

 推荐阅读

1. Arora SK. Hypernatremic disorders in the intensive care unit. J Intensive Care Med, 2013, 28: 37-45.

2. Banasiak KJ. Disorders of calcium, magnesium, and phosphate. In: Nichols DG, Shaffner DH, eds. Rogers Textbook of Pediatric Intensive Care. 5th ed. Philadelphia, PA: Williams & Wilkins, 2016: 1790-1803.

3. Brierley J, Carcillo JA, Choong K, et al. Clinical practice parameters for hemodynamic support of pediatric and neonatal septic shock: 2007 update from the American College of Critical Care Medicine. Crit Care Med, 2009, 37: 666-688.

4. Faustino EVS, Weinzimer SA, Canarie ME, et al. Disorders of glucose homeostasis. In: Nichols DG, Shaffner DH, eds. Rogers' Textbook of Pediatric Intensive Care. 5th ed. Philadelphia, PA: Williams & Wilkins, 2016: 1752-1766.

5. Forsythe RM, Wessel CB, Billiar TR, et al. Parenteral calcium for intensive care unit patients. Cochrane Database Syst Rev, 2008(4): CD006163.

6. Gennari FJ. Disorders of potassium homeostasis. Hypokalemia and hyperkalemia. Crit Care Clin, 2002, 18: 273-288.

7. Holliday MA, Segar WE. The maintenance need for water in parenteral fluid therapy. Pediatrics, 1957, 19: 823-832.

8. McNab S, Ware RS, Neville KA, et al. Isotonic versus hypotonic solutions for maintenance intravenous fluid administration in children. Cochrane Database Syst Rev, 2014(12): CD009457.

9. McNab S, Duke T, South M, et al. 140 mmol/L of sodium versus 77 mmol/L of sodium in maintenance intravenous fluid therapy for children in hospital (PIMS): a randomised controlled double-blind trial. Lancet, 2015, 385: 1190-1197.

10. Mekitarian Filho E, Carvalho WB, Troster EJ. Hyperglycemia, morbidity and mortality in critically ill children: critical analysis based on a systematic review. Rev Assoc Med Bras, 2009, 55: 475-483.

11. Moritz ML, Ayus JC. Maintenance intravenous fluids with 0.9% sodium chloride do not produce hypernatremia in children. Acta Paediatr, 2012, 101: 222-223.

12. Neville KA, Sandeman DJ, Rubinstein A, et al. Prevention of hyponatremia during maintenance intravenous fluid administration: a prospective randomized study of fluid type versus fluid rate. J Pediatr, 2010, 156: 313-319. e1-2.

13. Padua AR, Macaraya JRG, Dans LR, et al. Isotonic versus hypotonic saline solution for

maintenance intravenous fluid therapy in children：a systematic review. Pediatr Nephrol，2015，30：1163-1172.

14. Reddy R. Clinical approach to adrenal insufficiency in hospitalized patients. Int J Clin Pract，2011，65：1059-1066.

15. Rosenbloom AL. The management of diabetic ketoacidosis in children. Diabetes Ther，2010，1：103-120.

16. Santana e Meneses JE，Leite HR，de Carvalho WB，et al. Hypophosphatemia in critically ill children：prevalence and associated risk factors. Pediatr Crit Care Med，2009，10：234-238.

17. Schneider J，Kelly A. Disorders of water，sodium，and potassium homeostasis. In：MorrisonWE，McMillan KLN，Schaffner DH，eds. Rogers' Handbook of Pediatric Intensive Care. 5th ed. Philadelphia，PA：Wolters Kluwer，2017：576-585.

18. Thomas CR Fraer M. Syndrome of inappropriate antidiuretic hormone secretion. Available at：http：//emedicine. medscape. com/article/924829-overview. Accessed March 15，2013.

19. Yee AH，Burns JD，Wijdicks EE. Cerebral salt wasting：pathophysiology diagnosis，and treatment. Neurosurg Clin N Am，2010，21：339-352.

（朱履昌 翻译）

第 9 章

儿童创伤

 目 标

- 描述儿童创伤模式与成年人的不同之处。
- 安排创伤儿童的优先治疗。
- 对创伤儿童使用拯救生命的疗法。

一、引 言

创伤仍然是儿童和青少年致残和致死的一个重要原因。儿童的损伤机制和模式与成年人有着显著的不同。在急诊和医疗资源使用方面,意外及虐待伤害占着显著的比例。

二、初 步 调 查

对受伤儿童的评估始于快速和系统的初步调查,遵循 ABCDE 检查表,其目标是识别和干预可能立即危及生命的问题。

气道和颈椎(Airway and cervical spine):评估和管理气道(颈托固定)。

呼吸(Breathing):评估呼吸、供氧或辅助呼吸。

循环(Circulation):确定循环状态,识别和控制外部出血。

功能障碍(Disability):迅速评估神经系统状态,包括意识水平,创伤性脑损伤的证据,局部功能障碍,并检查低血糖。

暴露(温度控制)〔Exposure(temperature control)〕:在保持体温的同时,充分暴露和检查患者。

在进入下一阶段前,任何危及生命的问题都应得到解决(例如,如果气道阻塞,在评估呼吸之前必须先打开气道;如果需要吸氧,则在检查循环系统状态前开始吸氧)。这里需要注意两点。首先,在气管插管和正压通气之前,应对张力性气胸进行减压。其次,大的外部出血如不及时控制,可迅速致死;在进行气道和颈椎评估之前,应通过外部压迫以及必要时放置可用的人造动脉止血带和(或)止血敷料进行止血。有多名医师在场时,可以一个进行治疗,而其他人继续进行评估。

在移动创伤患者之前,应限制其颈椎、胸椎和腰椎的活动。通常情况下,在事发现场就应给患者颈部放置一个半刚性的颈托,并将患者放在一个长的脊柱板或类似的装置上。在放置颈托前,应首先确保患者身体成一直线,并且限制其双手和脊柱运动。如果现场没有放置颈托,则应尽快放置。如在婴幼儿的背部放置脊柱板,应在婴幼儿的肩膀到臀部下面放置一层 1 英寸厚的填充物,这有助于使其颈椎保持中立位,并可以最大限度地减少压疮。

（一）气　道

气道评估从评估患儿取中立位时的气道通畅性开始。对婴幼儿,通过在肩胛下垫1英寸厚的填充物来实现气道的通畅性。对大龄儿童,应将这层填充物放置到整个身下(包括头部)。在平躺时,填充物放置位置的差异是由婴儿头部比例较大、后枕部较突和相对前屈的颈部造成的。如果通过调整适当的体位仍无法实现患者气道通畅,那么还可以通过使用一些其他措施(包括推下巴)来实现气道通畅。必须避免头部倾斜,以防止潜在的颈脊髓再损伤。考虑到进行性气道状态变差的可能性,应尽一切努力及时识别气道损害并保护最佳气道状态。

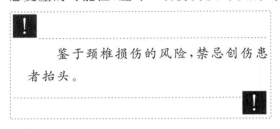

鉴于颈椎损伤的风险,禁忌创伤患者抬头。

气道辅助装置也可能有助于将患者的舌及咽部组织从气道中移位。口咽通气管因为可能会引起严重的窒息和呕吐,因此只能用于昏迷的患者。口咽通气管的长度是从口到下颌角测量到的长度。对有意识的、能配合的患者,可以用鼻咽通气管。鼻咽通气管的长度是从鼻尖到耳屏测量到的长度。喉罩(laryngeal mask airways,LMAs)也很有用,特别是在气管内插管(endotracheal tube,ETT)不能快速放置时,喉罩的大小根据患者的体重来决定。

对面中部外伤、颅底外伤、存在脑脊液鼻漏的证据或严重凝血病的患者,应避免使用鼻咽通气管。气管导管的正确型号确定方法如下:

（1）Broselow 儿科急救尺;

（2）(年龄/4)＋4(不带囊)或者(年龄/4)＋3.5(带囊)。

当创伤患者因为阻塞或外伤而无法保持呼吸道通畅,气道张力丧失,呼吸衰竭,失代偿性休克,或严重的神经功能障碍(格拉斯哥昏迷评分≤8)时,可行气管插管。当患者有潜在的吸入性损伤或存在误吸胃内容物及血液的危险而需要保护呼吸道时,也应考虑气管插管。虽然没有气囊的气管插管可用于8岁以下的患儿,但如果带气囊的气管插管尺寸大小合适并且保持气囊放气状态或适当充气,可作为首选。无论年龄大小,如果患者有气体交换障碍的风险,如急性呼吸窘迫综合征、吸入性损伤或肺挫伤,就应该使用带气囊的气管插管,因为他们需要高通气压力实现充分氧合和通气。

所有创伤患者都应被假定为饱腹状态;并应快速予以插管,以尽量降低发生呕吐及误吸的风险。插管应当预见到插管时用药所致的低血压,并采取措施避免低血压的发生(如谨慎选择镇静剂类型和给药量)。在创伤患者用氯胺酮进行麻醉诱导及镇静,对维持患者的血压有好处,因为它会导致内源性儿茶酚胺的释放。虽然传统观点认为,对创伤性脑损伤患者应避免使用氯胺酮,但最近的观点认为氯胺酮是安全的并且可能是有益的。琥珀酰胆碱禁用于高钾血症、神经肌肉疾病和烧伤患者。

插管前必须准备好所有的必需品。可以按 SOAP ME 准备:

S(Suction,吸引):吸引器打开,连接一根合适的 Yankauer 吸引管。

O(Oxygen,氧气):调整到适当的氧流量。

A(Airway supplies,气道相关物品):选择大小合适的气管导管。如果气道肿胀,则准备一个小一号的气管导管,还有导丝和气道辅助器(包括喉罩)。

P(Pharmacy,药物):麻醉诱导用药和急诊用药。

M(Monitors,监护仪):基本的心肺监测仪,包括呼气末二氧化碳监测和听诊器。

E(Emergency equipment,抢救设备):包括抢救车。

理想状态下,鉴于创伤带来的并发症,气管插管应由技术最熟练的医师实施。这些由外伤导致的并发症包括:由颈椎保护而造成的可视化困难,口咽部潜在的出血和牙齿松动,以及饱腹后误吸的风险。

> !
>
> 经口气管插管深度的计算公式:(年龄/2)+12,或者是气管插管内径的3倍。
>
> !

(二)呼 吸

仅靠气道通畅并不能保证充分的通气和氧合,因此我们应评估呼吸。目标是正常的氧合和通气,经皮血氧饱和度应至少维持在94%。可经鼻导管、面罩、非重复呼吸面罩、喉罩或气管插管供氧。可由皮囊-面罩或机械通气机提供通气,以达到正常 PCO_2。在疑似头部损伤的情况下,过度换气会降低脑灌注,并可能导致继发性颅脑损伤。然而,一旦出现脑疝的征象,应采用控制性过度换气(例如, PCO_2 为35mmHg,而不是呼气末二氧化碳)以减少脑血流量及降低颅内压(intracranial pressure,ICP)。建议应用连续的二氧化碳监测仪(呼气末二氧化碳)来监测通气并确保导管的位置,尤其在转运患者的过程中。如果患者出现张力性气胸的征象,就需要立即针刺减压,随后行胸腔置管术。有些医生行"手指胸腔造口术"以避免医源性气胸。如果患者有开放性气胸的征象(吸入性胸壁伤口),则需要用敷料堵塞后行胸腔置管术。胸腔置管的时机可能取决于其他紧急治疗和评估。

(三)循 环

各种不同的损伤都可以引起创伤患儿循环系统的衰竭。必须考虑的是血容量、心排血量和出血。失血性休克是创伤患者最常见的休克形式。儿童出血可能在其循环血量丢失30%时还能继续维持正常血压,因此低血压是儿童休克晚期的一个表现。因此,在发生低血压前必须积极治疗低灌流。直接压迫开放性伤口的活动性出血是控制外部出血的重要方法。如果直接压迫止血失败,可以用已有的动脉压迫带来控制肢体出血。止血敷料和密封剂已被成功地用于军人止血,并可能对儿童大出血有潜在的应用价值。

在创伤患者中可以见到其他类型休克,包括由张力性气胸或心脏压塞导致的阻塞性休克,由脊髓损伤导致的神经源性休克,以及较少见的由心肌损伤或瓣膜破裂导致的心源性休克。

对有张力性气胸症状的患者,要立即减压,随后行胸腔置管术。在张力性气胸的情况下,都应该在张力性气胸初始减压后,再进行侵入性插管的放置或正压通气。对有出血性或神经源性休克症状的患者,需要进行液体复苏。应建立外周静脉通道。在熟练的医生2次(或持续90秒)尝试建立静脉通路失败后,应考虑放置骨髓内针,髓内针首选放置位置为胫骨近段。在手术室或PICU外不应进行中心静脉置管。

尽管输注晶体液是常规处理方法,但其在儿科创伤中经常被过度使用,并且越来越多的证据表明,晶体液过度输注导致患儿凝血功能障碍、间隔室综合征和多器官衰竭的风险增加。在出血的情况下，应尽快输注血液制品，最理想的是采取大量输血的方案。在发生失血性休克时，应给予红细胞（10mL/kg）。如需进一步输血和（或）在持续出血的情况下，红细胞悬液与新鲜冰冻血浆及浓缩血小板应以 1∶1∶1 或 2∶1∶1（血浆∶浓缩血小板∶红细胞）的比例输注。一个单位的浓缩血小板被认为是 1/6 个采集单位，因此每一个采集单位应与 6 个单位的红细胞和血浆匹配。

创伤性凝血病可见于严重创伤患者，并且已被证明与患者死亡率增加有关。如果不积极地使用血液制品（血浆和血小板），使用过多的晶体液或胶体液，以及不积极治疗和预防低体温和酸中毒，那么这种凝血病会变得更严重。如果纤维蛋白原水平低于 150mg/dL，则应使用冷沉淀或纤维蛋白原浓缩物，其剂量为每 10 千克体重 1 单位。在使用大量含柠檬酸盐的血液制品输血时，可能发生低钙血症和低镁血症，因此需要适当地监测和纠正。许多中心利用黏弹性试验来监测凝血和纤溶。而血栓弹力图（thromboelastography，TEG）或旋转血栓弹力仪（rotational thromboelastometry，ROTEM）可以提供快速的结果，并帮助指导止血治疗。有明显的证据表明，在受伤后 3 小时内用抗纤溶药氨甲环酸（tranexamic acid，TXA）是有益的；建议剂量为 15mg/kg（最多 1g），接着以 2mg/（kg·h）的剂量持续 8 小时。最后，必须严格调节体温，防止低温，pH 值也应该尽可能保持在正常水平。

如果第六节胸椎（T_6）以上发生脊髓损伤，则可出现神经源性休克。在给予 60mL/kg 的液体量后，如果患者血流动力学仍不稳定，可考虑给予血管升压素类药物（肾上腺素或去甲肾上腺素）。

心脏压塞时可能表现为脉压变窄、心音低钝、低血压和颈静脉怒张，最终导致无脉电活动和创伤性心搏骤停。心脏压塞可以经超声检查证实，并需要立即手术减压和修复相关的心脏伤口。如果不能立即找到有手术资格的外科医生，则可能需要将心包穿刺作为临时措施。

所有休克病例都应放置导尿管以监测尿量和评判复苏的充分性。尿量反映了肾灌注的充分性，因此也反映了心排血量。首先应检查尿道开口是否有出血，如果有出血，表明尿道可能破裂，是放置导尿管的禁忌证，需要请泌尿科医师会诊。尿量不足反映了血容量和前负荷不足。对于持续的血流动力学不稳定者，可能需要手术干预才能最终控制出血。

（四）功能障碍

在气道、呼吸和循环稳定后，要进行神经系统（功能不全）的评价。评价内容包括意识水平，瞳孔反射，发现任何偏侧或局部的体征、截瘫和（或）瘫痪。GCS 评分应在初步调查和二次调查期间进行，并且在这之后应经常进行 GCS 评分。GCS 评分可以预测神经系统的结果，其分值范围从 3 分（最差）至 15 分（最好）。GCS 评分的组成包括运动功能（1～6 分）、语言反应（1～5 分）和睁眼（1～4 分）。考虑到儿童及婴幼儿发育的差异，对语言反应评分进行了修正（**见 15 章，表 15-1**）。如果有可能，对任何神经系统异常状态均应及时迅速地进行神经外科评估。最后，低血糖可能加重神经系统症状。因此，对被送到急诊室的所有危重症或受伤的患儿进行快速血糖测定是必不可少的。

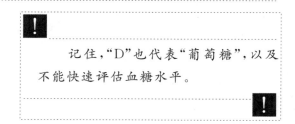

记住，"D"也代表"葡萄糖"，以及不能快速评估血糖水平。

（五）暴　露

应脱掉创伤患儿所有的衣服，使患儿处于暴露状态，长轴翻动，移去背板，以便检查其是否存在危及生命的背部损伤。然后，应给患者盖上温暖的毛毯以防止体温过低，因为体温过低会加重凝血功能障碍（通过损害血小板功能和凝血因子的作用）并加剧患者血流动力学的不稳定性。应该升高室温，并且复苏液体也需要加温。

（六）初步调查的辅助

根据患者的创伤性质，可将一些额外的检查、程序以及设备用于辅助初步调查，内容包括以下几个方面：

- 心肺监测。
- 脉搏血氧仪。
- 血压监测。
- 呼气末二氧化碳监测。
- 动脉血气分析。
- 留置导尿管监测尿量和评估肾灌注。
- 留置胃管减压和防止误吸。
- 扩展创伤超声重点评估（extended-focused assessment for sonography in trauma，E-FAST）扫描和放射学检查。

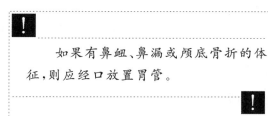

如果在尿道口看到血液，则应推迟留置导尿管。

初次调查时就应用便携式 X 线机获得胸片、骨盆平片和颈椎侧位片。根据这些 X 线片能确定需要立即引起注意的损伤。E-FAST 扫描是另一种必要的辅助检查技术。超声检查可以快速评估肝周、脾周、心包和骨盆区域是否有潜在出血，扩大扫描还包括评估胸部是否有血气胸。

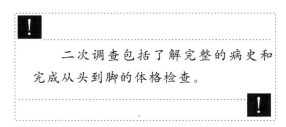

如果有鼻衄、鼻漏或颅底骨折的体征，则应经口放置胃管。

三、二次调查

一旦初次调查已经完成并且患者是稳定的，就可以开始二次调查。对不稳定的患儿，需要采取积极的抢救措施，二次调查可能会被推迟。二次调查的目的是发现不太明显或生理上的紊乱，或如果在未来几小时内没有发现和治疗就会使患者生命受到威胁的情况。

二次调查包括了解完整的病史和完成从头到脚的体格检查。

（一）病　史

外伤病史的重要组成部分可用"SAMPLE"表示：症状（symptoms），过敏史（allergies），药物治疗史（medications），过去的用药史（以及育龄女性的妊娠情况）［past medical history (and pregnancy status for girls of childbearing potential)]，最后的进食及液体摄入情况（last meal or liquids consumed），外伤的过程和周边环境（events and environment surrounding the injury）。在确定损伤的方式方面，了解损伤的机制非常有用。另外，对所有患儿已经应用的药物及替代制剂都应进行复审并记录在病历本上。

（二）体格检查

体格检查应从头到脚进行。在对婴儿前囟进行评估前，应将患儿的床头抬高 30°（如果没有禁忌）并触摸其囟门。囟门饱满或膨出是颅内压增高的标志。如果头部检查发现头部有割伤和不规则，则提示骨折。熊猫眼（眶周瘀血）和 Battle 征（乳突部位瘀血）提示颅底骨折。眼睛检查包括瞳孔反应、结膜下出血及眼球运动情况。鼻部检查包括鼻衄、鼻漏（提示脑脊液漏）和骨折情况。口咽部检查要评估撕裂和牙齿损伤情况。

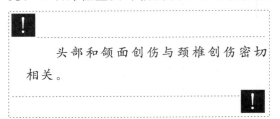

头部和颌面创伤与颈椎创伤密切相关。

在对颈部进行第二次检查时，取下颈托，并使颈部保持成一条直线，用双手暂时严格限制脊柱运动。触诊颈部和颈椎看是否有肌肉痉挛、椎体脱位和其他畸形、压痛及骨擦音。同时，应评估颈动脉搏动和气管位置。在颈部检查完成后，用颈托重新固定好。胸部检查明确是否有贯穿性伤、合并吸入性胸部损伤以及畸形或明显骨折，然后触诊以确定是否存在压痛或捻发感。肺部听诊呼吸音是否对称及清晰。气胸或血胸可引起呼吸音不对称。心脏检查注意心率、心律和心音强弱。心音遥远低沉，提示可能有心脏压塞，其可能伴随心动过速及脉压窄。腹部检查包括瘀斑，听诊是否存在肠鸣音，触诊有无压痛、腹膜刺激征和腹部软硬度。

如果初次检查期间没有移开背部硬板，则在二次检查期间应移开患者背部硬板。患者要从背板上进行长轴翻身，然后检查背部有无椎体脱位、其他畸形以及瘀斑，触诊是否有压痛。应在 2 小时内尽量移除背板，以防止出现皮肤压疮。此后，患者每隔 2 小时应长轴翻身一次，以尽量防止压疮，直到确定脊柱是正常的。生殖器检查看尿道口有无裂伤和出血。直肠检查评估直肠的张力和直肠穹窿是否有积血。对肌肉骨骼系统进行检查和触诊，并对周围脉搏进行评估，以识别骨折、脱位，及提示有无骨筋膜室综合征。

二次检查时，应对患者的意识水平和瞳孔对光反射进行重新评估。再次记录格拉斯哥昏迷评分。应对反射情况进行评估，并确定是否存在任何感觉和运动障碍。通过检查运动和感觉功能来定位脊髓损伤水平（**见表 9-1 和表 9-2**）。如果存在损伤，最好将其记录在美国脊髓损伤协会制定的脊髓损伤图表上。

表9-1	运动水平
神经根	主要受影响的肌肉
C_3—C_5	膈肌
C_5	肘屈肌
C_6	腕伸肌
C_7	肘伸直
C_8	手指屈肌
T_1	手指外展（第5掌指）
L_2	髋部屈肌
L_3	膝伸肌
L_4	踝背屈肌
L_5	趾长伸肌
S_1	踝关节跖屈肌

表9-2	感觉水平
神经根	主要受影响感觉面积
C_4	锁骨
C_6	拇指
C_7	第二个和第三个手指
C_8	第五手指
T_4	乳头
T_{10}	脐部
L_1	腹股沟韧带
L_3	大腿下前部/膝盖
L_5	大脚趾
S_1	足外侧
S_3—S_5	会阴

（三）二次调查的辅助

二次调查的结果可能会提示需要更进一步的检查，包括血液学检查、生化检查、CT检查及颈椎X线检查等。为避免过度辐射暴露以及减少后期癌症的可能性，根据儿科急诊治疗应用研究网络（Pediatric Emergency Care Applied Research Network，PECARN）建立的临床决策原则决定是否进行头

> **!** 持续和反复评估是确保患者稳定的必要条件。 **!**

部和（或）腹部CT扫描。如果有颈部损伤，或者经体格检查或X线检查不能确定，根据当地指南进行外科会诊后可以考虑进行颈部CT或磁共振成像。另外，胸腰椎和四肢的X线检查、血管造影以及超声检查也应要进行。

从实用的观点来看，通常在初步调查时就进行实验室检查。在任何严重的损伤中，连续的血细胞比容对实质脏器损伤出血的监测非常重要，如脾、肝或肾裂伤。白血细胞计数、淀粉酶和脂肪酶水平上升，可能是肠或胰腺损伤进行性加重的重要线索。肝转氨酶水平升高可以早期提示肝挫伤。尿液分析将有助于排除肾挫伤或撕裂伤。考虑到严重创伤患者通常会出现失血性贫血及消耗性凝血功能障碍，应将血型和交叉配血标本连同其他初步血液检查送到实验室，这样一旦患者需要就可以立即给予血液制品。对于任何严重创伤而需要机械通气的患儿，连续的动脉血气监测非常重要，血气监测可以指导机械通气。对碱缺失值的监测可以指导液体复苏。

四、创伤管理

（一）创伤性脑损伤

 病例分析

患儿，男，5岁，在停车场两边跑时被撞倒，然后被送到急诊室。他出现大约30秒的短暂意识丧失，伴短暂的呻吟和哭泣。当紧急医疗救护到达时，他可以听命令睁眼，听命而动，继续哭泣，但没有说话。他的生命体征稳定，在转运之前，用半刚性颈托和脊柱长板固定。到达急诊科时，他哭着要母亲，对语言有睁眼反应，对疼痛能定位。生命体征显示：体温为36℃（96.8℉），心率66次/分钟，呼吸频率为24次/分钟，血压为140/67mmHg。大气吸入下，SpO_2为90%。体检提示右侧瞳孔光反应迟钝，左侧瞳孔光反应灵敏，右侧有一大的头颅血肿。随后，男孩昏昏欲睡，对声音只有睁眼反应，不能理解语言的含义，对疼痛刺激有回缩反应。他的右眼瞳孔较前稍大。头部CT扫描显示右侧双凸状硬膜外（硬膜外）血肿伴中线移位和脑室受压，并伴有邻近的非移位的右顶骨骨折。

发现

　　—对该患儿的下一步治疗应做什么？

　　—该患儿有没有表现出经典的清醒间隔期？

干预

　　—最直接的治疗策略是什么？

重新重估

　　—目前的治疗策略是否有效？

　　—该患儿是否需要插管或接受其他治疗干预？

有效沟通

　　—该患儿的临床状况出现这样的变化，应该告知谁，怎样告知？

　　—治疗该患儿最好的地方是哪里？

合作

　　—你将如何实施治疗策略？

　　—谁应在何时做何事？

创伤性脑损伤（traumatic brain injury，TBI）是导致创伤儿童死亡的主要原因，通常发生于机动车碰撞、高处坠落、自行车事故、运动损伤等。非意外创伤仍然是2岁以下儿童创伤性脑损伤的重要原因。创伤性脑损伤可表现为轻度（GCS评分13~15分）、中度（GCS评分9~12分）和重度（GCS评分3~8分）。

轻度脑损伤患儿通常临床表现良好，53%的患儿在体格检查时没有明显发现，但头部CT扫描可发现异常。其中，多达57%的儿童和85%的婴儿出现硬膜外血肿，但碰撞时没有意识丧失，7%的患儿在损伤后的任何时候都没有精神状态改变。这些统计数据强调，尽管损伤开始时患者表现良好,但危及生命的损伤仍可能存在。目前,轻度脑损伤患儿的神经系统检查和头颅 CT 通常正常,很少发生病情恶化,患儿可以安全地出院回家。幸运的是,最近建立的脑损伤 PECARN 临床决策规则提示,2 岁及以上患儿如果精神状态正常,没有意识丧失,无呕吐,无严重的伤害机制,没有颅底骨折迹象,没有出现剧烈头痛,那么可以避免头颅 CT 检查,后期也没有发生癌症的风险。该原则也适用于 2 岁以下的患儿:精神状态正常,没有头皮血肿,没有意识丧失或意识丧失时间不超过 5 秒钟,没有严重损伤机制,未扪及颅骨骨折,在父母看来其行为是正常的。

大多数中度至重度脑外伤患儿不会出现颅内局灶性改变的表现,而是出现弥漫性脑肿胀,这是由脑动脉压自动调节功能丧失导致的损伤部位血管源性水肿和其他部位充血共同造成的。虽然通过脑室造口引流脑脊液可能可以协助降低颅内压,但对此类患者的治疗主要通过非手术方式进行。

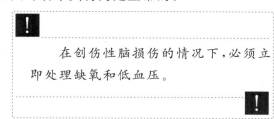

在创伤性脑损伤的情况下,必须立即处理缺氧和低血压。

然而,颅内出血引起占位效应的,可能需要立即进行神经外科评估,然后由神经外科干预进行引流或减压。硬膜外血肿虽然在儿童期较少见,但如果能及时发现并通过神经外科手术清除,其预后良好。然而,如前所述,虽然在成年硬膜外血肿患者身上通常可以观察到典型的清醒间隔期,但在儿童身上不常见到。相比之下,硬膜下血肿更常见,并且更加致命,这是因为硬膜下血肿总是与脑组织损伤并存。如果中线移位超过 5 毫米或大脑内血肿对患者有占位影响,则需要进行神经外科手术。

对中度至重度创伤性脑损伤患儿的治疗,需要密切监测通气和血流动力学状态以及颅内压。我们的目标是防止复苏不足引起的缺氧和低灌注导致原发性脑损伤加重,这种加重被称为继发性脑损伤。中度创伤性脑损伤儿童(GCS 评分为 9～12 分)可能因为其他征象(而不是脑损伤)而需要插管和机械通气。对有严重创伤性脑损伤的患者(GCS 评分为 3～8 分),应考虑插管、机械通气和颅内压监测;并且对 GCS 评分迅速恶化 2 分及以上的头部损伤患者,也强烈考虑插管、机械通气和颅内压监测。当头部创伤患者符合此标准时,机械通气的目标是维持患者正常的氧合(SpO_2 94%～99%)和正常的通气[$PaCO_2$ 35～40mmHg(4.7～5.3kPa)],因为高碳酸血症可能通过充血或缺血性损伤而使病情恶化。因此,只有在即将或已经发生脑疝时,才需要过度通气。因为低氧血症和低血压都会显著增加创伤性脑损伤患者的致残率和死亡率,所以有必要密切注意患者的呼吸和血流动力学状态。控制癫痫发作和维护正常的体温(避免发热)是抑制脑损伤进展到细胞死亡和脑软化的重要措施。此外,还必须提供充分的镇痛和镇静。如果没有特别禁忌,应将患者的床头抬高 30°,患儿的头部应位于中线,避免屈曲、外展或旋转,并避免任何可能阻碍颈静脉回流的绑带或敷料。

对严重创伤性脑损伤患者(GCS 评分为 3～8 分),应将颅内压监测器放置于侧脑室(脑室底)、硬膜下(间隙)或脑实质。优先选择脑室引流管,因为它不仅可以监测颅内压,而且可以引流脑脊液,作为降低颅内压的一种手段。成年人颅内压的正常值小于 10mmHg,儿童和婴儿更低。任何年龄人群颅内压超过 20mmHg 都是异常的。若颅内压出现急性持续升高(尖峰),可立即通过镇静、镇痛和轻度过度通气来降低二氧化碳水平。高渗盐水(3%,5～10mL/kg,注射)可作为颅内压增高的渗透剂。如果没有 3% 高渗盐水,则可用静脉滴注甘露醇 0.5g/kg(剂量范围为 0.25～1g/kg)

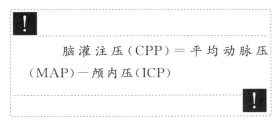

脑灌注压(CPP)＝平均动脉压(MAP)－颅内压(ICP)

来提高血清渗透压（300～320mOsm/L）和降低颅内压。其他用于控制颅内压的方法包括镇静、神经肌肉阻滞、抬高头部、维持正常体温、严格避免需要主动降温的发热，及在吸痰前气管内滴注或静脉注射利多卡因。必须排除癫痫发作的可能性；如果出现癫痫发作，则应采取积极的治疗措施。

必须密切监测创伤性脑损伤患者的脑灌注压（cerebral perfusion pressure，CPP）。成人脑灌注压目标通常在60～70mmHg。现在没有数据记录儿童和婴儿正常的脑灌注压。然而，鉴于其较低平均动脉压（mean arterial pressure，MAP）和 颅内压，可以推断大概的范围。儿童和婴幼儿合理的脑灌注压范围分别是50～60mmHg和40～50mmHg。虽然容量可以改善脑灌注压，但目标应该是恢复血容量，因为高血容量会加重脑水肿。

如前所述，高渗盐水（3%）是控制颅内压持续升高的首选方法，因为它会增加血浆渗透压而不会造成血管内血容量减少。一般以血钠水平在150～155mmol/L为目标。然而，高渗盐水（3%）有非常高的氯化物含量（513mmol /L），可加重酸中毒和肾脏损伤。对于顽固性颅内压升高和低脑灌注压的低血容量患者，正性肌力药物或血管升压素也可用，通过增加平均动脉压而增加脑灌注压，甚至可以将血压提高到相对全身性高血压。除非存在顽固性颅内高压，否则甘露醇作为减轻脑水肿和降低颅内压的手段已逐渐被废弃，因为甘露醇是一种强效渗透性利尿剂，可能会导致低血压，并且在停用甘露醇后，颅内压可能会反弹。对创伤性脑损伤患者，类固醇无作用并可能是有害的。根据最近的几项研究，禁忌治疗性低温，因为其可能会增加患者的死亡率。对于顽固性升高的颅内压，可以考虑应用高剂量的巴比妥酸盐。去骨瓣减压术可以降低颅内压，但与长期预后较差相关。

（二）颈椎损伤

 病例分析

患儿，男，15岁，在跳入游泳池浅水区受伤后被送到急诊室。救生员目击了事故，注意到患儿撞到了前额，导致脖子过伸。救生员立即施救，发现男孩无法移动下肢，上肢肌力明显减弱。他没有失去知觉，也没有明显的吵闹。在运动场时，他的生命体征平稳；在转运前，用颈托固定，背部垫一个长的脊柱背板。在急诊科时，患儿是清醒的，反应灵敏，不发热，呼吸9次/分，大气吸入血氧饱和度为94%，心率56次/分钟，血压70/40mmHg。

发现

—稳定患儿的第一步应该做什么？

—为什么患儿会出现低血压？

—诊断是什么？

干预

—最紧急的治疗策略是什么？

重新评估

—目前的治疗策略是否有效？

—有无其他治疗方法可以升高血压？

—有无其他治疗方法可以增加通气？

有效沟通

　　—谁需要知道患儿的临床状况，以及如何沟通信息？

合作

　　—你将如何实施治疗策略？

　　—谁应在何时做何事？

　　儿童颈椎损伤不常见，死亡率在 15％～20％，主要与严重的脑损伤有关。在年龄小的儿童（年龄<11 岁），颈椎损伤的原因主要是机动车辆碰撞、高处坠落和步行事故。他们出现高位颈椎损伤、颈椎脱位、无放射影像学异常的颈髓损伤（spinal cord injury without radiographic abnormality，SCIWORA）的风险较高。后者由于小关节水平方向的移动和椎间韧带的弹性好，使得外力作用下上段颈髓移动而不是断裂，从而导致头部和颈部成角移动。年龄较大的儿童（>11 岁）和成年人有发生低位颈椎损伤和颈椎骨折的风险。10～11 岁的儿童普遍开始显示出成年人损伤模式，这些损伤模式的转变最终在青春期后期完成。

　　损伤模式的差异可能是由幼童和年龄较大的儿童/成人的解剖差异造成的。幼童头部比例较大，颈部肌肉相对薄弱，这使得他们更容易受到屈伸损伤；其椎体未完全骨化，韧带相对于成年人更有弹性。此外，儿童上颈椎椎体是楔形的，容易发生椎体前移和前脱位，这种情况被称为假性半脱位。幼童颈椎运动的支点在 C_2—C_3，而青少年和成年人颈椎运动的支点在 C_5—C_6。幼童脊髓可能很容易拉伸、撕裂或继发脊柱韧带松弛的挫伤。它可以拉伸到 5cm 而不撕裂，而成年人脊髓牵引 5～6mm 就可能破裂。

> !
>
> 　　在儿童，脊髓拉伸可导致脊髓损伤而无影像学异常，这和成年人不同，因此无放射影像异常不能完全排除脊髓损伤。
>
> !

　　颈髓和高胸髓损伤（spinal cord injury，SCI）患儿易发生通气障碍和神经源性休克。通气障碍可能是因为 C_4 以下的脊髓损伤致肋间肌失神经支配，或膈肌失神经支配以及伴 C_4 以上的脊髓损伤致肋间肌失神经支配。神经源性休克是由于 T_6 或 T_6 以上交感神经链断裂导致交感神经血管张力丧失，从而导致看似矛盾的心动过缓及低血压性休克。然而，即使在脊髓损伤的患者，失血性休克也远比神经源性休克常见，可能与神经源性休克并存。因此，即使存在脊髓损伤，也要仔细寻找出血的来源，尤其在初始的 1～2 小时内。

　　由于膈肌麻痹或肺部堵塞，或两者兼而有之导致的呼吸衰竭，需要气管插管。神经源性休克的治疗方法是积极的容量复苏，如果在足够的容积复苏后仍持续低血压，则应选择性地使用血管升压素。脊髓休克是指在脊髓损伤后真正脊髓反射的矛盾性丧失，有时被错误地用来描述脊髓损伤后的血流动力学结果。"脊髓休克"这个词的使用应该仅限于神经学后遗症。最后，必须足够重视防止压疮的发生，它可以在脊髓损伤后 1 小时立即开始。目前还没有科学证据支持脊髓损伤后可以使用糖皮质激素。事实上，使用糖皮质激素会增加并发症的发生率，如高血糖和如髋关节等大关节的缺血性坏死。

　　颈椎正侧位 X 线片通常可用于筛查颈椎损伤（cervical spine injury，CSI），但仍有 15％ 的骨折会被漏诊。加拍前后位和齿状突位片可以避免遗漏大多数骨折。虽然 CT 被越来越多地用于明确诊断儿童和成年人颈椎骨折，但是由于其增加后期癌症的风险，所以最好局限于标准 X 线片诊断不明确且存在感觉或运动缺陷的病例。对于儿童重大创伤后的颈椎成像，目前还没有一个有效的临床预测规则，但已知有 8 个相关的因素，如：精神状态改变，局灶性神经系统表现，颈部疼痛,斜颈,躯体实质性损伤,条件易感颈椎损伤,潜水和高风险车祸。如果缺乏这些因素,可能会妨碍常规 CT 对可能的颈椎损伤的诊断。无论如何,保护颈椎的预防措施包括半刚性颈托和胸腰段脊柱运动限制,这些措施应被实施和维护,直到通过正确的临床和影像学手段(包括脊柱外科会诊和磁共振成像)排除颈椎损伤。

(三)胸部创伤

 病例分析

患儿,女,4 岁,在一场飞车枪击中,右下胸部受了枪伤,随后被送往急诊科。这名女孩显然是在交火中意外受伤。生命体征显示:体温为 37℃(98.4°F),心率为 150 次/分钟,呼吸频率为 50 次/分钟,血压 70/35mmHg。大气吸入下 SpO_2 为 88%。她前胸的伤口发出"吮吸声"。

发现

—造成该患儿低氧血症的原因是什么?

—你将如何治疗她?

干预

—最紧急的治疗策略是什么?

重新评估

—目前的治疗策略是否有效?

—她需要插管吗,插管前应做些什么?

有效沟通

—当患者的临床状态发生改变时,谁需要知道患者的信息,以及如何沟通信息?

—治疗照顾患者最好的地方是哪里?

合作

—如何实施治疗策略?

—是谁在何时做何事?

胸部创伤通常由钝挫伤所致,是儿童创伤死亡的第二大原因(仅次于头部损伤)。据报道,胸部创伤的患者总死亡率为 5%;当胸部创伤合并头部和腹部创伤时,患者的总体死亡率从 5%增加至 25%。婴幼儿胸部创伤最常发生于机动车辆碰撞和虐待。学龄儿童胸部创伤的常见原因是骑自行车、滑板车及滑冰意外;而青少年胸部创伤最有可能发生于机动车碰撞。虽然穿透性胸部创伤较少见,但处理的重点仍是相同的。开放性胸部伤口应采用敷料封闭,然后行胸部置管术。

在评价胸部创伤时,胸片应该是初步的诊断性检查。由于儿童胸壁顺应性非常好,所以相对于成年人,其肋骨骨折风险低,肺挫伤风险更高。因此,如果有肋骨骨折,则说明作用于胸部的作用力大。肺挫伤是儿童最常见的胸部创伤,并可能伴有低氧血症、通气不足、通气/血流比失调、呼吸功增加以及肺顺应性降低。在挫伤部位可能有肺实变、肺水肿、肺出血。在早期 X 线片上可能见不到挫伤,但后期会明显。当存在相应的损伤机制时,应该高度警惕胸外伤的可能性。肺挫伤的治疗包括避免液体超负荷、给氧、镇痛、刺激深呼吸,必要时行机械通气(**见表 9-3**)。

表9-3	诊断评估
创伤类型	诊断研究
任何	连续血细胞比容读数
	全血细胞计数
	凝血酶原时间/部分凝血酶原时间/纤维蛋白原
	黏弹性测试
	全代谢指标,包括天门冬氨酸转氨酶/谷丙转氨酶、淀粉酶、脂肪酶
	血气测定
	尿液分析
	X线片:胸部、颈椎(后前位、侧位、齿状位)和骨盆
头部	头部CT
	MRI(不是立即要做,后期对诊断有帮助)
颈椎	颈椎X线片(正位、侧位、齿状位)
	颈椎CT(如果X平片不够)
	MRI(X线片/CT扫描并无骨质损害,但颈部疼痛/压痛需做,以评估韧带损伤)
胸椎	胸片
	胸部CT
	胸部CT血管造影(怀疑严重血管损伤时)
	心电图
	超声心动图检查(怀疑心包积液时)
	食管造影(怀疑食管破裂时)
	支气管镜检查/支气管造影(怀疑伤到气管支气管时)
腹部	天门冬氨酸转氨酶/谷丙转氨酶
	淀粉酶/脂肪酶
	尿液分析
	腹部创伤超声重点评估
	口服和静脉造影行腹部CT

注:CT,computed tomography,计算机断层扫描;MRI,magnetic resonance imaging,磁共振成像;FAST,focused abdominal sonography for trauma,腹部创伤超声快速评估。

当患儿出现肋骨骨折(尤其后肋骨骨折)时,应高度怀疑身体虐待。这些骨折通常继发于严重的胸部受压,比如晃动。其他潜在的病因包括产伤和骨化障碍(如成骨不全症和佝偻病),以及高能的主要损伤力(比如高速汽车相撞、从很高的地方坠落)。第1肋骨骨折并发胸腔创伤的概率相当高,包括气胸和血胸,应立即做CT血管造影对明显的血管损伤进行诊断。

已证明,患儿的多发肋骨骨折与严重损伤有关;随着肋骨骨折数的增加,患者的死亡率也会增加。当2根及以上的相邻肋骨发生各2处骨折时,易出现连枷胸,尽管肌肉痉挛可能限制小连枷的运动,但仍会出现反向的胸壁运动(吸气时向内运动,呼气时向外运动)。

有1/3的创伤性气胸是单独发生的,其他2/3伴发其他损伤。气胸常常是无症状的,只有通过胸部 X 线片检查才能发现。其治疗是通过胸腔造口术排出空气。胸膜腔内积累大量气体导致同侧肺压缩，气管和纵隔移位导致血流动力学不稳定（张力性气胸）。出现张力性气胸的症状包括气管移位、呼吸音消失，患侧肺叩诊过度共振、心动过速、低血压、呼吸困难、低氧血症。当临床怀疑张力性气胸时，不能因为等待 X 线片证实而延迟排气。为了防止血流动力学失代偿，应立即

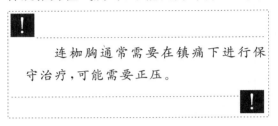

连枷胸通常需要在镇痛下进行保守治疗，可能需要正压。

通过针刺胸腔造口及时减压，然后尽快采取胸腔闭式引流。血胸通常是由胸部钝伤或穿透伤，导致胸部血管断裂、肋间血管断裂或肺实质损伤所引起的。对于预防继发感染、慢性肺不张和肺气肿，血胸引流是重要的；急性期血胸可能因失血和阻塞性休克而影响心排血量。血胸也可能会存在通气/血流异常，在血胸引流前应进行积极的液体复苏。

心脏挫伤最常发生于钝性外伤，可表现为胸痛、心律失常或低血压，心电图可显示 ST 段改变、房性心动过速、窦性心动过速或期前收缩，一般采取支持治疗，只有在心电图异常时才需要心电监护。液体积聚在心包腔内就可能发生心脏压塞。患者表现为心动过速、心音低钝、脉压窄。当在患者乳头线、锁骨中线与肋缘之间的区域发现有穿通伤时，应怀疑有心脏压塞，并应通过床旁超声或超声心动图检查证实。治疗包括经心包开窗或紧急开胸心包液去除术。心包穿刺术可以作为一个暂时的治疗措施，直到有经验的外科医生行心包引流术，随后应明确出血部位并进行治疗。

横膈膜损伤并不常见，但当它发生时，最常累及左后外侧的膈肌。胸片可看到鼻胃管向上盘绕和腹腔内容物疝入胸腔。在最初的诊治过程中，高达 50％的膈肌损伤会被漏诊，只在随后的胸部 X 线片上才表现出来。

食管损伤最常见的是穿透性损伤。挫伤也可引起胃食管交界处撕裂，这是由于挫伤引起胃内容物急性进入食管后造成撕裂伤。胃内容物可能溢入胸膜腔或纵隔。食管造影提示造影剂外渗来诊断。治疗包括抗菌药物应用和手术修复。

气管、支气管损伤在儿童中比较少见，但死亡率高达 30％。气管支气管损伤的原因可能有挫伤或穿透性创伤。患者表现有皮下气肿、气胸、咯血和气体持续从胸腔引流管漏出。其可通过支气管镜诊断，但是要发现远端支气管撕裂可能需要支气管造影。

（四）腹部创伤

 病例分析

患儿，女，18 月龄，被保姆送至急诊室。该患儿表现为嗜睡、难以唤醒。没有发热史、疾病史、异物食入史或外伤史。患儿主要生命体征：体温 36℃（96°F），心率 170 次/分钟，呼吸 45 次/分钟，血压 64/40mmHg，大气吸入 SpO_2 95％。稳定后，脱去衣物，医生发现她腹部膨隆以及后背部有几个小的瘀斑。

发现

 —应采取什么干预措施来稳定该患儿？

 —对该患儿适当的诊断是什么？

干预

　　—最紧急的治疗策略是什么？

　　—应对该患儿进行插管吗？

重新评估

　　—目前的治疗策略是否有效？

　　—她是否还需要液体或血液制品？

　　—需要外科会诊吗？

　　—是否有非意外创伤的发现？

有效沟通

　　—当患者的临床状态发生改变时，需要告知谁以及如何沟通信息？

　　—治疗照顾患者最好的地方是哪里？

合作

　　—你将如何实施治疗策略？

　　—谁在何时做何事？

　　由于儿童实质性器官比例相对较大，腹壁肌肉组织和脂肪相对较少，所以因腹部创伤而遭受重要脏器损伤的风险比成年人高。因为一个撞击力可以撞击到儿童身体表面相对大的比例，从而使多个器官受损。由自行车车把和汽车安全带造成的腹腔内脏器损伤很可能需要手术治疗。体格检查结果包括腹胀、擦伤、挫伤、安全带的勒痕、腹膜炎、局灶性或弥漫性压痛等。对血流动力学不稳定的患者，需要紧急复苏和行剖腹手术；对血流动力学稳定的患者，需要进一步评估。

　　为诊断和评估腹部创伤，还需要进行实验室检查。若血红蛋白和血细胞比容降低，则应怀疑腹腔内出血。多项研究表明，血清天门冬氨酸转氨酶和谷丙转氨酶水平升高可能与腹部创伤有关。有一项研究表明，血清谷丙转氨酶大于 131U/L 伴随腹部压痛，可提示腹部损伤，敏感性为 100%。血清淀粉酶和脂肪酶水平是胰腺损伤的变量预测因子。胰腺损伤发生后不久，血清淀粉酶可能是正常的；但损伤后 3 小时或以上，血清淀粉酶水平会升高。头部损伤和唾液腺损伤时，血清淀粉酶水平也会升高，但无胰腺损伤；可以使用亚型分析确定来源，但在临床上不常用。

　　创伤超声的重点评估（focused assessment of sonography in trauma，FAST）在儿科有一定的实用价值，并且可以由技能熟练的人员快速完成。大多数血流动力学稳定的腹部实性器官损伤患儿不需要手术治疗。创伤超声的重点评估可能对两类特殊患儿有用：①多发伤、血流动力学不稳定的患儿，可以将其用于检查和确认腹部出血的原因；②通过实验室评估和体格检查，它可以作为一种筛选工具，以确定哪些患儿需要进行 CT 检查。

> ！
>
> 　　腹部 CT 检查结果和实验室检查结果是会发生变化的，空腔脏器损伤后不久检查可能不是非常敏感。
>
> ！

　　腹部 CT 检查的指征包括体格检查异常，实验室检查异常，由于意识不清或精神状态改变而缺乏可靠的体格检查，或迫切需要明确哪些特定的器官损伤或损伤级别。腹部 CT 是可以选择的用于评价腹部创伤的诊断性检查方法，它对发现实质性脏器损伤是最有用的，特别是肝、肾、脾。为了更好地明确这些脏器损伤的情况，最好行增强 CT 检查。胰腺损伤和肠损伤在最初腹部 CT

检查时可能会被遗漏，尤其在损伤后不久就进行检查时。如果临床征象提示隐匿性小肠损伤，那么口服造影剂可有助于后期 CT 扫描。在儿童急诊医疗应用研究网络（pediatric emergency care applied research network，PECARN）中，需要急诊干预的腹腔内损伤临床预测规则提示，腹部 CT 和后期癌症的风险在以下患儿身上可以安全地避免：没有说腹痛，没有呕吐史，无腹壁创伤（包括安全带勒伤痕迹），GCS 评分≥14 分，无腹部压痛，无胸壁损伤证据，无呼吸音减低。

脾损伤是最常见的腹部钝性创伤。腹部增强 CT 是发现脾损伤最具特异性的检查方法。为了防止患儿免疫功能低下，保留脾是儿童脾损伤的标准治疗方法。因此，大多数脾损伤患儿是不进行手术治疗的，只有对难以控制的血流动力学不稳定的患儿才进行手术治疗。与成年人不同，增强 CT 上的造影剂染色并不能作为患儿脾动脉栓塞术的指征。脾切除术仅适用于血流动力学不稳定，并且脾损伤无法修复的病例。

肝损伤是第二常见的腹部钝性创伤。肝损伤最好的诊断方法也是腹部增强 CT。类似于脾，大多数肝损伤是不需要手术治疗的。然而，在必须手术时，常用的保守的手术治疗措施是控制出血，而不是切除术。

儿童肾损伤同样也很少需要外科干预，除非是出血无法控制、尿漏或肾蒂伤。儿童胰腺损伤的发生率远低于其他实体器官，往往是自行车车把撞击的结果，并可能是孤立发生的一个损伤。腹部 CT 是可选择的诊断方法。通常采取非手术治疗方法，除非发生胰管横断或大出血。

空腔脏器损伤的发生率低于实质性脏器，且较难发现，因此对这些损伤需要保持高度警惕。在机动车碰撞中，若儿童安全带佩戴不当，可能导致肠道损伤。腹部 CT 检查可见气腹或口服造影剂外渗。通常情况下，腹腔积液是唯一的异常表现，但这是一个非特异性的表现。在机动车碰撞事故中，儿童安全带佩戴不当还可导致膀胱损伤。膀胱顶破裂表现为腹腔静脉造影剂外渗，可通过剖腹手术修复；膀胱其余部分破裂，可以通过静脉造影剂外渗到腹膜外发现，可以通过导尿管或膀胱造瘘管减压治疗。

当体格检查或腹部 CT 检查结果不明确时，应保持高度警惕并进行一系列后续的检查。诊断性腹腔镜检查对某些病例可能有帮助。

腹腔间隔室综合征定义为持续腹内压≥20mmHg 并伴随新的脏器功能不全。其常表现为腹胀，少尿或无尿，呼吸衰竭，低血压或休克，代谢性酸中毒。在儿童严重创伤中，腹腔间隔室综合征比较罕见，一般在过度液体复苏后出现。和成年人一样，对腹腔间隔室综合征患儿需要及时进行手术减压以期有好的恢复。

（五）盆腔和四肢创伤

 病例分析

患儿，女，5 岁，因没有系安全带在一场车祸中受伤，被困很长时间才救出。在现场没有采集她的生命体征。转运前，她被半刚性颈托和脊柱长背板固定。患儿到急诊科时非常激动，呻吟和哭泣。生命体征提示：体温 36℃（97.6°F），心率 140 次/分钟，呼吸频率 40 次/分钟，血压 70/45mmHg，大气吸入血氧饱和度为 94%。体检提示骨盆不稳定，胸片及头颅 CT 检查正常，但骨盆 X 线片证实骨盆环多发骨折。此外，她还有左肱骨骨折。

发现

　　—应采取什么措施控制出血？

　　—还可能存在其他哪些损伤？

干预

　　—最直接的治疗策略是什么？

　　—是否应该给予血液制品？

　　—是否应该留置导尿？

重新评估

　　—目前的治疗策略是否有效？

　　—患儿需要其他治疗措施来维持血流动力学稳定吗？

有效沟通

　　—当患儿临床状态发生变化时，需要告知谁以及如何沟通信息？

　　—治疗照顾患者最好的地方是哪里？

合作

　　—应如何实施治疗策略？

　　—谁在何时做何事？

　　儿童肌肉骨骼创伤很少导致危及生命的出血，但不稳定骨盆骨折和双侧股骨骨折除外。控制骨盆破裂相关的腹膜后出血的第一步是应用骨盆黏合剂或骨盆带限制骨盆容量；随后，用血液制品进行积极的容量复苏；最终，可能需要进行选择性介入栓塞或外固定。长骨骨折后，一旦肢体受到血管损伤的威胁，应尽快固定以限制疼痛、减少出血。肢体灌注受损往往与肘部和膝关节的骨折有关。线性骨折复位后，可缓解外部压迫对动脉血流的影响。缺血性损伤和挤压伤最常见于下肢远端，可能会导致骨筋膜室综合征，需要紧急行筋膜切开术和积极的水化，以防止肌红蛋白沉积在肾小管继发急性肾功能衰竭。严重挤压伤可引起高钾血症，应给予钙和碳酸氢钠治疗。

　　被机动车辆撞击所发生的骨盆和股骨骨折可伴有头部和躯干损伤，这种不完整的损伤模式被称为 Waddell 三联症。如前所述，幼童在经受大的钝挫伤（如机动车辆碰撞）时，很少发生单一脏器损伤，因此有必要仔细寻找全身的损伤。

（六）软组织创伤

　　所有开放性伤口的处理都需要对没有活性的组织进行清创。随后，如果可行或适当，就行一期伤口缝合术。如果不可能，则应该换药和行局部伤口治疗；一旦肉芽组织形成，就行延迟的一期伤口缝合术，一般在 5～7 天内完成。对大的、开放性的、污染的创面，用真空辅助装置行负压伤口治疗（如网状开孔泡沫）可能有助于愈合。筋膜切开的伤口最终可以用"鞋带"技术闭合，如果无法实现一期闭合，则可能需要进行植皮。伤口应使用大量无菌生理盐水（或无菌水）冲洗。冲洗方法是通过球形装置用重力冲洗或脉冲灌洗。除干净的小伤口外，其他伤口的治疗都有必要预防性使用抗菌药物。所有破伤风易感的伤口都必须预防性应用破伤风抗毒素。所有穿透伤应被认定为污染伤口并采取相应的治疗措施。

（七）溺　水

溺水过程是指溺水损伤所产生的病理结果。一些人仍将溺水分为干性和湿性两种,尽管这种分类方法不常用。干性溺水在成年人中更常见。其没有液体被吸入肺部;患者出现严重的喉痉挛,往往在上部气道有大量的黏液和泡沫,因大脑缺氧而致死亡。湿性溺水是肺部吸入液体产生的病理生理变化。

溺水后,个体会发生一段时间的主动屏气。幼儿与水接触的开始就伴随有潜水反射,这使得皮肤和内脏循环的血流分流到冠脉和脑循环。其血压上升,心率降低。恐惧和冷水温度放大潜水反射,这可能部分解释长时间淹没在冷水中生存率高于温水中的原因。在温水中［超过 15～20℃（59～68℉）］,人体的致死性淹没时间在 3～10 分钟;而在冷水中［0～15℃（32～59℉）］,据报道,神经系统完整的存活时间可达数小时。在经过最初的屏气阶段到一个转折点后,患者会呼吸导致吸入水。最初进入上呼吸道的水会导致喉痉挛,持续到缺氧导致肌肉松弛。同时,继发性呼吸暂停发生,导致无自主呼吸,呼吸停止,最终心脏停止跳动。考虑到冷水溺水损伤良好预后的可能性,复苏应该持续到核心温度达到 32～35℃（89～95℉）。在体温过低和心动过缓的情况下,可能很难触诊到脉搏。

对溺水患者的治疗和其他创伤患者相似。不常见严重电解质紊乱,并且通常没有必要应用抗菌药物。只有当存在颈椎损伤的机制时（如跳入浅水区）,才应进行颈椎损伤评估。对非致死性溺水患者的治疗,不建议使用糖皮质激素。

儿童创伤的治疗要点

- 初级调查进行"ABCDE"的评估,包括气道和颈椎固定、呼吸、循环和出血控制、功能障碍（神经学）和血糖水平、暴露/体温管理。

- 应积极治疗大出血,包括直接压力/止血带、适当使用血液产品、止血辅助,直到进行外科止血。

- 初级调查的辅助检查包括 E-FAST 检查、心肺监测、脉搏血氧饱和度、血压监测、呼气末二氧化碳监测、动脉血气分析、导尿留置、胃管置入、胸片和骨盆平片拍摄。

- 二次调查包括询问病史和体格检查。询问病史（"SAMPLE"）包括:症状、过敏史、用药史、既往史、妊娠状态（视情况而定）、最后一餐、事件和环境（损伤机制）。体格检查应从头到脚进行。

- 二次调查的辅助检查包括 CT 扫描、颈椎 X 线片、胸腰椎 X 线片、四肢 X 线片、超声、血管造影。

- 儿童多见肺挫伤,但由于胸壁顺应性好,所以肋骨骨折比较罕见。由于儿童肋骨骨折通常见于严重的创伤,所以若在没有重大创伤的情况下出现时,应怀疑虐待。

- 儿童腹腔脏器损伤的发生率高于成年人。脾损伤最常见,其次是肝损伤。肠管损伤较少见,其诊断需要高度警惕。

推荐阅读

1. American College of Surgeons，Committee on Trauma. Advanced Trauma Life Support for Doctors Student Course Manual. 9th ed. Chicago，IL：American College of Surgeons，2012.

2. American Heart Association. Pediatric Advanced Life Support Provider Manual. Chicago，IL：American Heart Association，2011.

3. Berman SS，Schilling JD，McIntyre KE，et al. Shoelace technique for delayed primary closure of fasciotomies. Am J Surg，1994，167：435-436.

4. Borgman MA，Cap AP，Spinella PC. Update on pediatric damage control resuscitation：2017. In：Killinger JS，Mastropietro C，eds. Current Concepts in Pediatric Critical Care. Mount Prospect，IL：Society of Critical Care Medicine，2017：77-94.

5. CRASH-2 Trial Collaborators. Effects of tranexamic acid on death，vascular occlusive events，and blood transfusion in trauma patients with significant haemorrhage（CRASH-2）：a randomised，placebo-controlled trial. Lancet，2010，376：23-32.

6. Dias MS. Traumatic brain and spinal cord injury. Pediatr Clin North Am，2004，51：271-303.

7. Holcomb JB，Wade CE，Michalek JE，et al. Increased plasma and platelet to red cell ratios improves outcome in 466 massively transfused civilian trauma patients. Ann Surg，2008，248：447-458.

8. Holcomb JB，Tilley BC，Baraniuk S，et al. Transfusion of plasma，platelets，and red blood cells in a 1：1：1 vs a 1：1：2 ratio and mortality in patients with severe trauma：the PROPPR randomized clinical trial. JAMA，2015，313：471-482.

9. Holmes J，Lillis K，Monroe D，et al. Identifying children at very low risk of intra-abdominal injuries undergoing acute intervention［abstract］. Acad Emerg Med，2011，18（5 Suppl 1）：S161.

10. Holmes JF，Gladman A，Chang CH. Performance of abdominal ultrasonography in Pediatric blunt trauma patients：a meta-analysis. J Pediatr Surg，2007，42：1588-1594.

11. Hutchison JS，Ward RE，Lacroix J，et al. Hypothermia therapy after traumatic brain injury in children. N Engl J Med，2008，358：2447-2456.

12. Kochanek PM，Carney N，Adelson PD，et al. Guidelines for the acute medical management of severe traumatic brain injury in infants，children and adolescents-second edition. Pediatr Crit Care Med，2012，13（Suppl 1）：S1-S82.

13. Kragh JF，Cooper A，Aden JK，et al. Survey of trauma registry data on tourniquet use in pediatric war casualties. Pediatr Emerg Care，2012，28：1361-1365.

14. Kuppermann N，Holmes JF，Dayan PS，et al，for the Pediatric Emergency Care Applied Research Network（PECARN）. Identification of children at very low risk of clinically-important brain injuries after head trauma：a prospective cohort study. Lancet，2009，

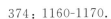
374：1160-1170.

15. Leininger BE，Rasmussen TE，Smith DL，et al. Experience with Wound VAC and delayed primary closure of contaminated soft tissue injuries in Iraq. J Trauma，2006，61：1207-1211.

16. Leonard JC，Kuppermann N，Olsen C，et al，for the Pediatric Emergency Care Applied Research Network. Factors associated with cervical spine injury in children after blunt trauma. Ann Emerg Med，2011，58：145-155.

17. Levin DL，Morriss FC，Toro LO，et al. Drowning and near-drowning. Pediatr Clin North Am，1993，40：321-336.

18. Nance MD，Rotondo MF，Fildes JJ，eds. American College of Surgeons National Trauma Data Bank 2011：Pediatric Report. Available at：http://www. facs. org/trauma/ntdb/pdf/ntdbpediatricreport2011. pdf. Accessed April 21，2012.

19. Pearn J. Pathophysiology of drowning. Med J Aust，1985，142：586-588.

20. Pieretti-Vanmarcke R，Velmahos GC，Nance ML，et al. Clinical clearance of the cervical spine in blunt trauma patients younger than 3 years：a multi-center study of the American Association for the Surgery of Trauma. J Trauma，2009，67：543-550.

21. Pitetti RD，Walker S. Life-threatening chest injuries in children. Clin Pediatr Emerg Med，2005，6：16-22.

22. Pollack IF Disorders of the pediatric spine. In：Pang D，ed. Spinal Cord Injury Without Radiographic Abnormality (SCIWORA). New York，NY：Raven Press，1995：509-516.

23. Potoka DA，Saladino RA. Blunt abdominal trauma in the pediatric patient. Clin Pediatr Emerg Med，2005，6：23-31.

24. Rana AR，Drogonowski R，Breckner G，et al. Traumatic cervical spine injuries：characteristics of missed injuries. J Pediatr Surg，2009，44：151-155.

25. Rice HE，Frush DP，Farmer D，Waldhausen JH，APSA Education Committee. Review of radiation risks from computed tomography：essentials for the pediatric surgeon. J Pediatr Surg，2007，42：603-607.

26. Sasser SM，Hunt RC，Faul M，et al，for the Centers for Disease Control and Prevention. Guidelines for field triage of injured patients：recommendations of the National Expert Panel on Field Triage，2011. MMWR Recomm Rep，2012，61(RR-1)：1-20.

27. Weed T，Ratliff C，Drake DB. Quantifying bacterial bioburden during negative pressure wound therapy：does the Wound VAC enhance bacterial clearance? Ann Plast Surg，2004，52：276-279.

28. Zorrillo P，Marin A，Gomez LA，et al. Shoelace technique for gradual closure of fasciotomy wounds. J Trauma，2005，59：1515-1517.

（胡　蕾　翻译）

第 10 章

小儿烧伤

 目　标

- 解释烧伤的病理生理过程。
- 对儿童烧伤进行适当评估和治疗。
- 识别儿童吸入性损伤，并采取适当的气道管理。
- 认识并妥善治疗烧伤的后遗症。

 病例分析

　　患儿，女，15 月龄，在锅炉爆炸及部分建筑物倒塌中受伤。在当地急诊室的初步评估期间，她是清醒的，会哭闹，生命体征表现为心动过速明显、呼吸急促。体格检查证明她有 20% 体表面积（body surface area，BSA）的深 II 度烧伤和 40% 体表面积的 III 度烧伤。抵达急诊室约 40 分钟后，患儿咳出黑色的痰，出现喘息、呼吸窘迫和嗜睡。动脉血气显示 PaO_2 正常，为 99mmHg（13.2kPa）；$PaCO_2$ 为 100mmHg（13.3kPa）。

发现

　　—需要优先评估什么？

　　—可能是什么类型的损伤？外部烧伤是否是唯一可能的损伤？

干预

　　—应立即启动什么样的治疗策略？

重新评估

　　—目前的治疗策略是否有效？

　　—复苏需要多少液体？什么可以提示复苏是否充分？

有效沟通

　　—当患儿的临床状态发生变化时，需要告知谁，并且如何沟通信息？

　　—什么样的协商是必要的？

合作

　　—你将如何实施治疗策略？

　　—谁在何时做何事？

一、引　言

　　烧伤是一种由热能、物理或化学制剂所致的皮肤或者上呼吸道、消化道创伤性伤害。如果热能来自电源,则可能导致更深层次的组织(包括肌肉、神经和血管)损伤。美国每年报告约120万例烧伤病例,其中1/3的烧伤住院和死亡发生于儿童。在儿科就诊人群中,4岁以下儿童发生烫伤的风险最大,受虐待的风险也最大。总体而言,在儿童烧烫伤中,烫伤占65%;而接触烧伤占小儿烧伤的20%。尽管烧伤治疗在过去20年间有改进,但烧伤在儿童意外伤害致死的原因中仍然排第5位。其死亡率与损伤的深度和广度及年龄密切相关。在儿童烧伤死亡病例中,将近一半(47%)是由脓毒症导致的,其次分别有29%、16%、8%是由呼吸衰竭、缺氧性脑损伤和休克导致的。

二、烧伤的病理生理

烧伤的影响远不止于其对所损伤皮肤的影响。烧伤生理反应的范围可以从限制性损伤导致的局部炎症,到广泛损伤导致的全身炎症反应综合征和烧伤休克。烧伤组织液体丢失是健康组织的5~10倍,并伴随着蛋白质和电解质丢失。烧伤后的12~24小时会产生局部水肿,并且通常在烧伤后24~48小时到达高峰。有些水肿是可以预料的,但是过多的液体治疗可导致病理性水肿,并导致骨筋膜室综合征的发生。当烧伤面积达身体体表面积的15%~20%或更大时,可能会发生全身炎症反应综合征(systemic inflammatory response syndrome,SIRS)。严重烧伤短期和长期的后遗症包括温度失调,免疫功能紊乱造成伤口感染和败血症发生风险的增加,高代谢等。全身炎症反应综合征进展至多器官功能障碍/衰竭是严重烧伤患儿死亡率高的原因。

(一)方　法

　全身炎症反应综合征进展至多器官功能障碍/衰竭是严重烧伤患儿死亡率高的原因。

在任何紧急情况下,身体评估都是从气道、呼吸和循环开始的。对密闭空间火灾受害者来说,气道的评估和对烟雾吸入及气道损伤严重性的评估至关重要,因为他们身体所受的损伤可能是烧伤的2倍,尤其当损伤由爆炸引起时。评估过程中,应经验性给予湿化氧气直到彻底和明确地完成评估。一旦完成气道评估并且气道状况稳定,就应尽快建立静脉通道,最好有两路相对大的静脉通路。液体复苏的量由烧伤的深度和广度决定。

(二)初始治疗

1.气道评估

吸入性损伤的症状包括呼吸窘迫、缺氧、喘鸣、哮鸣、鼻毛和眉毛被烧焦、流口水、口咽部水疱、舌头肿胀和出现含碳样的痰。如果出现这些症状,在发生呼吸道阻塞之前就应尽早进行气管插管以保护气道。吸入性损伤是由于吸入有毒和(或)燃烧的热产物而产生的炎症和水肿造成的。炎症反应可导致支气管内栓子形成和发生远端气道阻塞。黏液纤毛清除机制被破坏,坏死碎片和炎性产物的累积提供了一个有利感染的环境。这些患者常常受益于支气管镜检查,它可以提高肺清洁度,降低肺炎的发生风险,并且当肺炎发生时,可以促进其消除。

吸入性损伤可能与一氧化碳(carbon monoxide, CO)及氰化物(cyanide, CN)中毒有关。任何暴露于密闭空间火灾中的人都有中毒的风险。在与吸入性损伤相关的死亡中，80%可能是由一氧化碳中毒造成的。一氧化碳与血红蛋白的亲和力比氧气高 250 倍。一氧化碳削弱了血红蛋白的携氧能力，并且使血红蛋白氧离曲线向左移动。它还可能在线粒体水平干扰细胞氧代谢。虽然在一氧化碳中毒时测得的氧分压是正常的，但是组织仍旧相对缺氧。这就是一氧化碳中毒后出现延迟的中枢神经系统后遗症的原因。碳氧血红蛋白(COHb)水平的检测可用于诊断一氧化碳中毒。碳氧血红蛋白水平超过 5% 就是不正常的。而碳氧血红蛋

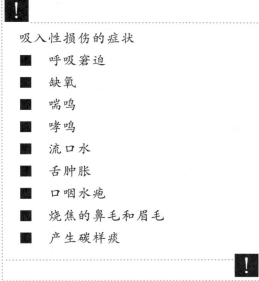

!

吸入性损伤的症状

- 呼吸窘迫
- 缺氧
- 喘鸣
- 哮鸣
- 流口水
- 舌肿胀
- 口咽水疱
- 烧焦的鼻毛和眉毛
- 产生碳样痰

白大于 25% 的患者，特别是有头痛或精神状态改变时，需要转诊到可以进行高压氧治疗的医疗机构接受治疗。对所有一氧化碳中毒的患者都应给予氧浓度为 100% 的氧气吸入。在大气中，碳氧血红蛋白的半衰期为 3~4 小时；当氧浓度达到 100% 时，碳氧血红蛋白的半衰期可减少到 30~60 分钟；在 3 个大气压的高压氧条件下，碳氧血红蛋白的半衰期可进一步降低到 15~20 分钟。

当患者出现如恶心、呕吐、头痛或感觉异常等非特异性症状时，需要高度警惕一氧化碳中毒的可能。发生火灾时，对于任何意识丧失的患者都应假定有一氧化碳中毒。对有一氧化碳中毒风险的患者都应给予 100% 纯氧吸入。碳氧血红蛋白水平并不能反映组织一氧化碳的负担。因此，患者如有明显的神经系统异常，应尽可能接受高压氧治疗。

!

- 诊断性支气管镜检查在疑似吸入性损伤时可以帮助明确诊断。
- 治疗性支气管镜检查有助于去除吸入性损伤所产生的含碳碎屑和炎性产物。

氰化物中毒是由于线粒体细胞色素 C 氧化酶抑制导致的急性能量缺失，使细胞不能利用氧。因此，吸入大量氰化物可能导致昏迷、癫痫、呼吸暂停和死亡。传统的氰化物解毒剂包括吸入亚硝酸异戊酯和静脉注射四亚基硝酸钠，转换含铁血红蛋白使其结合铁，从而形成高铁血红蛋白，氰化物与高铁血红蛋白优先结合，将高铁血红蛋白转化为氰化高铁血红蛋白。然后，注射硫代硫酸钠，将氰化高铁血红蛋白转化为硫氰酸盐、亚硫酸盐和血红蛋白。然而，羟钴胺素——维生素 B_{12} 的羟基形式，与氰化物结合可以形成无毒的氰钴胺维生素 B_{12}，并可以通过尿液无害地排泄出。羟钴胺优于亚硝酸盐和硫代硫酸钠，前者可作用于细胞内和血管内，而后者仅作用于血管内。羟钴胺素在儿童中使用的经验仍然有限，但其使用在继续增长，并正逐渐成为标准治疗方案。与传统的氰化物解毒剂一样，一旦患者暴露于氰化物，必须尽快给药以尽可能获得最大的解毒效应。

2. 液体复苏

烧伤患者需要液体复苏是因为损伤本身会导致炎性介质释放，从而产生局部和全身的毛细渗漏和血管内容量丢失。只涉及 10%~15% 体表面积的浅表烧伤患者，可以通过单独口服补液或联合静脉补液进行液体补充。若患者烧伤体表面积超过 15%，则通常需要静脉补液，并且最好

使用两路大口径静脉通路；应留置导尿，以方便准确监测尿量并评估复苏的充分性。静脉导管可以通过烧伤组织安全地放置，但应尽量避免在烧伤周围的远端放置。

液体复苏指南

第 1 个 24 小时

■ Parkland 公式：24 小时内补 4mL/(kg·% 烧伤体表面积)。

■ 修正 Brooke 公式：对≥14 岁的患儿，24 小时内补 2mL/(kg·% 烧伤体表面积)；对年龄<14 岁，补 2mL/(kg·% 烧伤体表面积)。

■ O'Neill 对 Brooke 公式进一步修改：婴幼儿和儿童在静脉维持液的基础上加用 24 小时维持的 2～3mL/(kg·% 烧伤体表面积)的液体量。

■ 液体最终量取决于

——心率

——毛细血管再充盈时间

——血压

——尿量：0～2 岁，1.5～2mL/(kg·h)；2～10 岁，1～1.5mL/(kg·h)；10 岁以上，0.5～1mL/(kg·h)。

第 2 个 24 小时

■ 维持静脉补液量

■ 除维持液外，仍需要额外的复苏液，但比第 1 个 24 小时少

液体复苏所需要的量是由烧伤的深度和广度决定的，通常用 Parkland 公式指导补液。其估计患者除维持的生理需要量外，液体缺失量为 4mL/(kg·% 烧伤体表面积)。所计算出的液体丢失量的 50% 在前 8 小时内给予，剩余的 50% 在随后的 16 小时内给予。目前，Parkland 公式的替代公式（即修正性 Brooke 公式）使用增多，该公式推荐：年龄≥14 岁的青少年，24 小时内进液量为 2mL/(kg·% 烧伤体表面积)；年龄<14 岁的儿童，24 小时内进液量为 3mL/(kg·% 烧伤体表面积)。O'Neill 修改了 Brooke 公式，他建议，对婴儿和幼儿，在静脉维持液的基础上加用 2～3mL/(kg·% 烧伤体表面积)的液体量。推荐使用乳酸林格液或哈特曼液进行初始的液体复苏。最终，通过反复评估血管内容量来定液体入量，血管内容量反应为心率、血压、毛细血管再充盈、尿量，并且根据患者的表现经常进行调整。2 岁以下幼儿的充足尿量为 1.5～2mL/(kg·h)，2～10 岁儿童的充足尿量为 1～1.5mL/(kg·h)，10 岁以上儿童的充足尿量为 0.5～1mL/(kg·h)。第 1 个 24 小时的液体复苏通常采用晶体液。目前的研究并没有证明在复苏初始阶段应用胶体液是有利的。在除静脉维持输液外，在第 2 个 24 小时内匀速给予 5% 白蛋白溶液，每日剂量为 0.3～0.4mL/(kg·% 烧伤体表面积)。由于许多烧伤患者所接受的液体量大于公式计算量，所以在进行液体复苏时注意不要超负荷。

由于电烧伤通常会损伤体表以下的深层组织，特别是肌肉组织，所以可能会导致横纹肌溶解，甚至在严重情况下可能会导致急性肾损伤。在这种情况下，特别是在观察到肌红蛋白尿时，应开始 4mL/(kg·% 烧伤体表面积)的液体复苏，每小时尿量为 1～1.5mL/(kg·h)，最大限度地减少肾小管肌红蛋白沉积。

3. 烧伤评价

对 15 岁以下儿童体表面积的估计，伦德-布劳德图是已出版的最合适的工具（见图 10-1）。对有不规则飞溅烧伤的幼儿，手掌法（相当于患者手的整个手掌表面，包括手指但不包括手腕，约为 1% 体表面积）也适用。对 15 岁以上患者，九分法最为适用并且使用广泛（见图 10-2）。对损伤深

度和严重程度进行仔细评估非常重要,因为这些因素很大程度影响愈合。仅将烧伤分为Ⅰ度、Ⅱ度和Ⅲ度并不精确,因为这种分型没有准确地反映烧伤的深度。现在的分类是Ⅰ度、浅Ⅱ度、深Ⅱ度、全层、深度全层(皮下)。虽然现在的分类方法与以前的相似,也基于相对于皮肤解剖判断的损伤深度,但更加精确。

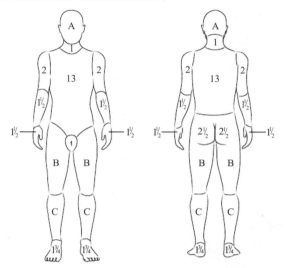

受生长影响的体表面积相对百分比						
年龄	0	1	5	10	15	成人
A-头 (正面或背面)	9 ½	8 ½	6 ½	5 ½	4 ½	3 ½
B-1 大腿 (正面或背面)	2 ¾	3 ¼	4	4 ¼	4 ½	4 ¾
C-1 腿 (正面或背面)	2 ½	2 ½	2 ¾	3	3 ¼	3 ½

图 10-1　伦德-布劳德图体表面积估计

注:伦德-布劳德图是评估烧伤程度最准确的方法,只能用于 15 岁以下患儿。

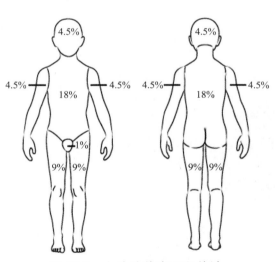

图 10-2　九分法体表面积估计

注:最适合 15 岁以上的儿童。

> **！**
>
> ## 烧伤的分类
>
> **浅Ⅱ度(以前的Ⅱ度)**
> ■ 红色,湿,水疱;
> ■ 非常痛。
>
> **深Ⅱ度(以前的Ⅱ度)**
> ■ 外观白色或微黄色,干;
> ■ 相对于浅Ⅱ度疼痛较轻,且少起疤。
>
> **全层(以前的Ⅲ度)**
> ■ 白色,黄色,黑色或褐色;
> ■ 硬和无弹性;
> ■ 不痛。
>
> **！**

皮肤有三层,即表皮、真皮和皮下组织。表皮是最外层,由复层鳞状上皮细胞组成,称为角化细胞。表皮无血管,需要从真皮获得血液供应和营养。基底膜位于表皮与真皮之间。真皮是最具生理活性的皮肤层。它主要包含成纤维细胞,但也包含基底表皮细胞、巨噬细胞和中性粒细胞,并在结构上由胶原蛋白、葡萄糖胺聚糖和纤维连接蛋白支撑。真皮含有血管、淋巴管、皮脂腺、汗腺和毛囊。

烧伤局部反应的特点是烧伤区域凝固、瘀血和充血**(见图 10-3 至图 10-5)**。凝固区是损伤最核心的区域,出现由于接触热源最多而引起的坏死。瘀血区或损伤区围绕着凝固区(坏死)。此组织中的微血管被破坏,就容易出现继发性缺血性损伤。瘀血区的组织有潜在的再生能力,但必须在最初 24～48 小时内输入液体以支持其循环，从而最大限度地提高活组织的存活率。围绕瘀血区的充血区是受影响最小的损伤外侧带。这些充血区会在 7～10 天内自行痊愈。

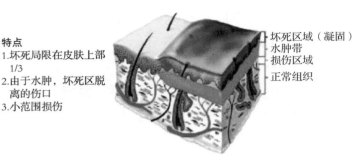

特点
1.坏死局限在皮肤上部 1/3
2.由于水肿，坏死区脱离的伤口
3.小范围损伤

坏死区域（凝固）
水肿带
损伤区域
正常组织

图 10-3　浅Ⅱ度烧伤

注：被允许转载 © 2006 Elsevier. Duffy BJ，McLaughlin PM，Eichelberger MR. Assessment，triage，and early management of burns in children. Clin Pediatr Emerg Med，2006，7：82-93.

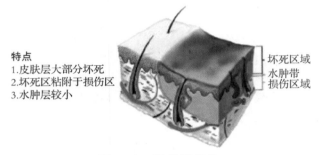

特点
1.皮肤层大部分坏死
2.坏死区粘附于损伤区
3.水肿层较小

坏死区域
水肿带
损伤区域

图 10-4　深Ⅱ度烧伤

被允许转载© 2006 Elsevier. Duffy BJ，McLaughlin PM，Eichelberger MR. Assessment，triage，and early management of burns in children. Clin Pediatr Emerg Med，2006，7：82-93.

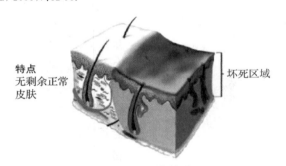

特点
无剩余正常皮肤

坏死区域

图 10-5　Ⅲ度烧伤

被允许转载。© 2006 Elsevier. Duffy BJ，McLaughlin PM，Eichelberger MR. Assessment，triage，and early management of burns in children. Clin Pediatr Emerg Med，2006，7：82-93.

对烧伤深度的评估方法如**图 10-6** 所示。重要的是要认识到，许多烧伤并不局限于单个深度级别，而是在一个特定的烧伤区域内可能包含一个或多个相邻深度级别。例如，儿童最常见的烧伤类型热水烫伤和飞溅烧伤，很少是均匀的，可能包括表皮、上皮层甚至中间的真皮成分，但很少是深层的真皮成分损伤。除非接触温度特别高或接触时间特别长，否则很少累及全层皮肤。已发表的研究没有直接说明儿童烫伤所需的热水温度和接触时间。但美国消费品安全委员会（Consumer Product Safety Commission，CPSC）指出，成人Ⅲ度烧伤，150℉在 2 秒内，140℉在 6 秒内，130℉在 30 秒内，120℉在 5 分钟内（https://www.cpsc.gov/s3fs-public/5098.pdf）。幼儿因为皮肤比较薄，所以他们热水烫伤和飞溅烧伤的温度和时间可能更低、更短。

深度	颜色	水疱	毛细血管充盈	感觉	治愈
表皮	红色	否	存在	存在	是
浅真皮	淡粉色	存在	存在	疼痛	是
中真皮	深粉红	存在	延迟	+/-	通常
深真皮	花斑红	+/-	缺失	缺失	否
全层	苍白	否	缺失	缺失	否

图 10-6 烧伤深度的评估方法

注：Australian and New Zealand Burns Association. Emergency Management of Severe Burns：Course Manual. 18th ed. Albany Creek，Queensland，Australia：Australia and New Zealand Burns Association，2016.

浅表烧伤，以前被称为Ⅰ度烧伤，只涉及表皮。浅表烧伤通常比较干，其特征是无大疱的红斑和疼痛。角质细胞脱落，上皮细胞迁移到表面以促进伤口愈合。浅表烧伤通常在5～7天自愈。治疗方法有外用止痛剂和保湿霜。这类烧伤通常不需要估计烧伤的体表面积，因为此类烧伤无须干预可完全愈合。

表浅、中、深真皮烧伤（部分厚度），以前称为Ⅱ度烧伤，可通过表皮进入真皮。因为真皮烧伤是不均匀的，可能会在数小时至数天内进展，所以通常需要清创以更准确地评估损伤的深度。浅表真皮和中等真皮烧伤有红斑，比较湿润，且有水疱是其标志。因为神经暴露和损伤，所以会有剧痛。它们通常需要2～3周时间通过毛囊中未损伤的深层成分重新上皮化而愈合。

深Ⅱ度烧伤的特点是白色或黄色的外观，与浅Ⅱ度烧伤相比疼痛不剧烈，起疱少。烧伤的深度增加但疼痛减少，是因为更多的神经末梢被损坏。在没有干预的情况下，深Ⅱ度烧伤通过上皮形成和收缩在3～6周愈合。然而，因为其愈合后功能性和美容性较差，所以深Ⅱ度烧伤通常需要切痂和植皮治疗。

全层烧伤，以前称为Ⅲ度烧伤，通常由火焰、长时间接触热油或油脂造成。就烫伤而言，如果不是长时间暴露在热水中，很少造成全层烫伤。全层烧伤的特点是皮肤变色，变成白色、黄色、棕色或黑色；烧伤处有严重水肿并且无水疱；皮肤质地坚硬且无弹性，可能会出现焦痂。深全层或真皮下烧伤可深达筋膜及肌肉，甚至累及肌腱和骨骼。全层烧伤通常见于房屋火灾的受害者。深度全层烧伤需要植皮，可能需要肌肉皮瓣移植。在胸部或四肢环形全层烧伤的情况下，可能需要行早期切痂术，以保证足够的通气和灌注。值得注意的是，一种特殊类型的全层烧伤——由电流引起的。在这种情况下，除上述大容量液体复苏外，还可能需要行筋膜切开术，以减轻肿胀肌肉组织的压力并尽早转移到烧伤中心。

三、烧伤治疗

（一）入院标准

烧伤患儿收住入院进行烧伤治疗的适应证包括烧伤超过10%体表面积的浅Ⅱ度烧伤，关键部位烧伤（如眼睛、脸、耳朵、手、脚或生殖器），无法维持充足的水分或营养，监护人不愿或不能提供烧伤护理，合并严重慢性疾病，需要静脉注射镇痛药或抗焦虑的烧伤患者，以及涉嫌儿童虐待的烧伤案例。美国烧伤协会已建立并公布患者准入烧伤中心的标准（**见表 10-1**）。

表 10-1	美国烧伤协会公布的转诊烧伤中心指南
序　号	具体情况
1	Ⅱ度烧伤,面积大于 10％的总体表面积
2	烧伤部位包括脸、手、脚、生殖器、会阴部或主要关节
3	任何年龄组的Ⅲ度烧伤
4	电烧伤,包括闪电损伤
5	化学灼伤
6	吸入损伤
7	烧伤患者原患有可以使治疗复杂化的、康复时间延长的或影响死亡率的内科疾病
8	任何有烧伤伴发创伤(如骨折)的患者,这些烧伤患者的死亡率最大。在这种情况下,如果创伤造成更大的直接风险,应让患者先在创伤中心稳定下来,再转移到烧伤中心。此时,医生的判断是必要的,并且应符合区域医疗控制计划和分诊程序
9	烧伤儿童所在医院没有治疗儿童的合适人员或设备
10	烧伤患者需要特殊的社会、情感或康复干预

注：引自 American Burn Association/American College of Surgeons. Guidelines for the operation of burn centers. J Burn Care Res，2007，28：134-141.

(二)非手术伤口治疗

烧伤伤口治疗的目标是尽量减少细菌定植和预防感染。在植皮前可将各种外用制剂用于浅Ⅱ度烧伤和深Ⅱ度烧伤或全层烧伤皮肤,以防止伤口感染(**见表 10-2**)。这些外用制剂包括杆菌肽、磺胺嘧啶银、醋酸磺胺米隆、浸渍银抗菌敷料。随着时间的推移,基于研究结果的外用剂或敷料的选择已经逐渐演变。对这些药物的选择应咨询烧伤中心的工作人员,如果患者被转诊,一些药物会掩盖烧伤,可能需要清除药物后再进行评估。

表 10-2	烧伤治疗外用制剂			
产　品		应　用	优　点	缺　点
杆菌肽		浅Ⅱ度或深Ⅱ度烧伤,小面积	不溶于水,适用于脸部	不适用于大面积烧伤
霜	磺胺嘧啶银	深Ⅱ度或全层烧伤	舒缓,适用于运动部位	中性粒细胞减少症,焦痂渗透性小
	醋酸磺胺米隆	深Ⅱ度或全层烧伤	可穿透焦痂	疼痛明显,代谢性酸中毒
溶液	硝酸银溶液(0.5％)	深Ⅱ度或全层烧伤	有良好的抗菌疗效	低钠血症,污染伤口,渗透性小
	醋酸磺胺米隆(5％)	植皮敷料和开放性伤口浸泡	活性广,敷料湿润	不用于未清创的伤口
浸渍辅料	银离子抗菌辅料(比如爱银康)	深Ⅱ度烧伤	每 3 天换 1 次敷料(爱银康 7 能放 7 天)	只用于深Ⅱ度烧伤
	只用于深Ⅱ度烧伤,运动的伸展性和灵活性差	亲水性纤维银离子抗菌辅料(如爱康肤银)	深Ⅱ度烧伤	敷料可连续放 21 天

杆菌肽可有效地预防革兰阳性菌和一些革兰阴性菌的定植,但可能会出现局部刺激症状。磺胺嘧啶银是烧伤创面处理中最常用的局部抗菌药物。它是针对革兰阳性菌、革兰阴性菌和酵母的杀菌剂,常用于Ⅱ度烧伤和全层烧伤的植皮预备期。要避免给磺胺过敏的患者和葡萄糖-6-磷酸脱氢酶缺乏的患者应用磺胺嘧啶银。由于磺胺嘧啶银会产生永久皮肤染色,所以对 2 个月以下面部烧伤儿童禁忌使用。因为磺胺嘧啶银与核黄疸及磺胺类药物有关联,所以对妊娠晚期妇女也是禁忌的。醋酸磺胺米隆是对革兰阳性菌和革兰阴性菌(包括假单胞菌和某些厌氧菌)都有效的一种药物。由于它可以穿透失活组织,所以主要应用于部分或全层烧伤。它在酸性环境(化脓性)作用强,因此特别适用于焦痂。醋酸磺胺米隆能够抑制碳酸酐酶,从而发生代谢性酸中毒。

各种相对较新的银浸渍抗菌敷料具有吸收渗出液的能力,可用于烧伤创面。与局部抗菌剂相比,这些敷料的优点是它们可以放置数天,这样就不需要每天换药,减少患者的疼痛和焦虑,从而减少镇静药物和镇痛药物的使用。目前,还没有较好的比较数据,但与局部抗菌药物相比,抗菌敷料似乎可以产生同等的或更好的疗效。

(三)烧伤创面切痂和植皮

虽然没有对照研究表明烧伤早期切痂和植皮能改善预后,但这种做法可能是过去 20 年烧伤死亡率降低的原因。早期闭合深部创伤的理由是可以减少局部感染、液体丢失和随之而来的并发症。

目前的做法是在烧伤后 1~2 周内进行切痂和植皮。这应该在全身麻醉下由有资质的外科医生在手术室进行,最好是在烧伤中心进行。应该预料到切痂常伴有大量的失血。因此,对于大面积烧伤创面,特别是对 3 岁以下的儿童,可能需要分阶段进行切痂和植皮,以平衡大量失血与反复暴露于全麻的风险。

对有比较深的或大面积Ⅱ度烧伤的幼儿,除止痛外,往往需要中度至深度镇静以完成适当的清创和换药。镇静的深度取决于损伤的程度,清创术的需要,以及患者的年龄、呼吸和心血管状况。

(四)吸入性损伤的治疗

吸入性损伤的治疗包括积极清除肺内污物,使用黏液溶解剂,早期诊断和治疗感染,以及支持性治疗。虽然没有数据支持可对吸入性损伤患者常规使用黏液溶解剂治疗,但许多专家建议使用 N-乙酰基-半胱氨酸(20%溶液,3~5mL,雾化吸入,每天 3 或 4 次)或脱氧核糖核酸酶(2.5mg,雾化吸入,每天 1 或 2 次)以帮助清除分泌物。常规不预防性使用抗菌药物。使用糖皮质激素没有任何好处,且还可能有害。

所需呼吸支持水平的范围可以从吸氧到高级模式的辅助通气及高压氧治疗。可以通过鼻导管或简单面罩提供湿化的氧气。如果出现因上呼吸道炎症和水肿导致的喘鸣,则需要应用外消旋肾上腺素暂时解除气道梗阻。氦氧混合(氦氧混合气)可以减小湍流气流阻力,进而在上呼吸道阻塞的情况下减少呼吸功。当气道受到损害时,应对这些患者行气管插管以控制气道。最近小儿烧伤中心的一项调查显示,约 12%的烧伤患儿需要气管插管,其中约 70%的插管患儿有持续吸入性损伤。

儿科高级生命支持（pediatric advanced life support，PALS）指南要求，对8岁以下的烧伤患儿使用带囊的气管插管。大量的证据表明，给危重症患儿和烧伤患儿使用带囊的气管插管是安全有效的，尤其是有限制性肺部疾病的患儿，这些患儿的插管管周漏气会影响氧合和通气效果。带囊插管的尺寸可以用公式计算：（年龄/4）＋3.5。然而，有烧伤和（或）吸入性损伤的患儿经常有明显的气道水肿，因此在使用带囊插管时，气管插管的尺寸（内径）可能需要减小0.5mm。

据估计，在严重烧伤的机械通气成年患者中，急性呼吸窘迫综合征（acute respiratory distress syndrome，ARDS）的患病率高达54％。虽然在小儿烧伤患者中，急性呼吸窘迫综合征的患病率可能较低，但急性肺损伤和急性呼吸窘迫综合征仍是烧伤治疗的重要临床挑战，特别是年幼患儿。在治疗这些烧伤患儿时，应根据肺功能不全的程度选择适当的机械通气模式。对有急性肺损伤风险的患儿，应采用肺保护的通气策略。对于需要呼气末正压（positive end-expiratory pressure，PEEP）超过10～15cmH$_2$O的患儿，最初使用低潮气量/高PEEP，然后发展到高频振荡通气（high-frequency oscillatory ventilation，HFOV）或气道压力释放通气（airway pressure release ventilation，APRV）。有关通气管理的更多信息，请参阅机械通气章节（**第5章**）。

气管切开术通常用于气管插管持续时间较长的患者。虽然早期气管切开术（开始辅助通气后2～4天）也被安全地用于一些烧伤患儿，但气管切开通常只适用于拔管失败的患者或预计需要长期机械通气的患者（如神经损害的患者）。

（五）高代谢和营养

对损伤代谢反应的经典描述包括早期低代谢"潮"，或分解期，其特征是心排血量低和代谢率低；然后在伤后24～36小时，出现高代谢"流"，或合成代谢期。儿童大面积烧伤后，由于高代谢、液体丢失、脓毒症和炎症，蛋白质代谢和能量消耗增加约50％，并且这种分解代谢状态可以持续9～12个月。已经证明，早期和积极的营养治疗能减少烧伤患儿静息时的高能量消耗。最有效的测定静息能量消耗的方法是间接测热法。如果不能测定静息能量消耗，那么烧伤患者的营养治疗通常用公式指导（见表**10-3**）。

表 10-3	营养治疗公式
年　龄	**计　算**
婴儿（0～12个月）	2100kcal/m^2＋1000kcal/m^2 烧伤
儿童（1～11岁）	1800kcal/ m^2＋1300kcal/m^2 烧伤
儿童（12岁及以上）	1500kcal/m^2＋1500kcal/m^2 烧伤

转载于 Rose JK，Herndon DN. Advances in the treatment of burn patients. Burns，1997，23（Suppl 1）：S19-S26.

肠内途径是营养治疗的首选途径。最初评估和烧伤复苏完成后，应尽快放置鼻胃管或鼻十二指肠管。如无禁忌证，应在伤后24小时内开始予以肠内营养。然而，如出现胃内容物残留和腹泻，则表明患儿对喂养不耐受，这可能会限制通过胃肠道的热量输送。腹泻是烧伤患者比较常见的问题。其病因可能是多因素的，通常是非感染性的，也不会因为低蛋白血症而发生恶化。降低烧伤患者腹泻发病率的措施包括脂肪的摄入量占总热量摄入的20％以下，成年人每天维生素A摄入大于1万国际单位，烧伤后48小时内实施肠内营养。

除维生素A外，其他的维生素、矿物质和微量元素的需要量可能超过每日推荐的摄入量，包括钙、镁、维生素D、锌、铜和其他微量元素。建议应将钙和镁补充到其血清水平在正常的推荐范围内。

除早期和积极的营养支持外，学者们已尝试用药物减轻烧伤后的持续高代谢状态。β阻滞剂可以在一定程度上减弱高代谢状态,因此有人建议联合使用普萘洛尔与人类生长激素。然而,这些药物应该只能在有经验的儿童烧伤治疗中心使用。

也有人尝试通过使用合成代谢的药物来加速愈合,比如氧雄龙。一项单中心前瞻性试验表明,该药物应用后,可能通过降低静息能量消耗和增加胰岛素样生长因子效能,改善严重烧伤儿童的长期恢复情况,包括身高、骨矿物含量、心脏做功和肌肉力量方面,在烧伤后持续应用 5 年,并且没有证据证明其存在有害的不良反应。同样地,这些制剂的使用应限于有经验的儿童烧伤治疗中心。

(六)低蛋白血症

烧伤患者常出现低蛋白血症。其病因是多样的。白蛋白丢失增加的原因是直接通过烧伤创面排出及严重的毛细血管渗漏,烧伤触发的炎症介质级联损伤加剧了低蛋白血症。在发生重大疾病时,白蛋白的产生也减少,这可能是由于急性期蛋白的产生增加。此外,在复苏后不久的时期内,如果发生血管内容量增加,也可能会产生稀释性低蛋白血症。慢性疾病和营养不良是非急性低蛋白血症的其他潜在原因。

白蛋白产生 80% 的正常胶体渗透压,因此低蛋白与水肿有关,特别是肺间质水肿和肠壁水肿。使用白蛋白通常是为了避免急性肺损伤加剧、腹泻、喂养不耐受、伤口愈合受损以及由此产生的并发症。然而,很多证据表明,以往健康的患者对轻度至中度的低蛋白血症的耐受性良好。有低蛋白血症的烧伤患者,特别是接受积极营养治疗的患者,其人血白蛋白逐渐恢复正常;并且相对于胃肠外营养患者,肠内营养患者人血白蛋白的浓度更高。因此,没有必要过多地输入白蛋白。目前的建议是最好尽快尽可能通过肠内营养途径确保适当的热量摄入;并且在儿科危重患者,当人血白蛋白水平低于 2mL/dL 时应输注 25% 白蛋白溶液。

(七)血糖控制

如前所述,儿童大面积烧伤后,蛋白质代谢和能量消耗增加约 50%。这种高代谢状态的病因是多方面的,但通过胰岛素治疗可以得到改善。高血糖与成年烧伤患者致残率和死亡率的增加有关。虽然还没有证实强化胰岛素治疗是否可以在患儿中被安全地有效地实施,但其应用于烧伤患儿时可能会降低感染率和提高生存率。要注意避免低血糖。烧伤患儿医疗团队的成员应认识到血糖监测的重要性,及时发现低血糖,尤其是非常年幼或不能语言的患儿。持续应用胰岛素的医嘱只能开给那些通过肠内营养或肠外营养方式输注葡萄糖但仍表现持续高血糖的患者;一旦应用胰岛素,就必须频繁进行床旁血糖监测。

(八)烧伤患儿的疼痛管理

大多数烧伤患儿接受静脉注射吗啡和对乙酰氨基酚(15mg/kg,每天 4 次)。换药时特别痛,为减轻疼痛,可以应用氯胺酮。口服镇痛药也可以使用,比如硫酸吗啡缓释片、曲马朵和羟考酮,但应尽量避免使用。对能够配合使用的大龄患儿,患者自控镇痛(patient-controlled analgesia,PCA)装置也是有帮助的。一般情况下,非阿片类镇痛药物应联合使用。其他辅助药物包括美沙酮、可乐定和布洛芬。关于这些药物的完整综述可参见镇静和镇痛章节(**第 20 章**)。

四、结　果

烧伤造成的死亡率在过去 20 年有所改善，但在过去 10 年间达到了一个平台期。烧伤患儿的死亡风险仍然与年龄呈反比，与伤害程度呈正比。2 岁以上，烧伤面积大于 50% 体表面积的烧伤患儿，死亡率约为 20%；而 2 岁以下烧伤患儿的死亡率约为 50%。早期切痂及修复受伤的组织被认为可以降低死亡率。烟雾吸入和热伤害仍旧是增加死亡率的危险因素；吸入烟雾和热损伤使死亡风险增加 20%。

对烧伤患儿治疗的进步是烧伤治疗进步和重症监护进步共同的结果。早期物理治疗、夹板固定受伤肢体、皮肤移植和皮肤替代技术的进步，有助于提高烧伤后患者的生活质量。另外，移植组织弹性和微血管重建技术方面的进步进一步改善美容性和功能性结果。

小儿烧伤的治疗要点

- 对烧伤患儿的初步评估，从气道、呼吸和循环评估开始。此外，应对烧伤的广度和深度进行评估。
- 评估吸入性损伤、浓烟吸入、一氧化碳和氰化物中毒，一旦明确，应进行恰当的治疗。
- 全身炎症反应综合征常见于烧伤患者，它导致血管内血容量减少及休克。
- 重要的是，要在第 1 个 24 小时内及以后进行充分的液体复苏，以避免严重烧伤的早期并发症。
- 根据 Parkland 或修正 Brooke 公式进行液体复苏，但最终以尿量和灌注为依据。
- 早期切痂和植皮是目前深度部分烧伤和全层烧伤的标准治疗。
- 高代谢是严重烧伤的一个重大的长期（9～12 个月）后遗症，但适当的治疗可以显著改善致残率和死亡率。

 推荐阅读

1. Agarwal P，Sahu S. Determination of hand and palm area as a ratio of body surface area in an Indian population. Indian J Plast Surg，2010，43：49-53.

2. de Caen AR，Berg MD，Chameides L，et al. Part 12：pediatric advanced life support. 2015 American Heart Association guidelines update for cardiopulmonary resuscitation and emergency cardiovascular care. Circulation，2015，132(18 Suppl 3)：S526-S542.

3. Barrow RE，Wolfe RR，Dasu MR，et al. The use of beta-adrenergic blockade in preventing trauma-induced hepatomegaly. Ann Surg，2006，243：115-120.

4. Duffy B，McLaughlin P，Eichelberger M. Assessment，triage，and early management of burns in children. Clin Pediatr Emerg Med，2006，7：82-93.

5. Finfer S，Bellomo R，Boyce N，et al. A comparison of albumin and saline for fluid resuscitation in the intensive care unit. N Engl J Med，2004，350：2247-2256.

6. Fortin JL，Giocanti JP，Ruttimann M，et al. Prehospital administration of hydroxocobalamin

for smoke inhalation-associated cyanide poisoning：8 years of experience in the Paris Fire Brigade. Clin Toxicol (Phila)，2006，44(Suppl 1)：37-44.

7. Gottschlich MM，Warden GD，Michel M，et al. Diarrhea in tube-fed burn patients：incidence，etiology，nutritional impact，and prevention. JPEN J Parenter Enteral Nutr，1988，12：338-345.

8. Greenhalgh DG，Housinger TA，Kagan RJ，et al. Maintenance of serum albumin levels in pediatric burn patients：a prospective，randomized trial. J Trauma，1995，39：67-74.

9. Hart DW，Wolf SE，Herndon DN，et al. Energy expenditure and caloric balance after burn：increased feeding leads to fat rather than lean mass accretion. Ann Surg，2002，235：152-161.

10. Jeschke MG，Finnerty CC，Kulp GA，et al. Combination of recombinant human growth hormone and propranolol decreases hypermetabolism and inflammation in severely burned children. Pediatr Crit Care Med，2008，9：209-216.

11. Levine BA，Petroff PA，Slade CL，et al. Prospective trials of dexamethasone and Aerosolized gentamicin in the treatment of inhalation injury in the burned patient. J Trauma，1978，18：188-193.

12. Mlcak RP，Jeschke MG，Barrow RE，et al. The influence of age and gender on Resting energy expenditure in severely burned children. Ann Surg，2006，244：121-130.

13. Nagel TR，Schunk JE. Using the hand to estimate the surface area of a burn in children. Pediatr Emerg Care，1997，13：254-255.

14. O'Neill JA. Fluid resuscitation in the burned child-a reappraisal. J Pediatr Surg，1982，17：604-607.

15. Patterson BW，Nguyen T，Pierre E，et al. Urea and protein metabolism in burned children：effect of dietary protein intake. Metabolism，1997，46：573-578.

16. de Ceballos JP，Turegano-Fuentes F，Perez-Diaz D，et al. 11 March 2004：the terrorist bomb explosions in Madrid，Spain-an analysis of the logistics，injuries sustained and clinical management of casualties treated at the closest hospital. Crit Care，2005，9：104-111.

17. Pham TN，Warren AJ，Phan HH，et al. Impact of tight glycemic control in severely burned children. J Trauma，2005，59：1148-1154.

18. Porro LJ，Herndon DN，Rodriguez NA，et al. Five-year outcomes after oxandrolone administration in severely burned children：a randomized clinical trial of safety and efficacy. J Am Coll Surg，2012，214：489-504.

19. Sheridan RL，Prelack K，Cunningham JJ. Physiologic hypoalbuminemia is well tolerated by severely burned children. J Trauma，1997，43：448-452.

20. Silver GM，Freiburg C，Halerz M，et al. A survey of airway and ventilator management strategies in North American pediatric burn units. J Burn Care Rehabil，2004，25：435-440.

21. Suman OE，Mlcak RP，Chinkes DL，et al. Resting energy expenditure in severely burned

children：analysis of agreement between indirect calorimetry and prediction equations using the Bland-Altman method. Burns，2006，32：335-342.

22. Voruganti VS，Klein GL，Lu HX，et al. Impaired zinc and copper status in children with burn injuries：need to reassess nutritional requirements. Burns，2005，31：711-716.

23. Williams FN，Herndon DN，Hawkins HK，et al. The leading causes of death after burn injury in a single pediatric burn center. Crit Care，2009，13：R183.

24. Yurt RW，Gallagher JJ，Howell JD，et al. Burns and smoke inhalation. In：Nichols DG，Shaffner DH，eds. Rogers' Textbook of Pediatric Intensive Care. 5th ed. Philadelphia，PA：Wolters Kluwer，2016.

（胡　蕾翻译）

第 11 章

"虐待"伤

目　标

- 识别虐待的风险因素。
- 识别提示存在虐待的伤害类型。
- 概述对可疑被伤害儿童的合理评估。
- 描述可能受虐待伤害儿童的初始复苏。
- 回顾医疗服务人员作为潜在的/强制性的可疑受虐儿童报告者的作用。

一、引　言

虐待是全球范围内引起儿童死亡及终身残疾常见的一个悲剧性原因。虽然许多儿童的既往史和临床表现提示存在虐待伤害，但因为表现不典型和存在延迟，病史模糊和存在误导性，以及与患儿无法沟通等因素，所以诊断和治疗可能变得很复杂。对任何表现为外伤或者意识水平下降的儿童，在鉴别诊断中都要考虑其是否受到虐待。术语"非意外"创伤通常用于描述与虐待儿童或虐待相关的伤害。然而，使用该术语提示意外伤害是"偶然的"，但是现在已经确定大多数意外伤害可以避免，不是"偶然的"。

公认的儿童遭受虐待的风险因素多种多样，见**表 11-1**。早产可能干扰孩子与父母之间的关系。婴儿经过长期住院治疗出院后可能存在明显损害，包括发育落后、喂养问题和呼吸困难。这些孩子可能易激惹且难以安慰，并且可能最终耗尽看护人员的精力。如厕卫生习惯及激惹行为可能导致家庭中幼儿及其他儿童受到虐待伤害。

> **！** 虐待伤害常见于压力大的家庭，特别是父母/孩子关系受损的家庭。**！**

表 11-1	儿童遭受虐待的风险因素
序　号	风险因素
1	亲密伴侣之间的暴力
2	有虐待儿童或疏忽照顾儿童历史
3	吸毒的看护人员
4	哭闹不止/易吵闹的儿童
5	早产儿或长期住院治疗的新生儿
6	神经系统发育异常的儿童

二、涉嫌虐待儿童的损伤

> **!**
> 受伤情形描述的前后矛盾和任何延迟医治的行为都应引起医务人员对儿童遭受虐待的警惕性。
> **!**

看护者报告的受伤机制可能与儿童发育阶段高度不符。可能会指责年长的同胞兄姐造成的伤害。存在吸毒问题的看护者，特别是生产、销售甲基苯丙胺或其他非法毒品者，不愿意请紧急医疗服务上门，而选择自己将受伤儿童送到医院就诊却无视这种行为可能导致的附加风险。

（一）提示虐待的模式

虽然身体损伤的模式不是绝对的，但在有目击者的意外伤害儿童中经常发现的伤害有：硬膜外血肿；单纯的颅骨线性骨折；会走路的儿童出现骨干骨折和螺旋性骨折；还有不规则的、无规律的、图纹不对称的热损伤，有飞溅点的痕迹，并且肘窝和腘窝处也不例外。对一些常见的意外伤害及虐待伤害的比较见**表 11-2**。

表 11-2	意外伤害与虐待伤害模式对比[a]	
受伤部位	意外伤害	虐待伤害
头部	· 撞击部位的局部损害 · 事件原因清晰 · 单纯的颅骨线性骨折 · 无其他损伤	· 广泛损害 · 伤害描述不一致 · 低矮处坠落（据报告）导致严重颅骨骨折 · 其他部位亦有损伤
骨骼	· 锁骨中轴骨折 · 会走路儿童的长骨骨干骨折	· 后肋骨骨折 · 不会走路儿童的长骨干骺端骨折 · 椎体骨折 · 多部位损伤 · 不同年龄段均有受伤
皮肤	· 会走路儿童骨骼突起处的瘀斑 · 有飞溅点表现的烧烫伤	· 不会走路儿童脸部和头部的瘀斑 · 瘀斑出现在非衬垫区域，眼睛、颈部、生殖器等部位 · 有规则的伤痕、咬伤 · 边缘清晰的烧烫伤 · 涉及生殖器的烧烫伤或瘀斑

注：[a] 如果不考虑儿童的抚养历史和发育阶段，则任何伤害模式都不能诊断为意外伤害或虐待伤害。

> **!**
> 虽然损伤类型可能提示意外伤害或虐待伤害，但必须结合对受伤情况的描述、孩子的医疗和发育史、文化因素和临床症状来考虑。
> **!**

虽然意外撞击到头部受伤会导致受伤部位的硬膜下出血，但这种血肿很少见于 3～4 英尺以下的坠落（1 英尺＝30.48cm）。受到虐待伤害的儿童更常见弥漫性薄缘的硬膜下出血、视网膜出血、后肋骨骨折、干骺端骨折。当存在以下情况时，应怀疑儿童受到虐待：双侧的、对称的或者深度均匀；有明确边界、明确类型化、有愈合或感染的表现证据；涉及肛门生殖器部位的烧烫伤（见**图 11-1 和图 11-2**）。

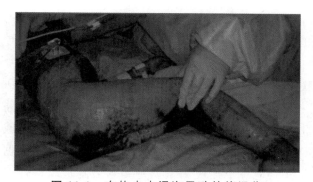

图 11-1 在热水中浸泡导致的烧烫伤
注:浸泡在热水里导致弯曲部位全层烧烫伤。

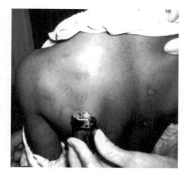

图 11-2 面积小、已愈合的、留有疤痕的烧烫伤

(二)常见的虐待伤害类型

 病例分析

患儿,女,2月龄,既往健康,因进食窒息后呼吸暂停及嗜睡入院。患儿母亲陈述患儿过去1周有阵发性腹痛。除此之外,那天早上,在她上班前将患儿及另一年长儿交由她男友照看时,其他情况良好。初步查体见心动过速、四肢冷、呼吸不规则,立即予以气管插管及液体复苏。虽然进一步的检查未发现瘀斑,但患儿前囟紧,有明显的视网膜出血。

评估

—可能的诊断是什么?

干预

—还需要采取什么措施来抢救患儿?

—何种诊断方法具有针对性?

重新评估

—何种测试能够正确评估患儿情况的严重性?

—复苏治疗后末梢灌注有无改善?

—患儿是否需要其他的药物或手术治疗?

有效沟通

—救治这名患儿的最好地方是哪里?

—需要其他专科会诊吗?

团队工作

—你打算如何执行治疗方案?

—谁做,做什么,何时做?

1.虐待性头部创伤

由于早期的研究已用不同的术语来表达虐待性头部创伤(abusive head trauma,AHT),所以有关虐待性头部创伤诊断的信息不一致,导致报告受影响儿童的实际数量不清晰。这限制了公共卫生界对这个问题的应对。2012年,美国疾病控制与预防中心提出了统一的定义:虐待性头部创伤是指婴幼儿（年龄在 5 岁以下）由于钝器撞击和（或）剧烈晃动而对颅骨或颅内内容物造成的伤害。术语的最新变化也反映了美国儿科学会的尝试，即鼓励医师利用更普遍的术语来描述导致小儿头部受伤的一系列虐待伤害机制。

虐待性头部创伤常表现为一种不完整的三联征，包括合并轴外血肿的头部损伤、视网膜出血和骨骼损伤，骨骼损伤包括干骺端和后肋骨的骨折（**见图 11-3**）。小婴儿的风险最高，但初学走路的儿童也可能表现为这种受虐方式。沮丧的看护者剧烈摇晃儿童，无论是否存在撞击到硬的或软的物体表面，其严重的旋转和剪切力均可撕裂幼儿硬膜下及蛛网膜下的桥静脉。最近的证据表明，在某些情况下，近端颈神经根的剪切损伤也可能是一个促成因素。硬膜下出血是虐待性头部创伤患者最常见的颅内发现（77％～90％）；但是，在虐待性头部创伤中还可看到其他颅内病变。

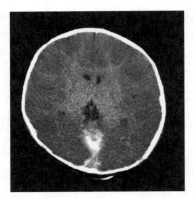

图 11-3 一例虐待性头部创伤婴儿的放射影像

注：放射影像显示蛛网膜下腔出血、硬膜下出血和脑水肿，符合虐待性头部创伤表现。

儿童意外性头部创伤往往有着清晰的病史和局灶性损伤表现；而虐待性头部创伤往往会造成全脑损伤，临床常表现为休克和面色苍白等。看护者往往否认或淡化创伤。严重的头部创伤伴或不伴软组织肿胀和青紫，但可发现前囟紧、膨隆。囟门搏动丧失常意味着颅内高压进展。尽管婴幼儿颅骨柔软，但脑水肿仍可能是致命的（**见第 15 章**）。

虐待性颅骨骨折可穿过骨缝，多发且广泛分离。原发虐待性脑损伤常因通气不足、低氧及低灌注等合并继发性损害。受伤后数小时内可出现脑性发热。在受虐婴儿中，癫痫非常常见，可为亚临床表现且往往较难控制。这些继发性损伤可导致严重的、进行性的全脑水肿和缺血。

虐待性头部创伤需与其他原因引起的颅内病变进行鉴别诊断。即使发生细菌性脑膜炎的可能性很小，也应立即进行合适的诊断检查和治疗，包括应用抗菌药物甚至地塞米松。如果临床症状提示脑炎，则应考虑使用阿昔洛韦。对非创伤引起的颅内出血需进一步完善神经影像学检查，并排除凝血功能异常或者代谢性疾病的可能。

> **!**
>
> 在病情不稳定的患儿中，腰椎穿刺可能诱发心搏骤停。
>
> **!**

对于没有明显呼吸或血流动力学异常的患儿，可暂不考虑腰椎穿刺。通常在急诊室对危重症患儿的初步评估和稳定病情前，不宜实施腰椎穿刺。腰椎穿刺的严重并发症包括呼吸、心搏骤停，存在颅内高压的患者可引发脑疝综合征，以及凝血功能障碍导致的脊髓硬膜外血肿。因此，在所有的这些问题得以评估或纠正前，不宜进行腰椎穿刺操作。

对经历严重虐待性头部创伤的婴幼儿,可采取稳定气道、呼吸机支持和治疗颅内压增高的措施,以减轻因缺氧、脑水肿和癫痫发作引起的继发性损害。应采用医疗和手术策略来降低或控制颅内压(**第15章**)。

2. 视网膜出血

74%~82%的虐待性头部创伤病例会发生视网膜出血。尽管并非总是如此,但这些疾病常常伴随轴外出血,并且是剪切力破坏脆弱的组织界面的结果。年幼儿童的玻璃体附着在视网膜上,在旋转损伤期间对该结构的牵拉会导致视网膜多层出血并延伸到视网膜的外围。这种损伤类型与

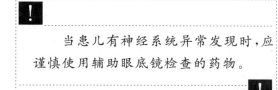

当患儿有神经系统异常发现时,应谨慎使用辅助眼底镜检查的药物。

颅内压增高、长期持续的复苏以及意外颅脑外伤所引起的局灶异常不同。对有神经系统异常发现的患儿,应谨慎使用有助于眼底镜检查的药物,例如散瞳滴剂,因为那样会掩盖进展性颅内高压的预兆(瞳孔反应性),而使脑水肿恶化的早期诊断变得复杂。视网膜出血虽然曾经被认为是虐待性头部创伤的病理标志,但也已知其会发生于心肺复苏后、代谢性疾病、凝血病和其他小儿疾病过程中。尽管这些发现可能暗示存在虐待行为,但必须结合事故描述、患儿的病史和发育史、文化因素以及整体临床情况加以考虑。

3. 腹部闭合伤

 病例分析

患儿,男,3岁,被其祖母发现躺在家门口。等医务人员到达时,患儿存在心动过速和低血压,在被送往医院途中进行复苏。患儿腹胀、触诊软。

评估

—可能的诊断是什么?

干预

—需要立刻做什么来复苏该患儿?

—如何确定你的治疗是否充分?

重新评估

—何种检查能有助于评估该患儿病情的严重程度?

—评估腹部情况恰当的影像学检查是什么?

—应进行何种血液检查?

有效沟通

—救治该患儿的最好地方是哪里?

—需要外科会诊吗?

团队工作

—你打算如何执行治疗方案?

—谁做,做什么,何时做?

> **!**
>
> 腹部损伤往往在受伤数小时后才表现出来。虐待性头部创伤后的腹部损伤是导致受虐儿童死亡及发生严重并发症最常见的原因。
>
> **!**

虐待性腹部钝性外伤最常见于会走路的儿童，尤其是初学步者和学龄前儿童。这些损伤通常延迟表现和伴发极高的相关并发症。虽然该年龄段儿童也会遭受头部创伤，但不同于小婴儿的虐待性头部创伤，前者通常是由于直接冲击力致伤而不是旋转力致伤。

若实质脏器和空腔脏器联合损伤且缺乏高速冲击性损伤的证据，则高度提示儿童受虐待。虐待性腹部外伤最常见的损伤脏器部位有：

- 肝
- 脾
- 肾
- 胰腺
- 空腔脏器

压力可能会导致血管丰富的十二指肠处形成血肿。尽管任何肠段都可能发生穿孔，但由于近端空肠在腰椎上方相对固定的位置，所以较常见近端空肠穿孔。胰腺挫伤和破裂可导致严重的胰腺炎。肠系膜断裂可影响肠道灌注，引起穿孔。低血容量性休克可快速进展为失代偿甚至不可逆的休克。

与严重的虐待性头部创伤类似，致命的腹部外伤可能缺乏皮肤表现。患儿可表现为腹部压痛、腹膜刺激征及腹胀。在有严重神经系统损伤的患儿中，腹部外伤可能因为缺少皮肤瘀伤而被漏诊。鉴于腹部受伤会危及生命，对存在虐待伤害的儿童，应该怀疑和排除虐待性腹部钝性外伤。尽管计算机断层扫描显像容易显示出实质器官的损伤，但空腔脏器常易被漏诊，可能直至临床症状恶化或进行造影剂检查时才被发现。

4. 其他损伤类型

（1）骨骼创伤

在尚不会走路的儿童中，后肋骨、肩胛骨、胸骨、棘突以及干骺端骨折常与虐待有关。出现任何与儿童发育阶段、相关发现以及报告损伤机制不相符的骨折，均应警惕儿童受虐待的可能性并应进行进一步评估。既往体健的婴幼儿出现后肋骨骨折常提示骨骼系统受到严重的损伤，如果缺少明确的严重外伤病史，则应高度怀疑与虐待相关。当儿童受到挤压力导致肋脊交界处断裂时，就会发生这些骨折。但是，直至骨折愈合阶段骨痂形成前，放射平片往往无阳性表现（**见图 11-4**）。

（2）皮肤损伤

不会走路的儿童出现瘀斑，范围集中，远离身体骨性突起处，包括腹部、臀部、背部、面部、耳朵，都应被视为有受虐嫌疑。有时，皮肤受损的形状可能与制造外伤的物体或工具的图纹一致（**见图 11-5**）。通过瘀斑外观不能准确判断损伤发生的日期，在调查人员要求这样做时，医疗专业人员应谨慎处理。研究儿童受虐待问题的专家可以帮助确认具有特定文化背景的患儿皮

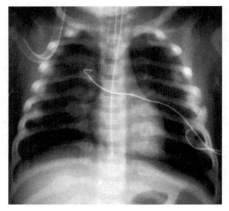

图 11-4 多发已愈合的和急性肋骨骨折

肤异常的意义。当瘀斑分布与家庭成员提供的病史不一致时,应了解瘀斑和出血的既往史及家族史。

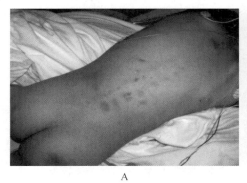 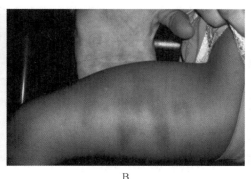

A   B

图 11-5 虐待性皮肤损伤

注:图 A,可见该患儿后背的很多划痕和瘀斑;图 B,该患儿大腿上的瘀斑图案清晰可见。

（3）性虐待

性虐待不仅发生很频繁,而且极易被低估,同时也常被漏诊,直到患儿出现其他合并伤害甚至怀孕。对于任何一名有会阴外伤的患儿,不管是否存在性虐待史,都应仔细评估。如果可疑,应该上报并请研究儿童虐待问题的专家做进一步检

> **！** 对任何有会阴部创伤的患儿,都必须仔细排除有无威胁生命的腹部或骨盆损伤。**！**

查。当然,即使没有明显的会阴损伤,若患儿表现出明显的被虐待迹象,也应上报并请专家鉴定评估。

若患儿在过去 72 小时内有性接触史,则必须准备证据收集装备,并使用恰当的措施来确保证据链不被中断。对于深度镇静的危重症患儿,初步评估时偶然发现肛门扩张,提示可能存在性虐待。对此,连同其他任何可疑发现,最好由有性虐待评估经验的儿科医师进行进一步评估和排除。当患儿疑似遭受性虐待时,对性传播性疾病感染的可能性必须记录在案,并应考虑采取暴露后的相应预防措施。

（4）窒息

窒息性伤害可能难以诊断。窒息与幸免于婴儿猝死综合征的患儿在临床表现上有着某些共同特征,都表现为全脑缺血缺氧性损伤、不同程度的神经系统和多脏器功能不全。在患儿病情初步稳定后,仔细询问病情,可能引出故意或意外窒息的可疑病史。但是若患儿死亡,则真正病因可能永远不为人所知。

（5）误服

意外误服最常见于 1～5 岁儿童。对于卧床或年长的青春期前儿童误服,应关注其是否存在受虐待的可能。若将所有误服视为偶然性事件,则值得进行安全检讨。大量潜在的致命药物都有可能被强加给所有年龄段的儿童服用,并可能导致患儿出现难治性血流动力学不稳定和心搏骤停。在评估任何存在意识障碍的患儿时,均应立即建立全面的毒理学检测。在药物检测试验中,对毒品阳性检测结果必须进行确认,以避免可能存在的假阳性结果。咨询毒理学家或毒物控制中心,以寻求最佳的解毒剂和净化治疗建议,可能挽救患儿的生命（见第 13 章）。

基于既往史或发育阶段,若患儿出现比预期更严重的腐蚀性物品的误服,则常提示患儿生活在一个使用或制造毒品的家庭。随着甲基苯丙胺的使用增加,这种现象较以前更为常见。

（6）医疗忽视

医疗忽视是虐待儿童的另一种形式。要照顾一个慢性病、依赖技术设施的患儿，压力是巨大的。不遵医嘱，可能导致哮喘、短肠综合征、糖尿病患儿发生致死的并发症。当儿童的体重低于预期体重的70％时，严重发育不良可能会成为医疗急症。此种患儿极易伴发再喂养综合征，从而导致危及生命的电解质紊乱；因此在支持治疗的初始阶段即需进行密切监测。

三、虐待伤害儿童的紧急救治

> ！
>
> 在评估潜在受伤的儿童时，应遵守高级创伤生命支持和儿科高级生命支持的所有原则。
>
> ！

对所有重病或受伤的孩子进行的最佳救治首先是进行完整的初步评估，然后对患者的气道、呼吸、循环和残疾（神经系统病变）状态进行频繁、连续的重新评估，并且进行暴露和环境优化［airway, breathing, circulation, and disability (neurological) status, followed by exposure and optimization of environment，ABCDE］。必须获得完整的生命体征和格拉斯哥昏迷评分，之后仍应间断性地进行评估。在评估潜在受伤的儿童时，应遵守高级创伤生命支持和儿科高级生命支持的所有原则。有关小儿创伤初期处理的具体稳定措施详见**第9章**。

四、儿童虐待伤害的诊断

在诊断儿童虐待伤害时，必须获得一份详尽的病史，着重于看护者关于受伤原因的报告，并执行全面的身体检查。如果可能，尽量将看护者与孩子分开询问，从而将串供的可能性降到最低。对病史细节必须有详尽的记录，包括且并不仅限于下列信息：家庭结构，患儿既往医疗情况，事件发生时在场的人员，对事件发生地点的准确描述，所有事件及与事件相关的准确时间，以及看护者在事发后所立即采取的行动。若发现临床表现与病史存在差异性，临床医生应保持高度怀疑。体格检查必须在患儿完全裸体的情况下进行，并小心避免可能由此造成的低体温。对任何异常均应予以重视，并进行恰当的影像学及实验室检查，以及后续一系列的临床检查。

应该定期拍摄外部发现的照片，尤其是标记、瘀斑和表皮伤口等，这些阳性表现可能随着时间的推移而发生改变。此外，照片总是会提供比病历中的医疗绘图更准确的描述和记录。为了使照片具有价值，必须遵循医院政策，使用恰当的程序，以便确定照片所描绘的人物，照片拍摄的日期和时间，以及拍摄者。

在受虐患儿就诊初期，只能进行紧急的诊断性成像。非紧急检查（如骨骼检查）应该在研究儿童虐待问题的专家的适当监管下进行。低质量的检查，即使之后重复，也可能给调查和起诉带来棘手的问题。最初只要获得紧急成像的初步报告，最终的解释和报告应该由在虐待儿童案件中有经验的儿科放射学家提供。这样可以使出现矛盾结果或错误读片的风险最小化。值得注意的是，在某些司法辖区，伴有创的非紧急检查（如涉及辐射）可能需要获得父母的知情同意，如专为法律目的进行的侵袭性检查可能需法院授权。最后，类似其他类型的创伤，应需要儿科各个专业的多学科团队尽快会诊，包括儿童创伤外科医师、神经外科医师、骨科医师、麻醉医师、重症监护医师、关注儿童虐待的儿科医师和儿童虐待管理机构工作人员等。

（一）实验室检查

初始的实验室检查能快速直接地鉴定终末器官损伤和后遗症；检查结果可以指导危重症监护治疗（**见第 9 章**）。诊断儿童虐待伤害相关的特殊检查见**表 11-3**，并且这些检查只有在儿童虐待伤害儿科医师会诊后才得以进行。待影响骨盐沉积的全身情况稳定后，方可检测钙、磷和碱性磷酸酶水平。如果怀疑因代谢性或遗传性骨病导致的骨折，则拟行特殊检查和相关会诊。

表 11-3	疑似儿童虐待伤害的实验室检查
问　题	应考虑到的实验室检查[a]
骨骼损伤	• 全血细胞计数 • 血清碳酸氢根、肌酸磷酸激酶 • 血清钙、磷、碱性磷酸酶 • 25-OH 维生素 D
瘀斑/出血	• 全血细胞计数 • 凝血功能检查 • 如果瘀斑无法解释或有瘀斑/易出血家族史，考虑血友病检查项目
可能的钝性外力致腹部创伤	• 有血细胞比容的全血细胞计数 • 肝功能检测 • 淀粉酶和脂肪酶水平 • 尿液检查分析
意识改变	• 床旁葡萄糖和血电解质检测 • 毒理学测试 • 血氨检测 • 肝功能检测

注：[a] 如果患儿病史、家族史或体格检查提示可能存在其他疾病，则可按需开展其他检测。

（二）影像学

1. 计算机断层扫描

计算机断层扫描（computed tomography，CT）平扫是儿童疑似虐待性头部创伤的首选检查方法。这项检查可以很快完成并且不需要镇静。应当以确保呼吸道通畅的方式，固定扫描意识障碍的婴儿、幼儿和儿童，并在检查过程中进行连续监测。如患有硬膜外血肿、大的进行性的髓外血肿或加重恶化的脑水肿的患者，则可能需要连续多次扫描。

腹部和骨盆 CT 将完善临床系列检查，但空腔脏器损伤的改变可能不明显。超声在虐待伤害诊断中的作用尚不明确。

2. 磁共振成像

在识别急性出血时，磁共振成像（Magnetic resonance imaging，MRI）不如 CT 敏感。MRI 需要较长的检查时间，本已脆弱的患儿需要额外的转运，并承受因镇静或麻醉带来的附加风险。一般来说,初始的神经系统影像应仅限于头部 CT 平扫。如怀疑伴有脊髓损伤,可行急诊 MRI 检查。必须监控镇静和全身麻醉,避免附加的缺血缺氧性损伤。一旦度过急性期,MRI 可能有助于儿童虐待伤害的调查,比如中枢神经系统出血和髓外积液。越来越多的证据表明,MRI 可以通过对 T_1 和 T_2 加权和液体衰减的反转恢复序列,解决硬膜下出血的信号分析,为颅内创伤时间的确定提供更多支持。

3. 骨骼检查

对疑似受虐且年龄小于 2 岁的儿童,应进行全面的骨骼检查。如前所述,该检查只有在有处理受虐儿童案件经验的儿科放射科医师的监管下才能进行,并且这不是一项紧急的检查。检查应按照儿科放射学会制定的指南进行,应获取所有四肢的正位片,包括脚的正位片和手的后前位片。在理想情况下,这项检查应在放射室进行;然而,病情不稳定患儿的转运风险可能妨碍此项检查,在儿科 ICU 行床旁摄片可最早获得诊断信息。

> **!**
>
> 首次骨骼检查必须包括颅骨和胸部的正侧位片,骨盆和腹部的正位片,腰椎的侧位片。
>
> **!**

急性骨折,特别是涉及后肋骨的损伤,在幼儿的首次骨骼检查中可能不明显。因此,一旦患儿病情平稳,推荐进行放射核素骨扫描。因其区域内骨代谢增加可造成放射性同位素追踪物被吸收,以便诊断出常规放射检查中未能诊断的外伤。对于无法离开 PICU 的患儿,可选择 2～3 周后重复进行骨骼检查,以确认骨折部位骨痂的形成情况。虽然肋骨和干骺端骨折可能不需要骨科干预,但长骨和椎体骨折可能需要稳定加固。

4. 眼底镜检查和医学摄影

眼科医师进行的眼底镜检和摄影在判定视网膜异常的程度和分布方面很重要。

五、受虐儿童的法医学

在面对受虐儿童时,医疗团队通常会感到极其难过。医师和其他直接医疗人员必须关注患儿病情转稳以及后续监护工作。社会工作者或儿童保护工作者的早期介入很重要。他们能帮忙收集相关的重要信息,可以方便地通知当地儿童保护机构;所有这些部门需要与政府执法部门一致行动,从而将弱势儿童从危险环境中解救出来。

与父母或其他疑似罪犯的交流必须保持文明。即使没有延误保护性监护,被认为是控告性的言论也可能妨碍患儿的医疗。不明智的询问可能会危害调查。

> **!**
>
> 医疗小组的注意力应集中于儿童的治疗稳定和儿童家庭的支持。法医调查的所有方面应由社会服务和其他儿童保护专业人员协调。
>
> **!**

医师和其他医疗保健人员不仅要协调好患儿的治疗,而且要完整、客观、清晰地记录病例的所有医疗检查结果和治疗经过。如果将来要对一个案例进行刑事审判,那么在患儿住院期间所获得的清晰医疗图像和照片将非常有帮助。完整、公正、准确的医疗信息必须清晰、易于理解地展现出来,以保护患儿,符合患儿的最佳利益,以及让罪犯对他们的行为负责。

美国每一个州、加拿大各省以及美国或加拿大的所有地区都规定,对于疑似儿童虐待伤害,必须由专业儿童监护人员报告。如果未能报告疑似虐待伤害,可能导致患儿受到反复致命伤害,并可能危及其他儿童。提交报告的要求,包括报告是否由供史者亲自提交,还是由其他人提交(比如社会工作者),这在不同的司法辖区各不相同。因此,关键是要了解当地的法规和条例。

"虐待"伤的诊断与处理要点

- 对气道、呼吸、循环、伤残、暴露的环境(ABCDE)进行完整的初始评估和后续评估,是救治任何危重症或外伤孩子的中心工作。
- 在评估可能受伤的儿童时,应遵循高级创伤生命支持和儿童高级生命支持的所有原则。
- 初始评估包括床旁血糖测定以及有针对性的实验室和影像学检查。
- 应尽快进行小儿外科、麻醉科以及儿科重症监护医师的多学科会诊。
- 典型的虐待伤害患儿的临床表现有延迟性,初始稳定和最终预后复杂化。
- 团队工作的核心必须集中在患儿病情的稳定和舒适性上;对疑似虐待的调查工作必须交给受过专业训练的人员。
- 无论孩子本身或看护者,任何负面因素均会增加忽视性、虐待性以及意外性伤害的风险。
- 与意外伤害相比,伤害类型可能给出提示,但不能可靠地诊断为虐待。

 推荐阅读

1. Aryan HE, Ghosheh FR, JandialR, et al. Retinal hemorrhage and pediatric brain injury: etiology and review of the literature. J Clin Neurosci, 2005, 12:624-631.

2. Brennan L, Rubin DM, Christian CW, et al. Neck injuries in young pediatric homicide victims. J Neurosurg Pediatr, 2009, 3:232-239.

3. Christian CW, Block R, Committee on Child Abuse and Neglect. Abusive head trauma in infants and children. Pediatrics, 2009, 123:1409-1411.

4. Cooper A, Floyd T, Barlow B, et al. Major blunt abdominal trauma due to child abuse. J Trauma, 1988, 28:1483-1487.

5. Duhaime AC, Gennarelli TA, Thibault LE, et al. The shaken baby syndrome: a clinical, pathological, and biomechanical study. J Neurosurg, 1987, 66:409-415.

6. Dubowitz H, Bennett S. Physical abuse and neglect of children. Lancet, 2007, 369:1891-1899.

7. Herr S, Fallat ME. Abusive abdominal and thoracic trauma. Clin Pediatr Emerg Med, 2006, 7:149-152.

8. Hudson M, Kaplan R. Clinical response to child abuse. Pediatr Clin North Am, 2006, 53:27-39.

9. Lonergan G, Baker AM, Morey MK, et al. Child abuse: radiologic-pathologic correlation. Radiographics, 2003, 23:811-845.

10. McGraw EP，Pless JE，Pennington DJ，et al. Postmortem radiography after unexpected death in neonates，infants，and children：should imaging be routine? AJR Am J Roentgenol，2002，178：1517-1521.

11. Starling SP，Patel S，Burke BL，et al. Analysis of perpetrator admissions to inflicted traumatic brain injury in children. Arch Pediatr Adolesc Med，2004，158：454-458.

12. Trokel M，DiScala C，Terrin NC，et al. Patient and injury characteristics in abusive abdominal injuries. Pediatr Emerg Care，2006，22：700-704.

13. Parks SE，Annest JL，Hill HA，et al. Pediatric abusive head trauma：recommended definitions for public health surveillance and research. Atlanta，GA：Centers for Disease Control and Prevention，2012. https://www.cdc.gov/violenceprevention/pdf/ pedheadtrauma-a. pdf.

14. Narang S，Clarke J. Abusive head trauma：past，present and future. J Child Neurol，2014，29：1747-1756.

（谈林华 翻译）

第 12 章

儿童应急准备

 目　标

- ■ 探讨美国联邦及州政府制订的灾难应急计划中关于照顾特殊人群部分存在的问题和不足。
- ■ 明确在灾难中照顾儿童和照顾成年人的区别。
- ■ 回顾儿童和成年人之间重要的生理差异。
- ■ 描述在某些灾难中儿童特有的劣势。
- ■ 概述在灾难期间维持家庭完整的重要性。
- ■ 总结如何调整计划来适应灾难中儿童的需求。

 病例分析

州集市上的马戏团帐篷里发生了大火。帐篷里有 450 余人：大约 300 名成年人和 150 名儿童。这些儿童的年龄从 6 个月到 18 岁不等。大火引起的烟雾和化学物质会导致呼吸困难，甚至呼吸衰竭、意识丧失和烧伤。在受影响的 150 名儿童中，有 60 名需要高级护理。离事发地 30 分钟车程的社区医院有 30 张儿科重症监护室床位，10 名儿科重症监护医师，10 名有儿科治疗经验的急诊医师；同时有 60 张成年人重症监护病房床位可供成年患者使用。

评估

—在这种情况下，儿童的气道比成年人更容易受损的原因是什么？

—对于同一时间内出现大量患儿，最佳的救治方法是什么？

—如何应对救护车到来，以及父母们开车直接带着满身烟味的患儿去医院引起的过度拥挤的情况？

—在每一分钟都很重要的情况下，在灾难中对大量患儿进行分类最有效的方法是什么？

干预

—是否知道这些伤害是呼吸道损伤、一氧化碳中毒还是烧伤？

—是否存在额外的化学毒素被释放而可能需要解毒剂？

重新评估

—当地目前的医疗保障体系能处理这么多患儿吗？

—如果相关的小儿特级护理人员、急诊医师或急救人员不足，下一步应该怎么办？

—能否从成年患者组调拨资源来管理年龄较大的儿童？

—成年患者也会使用医院的资源吗？

243

有效沟通

——现场将在哪里进行分流？

——分诊将在何处进行？

——在灾害现场，谁负责与医院内及当地应急小组沟通？

团队合作

——谁指挥患儿的分流？

一、引　言

在灾难中，儿童可能受伤害的风险高于成年人，这与以下两个因素有关：①儿童尚未发育完善的生理特点，包括独特的心理因素，如心理健康需求、学校环境和儿童保健中心；②以往的灾难应急计划都是以成年人为对象设计的。多重伤亡事件（multiple casualty incident，MCI）、大规模伤亡事件（mass casualty event，MCE）、恐怖伤害和灾难主要来自过去的战争经历，所以灾难的应急计划（包括应对恐怖主义等）大多只针对成年人。

灾难的定义是指受害者的需求超过了当前所能提供的护理和支持的资源，而专家将多重伤亡事件定义为受害者≥5名的事件。在大多数情况下，用于这些患者的医疗资源会相对紧张，但不到完全崩溃的程度，且对医疗系统的影响通常仅限于离事发地最近的医院。相比之下，受害者≥20名的大规模伤亡事件可能会影响整个地区的医疗系统。事实上，在现实生活中很少有医院能在如此有限的时间内接收这么多的患者，混乱也会随之而来。当一个医院急诊科每小时接收危重或者死亡患者超过7人时，危重症患者的死亡率将会超过基线的10％，这与过度风险率直接相关，同时也是评估大规模伤亡事件的关键绩效指标。

> **！**
>
> 在灾难中，儿童受伤的风险可能高于成年人。其中部分原因与以下两个关键因素有关：①解剖结构不成熟和发育过程中的生理相关的脆弱性；②灾难应急计划历来以成年人的医疗保健需求为中心。
>
> **！**

2010年，美国18岁以下人口占总人口的近1/4。与成年人相比，儿童平时相对比较健康，所以医疗系统的资源主要集中在成年人。这样就使得只剩下少数几个儿童创伤中心能接收严重创伤的儿童，从而限制了社区医疗系统提升护理的能力以及儿童示范点对预防灾难策略的训练。因此，若全美人口都受到灾难的影响，那么处于弱势的儿童受到伤害的比例会更高，同时需要比目前更多可用的资源。在1992—2001年美国发生的大规模自然灾难中，患儿的平均年龄为4岁，占救灾小组处理的全部患儿总数的1/3。纽约州最近开展了一次针对医院应对紧急事件能力的评估发现，地区医院应对儿科住院能力只达到了美国联邦灾难规划部门要求的近1/2，而应对成年人的能力则远远超过了要求。与美国已建立的创伤系统不同，成年人创伤中心和所有的普通医院需要做好接收和分诊灾难中生病和受伤儿童的准备。最近的一项研究表明，针对一次大规模的流行病，医院照顾危重或受伤儿童的能力是不够的，即使将能力的标准降低为儿科急诊危重监护的标准，也是不够的。因此，在灾难事件中，需要将那些平时只有少量轻症患儿的医院作为满负荷儿童医院的补充，同时所有医院需要引进儿科医学专家提升儿科诊治水平。

在目前的美国医疗保健系统中，儿科护理比较专业，所以只有极少数的急救护理、重症护理和急诊护理人员接受过专科培训,有能力去评估、诊断及尽快治疗严重受伤的患儿。因此,当灾难来临时,没有受过此类训练的儿科医师只能在上级医师的指导下救治患儿。如果不加强训练,护理人员对儿童的急救能力将减弱。因此,必须定期进行训练。同时,需要提供不同规格的设备以适用于不同年龄、体重、身高及发育阶段的儿童。虽然大多数大型医疗中心有合适的设备,但是那些平时没有接诊和治疗儿童的医院可能没有这些特殊的设备。这些设备的不足和训练的缺乏同样存在于灾难医疗援助队中。

为了提高效率,美国联邦和区域医疗供应中心采取了统一的标准。但这样对儿童会产生问题,因为成年人的药物剂量可能对儿童有害。目前,药物储存、包装和制备无法满足儿科用药剂量的要求。因此,美国已经对国家战略储备的医疗用品进行了更改,设计了一种在紧急事件中可以立即派发给当地供应中心的 12 小时用量的包装。这种包装中所含的药物已由美国食品和药品监督管理局(Food and Drug Administration,FDA)批准用于儿童,但这些药物中很多是成年人的剂量。此外,因为儿童剂量的有效性、无毒性等重要问题尚未得到解决,所以恐怖袭击中所需要的化学解毒剂还未被批准用于儿童。为了配备足够数量、合适的药物供受灾儿童使用,还需要对剂量、保质期以及成年人特定药物在儿童中使用的指南进行调整。

应对灾难的关键是提前做好准备。2010 年,美国疾病控制和预防中心(Centers for Disease Control and Prevention,CDC)成立了儿童急救护理工作小组,以应对灾难事件中救治危重症和受伤儿童的需求。2011 年 11 月,该工作小组的报告发表于学术期刊《儿科危重症医学》(*Pediatric Critical Care Medicine*)的副刊上。它要求大幅度提高应急能力——将儿科重症监护病房的床位增加 1 倍,将儿科重症监护医学的能力增加 2 倍——利用医院内可临时调配的设备、人员和病房来满足救治危重症和受伤儿童的需要。

二、分　诊

在资源有限的灾难事件中,医院必须有快速、可靠的分诊系统,以便根据病情严重程度和资源可用性对患者进行优先排序。在多重伤亡事件中,虽然医疗资源紧张但并没有达到不堪重负的程度,使用标准的分诊方法是合理的,即根据气道、呼吸、循环和伤残等优先处理最危重的患者。例如,因呼吸道梗阻而直接威胁生命的患者,将在呼吸受影响的患者之前得到治疗。然而,在大规模伤亡事件中,考虑到有大量的患者必须快速分诊和治疗,可使用"反向"分诊的方法。在现场,逆向分诊首先识别最不严重的患者,并适当地进行标记(绿色标记的患者需要轻度护理,黄色标记的患者可延迟护理),可暂时不处理他们。让资源更多地用于那些可以存活下来的人(红色标记的患者需要立即治疗),不包括关键资源最初无法满足需要的人(被标记为灰色的患者需要保守治疗)和那些无法抢救的人(被标记为黑色的患者已死亡或在任何情况下都将死亡)。在医院,反向分诊实施快速出院的方式,即让情况稳定的患者从急诊科或重症监护病房提前出院,进入较不紧急的护理环境,为更需要紧急护理的患者腾出空间。该分诊系统的目的是为更多的患者提供更多的益处。

在灾难事件中运用院前分诊系统的目标是将有限的资源迅速分配给有机会救治的患者。如果没有有效的分诊系统,那么任何急诊科都可能在多重伤亡事件或大规模伤亡事件期间迅速不堪重负。院前分诊系统中,最常用的是 START(simple triage and rapid transport,简单分诊和快速转运)、JumpSTART 和 SALT(sort, assess, lifesaving interventions, treatment and transport,

排序、评估、挽救生命的干预、治疗和转运）。START 可能是美国最常用的院前分诊系统,但它有很大的局限性。JumpSTART 是为了应对儿童急救存在的问题而创建的,但目前它还没有被广泛采用。美国疾病控制和预防中心聘请了一个专家技术顾问小组,努力在全美范围内统一院前分诊制度。SALT 大量伤亡分诊流程见**图 12-1**,该流程的制定考虑了儿童的生理学特点。该分诊流程不仅得到了美国疾病控制和预防中心和联邦紧急医疗服务跨部门委员会的支持,而且几乎得到了每个救治危重和受伤患儿的国家专业卫生保健组织的支持。尽管该分诊流程已被广泛接受,但还有很多地方没有采用 SALT。因此,儿科危重症救治者必须熟悉他们所在社区所使用的院前分诊系统。

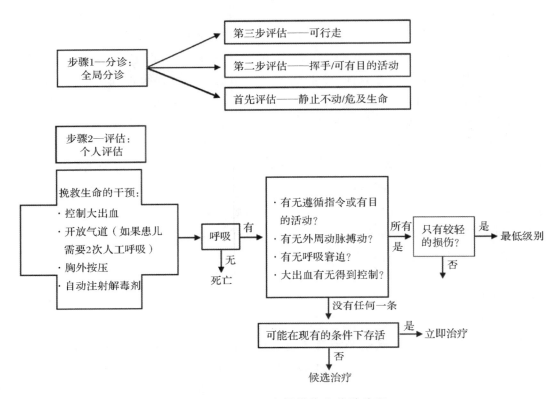

图 12-1　SALT 大规模伤亡分诊流程

重印版权许可:Lerner EB, Schwartz RB, Coule PL, et al. Mass casualty triage:an evaluation of the data and development of a proposed national guideline. Disaster Med Public Health Prep, 2008, 2(Suppl l):S25-S34. Permission pending.

> ! 　美国疾病控制和预防中心、联邦政府通过联邦紧急医疗服务跨机构委员会,以及几乎所有关心危重症和受伤儿童护理的国家主要专业医疗保健组织,都认可了 SACT 大规模伤亡的分类。 !

任何儿科院前分诊方法应:

1.考虑发展阶段。

2.考虑生命体征的生理变化。

3.考虑到呼吸衰竭往往先于心血管损害。

4.要明白患儿可能会不服从口头指令。

在 SALT 中,第一步是全局分诊,这有助于快速识别轻微或可以延迟治疗的患者;第二步是对严重受伤患者进行初步评估或快速识别,以便采取能挽救生命的干预措施(控制出血、气道开放、胸外按压、自动注射解毒剂)。如果患者在经过上述处理后仍没有呼吸,就被认定为死亡。然而,对于有呼吸的患者来说,只要简单地评估有无遵循指令或有目的的活动能力,有无外周动脉搏动,有无呼吸窘迫,以及大出血是否得到控制等。如果评估的这些方面有任何一项不正常,并且结合目前的医疗资源,认为该患者存活的机会比较小,则予以保守治疗。在

> **！**
>
> START、JumpSTART 和 SALT 系统是院前初级分诊的典型模式,而二级分诊的目的在于确定患者最终被安置在医院的哪个部门(如急诊科、住院部、手术室、术后恢复室、重症监护室等),或决定患者在本院接受治疗还是转移到救治能力更强的医院接受治疗。因此,二次分诊有助于在灾难期间以最有效的方式利用有限的资源。目前,已有多个临床评分系统可以用于预测 PICU 患者的预后,包括序贯器官衰竭评分(modified sequential organ failure assessment,mSOFA)、儿科死亡风险(pediatric risk of mortality,PRISM Ⅲ)、儿科死亡指数(pediatric index of mortality,PIM2)、儿科多器官功能障碍评分(pediatric multiple organ dysfunction score,P-MODS)和儿科器官功能障碍(pediatric logistic organ dysfunction,PELOD)。几个州已经提出了在流感大规模流行中呼吸机分配的二级分诊标准。然而,没有有效的评分可以说明灾难导致儿童严重受伤或患病的潜在后果。由于成年人与儿童之间有着特殊的情感纽带,所以根据儿童死亡率预测,再进行医疗资源的分配变得更加困难。在灾难中,过度和过少的分诊都会导致死亡率和发病率提高。也就是说,简单的干预,比如给氧和适当的静脉输液,可能可以挽救更多的生命。
>
> **！**

现有的条件下,这样处理可以使可能存活的患者立即得到治疗。反之,如果评估的这些方面都是正常的,并且患者只有稍重的损伤,那么这些患者可以接受延迟治疗;而那些只有轻微损伤的患者接受最低级别的治疗,即在其他患者得到救治后他们才接受治疗。

三、事故指挥系统

重大灾害后的行动报告一贯强调组织内和组织间的沟通在管理可用资源方面的重要作用,以及沟通失败对灾害反应的不良后果。2003 年,美国建立了国家事故管理系统,其中的一个关键组成部分是在发生大规模伤亡事件或灾难时由区域紧急行动中心启动本地事故指挥系统。事故指挥系统有三个关键要素:①指挥统一,规定单个响应人员接受同一人员的正式命令、向同一个人员正式汇报,维持指挥链;②控制范围,限制上一级人员管理的响应人员数,一般为 5～7 人,以确保传递的信息在可管理的范围内;③文本表达清楚,要求每个应答者在传递信息时使用简单明了的语言,因为参与灾难应对的医疗、公共卫生和公共安全机构所用的专业术语不同。因此,事故指挥系统很明显也是一种"事故通信系统",将参与的各机构人员绑定成一个整体。

四、儿童生理上特有的劣势

> **!**
>
> 与成年人相比，儿童逃避灾难的能力较低，更容易遭受严重伤害，在灾难发生后需要特别照顾。
>
> **!**

由于现存的灾难应急计划往往忽视了儿童的需求，所以卫生保健负责人需要重新审视灾难应急计划，以确保对儿童患者的适当护理。与成年人相比，儿童逃脱灾难的能力较弱，更有可能遭受严重的伤害，灾后更需要特别照顾。即使在日常情况下，因为不同年龄的儿童存在生理上的差异，也加大了没有儿科评估和分诊经验的救援者工作的难度（**见附录 1**）。由于年龄上、生理上和认知能力上的差异，使得灾难对儿童的影响更大。

（一）呼吸道的劣势

由于儿童比成年人更贴近地面，所以他们更容易吸入比空气密度大的化学剂，如氯和氨，而导致发生气道损伤的风险更大。儿童呼吸频率比较快，相对体表面积比较大，这就增加了化学剂在其呼吸系统的摄入量和代谢效应。儿童吸入这些化学剂导致的黏膜受损和气道水肿将比成年人更严重。气道半径每增加 1 倍，气道阻力就会相应地增加 4 倍，所以少量黏液或水肿就会阻塞儿童的气道，从而导致严重的呼吸窘迫甚至死亡（**见第 2 章**）。

此外，儿童身高比较矮，可能使得他们更容易淹没在洪水中。在地震和海啸中，90％的儿童是因溺水而死亡的。吸入混有细菌的土壤、水或化学溶液，使溺水者更易患肺炎，如 2004 年南洋海啸和 2011 年日本大地震中的"海啸肺"。

由于婴幼儿的胸壁顺应性好和肋间肌相对不发达，所以要求横膈在其通气中发挥着比成年人更重要的作用。呼吸运动会消耗大量的能量，使儿童更容易发生呼吸窘迫和呼吸衰竭。由于儿童每千克体重的需氧量是成年人的 2 倍（儿童 6～8mL/kg，成人 4mL/kg），所以儿童肺泡通气量不足时更易发生低氧血症。

与成年人相比，儿童的舌在口咽部所占的比例较大，使其易在嗜睡中阻塞气道。儿童的气管比较柔软和狭窄，如果应用不适当的复苏术，则易使其气道扭曲。解剖结构上的不同使得儿童气道开口的狭窄程度不同，使气道易被分泌物和水肿所阻塞。

（二）循环上的劣势

相比于成年人，儿童循环血容量所占的体重比相对多（儿童 70～80mL/kg，成年人 65mL/kg）。由于儿童血容量相对较少，所以同量的出血量在成年人可能被视为轻微出血，但对儿童来说可能就是大量失血。由于儿童体表面积比较大、液体储备比较少且肾脏发育不成熟，所以更容易发生血容量减少和低血容量性休克。在全球范围内，约 17％的 5 岁以下儿童因腹泻引起低血容量性休克而导致死亡。在灾难发生之后，污染的食物和水可能导致严重的胃肠道疾病，造成大量儿童发病和死亡。

儿童可以通过增加心率来代偿血容量的减少，也能通过加强血管收缩反应来维持前负荷。而心动过速和血管收缩可以掩盖休克征象（如低血压）直到孩子濒临死亡。与成年人相比，失代偿性休克在儿童中进展更迅速且更易造成死亡。

（三）神经学上的劣势

儿童在灾难中受创伤的部位与成年人有所不同。小儿头部所占的比例比成年人大，颅骨和头部血管相对躯干部薄弱，再加上颈部肌肉力量不够，使儿童的头部和颈部更易受伤。70%的儿童颈椎骨折为 C_1 和 C_2 椎体骨折；而在成年人中，该比例仅为15%。在具有严重的冲击力或高速爆炸的灾难事件中，儿童更易受到严重、隐蔽的创伤，以至于没有被优先治疗。

年幼儿童由于其髓鞘未完全形成，所以神经损伤评估和恢复更加困难。酯酶（包括乙酰胆碱酯酶）不成熟，可能使儿童更容易受到杀虫剂和神经毒性药物的伤害。由于儿童比成年人更容易发生抽搐，所以从发病率和资源利用率方面来说，小剂量毒物引起的不良后果可能更大。

（四）肌肉骨骼上的劣势

儿童的肝和脾相对较大，且位于肋缘下，因此更容易受到钝性外伤。因为儿童的肋骨比较韧，不容易发生骨折，所以外界的冲击力直接作用于内部血供丰富的脏器，增加了内脏受损和出血的风险。

儿童的体表面积相对较大，且皮肤层比成年人薄。这两个因素使得儿童容易遭受化学和热烧伤，以及长时间暴露导致的低体温。儿童的特点也会对治疗产生影响，成人所使用的大容量不加热的去污淋浴法会导致幼儿体温过低。

（五）发育和心理上的劣势

因为儿童通常无法识别或规避危险，所以他们更容易在灾难中受到伤害。他们甚至可能因为好奇而主动接近危险。相反地，他们可能因为害怕救援人员身穿的防护服（见图 12-2）而逃跑。此外，儿童往往不能表达他们所经历的，这可能混淆或误导救援者，从而给予不恰当的治疗。

因为儿童不能遵循指示，需要持续的心理安慰，所以清理和疏散更加困难。儿童有时候会因为害怕陌生人或疼痛而对照顾者有抵触情绪。在某些过程中，如开放性伤口的处理，施救者在受惊吓的儿童中需要花费更多的时间。另外，儿童因为体表面积比较大，所以比成年人更容易丢失热量，从而导致低体温。在这种情况下，需要有经验的护理团队来负责抚慰。因为

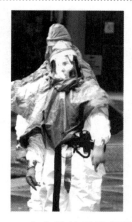

图 12-2　身穿防护服的救援人员

儿童无法自己照顾自己，所以那些没有受伤的儿童可能会到处徘徊或寻求庇护所。

五、灾难中对受伤和患病儿童的治疗

尽管儿童在应急事件中存在很多劣势，但急性损伤或患病的儿童比成年人能更快速、有效地从医疗救治中恢复。在灾难应对中，最基本的就是支持治疗。简单的措施，如供给氧气和适当静脉输液可以救治很多受伤的孩子。在各种灾难应对中，我们应该尽量满足儿童的特殊需要。

（一）化学制剂暴露

儿童由于呼吸频率较快，故很容易受到气态化学剂的损伤。一些密度比空气大的气体，如氯气和氨气，在小儿呼吸道中的积聚比成年人更迅速。神经毒性化学剂中毒在儿童中的表现比成年人更加多种多样。当神经毒物引起乙酰胆碱过量时，儿童更容易因胃肠道分泌液丢失而发生脱水和休克，也比成年人更容易因胆碱能危象而出现抽搐。

神经毒性化学剂和杀虫剂的解毒剂常制备于自动注射器内，但该注射器的剂量和针的长度并不适用于儿童。解磷定、阿托品及其他新的解毒剂都还没有在儿童身上进行大规模的临床试验。但是在严重暴露的情况下，如果自动注射器中的一格代表的是成年人的剂量，假如那是唯一的解药，哪怕是最小的孩子也得应用。阿托品和解磷定在儿童中的推荐剂量如**表 12-1** 所示。

表 12-1	**抗胆碱能药物在儿童中的剂量**	大剂量自动注射器用于严重症状时		
药物	剂量	3～7 岁或 13～25kg	8～14 岁或 16～25kg	＞14 岁或 ＞50kg
阿托品	中重度中毒，每次 0.05mg/kg，静推或肌注；若出现胆碱能危象，如支气管痉挛、缺氧、呼吸受损，则可根据需要每 2～5 分钟给予 0.1mg/kg	1 格注射器用量 0.08～0.13mg/kg	2 格注射器用量 0.08～0.13mg/kg	3 格注射器用量＜ 0.11mg/kg
解磷定	每次 20～50mg/kg，静推或肌注；最大剂量，静推不超过 1g，肌注不超过 2g；若症状比较重或阿托品用量比较大，则可以每 30～60 分钟重复 1 次，最大剂量不超过 2000mg/h	1 格注射器用量 24～46mg/kg	2 格注射器用量 24～46mg/kg	3 格注射器用量＜ 35mg/kg
地西泮	0.05～0.3mg/kg，静推			
劳拉西泮	0.1mg/kg，静推或肌注			
咪达唑仑	0.1～0.2mg/kg，静推或肌注			

注：重度、中度的用量是自动注射器的 1 格。

数据的分类总结来源：America's Children：Key National Indicators of Well－Being. 2017. Federal Interagency Forum on Child and Family Statistics；2017. http://www. childstats. gov/americaschildren/demo. asp. Accessed April 2，2018. Rotenberg JS，Newmark J. Nerve agent attacks on children：diagnosis and management. Pediatrics，2003，112：648-658.

由于儿童的皮肤比较薄，更容易通过全身吸收，所以他们更容易受到发泡剂的伤害。由于其体表面积比较大，所以同样剂量的化学制剂对儿童皮肤损伤的范围比成年人更广。大型化学烧伤更易引起儿童脱水、低血容量性休克和低体温。

在炸药爆炸时，儿童可能吸入发泡剂（如芥子剂等）而更容易发生小气道阻塞。因为儿童无法遵循指导并在整个过程中保持配合，所以冲洗更加困难。因为高压清洗可能伤害儿童，冷水清洗可能造成低体温和休克，所以给孩子们清洗最好用温水。但在灾难期间，如果没有事先精心准备，在现场是不可能应用如此高消耗的方法的。

（二）辐射暴露

与容易吸入化学试剂相同，儿童也同样容易吸入放射性气体。当暴露于相同剂量的辐射时，儿童比成年人更容易发生肿瘤。如果胎儿在子宫内受到辐射，则可能导致出生后智力障碍和其他的先天性畸形。人乳会很快受到辐射的污染，所以暴露于辐射的母亲不能喂养婴儿。碘化钾治疗被推荐用于治疗暴露于低剂量辐射下的年龄≤17 岁的儿童、妊娠期妇女和哺乳期妇女。若接触的放射性碘的剂量＞0.05Gy，则需要应用碘化钾进行治疗，以预防放射性碘对甲状腺的影响。年龄≤17 岁的儿童、妊娠期妇女和哺乳期妇女的推荐剂量见**表 12-2**。对用碘化钾治疗的新生儿，应在单剂后 2～4 周内检查甲状腺功能。

表 12-2	年龄≤17 岁的儿童、妊娠期妇女和哺乳期妇女碘化钾推荐剂量
人群类别	**碘化钾推荐剂量**
婴儿（包括母乳喂养的婴儿）	婴儿暴露于放射性碘后，患甲状腺癌的风险最高。美国食品和药品监督管理局建议所有暴露于放射性碘后的婴儿，包括母乳喂养的婴儿，都应该按婴儿推荐剂量服用碘化钾。婴儿（特别是新生儿）应接受单剂碘化钾治疗，额外的剂量都可能影响其正常发育。如果需要 1 剂以上的治疗，可能需要进行医学随访。 • 新生儿应口服 16mg（1/4 片 65mg 片剂，或 1/4mL 口服溶液）。本品适用于母乳喂养和非母乳喂养新生儿。 • 1 月龄～3 岁的婴幼儿应口服 32mg（1/2 片 65mg 或 1/2mL 口服溶液）。本品适用于母乳喂养和非母乳喂养的婴幼儿及儿童
儿童	美国食品和药品监督管理局建议，所有受放射性碘污染（或可能受放射性碘污染）的年龄≤17 岁的儿童接受碘化钾治疗，除非他们已知对碘过敏（禁忌证）。 • 对 3～17 岁的儿童，应给予 65mg（65mg/片或 1mL 溶液）。对较大的儿童［体重≥150 磅（68kg）］，不论年龄都应采取完整的成年人剂量
妊娠期妇女和哺乳期妇女	因为所有形式的碘都会通过胎盘，所以美国食品和药品监督管理局建议妊娠期妇女服用碘化钾来保护生长中的胎儿。妊娠期妇女在体内受到放射性碘污染（或可能受到放射性碘污染）后，应仅服用 1 次。 因为所有形式的碘都可能进入母乳，所以美国食品和药品监督管理局建议哺乳期妇女如果体内含有放射性碘（或可能含有放射性碘），应只服用 1 次碘化钾。 对她们都应优先采取其他保护措施。 • 妊娠期妇女和哺乳期妇女在哺乳期应服用 130mg 的成年人剂量（1 片 130mg，或 2 片 65mg，或 2mL 口服溶液）

（三）生物制剂暴露

儿童暴露于生物制剂后所出现的症状和体征与成年人相似。用于治疗炭疽和鼠疫的氟喹诺酮类和四环素药物禁用于儿童，其替代药物可见**表 12-3**。

表 12-3		生物制剂的防护处理	
感染源	儿童预防量	儿童治疗量	备注
吸入性炭疽	环丙沙星 10～15mg/kg，口服，每 12 小时 1 次（最大剂量为 500mg/次），疗程 60 天；或多西环素 2.2mg/kg，口服，每 12 小时 1 次（最大剂量为 100mg/d），疗程 60 天	环丙沙星 10～15mg/kg，静注，每 12 小时 1 次（最大剂量为 400mg/次）。或多西环素 2.2mg/kg，静注，每 12 小时 1 次（最大剂量为 100mg/d）；联合克林霉素 10～15mg/kg，静注，每 8 小时 1 次，及青霉素 G 250～600U/(kg·d)，每 4 小时 1 次	临床症状稳定的患儿可以每日口服 1 次环丙沙星或多西环素，连用 60 天
皮肤炭疽		青霉素 V 25～50mg/(kg·d)，每 6 小时 1 次，口服；或阿莫西林 40～80mg/(kg·d)，每 8 小时 1 次，口服；或环丙沙星 10～15mg/kg，口服，每 12 小时 1 次（最大剂量为 1g/d）；或多西环素 2.2mg/kg，口服，每 12 小时 1 次（最大剂量为 100mg/d）	
胃肠道炭疽	用法同吸入性炭疽		
瘟疫	庆大霉素 2.5mg/kg，静注，每 8 小时 1 次；或多西环素 2.2mg/kg，静注（最大剂量为 200mg/d）；或环丙沙星 15mg/kg，静注	庆大霉素 2.5mg/kg，静注，每 8 小时 1 次；或链霉素 15mg/kg，肌注，每 12 小时 1 次；或环丙沙星 15mg/kg，肌注，每 12 小时 1 次（最大剂量为 400mg/次）；或多西环素 2.2mg/kg，静注，每 12 小时 1 次（最大剂量为 200mg/d）；或氯霉素 25mg/kg，每 6 小时 1 次（最大剂量为 4g/d）	当出现鼠疫型脑膜炎时，优先选择氯霉素；但用于小婴儿可能引起明显的不良反应
兔热病		用法同瘟疫	
肉毒杆菌		支持治疗，从疾控中心获得解毒剂	
布鲁杆菌病		甲氧苄啶/磺胺甲唑，30mg/kg，口服，每 12 小时 1 次，连用 6 周；同时联用利福平 15mg/(kg·d) 或庆大霉素 7.5mg/(kg·d)，肌注，连用 5 天	

数据的分类总结来源：America's Children：Key National Indicators of Well-Being. 2017. Federal Interagency Forum on Child and Family Statistics, 2017. http://www. childstats. gov/americaschildren/demo. asp. Accessed April 2, 2018.

儿童感染天花的风险比较高，因为他们对天花病毒没有免疫力；而成年人在年幼时通过接种疫苗而获得免疫力。通过飞沫传播的传染性疾病可以影响全球较多的人口。由于儿童感染后易发生呼吸衰竭，所以在呼吸系统疾病感染流行期间，儿童对机械通气的需求将会增加，并且死亡风险也会增加。磷酸奥司他韦在症状出现后 48 小时内应用可能对流感有效，但没有被批准用于 2 周龄以下的婴儿。此外，支持在流感大流行之前、期间或之后使用奥司他韦的研究很少。扎那米韦是另一个被批准用于 7 岁以下儿童的神经氨酸酶抑制剂。与奥司他韦相比，扎那米韦对季节性和大流行性流感的治疗更有效，且尚未出现对扎那米韦耐药的菌株。

六、维持家庭的完整性

儿童依赖于家庭和监护人,是不能自给自足的。成年人往往会优先选择满足自己孩子的需要,所以在灾难中将孩子和父母分开是很困难且不明智的。如果必须把孩子和父母分开,特别是年龄小或不会讲话的孩子,应采取特殊的措施让他们能与父母重新团聚。保持家庭的完整性是很有作用的,因为成年人即使受伤也可以参与照顾孩子。家庭成员分开后,孩子在灾后受到故意伤害、遗弃、事故的风险更大。如果家庭成员必须分开,紧急救援人员必须对他们的身份进行确认,且工作人员必须被分配去照顾孩子,直到他们与家人团聚。

如果必须把孩子和父母家庭分开,特别是年龄小或不会讲话的孩子,应采取特殊的措施让他们能与父母重新团聚。保持家庭的完整性是很有作用的,因为成年人即使受伤也可以参与照顾孩子。

必须注意维持整个家庭的完整性。卡特丽娜飓风过后,儿童因在疏散过程中与自己的父母分开而遭受了心理创伤。若儿童与成年人一起疏散,则儿童和成年人的身份必须确认,必须确定他们的监护关系。

若事先没有预报就发生灾难,孩子可能在学校或日托机构。灾难救援计划不应该认定在灾难来临时孩子一定会在具有监护权的父母身边。灾难救援计划必须考虑到孩子们虽然没有受伤,但需要保护和疏散。虽然这可能不是医院灾难医疗保健机构的工作,但是儿科医师必须制订当地和区域性计划,负责满足那些没有受伤但又不能自我照顾的孩子们的需求。

七、调整灾难救援计划来满足儿童的需求

灾难救援计划在规划过程中本身就有许多弊端。在灾难中,儿童的那部分需求常被忽视。若灾难救援计划能包括儿童人群,那许多针对成年人的准备工作就能适用于儿童。

(一)针对儿童的急救和院前救治计划

应该对地方、州和国家各级的现场急救人员进行儿科专科分诊流程的教育和训练。应该对可能在灾难中照顾儿童的医师、护士和呼吸治疗师所需的专业教育需求进行评估。紧急医疗服务人员和救援的车辆应该配有儿科专用的设备和药物。对于沟通、转诊和转运的方式,应按需进行评估并予以支持。

(二)针对儿童的院内救治计划

在灾难救援计划中,按照人口比例准备儿童所需要的医疗服务往往是不够的。因为一般按儿童占总人口的比例来预计受灾的儿童数,但实际上医院的统计结果常显示受灾的儿童数高于预期。若一场灾难发生在学校、日托机构或校车上,那么受灾的数量可能更大。在很多情况下,孩子需要由非儿科的机构负责照看。

一般来说，不经常救治大量儿童的医院需要在其灾害救援团队中加入儿科医师。如果儿科医师缺乏对灾害处理的专业训练，那么应该对其进行适当的教育。反过来，如果儿科医师具有对灾害管理的专业训练，就能明确儿童与成年人的不同之处并帮助完善区域计划。在灾害中提高对患儿的管理救治能力，包括让具有儿科专业技能的救援人员组成团队，去指导那些没有儿科专业技能的人员。

儿童灾难应急计划应包括 3 个方面（3S）：人员（staff）、物资（supply）和空间（space）。

1. 人员

提供在紧急情况下可以照顾儿童的所有人员的名单，包括医生、护士、呼吸治疗师、药剂师、儿童生活专家和社会工作者。最危重的患儿由儿科危重监护医生负责治疗；同时，新生儿专家、有儿科经验的成年人急诊科医生、麻醉师和中级护理人员（如医师助理和执业护士）应该准备好护理灾难中的其他儿童。

2. 物资

选择与年龄和体重相匹配的设备至关重要，了解可供使用的儿童病床、婴儿床、呼吸机、振荡器和其他设备。

儿童灾难应急计划必须包括在需要医疗护理的患儿人数与正常人数不成比例的情况下的需求。

儿童医院必须作为转诊中心，在可行的情况下为受灾的大部分儿童提供治疗，并且应为儿科灾难管理制定标准。

3. 空间

必须确定救治危重患儿和受伤患儿的指定地点，这些机构包括儿科急诊科、儿科住院部、PICU、麻醉后护理室、成年人外科和 ICU（如有必要）。应当标记能够监护儿童的病床数目。需制订因道路和桥梁关闭，患者无法安全转移到三级医院，或医院工作人员不能到达现场等类似情况的应急预案。应详细规定社区医院与儿童医院之间的通讯和转运方式，包括规定分流标准的书面转运协议、预先确定区域事故指挥结构。应评估设备、药物是否适用于儿童。不经常救治儿童的医疗机构可能需要增加儿科专用设备、药品和物品（如淋浴去污区和多剂量自动注射器）。医护人员的演习应该包括患儿。

当大量的家庭受到影响，平时通常不为整个家庭提供照护的医疗机构需要调整以适应这种需求，而这样的调整需要事先计划并进行训练。

儿童急诊程序的要点

■ 护理人员和医疗专业人员有责任帮助家庭提前制订应对各种灾难的计划。

■ 社区和当地医院的计划应包括儿童灾难救援计划。

■ 在灾难发生时，应用院前分流系统可以将有限的资源迅速分配给需要救治的患者。

■ 简单的干预，如辅助供氧和静脉输液，可以挽救许多受伤的儿童。

■ 在应对灾难时，必须熟悉儿童解剖和生理结构尚未发育成熟的特点，以及儿童特有的脆弱性。

■ 在灾难应急计划中，应包括照顾未受伤的儿童和促进其家庭团聚。

推荐阅读

1. American Academy of Pediatrics Committee on Environmental Health. Radiation disasters and children. Pediatrics, 2003, 111: 1455-1466.

2. Black RE, Morris SS, Bryce J. Where and why are 10 million children dying every year? Lancet, 2003, 361: 2226-2234.

3. Dolan MA, Krug SE. Pediatric disaster preparedness in the wake of Katrina: lessons to be learned. Clin Pediatr Emerg Med, 2006, 7: 59-66.

4. Eichelberger MR. Pediatric Trauma: Prevention, Acute Care, Rehabilitation. St. Louis, MO: Mosby, 1993.

5. Ferreira FL, Bota DP, Bross A, et al. Serial evaluation of the SOFA score to predict outcome in critically ill patients. JAMA, 2001, 286: 1754-1758.

6. Furhman B, Zimmerman J. Pediatric Critical Care. 3rd ed. St. Louis, MO: Mosby, 2005.

7. Hagan JF, American Academy of Pediatrics Committee on Psychosocial Aspects of Child and Family Health, Task Force on Terrorism. Psychosocial implications of disaster or terrorism on children: a guide for the pediatrician. Pediatrics, 2005, 116: 787-795.

8. Hirschberg A, Scott BG, Granchi T, et al. How does casualty load affect trauma care in urban bombing incidents? A quantitative analysis. J Trauma, 2005, 58: 686-693.

9. Jenkins JL, McCarthy ML, Sauer LM, et al. Mass casualty triage: time for an evidence based approach. Prehosp Disaster Med, 2008, 23: 3-8.

10. Kanter RK. Strategies to improve pediatric disaster surge response: potential mortality reduction and tradeoffs. Crit Care Med, 2007, 35: 2837-2842.

11. Kanter RK, Moran JR. Pediatric hospital and intensive care unit capacity in regional disasters: expanding capacity by altering standards of care. Pediatrics, 2007, 119: 94-100.

12. Kissoon N, Task Force on Pediatric Mass Critical Care. Deliberations and recommendations of the Pediatric Emergency Mass Critical Care Task Force. Pediatr Crit Care Med, 2011, 12(Suppl): Sl03-Sl08.

13. Lerner EB, Schwartz RB, Coule PL, et al. Mass casualty triage: an evaluation of the data and development of a proposed national guideline. Disaster Med Public Health Prep, 2008, 2 (Suppl 1): S25-S34.

14. Lynch EL, Thomas TL. Pediatric considerations in chemical exposures: are we prepared? Pediatr Emerg Care, 2004, 20: 198-208.

15. Mace SE, Bern AI. Needs assessment: are disaster medical assistance teams up for the challenge of a pediatric disaster? Am J Emerg Med, 2007, 25: 762-769.

16. MiddLeton KR, Burt CW. Availability of pediatric services and equipment in emergency departments: United States, 2002—2003. Adv Data, 2006, 367: 1-16.

17. National Commission on Children and Disasters. 2010 Report to the President and Congress. AHRQ Publication No. 10-M037, October 2010. Rockville, MD: Agency for Healthcare

Research and Quality，2010. http：//archive. ahrq. govprepnccdreport. Accessed April 23，2013.

18. Romig LE. The JumpSTART pediatric MCI triage tool and other pediatric disaster and emergency medical resources. http：//www. jumpstarttriage. com. Accessed April 23，2013.

19. Rotenberg JS，Newmark J. Nerve agent attacks on children：diagnosis and management. Pediatrics，2003，112：648-658.

20. Waisman Y，Amir L，Mor M，et al. Prehospital response and field triage in pediatric mass casualty incidents：the Israeli experience. Clin Pediatr Emerg Med，2006，7：52-58.

参考网址

1. Chemical Hazards Emergency Medical Management. U. S. Department of Health & Human Service. http：//chemm. nlm. nih. gov/.

2. Chemical Terrorism. New York State Department of Health. http：//www. health. ny. gov/environmental/emergency/chemical_terrorism/poster. htm.

3. Children and Disasters. American Academy of Pediatrics. http：//www2. aap. org/disasters/.

4. Ready Campaign：Kids. Department of Homeland Security. https：//www. ready. gov/kids.

5. Coping with Disaster：Helping Kids Cope with Disaster. US Department of Homeland Security Federal Emergency Management Agency. Last updated November 15，2017. http：//www. fema. gov/ coping-disaster♯4.

（张园园 翻译）

第 13 章

儿童和青少年中毒

目 标

- 概述中毒患儿的复苏、评估及稳定策略。
- 比较毒物清除法和解毒法的适应证和禁忌证。
- 复习常见的毒物及其临床表现和治疗方法。
- 探索两种特定的中毒和治疗方法。

病例分析

患儿，男，17 岁，有抑郁史，多次自杀未遂。昨天，他重新调整了单胺氧化酶抑制剂（抗抑郁药物）的剂量。今天，他出现了躁动不安、发抖。他自述在服用右美沙芬后"感觉良好"。在去急诊室的途中，该患者出现癫痫发作。急诊接诊时，其生命体征如下：温度 41.2℃（106.1℉），心率 195 次/分钟，呼吸 32 次/分钟，大气吸入下氧饱和度为 95%。

检测

—该患者的一般生理状态如何？

—鉴别诊断应包括什么？

干预

—必须首先处理的重点是什么？

—是否需要开放气道？

—是否需要液体复苏？

重新评估

—治疗策略有效吗？

—患者意识状态改变的原因是什么？

—有家族史吗？

—在患者的年龄段有长期暴露或吸收毒物的可能吗？

—是否需要解毒？

有效沟通

—是否需要咨询毒理或者药理机构？

—当患者的临床状况发生变化时，如何将信息准确而及时地传递给需要的人员？

—治疗该类患者的最佳地点是哪里？

团队合作

　　—您将如何实施治疗策略？

　　—谁来做，做什么，何时做？

一、引　言

　　中毒儿童主要有两类：①6 岁以下的儿童，其中有 99％的中毒是无意的；②青少年，必须考虑故意的因素。6 岁以下的中毒儿童更多的是无意中摄入少量的单一药物，这些药物通常是无毒的，并且通常在摄入后不久就能就医。青少年中毒往往有自杀企图，所摄入的毒物成分较复杂，有自虐和延迟就医的情况，所以死亡率更高。大多数儿童毒物暴露是由急性摄入毒物造成的。

　　在所有年龄组中，最常见的药物暴露是止痛药。在发达国家导致死亡的最常见药物是镇静剂、催眠药和抗精神病药。其他导致死亡的药物类别包括心血管类药物、阿片类药物、兴奋剂和街头毒品。在常见的中毒致死原因中，对乙酰氨基酚（扑热息痛）和水杨酸中毒始终排在前 10 位。

　　在发展中国家，中毒的主要来源包括石蜡和煤油等燃料，以及传统中成药、农药、金属（包括铁和铅）、植物和动物毒液螫入等。大多数急性中毒病例是无意的，而且是在工业毒素（如有机磷酸盐和碳氢化合物燃料），以及蛇、蜘蛛和昆虫叮咬引起的中毒。急性和慢性中毒也可能发生于摄入假冒伪劣的、污染的和所谓的"传统"药物和食品之后，以及好奇或饥饿导致孩子食用有毒植物之后。水和重金属污染的食物所引起的慢性中毒也比较常见。在大多数发展中国家，儿童药物滥用很少见，除外某些例外情况（如街头儿童和儿童兵）。

　　发病率的统计是非常重要的，但是想要获取全球数据很难，而且不同地区的数据开放程度和医疗机构的准入标准有差异，使得地区数据缺乏可比性。一般情况下，中毒儿童的死亡率比较低：据美国 2014 年的数据，19 岁以下青少年和儿童的中毒死亡率为 7.5％，6 岁 以下儿童的中毒死亡率为 1.4％；而该数据的基础是，青少年和儿童在中毒暴露患者中的占比为 64％。

（一）复苏和维持体征稳定

　　对伴有气道反射损伤的中毒患儿，要保持较低的阈值，以保护气道和稳定呼吸。

　　与其他急诊患儿一样，中毒患儿救治的第一步是迅速识别和干预危及生命的状况。初步评估或快速心肺评估的重点是 ABCD 方法（气道、呼吸、循环、意识水平下降、神经损伤、药物、中毒）。应立即监测生命体征，并根据年龄评估。当血压降低时，应将等渗液（如生理盐水）用做一线治疗，优先于升压药物。在对意识水平下降的患者进行初步治疗时，应考虑使用葡萄糖、纳洛酮和氟马西尼。

　　在患儿情况稳定后，需要再次对患儿进行检查评估，此时更多地聚焦于病史调查，以确定导致中毒的物质、摄入量和摄入时间。除了生命体征和一般体格检查外，诸如精神状态、躁动或抑制状态，瞳孔大小，眼球震颤和癫痫发作等因素，通常提示特定药物的中毒综合征或者一系列的中毒症候群。如低体温、低血压或心动过缓提示麻醉剂、镇静催眠药或降压药等过量摄入。高热、高血压或心动过速提示抗胆碱能药、拟交感神经药、可卡因或苯丙胺等过量摄入。瞳孔散大提示苯丙胺、可卡因、抗胆碱能药、抗组胺药和拟交感神经药物过量摄入；而瞳孔缩小则有可能是因为过量摄入麻醉药、胆碱能药、有机磷酸酯和苯环利定。眼球震颤可能与酒精、卡马西平、一氧化碳、苯环利定、氯胺酮、苯妥英钠或镇静/催眠药的摄入有关;而癫痫发作可能由多种药物引起(见表 13-1)。

表 13-1	儿童中毒相关的体征和症状	
症　状	**中毒原因**	**临床经验**
缺氧	一氧化碳,高铁血红蛋白血症,氰化物	
低氧和肺水肿	可卡因,苯丙胺,金属烟雾,二氧化氮,阿片类药物,水杨酸盐,烟雾吸入	
喘息	β 受体阻滞剂,刺激性气体(氯气),碳氢化合物,异氰酸酯,有机磷类,氨基甲酸酯,烟雾吸入,食源性亚硝酸盐	
渗透压间隙增加[a]	丙酮,乙醇,乙醚,乙二醇,异丙醇,甘露醇,甲醇,丙二醇,肾衰竭和酮症酸中毒(糖尿病和酒精中毒)	计算渗透压 $= 2 \times Na^+$(mEq/L)$+$葡萄糖(mg/dL)$/18 +$血尿素氮(mg/dL)2.8。正常渗透压间隙(测量值和计算值之间)$= 3 \sim 10$ mOsm/kg
阴离子间隙增加[a]	甲醇,尿毒症,糖尿病酮症酸中毒,三聚乙醛,铁,吸入剂(一氧化碳,氰化物,甲苯),异烟肼,布洛芬,乳酸酸中毒,乙二醇,乙醇,酮酸中毒,水杨酸盐	正常阴离子间隙 $= [Na^+] - ([Cl^-] + [HCO_3^-])$。正常 $= 8 \sim 12$ mEq/L
高铁血红蛋白血症	抗疟药,苯佐卡因,氨苯砜,联吡啶,吸入一氧化氮,利多卡因,萘,硝酸盐,亚硝酸盐,硝基乙烷,硝普钠,非那吡啶,丙胺卡因,磺胺类药物	
心律失常	苯丙胺,可卡因,咖啡因,水合氯醛,抗胆碱能药,茶碱	
QT 延长	胺碘酮,砷,氯喹,奎宁,奎尼丁,有机磷,三环类抗抑郁药	根据目前的索引,很多药物可以导致 QT 延长。如果 QT 延长的原因是钠通道阻滞,则给予 $1 \sim 2$ mEq/kg 的碳酸氢钠或 3% 的浓钠可能会有所帮助。
嗜睡	抗组胺药,任何镇静剂/催眠药,酒精,γ-羟基丁酸酯,三环类抗抑郁药,阿片类药物,一氧化碳,氰化物,低血糖症,降血糖药	纳洛酮或氟马西尼可分别诊断性地逆转阿片类和苯二氮䓬类药物。葡萄糖可以纠正低血糖症。
惊厥	苯丙胺,抗胆碱能药,抗组胺药,丁酰苯,咖啡因,樟脑,氨基甲酸酯,一氧化碳,可卡因,氰化物,乙二醇,降糖药,甲醇,3,4-亚甲基二氧甲基苯丙胺(MOMA),哌替啶,异烟肼,锂,尼古丁,有机磷酸,吩噻嗪,苯丙醇胺,三环类抗抑郁药,水杨酸盐,士的宁,茶碱,文拉法辛,大脑蘑菇(蘑菇类)	异烟肼诱发的惊厥可用吡哆醇治疗,避免使用苯妥英、磷苯妥英及巴比妥类

表 13-1	儿童中毒相关的体征和症状(续表)	
症 状	中毒原因	临床经验
心动过速	苯丙胺,咖啡因,可卡因,茶碱,一氧化碳,氰化物,硫化氢,抗胆碱能药(抗组胺药,吩噻嗪,三环类抗抑郁药和阿托品),乙醇,任何精神药物的戒断	在摄入异烟肼时,避免使用苯妥英钠,磷苯妥英钠和巴比妥类药物。
心动过缓	地高辛,有机磷,氨基甲酸酯,毒扁豆碱,β受体阻滞剂,可乐定,阿片类药物,钙通道阻滞剂,锂	

请参见**第 8 章**,以了解有关渗透压和阴离子间隙的详细讨论。

Classified using Pulsus Group, Inc. Koren G. A primer of paediatric toxic syndromes or 'toxidromes.' Paediatr Child Health. 2007;12:457-459.

在对中毒患者最初的复苏和维持生命体征的稳定过程中,除了床旁血糖水平监测或动脉血气监测外,通常不需要其他多余的实验室检查结果。在治疗最初时,阴离子间隙和渗透压、电解质、肾功能的测定以及特定药物的血清定量检测,可以为混合性中毒以及中毒成分未知的情况提供有价值的信息;而且,有助于评估对解毒剂或清除毒素方法的需求。小儿毒理学的定量测试**(见表 13-2)**应始终包括对乙酰氨基酚(扑热息痛)和水杨酸盐水平的测量,因为这些药物比较常见,摄入后可产生治疗作用,但过量摄入也有可能危及生命。药物定性监测,如通过尿液毒理学试验筛查得到的结果,可以提供确认信息,有助于评估患儿精神状态的改变情况,且可以帮助确定需要咨询的方向。我们还可以进行一些其他的检查,比如心电图、血氧饱和度的监测,毒蛇毒素的检测,及对育龄女孩的妊娠检测等。

表 13-2	小儿毒理学中常用的定量监测		
序 号	检测项目	序 号	检测项目
1	对乙酰氨基酚(扑热息痛)	8	铁
2	抗惊厥药(卡马西平、苯妥英钠、丙戊酸)	9	铅
3	巴比妥类	10	锂
4	羧基血红蛋白	11	甲醇
5	地高辛	12	高铁血红蛋白
6	乙醇	13	水杨酸盐
7	乙二醇	14	茶碱

经授权引用:© 2005 McGraw-Hill. Hoffman RJ. Laboratory testing. In:Erickson TB, Ahrens WR, Ask SE, et al., eds. Pediatric Toxicology. 1st ed. New York, NY:MCGraw-Hill, 2005:151-159.

(二)干 预

在确保中毒患儿生命体征稳定之后,特定干预措施或疗法的应用,包括解毒剂和强效清洁技术,仅限于预期确定的益处大于风险的病例。目前,在区分儿童某些药物和毒物的致死浓度方面,相关信息有限。在治疗方面,儿科的应用经验也有限,诸如脂质乳剂疗法等。因此,对中毒患儿进行积极干预的适应证可能与成年患者不同,在实施之前需要仔细考虑其适应证。

下一步治疗就是清除毒物,从而限制毒素的进一步吸收,方法包括胃肠道清洁、内环境清除和皮肤外部清除等。

(三)胃肠道清洁

胃肠道(gastrointestinal,GI)清洁是指使胃肠道中所摄入毒素吸收最小化的措施。纵观历史,胃肠道清洁的方法已经有很多种,包括排空胃(强迫呕吐或洗胃)、胃内毒素中和(最常见的是通过单剂量或多剂量活性炭),增加肠蠕动以加快毒素的清除,减少肠道停留吸收时间(全肠冲洗或通便)。随着临床实践的进展以及对清除的功效、风险和益处认识的积累,许多方法现已不再被使用。尚无任何临床对照试验研究证明"常规"胃肠道清洁可降低中毒患者的病死率。然而,有证据表明,胃肠道清洁可能会减少毒素的吸收,并且在某些情况下可能会有所帮助。决定是否进行胃肠道清洁的依据是所摄入的毒物特性,从摄入到治疗的时间,出现的症状,以及预估的中毒程度。

1. 催吐剂

催吐剂的作用不大,还有可能影响活性炭的作用,并可能导致并发症,如吸入性肺炎。因此,美国儿科学会和美国临床毒理学学会(American Academy of Clinical Toxicology)已不再建议使用催吐剂。

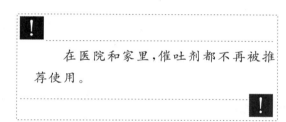

在医院和家里,催吐剂都不再被推荐使用。

2. 洗胃

洗胃(用胃管灌生理盐水或者水)一般没有明确的适应证,并且研究表明其对预后没有改善作用。因此,美国临床毒理学学会不建议常规应用洗胃的方法。对于已知摄入过量药物并且有生命危险的患者,只有在明确洗胃有确定的预期益处且存在以下情况之一时,才可以进行洗胃:该物质不与活性炭结合;使用活性炭已明显太迟或错过了最佳的使用时间点;患儿在摄入后 1 小时内没有明显的中枢神经系统症状;或者即使是稍微地

洗胃的禁忌证包括:
■ 摄入腐蚀性物质、大的异物或尖锐物体。
■ 无法保护气道安全。
■ 毒物可能不在胃内。

降低摄入剂量也能改变预后,例如摄入钙通道阻滞剂或锂时。洗胃的禁忌证包括:食入腐蚀性的碱性药剂;存在大的异物和锋利的物体;无法进行呼吸道保护时;药物可能不在胃里。洗胃的并发症包括误吸,食管或胃穿孔,操作中氧合降低,低钠血症和水中毒。气管插管可以减少误吸但不能完全杜绝误吸的发生。

3. 活性炭

活性炭(activated charcoal,AC)具有更大的颗粒表面面积,可以吸附胃肠道的毒素。活性炭的使用最好是在中毒的早期(摄入后 1 小时内),且在出现并发症状(尤其中枢神经系统症状)之

前。然而，中毒患者因为胃吸收和排空减慢，所以延迟给予活性炭也可能使患者获益。另外，延迟应用活性炭对治疗水杨酸中毒也是有益处的。活性炭的推荐剂量为 1g/kg，最大推荐剂量为 50g。活性炭对大多数片剂药物中毒有效，但是对铁、锂、醇、强酸、强碱、氰化物、许多农药和碳氢化合物无效。但是，当摄入以上物质时，仍然是可以使用活性炭的。研究已经证实，在卡马西平、氨苯砜、苯巴比妥、水杨酸盐、苯妥英钠、奎宁和茶碱等摄入过多而危及生命时，多次给予活性炭可以降低毒素的血液含量，并缩短毒素的肝肠和肠胃循环时间。但是，尚未证明多次给予活性炭可改善患者预后。由于存在误吸风险，所以除非做到气道保护或已气管插管，否则不应使用活性炭。对疑有肠梗阻或穿孔的患者，禁用活性炭。

4. 全肠道灌洗

用聚乙二醇溶液（口服或经鼻胃管）进行全肠道灌洗（whole bowel irrigation，WBI），可通过快速的导泻作用，排出胃肠道内容物，但没有明确临床证据表明其可改善预后。在缓释性或肠溶性药物以及活性炭吸附效果不好的药物（例如铁、锂和铅）摄入存在潜在毒性时，可以考虑使用全肠道灌洗。全肠道灌洗还可促进清除"身体带毒"中的毒品。幼儿的灌洗速度一般为 0.5L/h，大龄儿童和青少年的灌洗速度一般为 1.5～2L/h，直到肠道流出液变清（通常在灌洗 4～6 小时后）。灌洗液可以使活性炭释放毒素，并可能干扰其功效；因此，活性炭应该在全肠道灌洗之前应用。全肠道灌洗的禁忌证包括肠闭塞、肠穿孔、血流动力学不稳定和气道不受保护的情况。

5. 导泻

目前尚无导泻药物单独使用或联合使用的有益证据，所以不建议在儿童中常规使用导泻药物。然而，因为水杨酸盐会逐渐从活性炭中释放出来，而使水杨酸盐水平增加，所以合理的做法是联合使用山梨醇和活性炭。山梨糖醇的肠道停留时间比任何镁制剂都短。

> **！**
> 目前，还没有证据证明单独使用泻药有益处，不建议在中毒患儿中常规使用泻药。
> **！**

（四）强化清除

我们可以通过利尿、碱化尿液、血液透析、持续肾脏替代疗法和活性炭血液灌流，进一步增强毒素的清除。以上方法的功效各不相同，如何选择主要取决于毒素的分布量和通常的清除途径。利尿已被证明是无效的，不建议使用。碱化尿液可以增加对误食弱酸类毒物（如水杨酸盐和苯巴比妥）的清除。通过静脉注射碳酸氢钠碱化尿液的一般目标是使尿液 pH 维持在 7.5 以上。

对于某些高危险的毒物，可以采取体外措施。比如，可以采取血液透析来进一步清除体内毒素。血液透析使用半透膜，利用浓度梯度去除血液中

> **！**
> 注意！对昏迷、肾功能衰竭或生命体征进行性不稳定的患者，可以考虑应用血液透析治疗：
> ■ 乙二醇
> ■ 甲醇
> ■ 苯巴比妥
> ■ 普鲁卡因胺
> ■ 水杨酸类
> **！**

的特定毒素。血液透析适用于相对分子质量小、水溶性、分布体积小且蛋白质程度不高的毒素。

适合应用血液透析的患者包括因中毒导致肾衰竭、昏迷或进行性生命体征不稳定的患者，并且毒物符合适当的药代动力学标准。适合血液透析的药物和毒物包括乙二醇、甲醇、苯巴比妥、普鲁卡因胺、锂、丙戊酸、卡马西平和水杨酸盐等。

活性炭血液灌流使用类似墨盒类的装置来清除血液中的毒素，可用于涉及卡马西平、苯巴比妥、普鲁卡因胺和茶碱的药物过量。

（五）脂质乳化剂疗法

目前，脂质乳化剂疗法（lipid emulsion therapy，LET）可以作为亲脂性药物（例如麻醉药、钙通道阻滞剂和三环类抗抑郁药）的解毒剂。该疗法具有许多已知的并发症，包括：血脂紊乱，胰腺炎和相关的腹痛，恶心和（或）呕吐，以及急性呼吸窘迫综合征。由于脂质乳化剂疗法的相关数据有限，所以其仅限用于血流动力学不稳定的支持治疗未能成功的患者。

（六）体外清除

必须将患儿从污染环境中移开。若患儿眼部遭到污染，则需要用大量的水清洗。如果皮肤接触到毒素，则必须尽快清除所有的残余毒物，同时也要注意保护其他人免受伤害，包括医疗工作人员。对大多数毒素清除来说，可以将患者全身脱光后用大量温度适宜的肥皂水清洗。这样做，一般来说是安全的，但对于某些粉末的化学毒物却并不安全。在清洗时，必须注意维持孩子的核心体温，以避免发生低体温。污染的衣服和冲洗后的废水可能造成二次污染，需要妥善处理。如果毒物为挥发性物质，那么患者呼出的气体、呕吐物和粪便也是有毒的，均应该谨慎处理。

二、中毒症候群

儿童最常见的中毒症候群见**表 13-3**。导致中毒入院的娱乐性毒品见**表 13-4**。

表 13-3　常见急性中毒综合征

中毒综合征	血压	脉搏	呼吸	体温	神志	瞳孔	肠鸣音	出汗	反射	其他	常见的药物
					症状和体征						
抗胆碱能	N↑	↑	±	↑	谵妄	↑	↓	↓	N	黏膜干燥；皮肤潮红；尿潴留；语言不清；动作机械；记忆法："眼睛目盲、精神错乱、面红耳赤、燥热难耐、骨瘦如柴"	抗组胺药，阿托品，抗精神病药，东莨菪碱，三环类抗抑郁药
胆碱能（毒蕈碱型，M型）	±	↓	N↑	N↓	正常或沮丧	N↓	↑	↑	N	简记为 SLUDGE：唾液分泌，流泪，排尿，腹泻、胃肠道不适和呕吐；支气管分泌物	有机磷酸盐，毒扁豆碱，毛果芸香碱，溴吡斯的明

| 表 13-3 | | | | | | | 常见中毒综合征(续表) | | | | |

中毒综合征	血压	脉搏	呼吸	体温	神志	瞳孔	肠鸣音	出汗	反射	其他	常见的药物
胆碱能(烟碱型，N)	↑	↑	±	N	沮丧	↑	±	N↑	↑	肌肉震颤，麻痹，腹痛，头痛	尼古丁
阿片类	N↓	N↓	↓↓	N↓	沮丧	↓	↓	N	N↓	阿片反应(哌替啶、曲马朵)可能不会引起瞳孔缩小	阿片类药物、海洛因
镇静催眠	N↓	N↓	N↓	N↓	沮丧	N↓		↑	N↓	共济失调	苯巴比妥、苯二氮䓬类、氯硝西泮、阿普唑仑
拟交感神经	↑	↑	↑	↑	亢奋	↑	N↑	↑	↑	震颤，癫痫发作	可卡因、安非他明、苯丙胺、苯环己哌啶、茶碱
5-羟色胺并发症	↑	↑	N↑	N↑	多变	↑	N↑	↑	↑	下肢强直、阵挛	西酞普兰，氟西汀，帕罗西汀，舍曲林
戒断反应(酒精/镇静催眠药)	↑	↑↑	↑	↑	躁动不安	↑	↑	↑	↑	震颤，癫痫发作	乙醇，巴比妥酸盐，苯二氮䓬类
阿片类戒断反应	↑	↑	N	N	正常，焦虑	↑	↑	↑	N	呕吐，勃起，寒战，腹泻，打哈欠	阿片类药物

注："↑"指增加；"↑↑"指剧烈增加；"N↑"指无变化或增加；"±"指可变；"N"指变化不大；"↓"指减少；"N↓"指无变化或减少。

SLUDGE：salivation，lacrimation，urination，diarrhea，GI upset and emesis；bronchorrhea；唾液分泌，流泪，排尿，腹泻、胃肠道不适和呕吐；支气管分泌物

| 表 13-4 | | | 常见娱乐性毒品 |

娱乐性毒品	毒性机制	临床表现	管 理
苯丙胺(例如，甲基苯丙胺，对甲氧基苯丙胺)Speed，meth，ice，uppers，death	拟交感神经药：肾上腺素受体激动剂	心血管：心动过速，高血压，心律失常，冠状动脉缺血；代谢：发热，横纹肌溶解，出汗；中枢神经系统：癫痫发作，颅内出血	• 支持治疗和监测体征 • 液体和电解质平衡 • 苯二氮䓬类药物，可用于癫痫发作、高血压和镇静 • 主动降温措施(冰袋)；可能需要镇静和肌松 • 碳酸氢钠，治疗广泛性的心律失常

表 13-4	常见娱乐性毒品 (续表)		
娱乐性毒品	毒性机制	临床表现	管 理
摇头丸〔3,4-亚甲基二氧甲基苯丙胺 (3,4-methylene-dioxmethamphetamine, MOMA)〕XTC,E,Eccies, adam	拟交感神经作用, 血清素能,SIADH	参见苯丙胺＋低钠血症,癫痫发作,磨牙症	• 避免使用 β 受体阻滞剂和苯妥英钠
可卡因 Snow,crack,coke, rock	拟交感神经作用, 局部麻醉作用,心脏钠通道阻滞	见苯丙胺类	• 降压药 • 硝酸盐和阿片类镇痛,用于冠脉缺血 • 碳酸氢钠,治疗广泛性心律失常
氯胺酮(类似芬可定) Special K,Vitamin K,ket, catvalium	拟交感神经作用	参见苯丙胺＋感觉直觉改变,外伤和创伤,急诊症状	• 考虑多主体滥用
右美沙芬 DM,DEX	前血清素能	解离性"高",烦躁不安;如果与 MADI 或 SSRI 一起服用,表现 5-羟色胺综合征	• 如果联合产品含有抗组胺药,则患者可能会出现抗胆碱能的症状 • 检查对乙酰氨基苯酚水平
硝酸盐(硝酸戊酯,硝酸丁酯)Blue bottles,poppers, liquid incense	血管舒张,血红素部分氧化	低血压,晕厥,高铁血红蛋白血症	• 支持护理,亚甲蓝用于高铁血红蛋白血症
羟基丁酸 GHB,GBH-grievous bodily harm,easy lay,liquid G	GABA 受体激动剂	镇静,昏迷,肌阵挛,癫痫发作	• 支持治疗
苯二氮䓬类 Valium,Xanax, Ativan	GABA 受体激动剂	镇静,昏迷,低血压	• 支持治疗,氟马西尼
抗胆碱药 Angels trumpet, Datura sp	毒蕈碱受体阻滞剂	谵妄,皮肤黏膜干燥(不能出汗),皮肤潮红,高热,视觉障碍(瞳孔大,晶状体调节功能丧失),尿潴留(眼瞎目盲、精神错乱、面红耳赤、燥热难耐、骨瘦如柴)	• 减少刺激,苯二氮䓬类,毒扁豆碱
亚甲二氧吡咯戊酮 (Methylene-dioxypyrovalerone, MDPV),甲苯丙胺 Bath Salts, Ivory Wave,Vanilla Sky	交感神经兴奋	参见苯丙胺＋极度的精神状态改变,出汗,瞳孔散大,肌肉震颤和痉挛,脑卒中,呼吸衰竭,脑水肿,心力衰竭。严重的惊恐发作,躁动,妄想症,幻觉和暴力行为	• 支持治疗 • 苯二氮䓬类药物〔镇静和(或)控制癫痫发作〕 • 静脉输液,尤其当疑有横纹肌溶解时

表 13-4	常见娱乐性毒品（续表）		
娱乐性毒品	毒性机制	临床表现	管理
二氢脱氧吗啡-D,去甲吗啡 *Crocodile*	比吗啡强 8～15 倍,尤其在含有杂质时	类似于吗啡＋注射部位的皮肤变灰色和绿色、粗糙、剥落,类似于鳄鱼皮。可能会导致围肢体缺血坏死并可能继发感染;有碘气味	· 支持治疗 · 纳洛酮
合成大麻素受体激动剂 *K2*, *spice*	与大麻相似,暴力行为,持续性精神病,基因毒性	高血压,肌肉痉挛,癫痫发作,震颤,发汗,精神错乱	· 积极的支持治疗; · 苯二氮䓬类控制躁动和癫痫发作 · 脑电图明确癫痫发作或无法解释的精神状态改变 · 胸痛时监测心肌酶谱

斜体重点标注了具有代表性的药名。

SIADH,syndrome of inappropriate antidiuretic hormone secretion,抗利尿激素分泌异常综合征;MAOI, monoamine oxidase inhibitor,单胺氧化酶抑制剂;SSRI,selective serotonin reuptake inhibitor,选择性 5-羟色胺再摄取抑制剂;GBL,gamma-butyrolactone, γ-丁内酯;BD,1-2-butanediol,1-2-丁二醇;GABA,gamma-aminobutyric acidγ-氨基丁酸;AMS,altered mental status,精神状态改变; EEG,electroencephalogram,脑电图。

（一）拟交感神经中毒综合征

拟交感神经中毒综合征表现为高血压、心动过速、体温过高、癫痫发作、中枢神经系统兴奋和瞳孔散大。引起该综合征的毒品有可卡因和苯丙胺,典型的代表有甲基苯丙胺,3,4-亚甲基二氧基甲基苯丙胺（摇头丸、冰毒）和卡西酮（"浴盐"）。体格检查的其他发现包括震颤、皮肤发热、出汗、肠鸣音减低、躁动不安、妄想症、幻觉、躁狂和失眠等。主要的支持治疗是苯二氮䓬类药物和短效降压药,必要时可用于静滴。要注意监测患者发生心肌缺血、脑卒中、心律不齐和横纹肌溶解的可能。

（二）麻醉剂成瘾

过量使用麻醉药会导致中毒三联症:瞳孔缩小、呼吸抑制和意识降低。摄入海洛因、吗啡或可待因,会引起中毒三联征,以及低血压、心动过缓、体温过低、肠鸣音减低、反射减低和意识混乱。对阿片类药物中毒的治疗是支持治疗,以纳洛酮为特定解毒剂。纳洛酮的半衰期可能比阿片类药物短得多,可能需要重复给药,或在极少数情况下需要静脉输注。另外,纳洛酮可能会造成疼痛、心动过速、高血压和肺动脉高压。因此,对有肺动脉高压风险的患者应谨慎使用。对长期接触麻醉剂或毒品的患者,应用纳洛酮可能会引发严重的戒断反应。

（三）镇静或催眠药中毒

镇静或催眠药物中毒的表现有意识水平下降、呼吸抑制、心动过缓、低血压和反射减退。典型的药物包括苯二氮䓬类药物以及巴比妥类药物（较少见）。其他表现可能包括迷惑、谵妄、共济失调、视力模糊（由瞳孔缩小或瞳孔散大导致）、眼球震颤和低体温。基本的治疗方法是监测生命体征和支持治疗,并谨慎考虑使用氟马西尼,因为它可能诱发癫痫。另外,氟马西尼的半衰期相对较短,如果再次出现呼吸暂停,可能需要重复给药。以下情况不建议使用氟马西尼:①用苯二氮䓬类药物以控制癫痫发作,从而继发呼吸暂停或呼吸困难的患者;②诊断不清的昏迷患者。对过量服用三环类抗抑郁药者和经常服用苯二氮䓬类药物者,使用氟马西尼可能会诱发顽固性癫痫。

(四)抗胆碱能药物中毒

抗胆碱能中毒综合征的表现包括口渴、高热、瞳孔散大、谵妄、心动过速、呼吸急促和皮肤干燥。其中,皮肤干燥可用于区分抗胆碱能和拟交感神经性反应。该类药物主要有阿托品、苯海拉明、抗组胺药、三环类抗抑郁药和抗精神病药。许多致幻植物(如曼陀罗、天使的喇叭、金鸡菊)也是抗胆碱药。其他表现可能有高血压、精神病、舞蹈病、癫痫发作、昏迷、抑郁、精神错乱、幻觉和尿潴留等。治疗是支持性的,以降温和抗高血压治疗为重点。苯二氮䓬类药物可用于躁动的患者。

(五)胆碱能中毒综合征

胆碱能中毒综合征可以用缩写"SLUDGE"(salivation,lacrimation,urination,defecation,GI upset,emesis;流涎,流泪,尿频,大便失禁,胃肠道不适,呕吐)和"kill B's"(即 bronchorrhea,bronchospasm,bradycardia;支气管炎、支气管痉挛和心动过缓)来帮助记忆。在某些杀虫剂和神经毒性气体(如沙林)中发现的有机磷通过抑制胆碱酯酶,导致乙酰胆碱在相应组织内过度蓄积。除心动过缓、心动过速、体温过低、瞳孔缩小和支气管出血外,SLUDGE 代表毒蕈碱受体毒性;而烟碱样受体刺激会造成心动过速、高血压、全身紧束感、腹痛、意识模糊、虚弱、瘫痪、嗜睡、昏迷和瞳孔散大。儿童可能仅表现出中枢症状和心动过速(而不是心动过缓),因为其烟碱效应大于毒蕈碱效应。然而,可以通过瞳孔缩小以及呼出大蒜味来做出诊断。阿托品和解磷定均是胆碱能类中毒综合征的有效解毒剂。阿托品是毒蕈碱乙酰胆碱受体的一种竞争性抑制剂;解磷定是一种酶,能逆转毒蕈碱型和烟碱型受体的胆碱酯酶抑制,是有效的解毒剂。

三、特定的毒物及解毒剂

常见毒素及其解毒剂见**表 13-5**。但是,有必要对乙酰氨基酚(扑热息痛)和水杨酸盐的中毒进行更详细的讨论,因为对乙酰氨基酚(扑热息痛)和水杨酸盐是常见药物,根据剂量的不同可能有治疗作用,也可能致命,因此有必要详细讨论两者中毒的救治。

表 13-5	药物中毒和特定解毒剂
药 物	**解毒剂**
对乙酰氨基酚	N-乙酰半胱氨酸
苯丙胺	苯二氮䓬类
抗胆碱药	毒扁豆碱
抗胆碱酯酶	阿托品,解磷定
抗凝药	维生素 K_1,鱼精蛋白

表 13-5 **药物中毒和特定解毒剂**(续表)

药 物	解毒剂
苯二氮䓬类	氟马西尼[a]
肾上腺素能阻滞剂	胰高血糖素
肉毒梭菌	肉毒抗毒素，肉毒杆菌免疫球蛋白（botulism immune globulin，BIG）
钙离子通道阻滞剂	钙剂，胰高血糖素，胰岛素
氨基甲酸酯	阿托品，解磷定
一氧化碳	氧气，高压氧
胆碱能	阿托品，解磷定
可卡因	苯二氮䓬类
氰化物	戊基和亚硝酸钠，硫代硫酸盐，羟考拉巴明
地高辛	地高辛特异的 Fab 片段
乙二醇	甲吡唑，乙醇
重金属	二巯丙醇，乙二胺四乙酸（ethylenediaminetetraacetic acid，EDTA），青霉素，2,3-二巯基琥珀酸（2,3-dimercaptosuccinic acid，DMSA）
肝素	鱼精蛋白
降糖药	葡萄糖，奥曲肽，胰高血糖素
铁剂	去铁胺
异烟肼	吡哆醇
铅	2,3-二巯基琥珀酸，二巯丙醇（英国抗路易斯毒气剂）
锂	血液透析
甲醇	甲吡唑，乙醇
高铁血红蛋白	亚甲蓝
亚硝酸盐	亚甲蓝
阿片类药物	纳洛酮、纳美芬
有机磷酸盐	阿托品，普利膦
吩噻嗪	苯海拉明
水杨酸酯	碳酸氢钠，血液透析
磺脲类	葡萄糖，奥曲肽
茶碱	活性炭，血液灌流
三环类抗抑郁药	碳酸氢钠
华法林衍生物	维生素 K_1，新鲜冷冻血浆

注：[a] 氟马西尼在用于长期使用苯二氮䓬类药物或过量使用三环类抗抑郁药的患者时，可能会引起癫痫发作。

（一）对乙酰氨基酚（扑热息痛）

对乙酰氨基酚应用广泛，是最常见的过量服用药物之一，也是发达国家中毒绝对死亡人数最高的原因。对乙酰氨基酚在数百种处方和非处方的单剂或复合制剂的镇痛药中都含有。由于对乙酰氨基酚是肝损害、肝功能衰竭、死亡的常见原因,且其有效解毒剂也具有可获得性,所以人们强烈建议在所有含有对乙酰氨基酚的药物中均应给出对乙酰氨基酚的含量。

其在肝脏的代谢主要通过葡萄糖醛酸化和磺化来实现。当这些系统被毒素所抑制时,细胞色素 P450 系统会产生一种过度反应性和有毒的代谢产物——N-乙酰基-对-苯醌亚胺(N-acetyl-para-benzoquinone imine,NAPQI),肝脏的谷胱甘肽会将其还原成无毒的代谢产物。但是当谷胱甘肽储备耗尽时,NAPQI 会蓄积并引起肝细胞损伤。由于儿童的谷胱甘肽含量比成年人多,所以儿童受到的致命毒性相对较小。

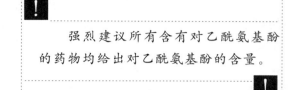

> 强烈建议所有含有对乙酰氨基酚的药物均给出对乙酰氨基酚的含量。

对乙酰氨基酚的摄入剂量达到 150mg/kg 可能就具有毒性。然而,在谷胱甘肽耗竭(即营养不良)和慢性肝病患儿,即使小得多的剂量,也可能是致命的。应在摄入后 4 小时或之后尽快获取血药浓度水平,以绘制 Rumack-Matthew 列线图评估药物毒性风险。在摄入后 4 小时之内的浓度水平不能用这个列线图来解释,因为一次急性摄入不会发生分布。如果考虑是缓释制剂,则应在第一次浓度测定后的 4 小时进行第二次浓度测定。然而,该列线图仅适用于急性药物暴露,不适用于长期应用对乙酰氨基酚治疗的患者。对乙酰氨基酚中毒的解毒剂是 N-乙酰半胱氨酸(N-acetylcysteine,NAC)。N-乙酰半胱氨酸可作为谷胱甘肽的前体,并通过其他机制增加无毒的硫酸化代谢。N-乙酰半胱氨酸有口服和静脉给药两种方式。在对乙酰氨基酚摄入后 8 小时内应用 N-乙酰半胱氨酸最有效;但

> 对乙酰氨基酚中毒:
> - 对乙酰氨基酚的剂量达到 150mg/kg 具有致命性;但对于营养不良和慢性肝病的患儿,比这小得多的剂量也是有致命性的。
> - 在服药后 4 小时及以后,尽快获得血药浓度水平。
>
> RX:
> - 在 1 小时内可以使用活性炭。
> - 在对乙酰氨基酚中毒后的最初 8 小时内,可以经静脉给予 N-乙酰半胱氨酸;或者在无法静脉给药时,可以口服 N-乙酰半胱氨酸。

在任何时候,只要考虑有对乙酰氨基酚中毒的可能,就应该应用 N-乙酰半胱氨酸。

在将 N-乙酰半胱氨酸用于治疗对乙酰氨基酚急性中毒患者的过程中,即使治疗时患者对乙酰氨基酚的血药浓度成为负值,也应该完成整个治疗过程,因为 N-乙酰半胱氨酸主要针对对乙酰氨基酚的代谢物进行治疗,而不是对乙酰氨基酚本身。

活性炭会与 N-乙酰半胱氨酸结合,但是活性炭结合致 N-乙酰半胱氨酸失活在临床上并不显著。因此,在单独的或与其他药物混合的对乙酰氨基酚中毒的 4 小时之内,不应该使用活性炭。

(二)水杨酸盐

尽管水杨酸盐中毒的总体发生率有所下降,但 2014 年美国仍然有 15 人因此死亡。这类药物潜在的风险在于,许多非处方的口服和局部制剂中含有水杨酸盐,例如水杨酸铋和水杨酸甲酯。水杨酸盐中毒的生理反应是通过直接刺激延髓引起呼吸性碱中毒,然后通过多种机制增加阴离子间隙导致代谢性酸中毒。因此,经验不足的医生可能会被最初的血气分析结果所误导。患者的临床表现有恶心、呕吐、耳鸣、脑水肿、中枢神经系统紊乱、体温过高、凝血功能异常、肺水肿、呼

吸急促、心动过速、肝毒性、横纹肌溶解、低血糖、低钾血症和脱水等。婴儿和儿童可能不出现最初的呼吸性碱中毒。

水杨酸盐摄入剂量超过 150mg/kg，应该被考虑为中毒。当水杨酸盐浓度不易监测时，可以用以下两个方法来判断：①氯化铁试验：只要有水杨酸盐存在，将 1～2 滴氯化铁滴加至 1mL 尿液中就会呈紫色；②Phenistix 试验（Miles Laboratories）：产生棕色颜色变化。当然，要确定治疗方案，定量试验也是很有必要的。在急性中毒时，水杨酸盐血清浓度达到 30mg/dL（2.15mmol/L）以上，通常就会出现症状。治疗目标包括稳定心肺功能、避免继续吸收、纠正体液失衡、纠正酸碱代谢异常，以及促进排泄和药物清除。治疗方案包括急性过量时排空胃以清洁胃肠道和应用活性炭。首先，最重要的是积极的液体复苏。使尿液 pH 值保持在 7.5～8 以维持电解质稳定，应在水杨酸盐血清浓度＞40mg/dL（2.2mmol/L）或存在水杨酸中毒症状和体征时碱化尿液，从而防止毒素在肾小管重吸收。不推荐使用乙酰唑胺，尽管它可以碱化尿液，但它可以使血清酸化。

> !
>
> 水杨酸盐中毒：
>
> 1. 摄入量＞150mg/kg。
>
> 2. 水杨酸盐血清浓度＞30mg/dL。
>
> 处理处方：
>
> 1. 排空胃肠和应用活性炭。
>
> 2. 当水杨酸盐血清浓度＞40mg/dL 时，碱化尿液。
>
> 3. 在急性摄入的水杨酸盐血清浓度＞100mg/dL，慢性摄入的水杨酸盐血清浓度＞60mg/dL 时，考虑血液透析。
>
> !

如果出现以下情况，提示存在严重中毒：急性中毒的水杨酸盐血清浓度＞100mg/dL（7.14mmol/L）或慢性摄入的水杨酸盐血清浓度＞40mg/dL，出现严重的神经毒性（躁动、昏迷、惊厥）、肾衰竭、肺水肿或循环功能不稳定。急性中毒患者的水杨酸盐血清浓度＞100mg/dL（7.14mmol/L）就应该进行透析。在慢性中毒中，血清水平不能准确地预测疾病的严重程度；然而，水杨酸盐血清浓度＞60mg/dL（4.3mmol/L）可能是透析的相对指征，如果出现癫痫发作、精神状态改变、难治性酸中毒或尽管有足够的支持治疗但病情仍进一步恶化，也可能是透析的相对指征。

（三）抗蛇毒血清

抗蛇毒血清可用于治疗某些爬行动物和节肢动物的毒素中毒。所有的毒液都是复杂的混合物，任何出现症状的叮咬都提示毒素中毒，并有可能会导致严重的多系统反应。儿童中毒后的反应要比成年人严重，因为儿童的体型较小，相对的毒素摄入就要多，其风险要比成年人高。大多数抗蛇毒血清蛋白是纯化的多价免疫球蛋白，是通过向专用的马匹或绵羊中注射少量毒液而产生的。作为外源蛋白质，抗蛇毒素有诱发超敏反应的风险，包括Ⅰ型（免疫球蛋白E介导的超敏反应）和Ⅲ型（免疫复合物介导的超敏反应）。鉴于此，并考虑成本问题，仅在有明确中毒症状的情况下才使用抗蛇毒血清，而不是在咬伤后就用。目前，对澳大利亚、欧洲和北美的大多数毒蛇，亚洲、非洲和南美的许多蛇，各种节肢动物，以及澳大利亚盒装水母（Chironex fleckeri）和石鱼，有各自对应的高质量的抗蛇毒血清。重要的是要确保在被咬伤中毒时匹配使用相应的抗蛇毒血清，并且储存要恰当，并且是由信誉良好的商家提供的正规产品。在一些国家，尤其是亚洲和非洲的一些国家，假冒伪劣的抗蛇毒素血清也是一个严重的问题。

儿童和青少年中毒管理的要点

- 在中毒复苏 ABCD 后,对于意识水平降低的患者,应考虑给予葡萄糖、纳洛酮或氟马西尼。
- 对任何有慢性苯二氮䓬类或麻醉药物使用史的患者,均不应给予氟马西尼或纳洛酮,给药可能会导致戒断反应。
- 初始的血液检查应包括对乙酰氨基酚和水杨酸盐的含量检测,因为这些药物是常见的可治疗又可能致命的药物。
- 催吐剂(土根糖浆)已不再被建议使用。
- 是否进行洗胃取决于所摄入毒素的性质、从摄入到治疗的时间、出现的症状以及预估的中毒程度。
- 了解常见的中毒综合征症状可以帮助快速诊断,并对中毒患者及时启动有针对性的治疗。

 # 推荐阅读

1. Benson B, Hoppu K, Troutman WG, et al. Position paper update: gastric lavage for gastrointestinal decontamination. Clin Toxicol (Phila), 2013, 51: 140-146.

2. Beuhler MC, Gala PK, Wolfe HA, et al. Laundry detergent "pod" ingestions: a case series and discussion of recent literature. PediatrEmerg Care, 2013, 29: 743-747.

3. Bond GR, Woodward RV, Ho M. The growing impact of pediatric pharmaceutical poisoning. J Pediatr, 2012, 160: 265-270.

4. Burghardt LC, Ayers JW, Brownstein JS, et al. Adult prescription drug use and pediatric medication exposures and poisonings. Pediatrics, 2013, 132: 18-27.

5. Calello DR, Henretig FM. Pediatric toxicology: specialized approach to the poisoned child. Emerg Med Clin North Am, 2014, 32: 29-52.

6. Gosselin S, Morris M, Miller-Nesbitt A, et al.; AACT Lipid Emulsion Therapy Workgroup. Methodology for AACT evidence-based recommendations on the use of intravenous lipid emulsion therapy in poisoning. Clin Toxicol (Phila), 2015, 53: 557-564.

7. Green S, Harris C, Singer J. Gastrointestinal decontamination of the poisoned patient. Pediatr Emerg Care, 2008, 24: 176-186.

8. Juurlink DN. Activated charcoal for acute overdose: a reappraisal. Br J Clin Pharmacol, 2016, 81: 482-487.

9. Litovitz T, Whitaker N, Clark L, et al. Emerging battery-ingestion hazard: clinical implications. Pediatrics, 2010, 125: 1168-1177.

10. Madden MA. Pediatric toxicology: emerging trends. J Pediatr Intensive Care, 2015, 4: 103-110.

11. Michael JB, Sztajnkrycer MD. Deadly pediatric poisons: nine common agents that kill at low doses. Emerg Med Clin North Am, 2004, 22: 1019-1050.

12. Mowry JB，Spyker DA，Brooks DE，et al. 2014 annual report of the American Association of Poison Control Centers，National Poison Data System（NPDS）：32nd annual report. Clin Toxicol（Phila），2015，53：962-1147.

13. Ong GY. A simple modified bicarbonate regimen for urine alkalinization in moderate pediatric salicylate poisoning in the emergency department. Pediatr Emerg Care，2011，27：306-308.

14. Rosenbaum CD，Carreiro SR，Babu KM. Here today，gone tomorrow ... and back again? A review of herbal marijuana alternatives（K2，Spice），synthetic cathinones（bath salts），kratom，Salvia divinorum，methoxetamine，and piperazines. J Med Toxicol，2012，8：15-32.

15. Spiller HA，Beuhler MC，Ryan ML，et al. Evaluation of changes in poisoning in young children：2000 to 2010. Pediatr Emerg Care，2013，29：635-640.

16. Thanacoody R，Caravati EM，Troutman B，et al. Position paper update：whole bowel irrigation for gastrointestinal decontamination of overdose patients. Clin Toxicol（Phila），2015，53：5-12.

17. Wang RZ，VashisthaV，Kaur S，et al. Serotonin syndrome：preventing，recognizing，and treating it. Cleve Clinic J Med，2016，83：810-817.

18. Woo TM，Hanley JR. "How high do they look"：identification and treatment of common ingestions in adolescents. J Pediatr Health Care，2013，27：135-144.

（武小寓 翻译）

第 14 章

危重症儿童转运

 目　标

- 描述儿童院内和院际间安全转运的关键要素。
- 概述安全转运急危重症儿童的沟通过程。
- 详细说明转出机构需要向转运团队和接收单位提供的信息,以促进患儿病情稳定、适当交接和及时转运。
- 概述转院前稳定急危重症患儿的方法。
- 识别影响转运团队组成和转运方式的因素。
- 预测并识别与转运相关的严重问题和并发症。
- 描述远程医疗和其他先进技术在患者转运中的作用和机会。
- 详细列出并确定安全转运和最佳结果所需的设备和监护。

 病例分析

　　患儿,男,4 岁,因呼吸窘迫和血流动力学受损而插管,目前正被转运送往一家区域性儿童医院。该患儿正在接受静脉输液、镇静剂和血管活性药物的治疗。在转运过程中,该患儿出现低血压、灌注恶化。

检测

　　—该患儿的生理状况如何?

　　—最可能的诊断和最坏的诊断是什么?

干预

　　—稳定该患儿的首要任务是什么?

重新评估

　　—目前的治疗策略有效吗?

　　—该患儿是否需要其他治疗措施?

有效沟通

　　—应向医疗管理人员传达哪些信息?

　　—在转运该患儿时,应配备何种设备?

团队合作

　　—你将如何实施治疗策略?

　　—谁来做,做什么,何时做?

273

一、引　言

　　由于在现有医疗点无法获得所需要的医疗护理，如诊断科、手术室、医院内的专科或其他医疗设施所提供的医疗护理，所以急危重症患儿应被转运至相应的医疗机构；但在转运过程中，患儿的发病和死亡风险增加。转运这些患儿的决定基于对潜在利益和对转运本身潜在风险的评估。风险并非仅限对患者，在一定程度上可能还会延伸至随行人员。通过仔细规划、使用适当的合格人员、提供适当的设备和最佳的时间安排，可以将转运风险降到最低。

> **!**
> 　　通过仔细地规划，选用适当的运输方式、合格的人员，以及选择和准备相应的设备，可以将运输过程对患儿的风险降到最低。
> **!**

二、一般考虑

　　最初，大多数最危重或受伤的患儿被送往最近的医疗机构进行初步稳定处理。一旦病情稳定，这些患儿中的许多人需要被送往一个具有适当医疗护理水平和专业知识的医疗机构。医院间转运服务是儿童急救和重症监护过程中的一个重要环节，将患儿的最初病情稳定与三级医护中心的最佳医疗照护联系起来。医院之间的转运应该是从较低级别医疗机构往较高级别医疗机构进行。

　　在转运过程中，患者的病情存在不稳定和恶化的潜在风险。因此，对不太可能改变管理或结果的诊断检查或操作程序的转运，必须质疑。在可能的情况下，诊断检查或简单的操作应在床旁进行，以避免转运相关的风险。

　　根据培训和技能情况选择转运团队，并装备可用的设备和用品，以满足当前的或预期的紧急救护需求。在转运过程中，在监控或维护患者重要生理功能时，应将干扰减至最小。在理想情况下，所有危重患儿的转运，无论是院内还是院间，都应由受过专门训练的人员进行。然而，在农村或严峻的环境中，这并不总是可能的，当地资源可能决定了团队的组成和转运方式。

　　鉴于并非所有转运机构都能联接专门的儿科重症监护转运团队，应制订使用当地可用资源的应急计划，并经常审查。美国儿科学会（American Academy of Pediatrics，AAP）和重症监护医学学会（Society of Critical Care Medicine，SCCM）制定了严格的、有组织的转运服务标准。其他专业组织，如空中医学医师协会（Air Medical Physician Association，AMPA）、空中和地面运输护士协会（Air and Surface Transport Nurse Association，ASTNA）和国际飞行护理人员协会（International Association of Flight Paramedics，IAFP）继续制定标准，并为空中和地面的转运团队提供资源。自 1999 年以来，医疗运输系统认证委员会（Commission of Accreditation of Medical Transport System，CAMTS）一直是美国转运业的主要认证机构，该实体为转运的各个方面提供指导。截至 2017 年 2 月，全美共有 183 个转运团队获得认证。空中和地面运输护士协会与国际飞行护理人员协会为转运团队配置、安全措施和一般标准提供培训和指导。他们还为那些在危重病转运团队工作的注册护士和急救人员提供了预先认证的机会。

　　对于无法联系到有组织的儿科重症监护转运团队的机构，可通过以下 4 个步骤制订全面有效的医院间转运计划。

1.形成一个由医生、护士、呼吸治疗师、医院管理人员和当地紧急医疗服务人员组成的多学科团队来计划和协调转运过程。

2.团队进行转运需求评估,重点关注患者人口统计学数据、转运数量、转运模式、可用资源(人员、设备、紧急医疗服务、通信)和接收单位的设施。

3.制订一个标准化的转运计划,包括医疗管理协议,以涵盖在运输途中患者出现意外的紧急情况或病情恶化情况下的处理。

4.使用后定期评估和完善转运计划,并定期使用标准质量改进流程。

在转运至三级医疗机构时,应与接诊者协调,以确保患儿转运途中的安全并以稳定或改善的状态到达。在理想情况下,转运过程应有专人指导,或能与有经验的或经过儿科急救医学或儿科重症监护方面专门培训的医生保持沟通。

> **!** 转运方式和转运团队的组成应基于患儿个体所需医治的紧急性和复杂性。 **!**

危重症患儿的转运方式是综合救护的一个重要方面。地面救护车、直升机和固定翼飞机是可用于医疗机构之间转运的主要交通工具。另外,根据地理位置和资源,可能需要其他交通工具,包括但不限于船只、私人车辆、手推车和自行车。随行团队的组成也取决于当地的可用资源,并应包括具有丰富技能和经验的人员,以更好地满足患者转运过程中的需求。

儿科转运医学是一个较新的临床研究领域,近三十年发展迅速。美国儿科学会指出,儿科院际转运的目标是改善危重病或受伤患儿的预后,因为这些患儿离那些可以提供相应救治水平的医院有些距离。技术和运输的进步使得专门的儿科重症监护转运团队能够提供许多以前限制在重症监护病房内使用的治疗方法。这些类型的专业团队可以将与运输相关的风险降到最低,并改善结果。

每个儿科三级医疗机构都应该有一个有组织的儿科转运系统。在理想情况下,该系统是区域性的,在接受过儿科急诊医学或儿科危重症医学培训医生的指导下,进行中央性医疗监督。

三、院 内 转 运

院内转运危重症患儿的基本原因是患儿需要额外的照护,而患儿当前所在的科室不具备治疗所需要的技术和(或)相关的专家,这就需要将医院内的患儿转运到诊断检查区域、手术室或儿科重症监护室(pediatric intensive care unit,PICU)。由于转运过程可能给患儿带来风险,所以转运过程

> **!** 院内和院际转运的关键要素是规划、沟通、人员、设备和转运方式。 **!**

必须组织有序且高效地进行。院内转运并非总是良性的,在转运过程中也可能发生生理性不良事件。为完成危重患儿的安全转运,需要做好协调、沟通,并提供适当的设备和监护,确保患者临床状况的稳定和防止病情恶化。

（一）院内转运的转运前沟通与合作

　　无论是在患儿转运之前还是转运完成时，医生与医生之间及护士与护士之间都要针对患儿的病情和治疗进行沟通（见附录13）。当一个患儿的管理由不同的团队承担时，无论是院内各科室单元之间的转运、诊断检查或在PICU之外进行相关的干预，都应进行详细的交接和沟通。

　　转运前应确认患儿将被转入的科室（如放射科、手术室、核医学）已做好接收准备，并可以立即开始指定的检查或测试。应通知辅助服务人员和

> **！**
>
> 　　每次转运团队成员和接受患儿的临床团队之间都会进行沟通，并通过转运过程对患儿临床救治情况进行详细交接，来实现将患儿的救治责任从一个地点转移到另一个地点。
>
> **！**

医疗团队的其他成员（如安保、呼吸治疗、护送人员）转运所需的时间以及设备和监护要求。责任医师应陪同患儿，或被告知患儿已离开PICU并有可能在医院的另一个区域发生急性不良事件。转运过程中的监护和复苏设备必须等同于PICU；如有必要，应在转运过程中提供额外的监测，以确保安全转运。医疗记录应记录转运的适应证，以及转运过程中患儿可能出现的状态和干预措施。在诊断或放射科进行操作的过程中，责任医生与转运团队之间保持沟通对于院内转运期间的患儿安全至关重要。

（二）院内转运期间的人员

　　在院内转运时，强烈建议一名危重症患儿至少有两名医务人员陪同。其中有一名陪同人员为护士，其已经完成基于能力的培训并符合儿科危重病监护护士的规定标准并且是儿科高级生命支持提供者［美国心脏协会（American Heart Association，AHA），2015年］。根据需要，另一名陪同人员可以是呼吸治疗师、注册护士或重症护理技术人员等。在转运气管插管或病情不稳定的危重症患儿时，强烈建议由接受过气道管理、高级儿科生命支持、危重病护理或相应培训的医疗专业人员（医生、护士、医生助理）陪同。

　　当一个操作或治疗过程预计时间会很长，并且接收部门也配备了经过适当培训的人员时，如果双方同意，则可以由接收部门暂时负责患儿的护理，这样可以最大限度地利用工作人员和资源。如果护理责任未进行交接，则转运陪同人员应留在患儿身边，直到患儿返回PICU或急性护理区域（如急诊室）监护。

（三）院内转运期间的仪器与监护

　　所有危重患儿都需要血压监护仪、脉搏血氧计和心脏监护仪或除颤仪。转运的患儿至少应接受连续的心电监测和脉搏血氧测定，以及血压、脉搏率和呼吸率的定期测量。对有创通气患儿，应进行呼气末二氧化碳监测。呼气末二氧化碳监测也适用于接受操作时镇静作用或有其他呼吸抑制危险因素的患儿。建议转运过程中提供与重症监护病房水平相当的监护。对特定的危重症患儿，持续的动脉内血压监测、中心静脉压和颅内压监测也可能是有益的。

　　如有可能，应使用具有存储和复制患者床边数据能力的监护仪，以便审查在手术和转运过程中所收集到的数据。转运途中监护所需的最低设备配置要求见**表14-1**。

表 14-1	转运监护中所需的最低设备配备
序　号	仪　器
1	心电监护仪
2	脉搏血氧饱和度仪
3	呼气末二氧化碳监测仪
4	具有备用电池和经皮起搏能力的除颤仪
5	氧气罐,在运输过程中有足够的供氧,外加 30 分钟的储备
6	适合婴儿、儿童和成年人的呼吸机
7	带适当尺寸面罩的复苏球囊
8	带备用电池的输液泵
9	无创血压监护仪
10	便携式吸引装置
11	标准复苏药物

呼吸道管理设备,包括适合患儿年龄和大小的复苏球囊和面罩,应随患儿携带。同样重要的是,要有充足的供氧源,以满足患儿在运输过程中的预期需求,另外还要有 30 分钟的氧气储备。

转运途中应配备标准的复苏药物,如肾上腺素和抗心律失常药物,在转运每位患儿时都要一起携带,以备在发生突发性心律失常或心搏骤停时急用。在转运患儿时,应随车携带一个更完整的有各种药理学作用的药物阵列,或者可以从位于转运线路和转运目的地的紧急复苏车或急救车上获得所需的药物。在许多医院,儿科患者与成人患者共用诊断和操作设施设备,所以在转运患儿时必须一起携带一套完整的儿科复苏设备和药物,并且在目的地也可使用。补充药物,如麻醉剂和镇静剂,应根据患儿情况具体考虑。

> **！** 在转运危重症患儿时,整个转运过程必须保持与重症监护室或急诊救护单元相同的监护水平。 **！**

转运途中的静脉输液和药物连续滴注及调节通过电池驱动的输液泵进行,应确保其电池电力供应。所有由电池供电的设备必须充满电,并在转运期间能正常工作,还应准备设备的备用电池和电源线。如果在转运过程中,能够做出医疗决策的医疗专业人员没有陪同患者,则必须制定协议或沟通机制,以便在紧急情况下由经过适当培训的人员应用药物和液体进行急救。

人工复苏球囊手动通气是医院内转运过程中最常用的通气方法。然而,便携式机械通气机正日益流行并广泛应用,因为它们能够更可靠地管理规定的每分通气量和所需的氧气浓度。对危重症患儿,经常使用默认的 100% 氧气浓度。然而,对于新生儿和先天性心脏病患者,如果他们存在单心室生理状况或依靠从右向左分流来维持系统血液循环,则必须精确地调节吸氧浓度。对于接受机械通气支持的患儿,在接收科室首选使用与 PICU 中相似的设备,否则,须将 PICU 中使用的设备运送到接收科室以满足患儿的需要。

必须注意患儿气管导管的位置,并在转运前进行放射摄片确认。不管是人工复苏球囊通气,还是转运呼吸机通气试验,都要确认氧合和通气的充分性。有时,患儿在转运过程中或在接收科室的通气模式或呼吸机设置可能与原先的达不到一致,在这种情况下,必须在转运前测试机械通气的替代模式,以确保患儿得到适当的治疗,并保持稳定。如果患儿不能安全地耐受替代治疗,则必须重新评估转运的风险和益处。

转运呼吸机必须有环路断开和气道压力过高的报警提示。对有气管切开管的患儿,转运必须非常谨慎,因为大多数家用或转运呼吸机无法感应到环路断开,警报会出现延迟。任何呼吸机都必须有备用电池电源,并且在转运过程中必须随机携带相应的电源线。

四、院际转运

危重症患儿需要院际转运的两个一般指征分别是:转诊医院缺乏资源,无法在最初稳定的情况下对患儿进行进一步的治疗护理;根据患儿的诊断或病情严重程度,患儿需要在区域儿科三级救护中心完成全面的亚专科治疗和护理。当转诊医院对患儿进行评估并确定其资源不足或需要专科支持时,应立即安排转运。

及时识别需要转运的患儿至关重要。患儿能否取得良好的预后取决于转诊医院医护人员的专业知识、工作效率以及技术支持。

延迟是安排院际转运的固有因素,特别是在需要接收医院安排专业团队来转运时。因此,对患儿临床情况恶化的可能性必须有预判和预见性,并在初步稳定期间,尽快组织一支合适的转运团队。在整个过程中,转诊医院、接收医院和转运团队之间应建立并保持牢固的开放式沟通渠道,以便以连续的方式提供建议。视频链接允许那些不在现场的人员可以看到患儿并目睹治疗过程。

> **!** 危重症或受伤患儿的转运最好由有此类救护经验的团队执行,即使为等待他们的到来可能会延长患儿在转诊医院停留的时间。 **!**

> **!** 如果转运很难达到和确保患儿充分稳定,那么被认为可能是转运的相对禁忌证。然而,问题可能是只有到达接收医院才能实现患儿真正的稳定。 **!**

在院际转运时,快速转运通常不是唯一的关注点,不能以患者的稳定为代价。转运过程所能提供的治疗护理水平也是一个重要的考虑因素,尤其在识别和预防临床恶化以及提供持续稳定方面。转运团队应该能够提供与转诊医院同等或更高水平的治疗和护理,并有能力在转运期间保持监护水平。在转运过程中应选择合适的车辆类型、运输方式和团队组成,以最大限度地满足患儿的需求(见附录13)。

医务人员必须了解当地、地区和国家关于院际转运患者的法律。美国紧急医疗和劳动法(The Emergency Medical Treatment and Labor Act,EMTALA)等联邦法规明确规定了相关医院的法律责任。经济动机驱动下的转运是非法的,会使机构和个体从业者都面临严重惩罚。根据美国法规和最佳实践要求,在院际转运前,有能力的患者、未成年儿童或无能力患者的合法授权,代理人应给予知情同意。这必须包括对转运风险和利益的公开说明,医疗记录中的文件,以及签署知情同意书。如果情况不允许,不能及时完成知情同意,则必须记录转运指征和未获得知情同意的原因。必须提前完成转运和运输协议,以防不必要的延误。空中医学医师协会开发了一个基于数据库的志愿者网站,用于交通服务部门输入数据。这项倡议被称为"GAMUT",希望能为全美20多个转运方案制定基准。

转运流程见**图 14-1**,其中包括院际转运所涉及的一系列相关事件。

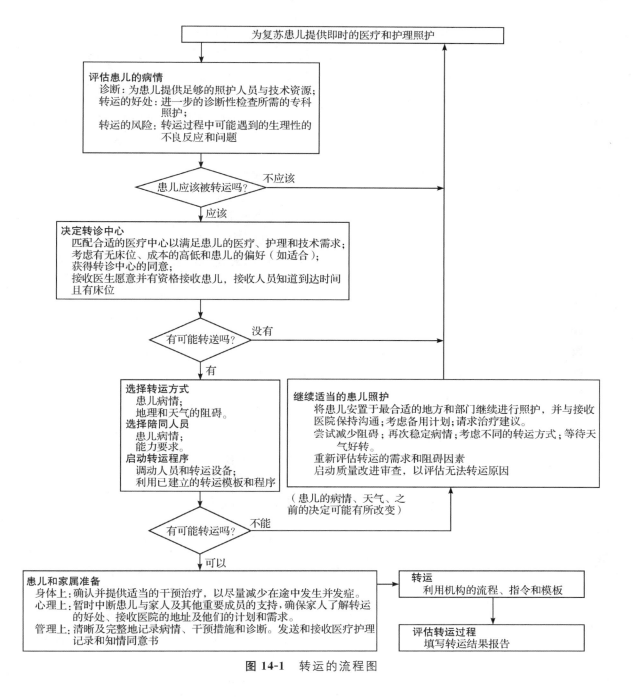

图 14-1 转运的流程图

(一)转运过程

　　一旦做出转运的决定,就必须做好患者准备,使其处于最佳的稳定状态,还必须考虑患者的病情、疾病或受伤的动态轨迹。只要有可能,就应与接收医生和运输团队讨论旨在稳定患者的医疗干预措施,气道通畅必须得到保证。

　　如有必要进行气管插管,则应由转诊医院或转运团队中最有经验的人员完成操作。一旦气道稳定且安全,就能保证充分的通气和氧合。另

> !　如果担心患儿在转运过程中难以保持气道通畅,则在转运前必须插管。　!

外,还必须对循环进行评估,确保循环处于稳定状态。保持足够的静脉通路也是很重要的一个方面。在大多数情况下,转运过程中最好保持两条功能良好的静脉输液通路。适当的温度控制必不可少,特别是当患儿在不同的建筑物之间转运或在转运车辆内时。

当患儿处于稳定状态时,医疗记录、实验室报告、放射摄片和其他任何影像学检查都应复印一份随转运患儿一起带走。在准备过程中,应至少有一位家长陪伴患儿,确保在实际转运之前获得必要的信息和知情同意。在整个转运过程中,通常至少有一位家长可以陪伴患儿。

(二)转运模式

为确保院际转运成功,应要求配备最合适的车辆类型和最佳的转运团队。院际转运通常由地面救护车、重症监护移动救护车、直升机或固定翼飞机完成,但其他运输方式可能由区域或当地资源(如私人车辆、自行车、船)决定。在为危重患儿选择最佳院际转运模式时,必须考虑以下因素。

- 诊断和病情的严重程度。
- 转运过程中病情恶化的风险。
- 团队能力。
- 到达三级救护中心的紧迫性和团队响应时间。
- 两个医院(机构)之间的距离。
- 当地的地理、天气和交通条件。
- 车辆或飞机的可用性。

在对这些因素进行权衡之后,每一个实际选择都必须考虑人力和设备资源的相对成本和可用性。

转运团队必须审查转运环境的制约因素,因为运输环境规模小而狭窄,资源有限,所以团队成员的感知觉、交流和活动范围会受到限制。

> **!**
> 缺氧是航空运输过程中遇到的最大压力源。在不加压机舱中,缺氧的风险随着高度的增加而增加。

与其他交通方式相比,地面救护车方便、相对便宜且宽敞。相对而言,地面救护车是最常见的院际转运方式,在大多数天气条件下都可以使用,途中如果需要干预或操作,随时可以停下来。在某些情况下,如特殊天气,即使医院之间的距离很长,我们也可能需要使用地面救护车进行转运。救护车通常被认为比直升机或固定翼飞机更安全,但其与地面转运相关的缺点包括长距离运输时间增加,以及存在与交通和天气相关的延误风险。

与地面救护车相比,直升机的显著优势是在100～150英里(160～240千米)的距离范围内可以更快地将患者运送到接收医院,并避免交通拥堵。当转运速度是患者管理中最重要的因素时,最好使用直升机。在直升机运输过程中,对患儿的监测和评估会非常困难。机舱内空间狭小,并且旋翼不断发出噪声和振动,限制了飞行过程中执行操作的能力。此外,直升机转运的成本比地面转运更高。另外,天气条件限制了15%的飞行时间,也限制了这种转运方式的运用。

固定翼飞机通常用于距离超过150英里(240千米)的转运。这种飞机的客舱环境可能允许对患者进行良好的监测和评估。这种飞机许多是加压的,并在控制点着陆,比在旋翼飞机内更容易对患儿进行干预。固定翼飞机转运的缺点是启动时间长(尽管这可能因飞行速度较快而被抵消），需要多次移动患者。在医院与飞机之间转运通常使用地面救护车，多次转运增加患儿发生气道恶化、静脉导管故障和设备故障等的风险。海拔也可能增加不良事件的发生风险，如缺氧、气体膨胀，以及航空运输所特有的对温度、湿度和重力的反应。

患儿对缺氧的最初代偿反应是呼吸频率和呼吸做功增加，应提供氧气补充，尤其当患儿的肺功能受损时。此外，随着海拔的升高，气体体积成比例增加，气压逐渐降低，有轻微气胸的患儿在生理上可能发展至具有临床意义的张力性气胸。同样，患儿颅内积气可能使闭合性头部损伤进一步复杂化。鼻胃管也必须与持续的吸引装置相连接，以降低胃部压力。加压设备可能需要在高空进行调整，以维持适当的负压状态。在飞机飞行前，气管导管上的高容量低压气囊应稍微放气，并在飞行期间定期检查和调整，以达到维持足够密封所需的最小容量。尽管仍有许多方面需要额外考虑，但飞行节省的时间可能可以超过潜在的风险。

（三）转运团队的配置

在到达接收医院之前，通常由转诊医院承担患儿的主要护理责任，除非转运团队是由接收医院派出的。在转运过程中，不要因任何监护水平的降低而增加患儿的风险。必须关注转运人员的资格和经验。

团队构成的变化取决于患者的需求和医院的资源。转运团队或人员的组成取决于患者的需求和医院的可用资源。该团队可能包括医生、护士、呼吸治疗师、医疗辅助人员和紧急医疗技术人员。没有哪个团队比其他团队更重要。

团队成员可能是当地紧急医疗服务人员、转诊医院的医务人员、基于医院的通常运送成年患者和创伤患者的重症监护团队，以及专门的儿科和新生儿转运团队。在组建一个特定转运团队时，患者安全和所需医疗护理的可用性是需要考虑的因素。尽管当地紧急医疗系统往往能提供快速反应的时间，但其人员通常没有受过相应培训，经验或设备不足以运送危重或受伤的患儿。转诊医院的医护人员可能会迅速调动起来，但他们的离开可能会使他们的医院处于不利地位。在移动转运环境中，儿科院前急救或重症监护方面经验有限的人员进行患者管理是很困难的。基于成年人的重症监护运输服务既能提供地面资源，也能提供飞行资源，但在照料危重患儿方面的专业知识和设备往往有限。

专业的儿科和新生儿转运系统所能提供的人员包括护士、呼吸治疗师、护理从业人员、医生和紧急医疗技术人员，他们具备监护危重患儿的技能。在转运过程中，这些专业团队能够为患儿提供最佳水平的监护，并经常提供从运输到 PICU 的连续护理。它们通常设在区域三级诊疗中心，因此到达转诊机构的速度稍慢，与其他地面运输方式相比，它们可能成本高昂。但是，并非所有地区都有这样的专业团队，而且他们可能无法使用所有类型的运输车辆。如果可以，可将这些专业团队用于运送最不稳定的患者，即使他们需要更长的时间到达或花更多的时间来稳定患者的病情。

五、院际患儿转运的准备

（一）院际转运前的协调和沟通

　　每个医院都应制订一个协议计划,包括一旦确定需要获得适当转运的大概程序。应编制一份可以管理危重症患儿的医院名称和电话号码清单,并在急诊室随时可取。如果原来接受转运的三级医疗机构不提供转运服务,则还应提供一份能够运输这些患者的交通系统的联系电话列表。

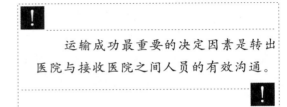

<blockquote>
运输成功最重要的决定因素是转出医院与接收医院之间人员的有效沟通。
</blockquote>

　　在危重患儿的院际转运过程中,最重要的步骤之一是初始转诊电话联系。根据交换的信息,接收医院必须确定最合适的床位分配(PICU或普通儿科楼层),并预测患者对专业诊断或治疗模式的需求。如果从接收医院调集专门的儿科转运团队,则必须确定最佳的团队组成。初始转诊电话联系的关键患儿信息应包括以下几个方面。

- 患儿的识别信息。
- 联系医师的姓名。
- 医院名称、位置和联系电话。
- 患儿生命体征和体重。
- 患儿病情简介。
- 患儿身体检查的相关结果。
- 患儿相关实验室和放射摄片结果。
- 重要干预措施的实施和患儿反应。

　　接收医院的医生可以提供进一步评估或干预的建议。在启动转运之前,接收医生必须确认接收医院有适合该患儿的资源。转运方式将由转运医生与接收医生协商,并根据患儿的病情紧急程度、时间、天气、持续稳定所需的任何医疗干预措施以及可用的人员和资源等来确定。

　　如果转运团队与转诊或接收医院无关,转诊医院的工作人员必须协助安排有效的患者转运。应联系转运提供者,以确认其可用性、能力以及转运期间患者状态和预期需求的详细信息。还应对准备和运输时间进行估算(见**表14-2**)。

表 14-2	转运团队所需要的信息
信　息	

- 患者姓名、体重、年龄、性别、出生日期
- 转出和接收医院的患者位置（医院和科室），包括地址和电话号码
- 转出和接收医院主治医师的姓名和联系电话
- 患者的基本诊断
- 运输方法（地面、固定翼飞机、直升机）
- 运输性质（婴儿培养箱、儿童担架、成人担架）
- 团队组成（团队成员的数量和所接受的训练）
- 运输方式的原因（患者严重程度、交通、距离或天气状况等）
- 运输所需或预期的设备
- 患者状况，包括已经实施的干预措施

Classified using Freedman SH, King BR. Aeromedical transport procedures. In：Henretig FM, King C, eds. Textbook of Pediatric Emergency Procedures. Baltimore, MD：William & Wilkins, 1997.

　　应向接收医院的科室提供护士对护士报告。如果接收单位不参与运输过程，则转诊医生应在患者离开前立即致电接收医生，报告最新的生命体征、当前临床状态和预计到达时间。

　　在等待转运团队到达或与转运团队协调期间，转诊医院的工作人员应确保患者已做好转运的最佳准备。应复制医疗记录、实验室和放射检查结果，继续监护和评估，并由最有经验的人员执行必要的操作程序。如果对气道通畅性或通气状态有所担心，则应予以气管插管确保气道通畅，并经影像学检查确认插管的位置。应检查所有血管内导管是否通畅，并用胶带牢固固定。在转运之前，颈椎和任何骨折部位都应该妥善固定、防止移位。在整个转运过程中，患者不应口服任何药物。对于气道未受保护的患者，应考虑使用止吐药。应将鼻胃管连接到功能正常的吸引装置。如果有临床意义的气胸或血胸，则在转运前必须插入胸腔引流管并排空液体或空气。此外，应告知患儿家属疾病或伤害的性质以及安排转运的原因，以便他们能够提供知情同意。转诊医院的职责总结见**表 14-3**。

表 14-3	转诊医院的责任
转诊医院的责任	

- 稳定患者
- 在转运开始早期就与接收医院沟通
- 通知家属并获得转出/转运的知情同意
- 安全的血管通路和气管导管
- 稳定颈椎和任何骨折（根据需要）
- 复制所有患者记录和放射学检查，包括转出病情总结、药物清单和实验室结果
- 向转运团队提供详尽的联系方式（即电话号码、电子邮件、网站），以便及时报告尚未出结果的实验室检查项目
- 如有必要，准备血液制品

（二）院际转运的人员

　　除驾驶员外，至少应有两人陪同患者。至少有一人必须是护士、医生或高级急救医疗技术人员，能够提供进一步的气道管理，包括气管插管、静脉治疗、心律失常的解释和治疗，以及基础和

高级的心脏和创伤生命支持。若医生在转运过程中不能陪在患儿身边,则转运团队必须能够与临床医生保持沟通;当患者的临床状况发生变化时,临床医生能够提供建议和开具医嘱。如果这在技术上不可行,那么团队应该有紧急抢救生命的干预措施。

(三)院际转运设备的最低要求

无论由谁运送患儿,所需的最低配置必要设备清单都需要反复审查和讨论。在理想状态下,应提前准备好儿科患者运输包并且在紧急情况下随时可用,其中应包含大小合适的设备和药物。推荐的儿科患者呼吸设备、转运设备和转运药物见**表 14-4 至表 14-6**。在院际转运期间,这些物品应随患儿携带,并且可能需要一系列设备和药物来覆盖儿科年龄谱,所提供的物品可以满足特定患者的临床需要或转运。

表 14-4　呼吸支持所需仪器的最低推荐

呼吸支持仪器的最低推荐	
· 500mL 复苏球囊	· 气管插管导丝(各 1 个):小、中、大
· 1L 带有储气阀的复苏球囊	· Magill 镊子(各 1 把):儿童,成年人
· 供氧管道:＃2	· 喉镜手柄:儿童,成年人
· 带管道和适配器的测压计	· 额外的喉镜电池和灯泡
· 鼻导管:新生儿、儿童、成人	· 胶带:1 英寸一卷
· 非重吸收面罩:儿童、成人	· 引导止血钳
· 复苏面罩(各 1 个):新生儿、婴儿、幼儿、儿科、小成人、成人	· 10mL 注射器:2 支
· 呼气末二氧化碳监测仪(一次性):儿童、成人	· 气管内插管(各 2 根):不带囊的 2.0、2.5、3.0、3.5、4.0、4.5(mm);带囊的 3.0、3.5、4.0、4.5、5.0、5.5、6.0、6.5、7.0、8.0(mm)
· 呼气末二氧化碳配件,各 1 个:气管导管接合器、供应管、儿童和成人套管	· 水溶性润滑剂
· 呼气末正压阀(可调)	· 吸引导管(各 2 根):6F、8F、10F、12F、14F
· 将复苏球囊连接到气管内导管/气管造口管的柔性适配器	· 扁桃体尖端吸引
· 口腔气道(各 1 个):5、6、7、8、9(儿科尺寸);0、1、2、3、4(成年人尺寸)	· 转接器
· 鼻罩(各 1 支):14F、16F、18F、20F、22F、24F、26F、30F	· 听诊器
· 带面罩和气管导管适配器的雾化器设置	· 持续气道正压插管装置:超小型、小型、大型
· MacIntosh 喉镜镜片:＃1、＃2、＃3、＃4	· 环状软骨切开手术包
· Miller 喉镜镜片:＃0、＃1、＃2	· 环甲膜穿刺手术包

| 表 14-5 | 转运仪器最低推荐 |

转运仪器最低推荐	
· 胶带	· 冲洗注射器（60mL），导管头
· 酒精拭子	· Kelly 夹
· 手臂板：儿童、成年人	· 各种尺寸的皮下注射针
· 动脉测压管道	· 各种尺寸的皮下注射器
· 骨内针	· 冲洗用生理盐水
· 血压袖带：新生儿、婴儿、儿童、小成年人，成年人	· 输液加压袋
· 蝴蝶针：23 号、25 号	· 带多点黏接剂或可重复使用传感器的脉搏血氧计：新生儿、
· 通信备份（如手机电话）	儿童、成人传感器
· 除颤仪电极板（儿童和成年人）或耦合剂	· Salem 鼻胃管引流袋：各种尺寸
· 床旁血糖监护检测能力	· 上下肢软约束带
· 心电图电极：婴儿、儿童、成年人	· 听诊器
· 带额外电池的手电筒	· 吸引装置
· Heimlich 阀（胸腔排气阀）	· 吸痰管
· 输液泵	· 外科敷料（如海绵、舒适纱布、编织纱布）
· 静脉输液管：儿童、成年人	· 静脉注射止血带/静脉通路
· Y 型输血管	· 剪刀
· 延伸管	· 脊柱和颈椎固定装置
· 注射泵用精密输液管	· 温度计
· 三通接头	· 无菌和非无菌手套
· 静脉留置针：14～24 号	· 胸腔引流管：12F、16F、20F、26F
· 静脉输液（塑料袋）	· 胸腔引流管插入套件
· 1000mL、500mL 生理盐水	· 鼻胃管：8F、10F、12F、14F
· 1000mL 乳酸林格液	· 导尿管和尿液收集袋
· 250mL 5％葡萄糖液	· 静脉导管部位的清洁敷料

表 14-6	转运药物最低推荐

转运药物最低推荐	
· 儿科紧急药物参考指南	· 利多卡因,2g/10mL
· 腺苷	· 硫酸镁
· 沙丁胺醇	· 甘露醇
· 胺碘酮	· 甲泼尼龙
· 阿托品	· 美托洛尔
· 氯化钙	· 纳洛酮
· 局部麻醉喷雾剂:真皮、口腔黏膜	· 麻醉性镇痛药(如吗啡、芬太尼)
· 25%葡萄糖液	· 神经肌肉阻断剂(如维库溴铵,泛库溴铵,罗库溴铵)
· 50%葡萄糖液	· 硝酸甘油注射液
· 地高辛	· 硝酸甘油片
· 地尔硫䓬	· 硝普钠
· 苯海拉明	· 注射用生理盐水
· 多巴胺	· 苯巴比妥
· 肾上腺素,1mg/10mL(1∶10000)	· 氯化钾
· 肾上腺素,1mg/1mL(1∶1000)多剂量瓶	· 普鲁卡因胺
· 磷酰亚胺(必须冷藏)	· 前列腺素 E₁(必须冷藏)
· 呋塞米	· 肺表面活性物质
· 胰高血糖素	· 镇静剂或催眠药(如劳拉西泮、咪达唑仑、氯胺酮)
· 肝素,1000U/1mL	· 碳酸氢钠
· 异丙肾上腺素	· 注射用无菌用水
· 拉贝洛尔	· 特布他林
· 利多卡因,100mg/10mL	

（四）院际转运过程中的监护

院际转运必须提供至少与院内转运流程相同的监护水平,以模拟重症监护室的设置(**见表14-1**)。一些患者可能受益于动脉血压、中心静脉压、颅内压和/或呼气末二氧化碳监测。对于需要机械通气支持的患者,在运输前应注意并固定其气管导管的位置。必须反复确认患儿氧合和通气的充分性。转运前必须评估机械通气方式,以确保转运过程中患儿的可耐受性和稳定性。儿童的状况、干预措施和运输期间的管理必须记录在患儿病历中。应向接收医院提供所有转运记录文件的副本以及转出医院提供的信息。

危重患儿转运的要点

- ■ 转诊医院的工作人员应执行所有干预措施,以稳定患儿,包括执行或协助转运团队进行任何必要的操作程序,以防止转运过程中患儿临床情况发生恶化。
- ■ 为了确保安全,只有在患儿病情足够稳定的情况下才进行转运。
- ■ 需要足够的信息来确定患儿的最佳运输方式和转运团队的组成。

■ 必须与接收的医生和医院建立早期联系,以确保最方便地转运患儿。

■ 在转运前,应尽可能准备好所有适当的材料(如医疗记录、实验室结果、放射科检查结果和联系电话等)。

■ 患者临床状况所发生的任何变化都应告知转运团队和接收医生/医院。

■ 无论是院际还是院内的所有转运过程,都必须随患儿一同携带适当的设备。

■ 相关的转运团队应提供所有必要的设备和药物,包括足够的耗材,使患者在预期运输时间之外至少维持 30 分钟。

 推荐阅读

1. American Heart Association. PALS Provider Manual. Dallas:TX,2015.

2. Beaudin M,Daugherty M,Geis G,et al. Assessment of factors associated with the delayed transfer of pediatric trauma patients:an emergency physician survey. Pediatr Emer Care,2012,28:758-763.

3. Brown JB,Leeper CM,Sperry JL,et al. Helicopters and injured kids:improved survival with scene air medical transport in the pediatric trauma population. J Trauma Acute Care Surg,2016,80:702-710.

4. Holleran,RS,Houliston S. Preparation for Practice. In:Holleran,RS,ed. ASTNA Patient Transport Principles and Practice. 4th ed. St Louis,MO:Mosby,2010.

5. KandilS B,Sanford HA,Northrup V,et al. Transport disposition using the transport risk assessment in pediatrics (TRAP) score. Prehospital Emergency Care,2012,16(3):366-373.

6. Loehr AB,Messmer PR. The case for specialized transport teams. Amer J Nurs,2011,111(9):11.

7. Miller JO,Thammasitboon S,Hsu DC,et al. Continuing medical education for air medical providers:the successes and challenges. Pediatr Emer Care,2016,32:87-92.

8. Patel S,Hertzog JH,Penfil S,et al. A prospective pilot study of the use of telemedicine during pediatric transport:a high-quality,low-cost alternative to conventional telemedicine systems. Pediatr Emer Care,2015,31:611-615.

9. Petrillo-Albarano T,Stockwell J,Leong T,et al. The use of a modified pediatric early warning score to assess stability of pediatric patients during transport. Pediatr Emer Care,2012,28:878-882.

10. Quinn JM,Pierce MC,Adler M. Factors associated with mode of transport decision making for pediatric-neonatal interfacility transport. Air Medical Journal,2015,34(1):44-51.

11. Stroud MH,Prodhan P,Moss M,et al. Enhanced monitoring improves pediatric transport outcomes:a randomized controlled trial. Pediatrics,2011,127:42-48.

12. Stroud MH,Sanders RC,Moss M,et al. Goal-directed resuscitative interventions during pediatric interfacility transport. Crit Care Med,2015,43:1692-1698.

13. Stroud MH，Trautman MS，Meyer K，et al. Pediatric and neonatal interfacility transport：results from a national consensus conference. Pediatrics，2013，132：259-366.

14. Warren J，Fromm RE，Orr RA，et al. SCCM guideline for the inter-and intrahospital transport of critically ill patients. Crit Care Med，2004，32：256-262.

15. Treadwell D，James SE，Arndt K，et al. ASTNA Standards for Critical Care and Specialty Transport. Aurora，CO：Air & Surface Transport Nurses Association，2015.

（楼晓芳 翻译）

第 15 章

神经系统急症

 目 标

- 描述颅内容物和脑血流量的正常生理。
- 回顾儿科患者的急诊神经系统评估。
- 总结惊厥发作和癫痫持续状态的紧急处理。
- 描述治疗精神状态改变或昏迷患儿的方法。
- 概述目前的颅内高压治疗情况。

一、引 言

患儿出现意识水平改变,表示其病情紧急和诊断具有挑战性,可能需要进行广泛的鉴别诊断,但在进行诊断时必须实施基础复苏。在识别和管理这些患儿时,对中枢神经系统(central nervous system,CNS)生理有基本的了解是至关重要的。在病理生理条件下,许多代偿机制可保护脑功能和神经元存活,例如脑脊液(cerebrospinal fluid,CSF)流到脊髓蛛网膜下腔,沿脑脊髓轴流动,并压迫静脉床。功能的恢复需要迅速缓解损伤,并最大限度地减少继发性损伤。因此,维持中枢神经系统正常的氧气输送仍然是治疗神经损伤患儿的主要目标。

与其他紧急情况一样,针对神经系统急症,也需要优先建立通畅的气道与有效的呼吸和循环。然而,在神经系统急症情况下,对任何已知或疑似创伤,在气道开放处理时都需要固定颈椎(**第 2 和第 9 章**)。

部分神经系统疾病患者可能因各种因素而出现呼吸功能不全,包括低通气、气道阻塞等。神经功能状态恶化增加了发生呼吸衰竭的可能性,应考虑及时建立人工气道。一般来说,选择性插管防止低氧血症和高碳酸血症,比紧急气管插管安全。最后,使用等渗或高渗复苏液可以降低脑水肿的发生风险。

> **!**
> 预防继发性损伤仍然是神经重症监护的首要目标。 **!**

> **!**
> 1. 在神经系统急症情况下,需要先考虑维持足够的气道、呼吸、循环(airway, breathing, and circulation,ABC)。
> 2. 早期气管插管可预防低氧血症和高碳酸血症。
> 3. 在神经系统急症情况下,已知或怀疑存在创伤的,必须维持颈椎固定状态。
> 4. 液体复苏液一般应为等渗或高渗液体。 **!**

二、颅内容物的生理基础

许多神经系统急症具有共同的病理生理过程，影响颅内压力和（或）脑血流量（cerebral blood flow，CBF）。人体有一系列的调节机制，有助于减少这些变化以及其对神经功能的影响。对于治疗神经系统疾病患儿的医生来说，有必要对这些机制的变化和改进方法有基本的了解。

（一）颅内压

Monro-Kellie学说认为，颅内容物容量固定，由3种基本成分组成，即大脑（80%）、血液（10%）、脑脊液（10%），并被厚的、无弹性的硬脑膜和半刚性的颅骨包裹。这些成分在体积-压力上取得平衡，一种成分增多会导致另外两种成分减少。**图15-1**显示颅内顺应性。颅内这3种内容物（大脑、脑脊液、血液）相互作用的生理机制，为神经系统监护提供了框架。

囟门开放的婴儿可能易发生颅内高压，因为非弹性的硬脑膜包围着大脑，限制颅内容物的膨胀。此外，与成年人相比，婴儿的脑脊髓轴（从颅硬脑膜沿着椎管长度到腰骶部的距离）较短。在儿科患者，这使得能为CSF或脑血容量（cerebral blood volume，CBV）位移提供的潜在空间更少了。**图15-2**展示了颅内隔室如何补偿内容物体积的变化。

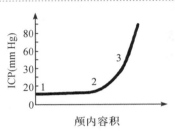

图15-1 颅内顺应性

注：在点1与点2之间，尽管颅内容积增加（如肿瘤、水肿或出血），但颅内容物保持在一个恒定的压力。脑脊液（cerebrospinal fluid，CSF）和脑血管移到脊髓空间以容纳增加的颅内容积。在点2曲线代表区的地方，虽然颅内压（intracranial pressure，ICP）是正常的，但容积的任何进一步增加（如肿瘤、水肿、阻塞性脑积水或颅内出血）都会导致ICP上升，这可能危及生命。点3代表一个失代偿状态和危险的高ICP神经外科急症。

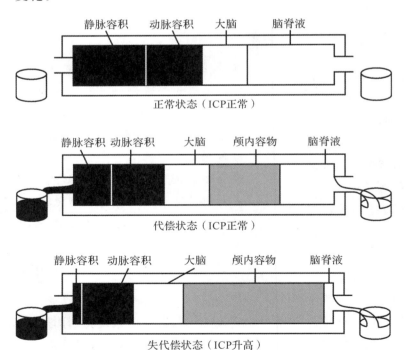

正常状态（ICP正常）

代偿状态（ICP正常）

失代偿状态（ICP升高）

图15-2 颅内容物之间的相互作用

注：最上面的图表示颅内3种内容物处于平衡状态并且ICP正常。中间的图表示增加了一个块状的病损（如出血）；其代偿机制包括脑脊液及静脉血容量的挤压减少。这相当于**图15-1**上从点1到点2的移动，ICP仍维持正常。最下面的图表示失代偿的状态，发生于颅内液体在颅内最大的代偿性移位后，随后ICP升高，这相当于**图15-1**上从点2到点3。颅内这3种内容物相互作用及控制每一部分的生理机制，为神经系统监护提供了框架。

1. 大脑

大脑实质是颅内最大组成部分（80％）。脑实质由神经元（50％）、神经胶质细胞和血管构成。神经元是电活性细胞，需要大量能量产生神经递质。然而，因为大脑中只储存少量能量，所以脑的代谢需要量增加使脑血流反应性增加，如癫痫发作和高热时。

大脑的体积是动态变化的，可以对细胞水肿或细胞外液（extracellular fluid，ECF）空间增加做出反应。细胞损伤使得维持细胞稳态机制发生障碍，导致产生水肿（细胞毒性水肿）。细胞毒性水肿对渗透疗法反应特别差，往往预示预后不良。任何导致血脑屏障通透性增加的病变都会使脑细胞外液体积增加（血管源性水肿）。因此，在许多病理过程中，这两种形式的水肿都会导致脑体积和颅内压增加。

2. 脑血容量

约 10％的颅内空间是动脉、静脉和毛细血管中的血液。代谢、血压、动脉血 $PaCO_2$、PaO_2 会影响脑血流量的变化，而小动脉张力可调节这些变化。因此，脑血流量的变化会影响脑血容量的变化，虽然小动脉张力增加（如通过过度通气降低 $PaCO_2$）会导致脑血容量减少及颅内压急剧下降，但这些变化会造成大脑有发生缺血性损伤的风险。因此，目前只建议简单地调节 $PaCO_2$ 来降低脑血容量和颅内压。

> ❗ 长时间的过度通气会导致颅内压急性降低，增加因脑血容量降低而发生脑缺血的风险。❗

3. 脑脊液

脑脊液约占 10％的颅内容积。实质上，脑漂浮在脑脊液中，脑脊液相当于提供了一个保护垫，防止神经根、血管和脆弱的膜受到牵引。脑室体积在婴幼儿约为 40～60mL，在年幼儿童约为 60～100mL，在年龄较大的儿童约为 80～120mL，在成年人约为 100～160mL。约 70％的脑脊液是由脉络丛产生的，其余是在脉络丛外产生的，包括室管膜、中脑导水管、蛛网膜下腔软脑膜表面以及脑和脊髓实质。不论什么年龄，脑脊液的生成速率均为约 0.35～0.40mL/min，或 500～600mL/d。脑脊液的循环周期时间为 5～7 小时。

> ❗ 脑脊液的产生速度稳定，与年龄无关。脑脊液流动受阻、产生增加或吸收障碍，均可能使颅内压增高。❗

图 15-3 显示脑脊液流动的正常途径，这种流动是由室管膜表面纤毛和压力梯度产生的。脑脊液经大脑表面的蛛网膜绒毛吸收，并流入上矢状窦。

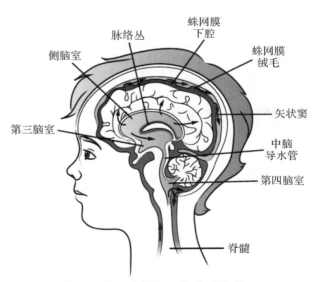

图 15-3 脑脊液正常流动途径

脑脊液产生增加、吸收障碍或流动阻塞可以增加脑脊液的体积，最终使颅内压升高。脑脊液为神经递质和代谢化学副产物的清除提供了一个适宜的环境。作为血浆的超滤液，脑脊液中的电解质深度与血清及其他细胞外液相同，而葡萄糖和其他大分子可透过血脑屏障进入脑脊液。因此，血脑屏障功能的改变可以扰乱神经功能。使用渗透活性物质降低颅内高压来治疗脑水肿也需要有完整的血脑屏障。

（二）脑血流量

大脑代谢的需求完全取决于外源性葡萄糖，脑血流量与代谢需求密切相关。毫不奇怪，脑灰质（活跃的神经元）的脑血流量超过白质（代谢不太活跃）。影响脑血流量的其他因素包括平均动脉压、动脉血 $PaCO_2$、动脉 PaO_2 和年龄。正常脑血流量在成年人为 $50mL/(100g \cdot min)$，在新生儿为 $40mL/(100g \cdot min)$，在儿童为 $100mL/(100g \cdot min)$。缺血或脑电图（electroencephalographic, EEG）变化的临界阈值，在成年人为 $20mL/(100g \cdot min)$，在婴儿为 $5 \sim 10mL/(100g \cdot min)$。

与其他器官一样，大脑的灌注压力也是由上压与下压的差确定的。在大脑中，无论是中心静脉压（central venous pressure, CVP）还是颅内压（ICP），都可提供更大的下压。因此，脑灌注压（cerebral perfusion pressure, CPP）＝平均动脉压（mean arterial pressure, MAP）－ICP（或 CVP），以较高者为准。

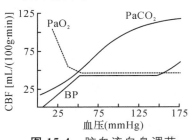

图 15-4　脑血流自身调节

人体通过自动调节，必要时通过毛细血管前动脉的扩张或收缩，可以在动脉血压大范围波动时保持稳定的脑血流量。正常成年人的脑血流自身调节见图 15-4。在脑灌注压极低的情况下，脑血流量减少会造成脑缺血。当脑灌注压超出自动调节范围时，脑血流量过多会造成脑水肿。随着时间的推移，脑灌注压的自动调节范围会根据患者的正常血压进行调整。一般来说，脑灌注压能自动调节的下限是患者的平均动脉压（MAP）的基线下降 25% 的水平，这应该是降低脑缺血发生风险的血压能下降的最低水平。由于幼儿和婴儿的平均动脉压普遍较低，所以相比于成年人，幼儿和婴儿的脑灌注压略低于成年人的目标值（60～70mmHg）是可以接受的，但其科学的最优值仍无法确定。

脑血流量与 $PaCO_2$ 呈线性关系，范围为 20～80mmHg（2.7～10.7kPa）。当 $PaCO_2$ 变化时，脑血流量的改变与动脉 pH 的变化无关，这使得过度通气降低 $PaCO_2$ 成为减少脑血容量以及降低颅内压的有效手段。然而，如前所述，这可能使患者面临脑缺血的风险。40～50mmHg（5.3～6.7kPa）的低氧血症也能使脑血管扩张，导致脑血流量增加，以维持大脑氧输送到氧含量非常低水平的区域。然而，这是以可能的脑血容量增加和颅内压增加为代价的。最后，任何增加大脑新陈代谢需求的情况，包括高热与癫痫发作，都会增加脑血流量。

!
1. 慢性高血压使自动调节曲线向右移动，所以平均动脉压较基线急性下降 25% 以上，可能导致患者有发生缺血的风险。
2. 高碳酸血症和低氧都可以扩张脑血管，导致脑血流量增加，并可能导致颅内压增高。
3. 大脑活动增加（如癫痫发作）会导致脑血流量增加，并可能导致颅内压增高。
!

三、急诊儿科患儿神经系统评估

(一)意识水平

在紧急情况下,神经系统检查旨在评估患儿意识水平和颅内高压症状或局灶性病变。年幼的儿童由于无法听从命令或口头交流,所以不能进行某些方面评估。然而,仔细、连续评估意识水平是测试最重要的组成部分。激惹行为可能是神经功能受损的一个标志。在一个安静的儿童,眼睛闭合可能是正常的睡眠状态,或者意识状态欠佳。通常,其对有害刺激的反应为意识改变程度的评估提供了线索。格拉斯哥昏迷量表(Glasgow coma scale,GCS)已经被广泛用于评估成年患者;而在多数婴儿和儿童中,则使用改良的格拉斯哥昏迷量表(见表 15-1)。

表 15-1　婴儿和儿童改良的格拉斯哥昏迷量表

临床参数	婴幼儿(0~12 个月)	儿童(1~5 岁)	分值
睁眼	自发的	自发的	4
	对语言有反应	对语言有反应	3
	对疼痛有反应	对疼痛有反应	2
	没有反应	没有反应	1
语言反应	咕嘟	恰当的语言	5
	易哭	不恰当的语言	4
	哭	持续的哭泣	3
	呻吟	咕噜	2
	没有反应	没有反应	1
最佳运动反应	正常的	自发的	6
	收缩反应	疼痛定位	5
	疼痛收缩	疼痛收缩	4
	屈肌反应	屈肌反应	3
	伸肌反应	伸肌反应	2
	没有反应	没有反应	1

格拉斯哥昏迷量表总分=睁眼+语言反应+最佳运动反应;最佳得分=15;最差得分=3。

(二)运　动

对非对称运动进行仔细观察(包括四肢及面部、眼部肌肉),也可以为诊断提供线索。运动异常可能表明:存在癫痫发作(强直阵挛,定型),中毒或代谢病(震颤,扑翼样震颤,肌阵挛),或基底神经节损害(舞蹈症,肌张力障碍)。刺激后(包括吸痰及其他程序)的异常姿势包括过伸的姿势、过曲的姿势和松弛的姿势。必须检查四肢反应,可以将钢笔或类似物体在甲床施加压力进行检查。

> !
> ■ 必须评估四肢的运动和感觉功能。
> ■ 使用钢笔或类似的物体对甲床施压,是强烈而没有损伤的刺激。
> ■ 运动或感觉水平缺失的证据强烈,提示脊髓病变。
> !

有适当的反应提示感觉和效应途径完整。而"去皮层状态"和"去大脑强直"这两个术语过于简单化，但是这个病程通常表明尾部损伤更严重或更多。

对于配合的患者，仔细评估运动或感觉水平可能可以查明一个特定的脊髓病变的位置。

（三）运动和感觉的评估

根据脑干反射（颅神经检查），可以对病变进行定位，为诊断提供线索，提示气道反射和呼吸驱动是否保持完整。瞳孔反射、角膜反射、眼头反射（儿童的眼睛）、前庭反射（热、冷水）和咽反射都可以用于评估患者意识水平是否有下降，这些反应可以帮助确定病变的位置和严重程度。然而，如果患者存在颈椎损伤，那么不应测试眼头反射。

在需要神经肌肉阻滞剂治疗的患者，瞳孔反应可能构成整个神经系统检查。在代谢性疾病导致深度昏迷的患者中，瞳孔反射可持续存在；而如无瞳孔反射，则表明病变位于第三颅神经或中脑，以及可能存在脑疝综合征。如果患者咽反射缺乏或减少，则气道阻塞和误吸的发生风险会增加。

（四）呼吸模式

对患者呼吸模式的判断可能可以明确是否存在特定的病变，或是否需要建立人工气道。一方面，患者可能有 Cheyne-Stokes 呼吸（陈-施呼吸，潮式呼吸），其模式是呼吸逐渐增强致过度通气，然后呼吸逐渐减弱致通气不足和呼吸暂停，两者交替出现。持续过度通气（大潮气量）提示脑干损伤。这必须区别于肺水肿所致的过度通气，肺水肿也可能是由神经系统疾病引起的（神经源性肺水肿）。真正的中枢过度通气患者 PaO_2 升高（或至少是正常的），动脉血 pH 值增加。另一方面，患者可能有 Kussmaul 呼吸（大而快速的呼吸），以代偿代谢性酸中毒（如糖尿病酮症酸中毒）。脑干呼吸中枢病变会导致呼吸暂停，包括吸气暂停，通常持续 2～3 秒。共济失调性呼吸是深呼吸与浅呼吸之间的不规则变化，病变发生在延髓。病变位置越低，患者需要机械通气的可能性就越大，呼吸暂停或共济失调性呼吸患者需要机械通气支持的可能性也很大。

（五）脑疝综合征

脑疝综合征是指中枢神经系统内容物疝入另一腔隙而出现的一类分散的综合征，这些症状预示着预后不良和需要即刻直接干预（见图 15-5）。

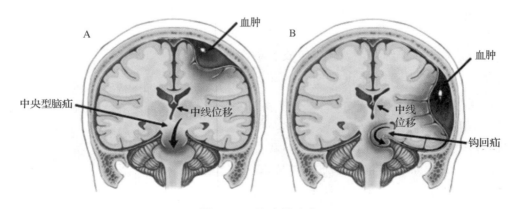

图 15-5　脑疝综合征

1.大脑半球和基底核移位,通过小脑幕切迹向下,即发生中央疝。最初,患者有意识状态变差或改变、陈-施呼吸和瞳孔反射变弱等症状。在这个阶段,眼睛通常保持共轭。随着病情进展,患者可出现上肢屈肌姿势。而后,病情进一步发展,发生中枢性过度换气,瞳孔固定在中间位置,出现伸肌姿态,这些症状易与抽搐混淆。在这个阶段,患者对眼头测试或冷热水测试可能也有非共轭的眼球运动表现。

2.当外侧病变推动内侧钩回、海马回越过幕外侧缘时,就会发生钩回疝。早期一致的症状是单侧瞳孔散大。钩回疝患者可能伴随进展极快的意识丧失,通常为对侧肢体先伸后屈的肢体姿势;也会发展至非共轭凝视。

> ■ 当出现脑疝综合征的表现时,就需要紧急治疗。
> ■ 早期钩回疝的唯一体征是单侧瞳孔散大。
> ■ 姿态异常是钩回疝和中央疝的中晚期体征。

四、癫痫持续状态

病例分析

男孩,5 岁,既往体健,有 2 天发热至 40℃(104℉)的病史,并且主诉看到房间墙壁上的虫子。就诊时,患儿很烦躁和易激惹。他开始出现全身强直-阵挛发作。您被唤来帮助诊治此患儿。

检测

—该患儿可能的诊断是什么?

干预

—如果需要抗癫痫治疗,那么应考虑使用何种抗癫痫药物?

重新评估

—如果全部症状都有,你会考虑使用第二种抗癫痫药物治疗吗?

—影像学检查的适应证是什么?

—腰椎穿刺的适应证是什么?

有效的沟通

—护理和管理该患者的最好地方是哪里?

—该患儿需要哪些亚专科会诊?

团队合作

—您计划实施何种治疗策略?

癫痫持续状态(status epilepticus,SE)是一种常见的小儿神经系统急症。据估计,每年有2.5 万~5 万名儿童患病,40%的癫痫持续状态发生于 2 岁以下的儿童。癫痫持续状态的病因总结见**表 15-2**。

目前,对于成年人和年龄较大(年龄>5 岁)的儿童,全身性癫痫持续状态的定义是:癫痫持续发作时间≥5 分钟或癫痫发作次数≥2 次并且 2 次发作之间意识不完全恢复。该定义的作者指出,5 岁以下儿童应用该定义缺乏儿科数据的支持。虽然人们普遍认为发作持续时间超过 5 分钟通常需要处理,但仍存在一个问题——过度治疗可能导致本可避免的发病率升高。

表 15-2	小儿癫痫持续状态的病因
病　因	症　状
抗癫痫药物的患者用药依从性差	药物毒性（青霉素、环丙沙星、茶碱、环孢素、阿米替林、吩噻嗪、利多卡因、
脑血管意外（中风，AVM）	亚胺培南、他克莫司、可卡因、拟交感神经药、异烟肼、乙醇）
中枢神经系统感染（脑膜炎、脑炎）	发热
中枢神经系统肿瘤	停药
头部外伤（意外、非意外）	恶性高血压
缺氧缺血性脑损伤	潜在的中枢神经系统疾病
电解质紊乱（葡萄糖、钠、钙）	神经皮肤综合征（斯特奇-韦伯综合征、结节性硬化症、NF1）

注：AVM，arteriovenous malformations，动静脉畸形；NF1，neurofibromatosis type 1，神经纤维瘤病 1 型。

（一）病理生理学和器官功能障碍

癫痫是由中枢神经系统中的一组神经元异常同步放电（去极化）导致的。去极化源于钠进入神经元，而复极源于钾从神经元细胞流出，恢复细胞静息负电位，这可能是由三磷酸腺苷（adenosine triphosphate，ATP）驱动的钠/钾离子泵调节的。

长时间惊厥发作可导致富含谷氨酸受体的海马、皮层和丘脑神经元选择性的神经元丧失，这种钙离子介导的神经元细胞死亡被称为兴奋毒性理论，这类似于中枢神经系统发生了缺血。虽然长期惊厥发作可能足以导致神经元损伤，但缺氧、低血压、酸中毒和高热的叠加影响可以加重损伤的程度。

癫痫持续状态可分为两个阶段。第一阶段（前 30 分钟）的特点是自主活动增加，如高血压、心动过速、高血糖、出汗和高热。随后第二阶段以多器官受累为特征，包括呼吸衰竭（低氧、高碳酸血症）、脑血流量减少、颅内压增高以及血压下降。重度酸中毒患者可能有白细胞增多、高钾血症和肌酸激酶水平升高（继发于肌肉活动的增加）。早期与晚期癫痫持续状态的比较见**表 15-3**。

表 15-3	早期与晚期癫痫持续状态对生理的影响		
指标	早期（30 分钟以内）	晚期（30 分钟以外）	并发症
血压	↑	↓	低血压
PaO_2	↓	↓	低氧血症
$PaCO_2$	↑	可变的	↑颅内压
血浆 pH	↓	↓	酸中毒
心律	↑	←→	心律失常
CK	正常	↑	肾衰竭
K^+	正常	↑	心律失常
CBF	↑ 900%	↑ 200%	中枢出血
$CMRO_2$	↑ 300%	↑ 300%	缺血

注：CK，creatine kinase，肌酸激酶；CBF，cerebral blood flow，脑血流量；CMRO₂，cerebral metabolic rate of oxygen consumption，脑氧代谢率；ICP，intracranial pressure，颅内压；CNS，central nervous system，中枢神经系统。

经© 1987 Wolters Kluwer Health 许可，转载自：Dean JM，Singer HS. Status epilepticus. In：Rogers MC，ed. Textbook of Pediatric Intensive Care Medicine. Baltimore，MD：Williams & Wilkins，1987，618.

当脑血流量相对减少时,大脑对能量底物(氧气、葡萄糖)的需求明显增加,脑血流自动调节丧失,这表明自我调节机制失败。

与癫痫持续状态相关的呼吸衰竭的可能原因有:高代谢状态下 CO_2 产生增加,呼吸驱动减少(由肌肉疲劳或抑制抽搐的药物所致),呼吸肌的机械负载增加。此外,还可能伴随吸入或神经源性肺水肿,这可导致低氧血症和呼吸性酸中毒。

心血管的变化和初始交感神经兴奋状态是由内源性儿茶酚胺释放导致的。起初,患者全身血管阻力增加,但随着时间的推移又逐渐下降。若癫痫持续时间延长,则必须防止高热,因为高热会导致神经细胞死亡。对成年患者的研究表明,患者脑脊液细胞有可能增多;然而,若儿科患者脑脊液细胞增多,则提示可能存在感染,应予以适当的细菌培养和治疗。长时间的肌肉活动可导致血清肌酸激酶(creatine kinase,CK)水平升高,出现血红蛋白尿。因此,要注意患者的脱水状态和肾功能是必不可少的。癫痫持续状态的代谢压力也可能导致严重的高钾血症,所以需要注意电解质的状态。酸中毒可导致通气下降、低氧血症恶化和无氧代谢。

(二)癫痫持续状态评估与管理

癫痫持续状态治疗的目标包括:①一般支持;②终止癫痫持续状态;③预防惊厥复发;④纠正诱发因素;⑤预防和处理潜在并发症。评估气道、呼吸、循环是必不可少的。对于癫痫持续状态,需要管理和评价同时进行。癫痫持续状态的临床处理流程见**表 15-4**。

表 15-4　癫痫持续状态的处理流程

处理流程	具体措施
评估气道、呼吸和循环	给氧,建立气道,给予机械通气。重新评估整个治疗过程。考虑气道辅助通气:通过鼻咽通气管和 FiO_2 1.0。预计需要行气管插管
建立静脉或骨髓通道	初步实验室检查。如有低血糖,则输注葡萄糖;如有低灌注和(或)低血压,则予以等渗液
药物治疗	(1)劳拉西泮 0.1mg/kg,IV;可重复一次。 **替代方案**:地西泮 0.5mg/kg,直肠给药;咪达唑仑 0.2mg/kg,IM。 (2)苯二氮䓬类给予初始剂量后,立即予以磷苯妥英 20mg/kg IV,不超过 150mg/min。再次发作之前可以额外给予巴比妥类药物 5~10mg/kg。监测心电图和血压。 **替代方案**:苯妥英钠 20mg/kg,不超过 1mg/(kg·min),最大速率 50mg/min。 预计需要行气管插管。 持续心肺监护。 (3)给予初始剂量的苯二氮䓬类和磷苯妥英后,如惊厥仍持续,应咨询神经内科并予以苯巴比妥 20mg/kg IV,不超过 1mg/(kg·min),最大速率不超过 50mg/min。监测血压,考虑行选择性气管插管。 预计需要行气管插管。 持续心肺监护。 (4)如癫痫持续发作,应启动难治性癫痫持续状态治疗方案:咪达唑仑负荷量 0.2mg/kg,维持量从 0.1mg/(kg·min)开始,每 15 分钟增加,直到癫痫发作停止。监测心电图、血压和脑电图。 预计需要行气管插管。 持续心肺监护。 (5)如癫痫持续发作,应给予戊巴比妥钠 5mg/kg IV,最大速率 50mg/min,从 1mg/(kg·min)开始输注。另外给予 5mg/kg 负荷量,可能实现突发抑制癫痫发作的脑电图或停止模式。

表 15-4	癫痫持续状态的处理流程（续表）
处理流程	**具体措施**
	预计需要行气管插管。
	持续心肺监护。
	（6）临床发作活动可能停止，但非大发作的癫痫持续状态可能持续发生。对于未能恢复到发病之前状态的患者，有必要检查脑电图以评估神经功能状况
诊断评估	治疗病因和系统并发症

注：PR，per rectum，直肠给药；ED，emergency department，急诊室；IV，intravenous，静脉注射；IO，intraosseous，静脉输注；IM，intramuscular，肌肉注射；PE，phenytoin sodium equivalents，苯妥英钠当量；SE，status epilepticus，癫痫持续状态；ECG，electrocardiogram，心电图；EEG，electroencephalogram，脑电图。

虽然大多数癫痫发作是自限性的，并且在5分钟或更少的时间内会终止，但大多数患儿至急诊室或儿科 ICU 前已经发作相当长的时间。这可能包括发现惊厥之前的时间、等待救援人员的时间以及去医院途中的时间。许多患儿可能已经由家庭成员或紧急医疗服务人员给予潜在的镇静药物，但这可能导致呼吸窘迫。

> **！**
>
> 癫痫持续状态的管理包括：
> ■ 一般的支持性护理。
> ■ 终止癫痫持续状态。
> ■ 预防癫痫的复发。
> ■ 纠正突发原因。
> ■ 预防和处理潜在的并发症。
>
> **！**

1. 气道管理

在检查气道的通畅性和反射时，立即开始评估气道。简单的操作可使气道开放，如吸痰、体位调整、给予气道辅助装置（鼻罩）等。应给予高流量氧气，并进行血氧饱和度监测，评估氧合状态。当出现鼻翼翕动、胸廓抬升无力、发绀、腹部反常呼吸、呼吸音减弱或呼吸暂停等表现时，建议予以气管插管和机械通气。如患者插管时需要使用神经肌肉阻滞剂（neuromuscular blocking，NMB），应给予半衰期短的神经肌肉阻滞剂。神经肌肉阻滞剂受体可以阻止惊厥的运动神经元，但却无法阻止潜在的电活动。对于持续麻痹的患者，应同时进行连续脑电图监测。

2. 心血管管理

如有心动过速、四肢发凉、毛细血管再充盈时间延长、脉搏微弱和少尿等症状，提示低灌注。附加的药物和过度通气可能加重低灌注。儿科高级生命支持（pediatric advanced life support，PALS）指南指出，应建立血管通路，一旦建立，应立即给予癫痫持续状态患者等渗液补充（20mL/kg）。对癫痫持续状态患者，在治疗初期应给予解热镇痛药。

3. 实验室检查

应根据患者的病史匹配具体的检查；但应立即检查血糖水平，特别是对婴儿。其他的血液检查可能包括检测血清电解质（钠、钙、镁）、肝功能、动脉血气、抗癫痫药血药浓度和尿毒物。如患者有精神状态改变和局灶症状，则应在腰椎穿刺前完成影像学检查（非对比 CT 扫描），并立即给予抗菌药物和抗病毒药物（如果有指征）。如有呼吸、心血管神经系统问题或其他禁忌证（如凝血病或颅内压升高），则应推迟腰椎穿刺。

如患者不能迅速恢复至发病之前的状态，则有可能发生非惊厥癫痫持续状态。在经临床药物控制的癫痫患者中，仍有 15% 的患者脑电图提示癫痫放电。这种癫痫持续状态可根据脑电图标准确诊，患者有精神状态的改变以及没有或有非常小的运动异常（如手指颤动）。目前，儿科非惊厥癫痫持续状态的发病率未知；然而，成年人的研究表明，病死率为 30%～50%。

（三）药物治疗

服用抗癫痫药物的目标是实现快速、安全地预防和终止癫痫复发。一线常用药物包括苯二氮䓬类药物（地西泮、劳拉西泮、咪达唑仑），二线药物包括苯妥英钠、苯巴比妥和磷苯妥英。这些药物的药理学和给药途径见**表 15-5**。癫痫持续状态管理的常见错误包括药物剂量不足、二线药物给药延迟和支持治疗不恰当。

> **！**
>
> 癫痫持续状态管理的常见错误包括：
> - 初始药物剂量不足。
> - 二线抗癫痫药物给药延迟。
> - 支持治疗不恰当。

表 15-5　治疗癫痫持续状态的药物

药物	剂量	起效时间	持续时间
劳拉西泮	0.1mg/（kg·次），IV/IO；可重复一次，最大值 4mg/次	2～3 分钟	＞6 小时
咪达唑仑	0.05～0.2mg/（kg·次），IV/IO/IM，最大值 5mg/次 注：1mcg/（kg·min）[范围 1～18mcg/（kg·min）]直肠给药： 0.5～1mg/（kg·次）	2～5 分钟	30～60 分钟
地西泮	0.1～0.3mg/（kg·次），最大值 10mg/次 直肠给药：0.3～0.5mg/（kg·次）	2～5 分钟	60～90 分钟
磷苯妥英	负荷量 20mg/kg IV/IM，3mg/（kg·min）到 150mg/min	IV：10～30 分钟 IM：＞30 分钟	＞10 小时
苯妥英	负荷量 20mg/kg IV，1mg/（kg·min）到 50mg/min	15～30 分钟	＞10 小时
苯巴比妥	负荷量 20mg/kg IV/IM，1mg/（kg·min）到 100mg/min	15～30 分钟	＞50 小时
戊巴比妥钠	负荷量 5～15mg/kg，最大速率 50mg/min，1mg/（kg·h）IV	20～30 分钟	＞72 小时
丙戊酸	负荷量 20mg/kg，3～6mg/（kg·h）IV	5～15 分钟	＞10 小时
左乙拉西坦	负荷量 20～30mg/kg，然后输注 5mg/（kg·min），最大 5mg/（kg·min）（最大 3g）	60 分钟	＞24 小时

注：IV，intravenous，静脉注射；IO，intraosseous，骨髓给药；IM，intramuscular，肌肉注射；PR，per rectum，直肠给药；PE，phenytoin sodium equivalents，苯妥英钠当量。

（四）难治性癫痫持续状态

难治性癫痫持续状态（refractory SE，RSE）被定义为尽管已经应用多种药物（包括苯二氮䓬类、磷苯妥英、苯妥英钠或苯巴比妥），但患者仍存在癫痫持续状态。其他用于治疗难治性癫痫持续状态的药物包括丙戊酸、苯巴比妥、左乙拉西坦、丙泊酚。这些难治性癫痫持续状态患者用药后仍有连续［临床和（或）脑电图］几小时的癫痫活动，护理专家和医师应加强协作治疗，并且需要予以标准的重症监护以及 24 小时脑电监护。

五、精神状态改变和昏迷

 ## 病例分析

患者，女性，18 岁，在与朋友聚会时晕倒。在到达急诊室时，急诊医护人员注意到她很虚弱、无法站立、口齿不清。他们还注意到她的呼吸中有酒精味。其瞳孔大小为 6 毫米，反应迟钝；血压为 160/110mmHg，摸起来很温暖；精神状态持续恶化（GCS 评分 9 分）。您被要求协助插管和予以进一步治疗。

检测

—该患者最有可能的诊断是什么？

干预

—对于意识水平改变的患者，气道管理应考虑哪些适应证和技术？

—对意识水平改变的患者进行插管时，应考虑使用哪些药物？

重新评估

—对意识水平改变的患者，鉴别诊断是什么？

—是否应考虑应用什么逆转药物？

有效的沟通

—关于该患者，应该联系谁？

团队合作

—你打算实施什么治疗策略？

昏迷和精神状态改变的鉴别诊断包括所有类别的神经和非神经系统疾病，构成神经系统急症。对这些患者的系统检查可以增加特定诊断的可能性。功能的最大恢复取决于主要病因的去除，还应尽可能预防继发性损伤。

（一）病　因

脑皮质弥漫性受累或脑干网状激活系统（reticular activating system，RAS）受累都可造成意识减退。这是一种紧急医疗状况，因为长时间暴露于损伤，所以恢复的可能性有限。各种各样的情况均可导致儿童意识改变。精神状态改变和昏迷的病因见**表 15-6**，意识水平改变的常见疾病见**表 15-7**。创伤，包括意外及非意外的头部外伤，是儿科患者常见的昏迷原因（**详见第 9 和 11 章**）。

表 15-6	患儿精神状态改变和昏迷的病因		
缺血 心搏骤停,脑血管意外,溺水,休克	**感染** 脑膜炎,脑炎,脑脓肿	**中毒** 有机磷农药,降糖药,药物滥用和意外摄入	
代谢 糖尿病酮症酸中毒,低血糖,钠或渗透压异常,低氧,高碳酸血症,高血氨	**外伤** 偶然和意外	**肿瘤** 肿块,梗阻性脑积水,脑脊液产生过多(脉络丛)	
炎症 系统性红斑狼疮脑炎			

表 15-7	意识水平改变的常见原因
A	酒精
E	电解质,脑炎
I	中毒,感染,胰岛素
O	阿片类药物
U	尿毒症
T	创伤
H	高/低血糖,体温高或低,血压过高或过低
I	肠套叠
P	精神疾病
S	惊厥

在儿科患者中,脑缺氧及缺血缺氧所引起的昏迷占有显著的比例(**关于全脑缺血的讨论参见第 3 章**)。儿童脑血管意外(cerebrovascular accident,CVA)导致的局灶性脑缺血的发生率低于成年人,但易患血栓栓塞性疾病者可能出现局灶性缺血性脑血管意外。先天性心脏病患者发生异常栓塞和血栓形成的风险增加。血栓栓塞性脑血管意外也可能发生于血红蛋白病和高凝状态的患者,包括肾病综合征及蛋白 C 和蛋白 S 缺乏患者。导致昏迷、栓塞的脑血管意外必须涉及两个大脑半球(罕见)或椎基底动脉系统供应的网状激活系统。硬脑膜窦血栓发生在新生儿严重脱水、眼眶或鼻窦(尤其是蝶窦)感染后。这可能会致脑干静脉梗死而导致昏迷。

外源性或内源性毒素可导致中毒。低血糖、高/低钙血症、高/低镁血症和高/低渗透压都可能造成患者精神状态改变。任何原因引起的严重酸中毒(乳酸、先天性代谢异常)或高氨血症(肝功能衰竭、先天性异常)也会造成精神状态改变。幼儿在家里可能不小心吞下任何物质,而青少年可能故意摄取各种各样的物质。可能导致精神状态改变的物质有镇静剂(苯二氮䓬类药物、巴比妥类、醇类)、三环类抗抑郁药、兴奋剂(苯环利定、安非他明、可卡因),阿片类、水杨酸盐,及有机磷等(**见第 13 章**)。

在癫痫发作中(发作时)和发作后(发作后),患者意识都可能降低。惊厥的病史可能很微妙。由于癫痫发作的原因(低血糖、脑血管意外、低钠血症)持续存在或作为惊厥本身的结局,所以患者可能会长时间处于发作后状态。癫痫发作时,神经元能量需求显著增加,而增加供应不足,可能会造成缺血损伤。

脑膜炎、脑炎、脑脓肿、硬脑膜下积脓都可能导致精神状态改变。颅内压升高、网络激活系统的直接炎症、血管炎及随后的脑梗死与癫痫发作,都有可能导致精神状态改变。胶原血管疾病(系统性红斑狼疮)也可以影响患者意识层面,肿瘤特别是急性增大(出血进入肿瘤)或急性梗阻性脑积水也会影响患者意识。

(二) 评 估

对意识水平的一系列检查是神经系统检查的最重要方面。在所有的情况下,最重要的是进行适当的气道控制、保证呼吸和血流动力学稳定状态。相对于成年人,低血糖更常见于危重症婴儿和幼儿,ABC 应扩大到 D,即葡萄糖(血糖)水平检测,以及功能障碍检查——中枢神经急症的症状和体征,如瞳孔散大或库欣三联症(高血压、心动过缓与呼吸异常)。

> **!**
> 精神状态改变是医疗紧急情况。ABC 仍然处于最高的优先级,但现在还包括 D(disability)——"功能障碍"(脑疝、颈椎或其他创伤体征)和葡萄糖水平。 **!**

任何重要生命体征的变化都可能导致患者精神状态的改变。在昏迷患者的复苏过程中,必须考虑两个关键点。第一,如果已知或疑有创伤,则必须始终保持颈椎固定,包括建立人工气道的过程(**参见第 2 章**)。第二,液体复苏应用等渗或高渗液体,以减小发生脑水肿和颅内高压的可能性。

一旦达到初始稳态和建立初步支持,就要开始对改变/下降的精神状态进行特定的评价。对儿童,要考虑鉴别昏迷或精神状态改变的许多可能性(**见表 15-7**)。应该通过详细的病史和体格检查,尽快排除威胁生命的原因,寻找有无创伤、脑膜刺激征、颅内压升高(视盘水肿)或中毒综合征的迹象(**见第 13 章**)。病史信息可能有限或很难获得。具体需要考虑的方面如下:患者的精神状况在恶化或改善? 患者在哪里/如何被发现的,附近有什么吗? 是否已由家庭成员或紧急医疗服务人员给予任何药物?

> **!**
> - 如果已知或疑有颈椎损伤,则插管时需要有 2 人,以保持颈椎固定。可能需要光纤技术。
> - 复苏应予以等渗液或高渗液。
> - 排除和治疗危及生命的原因。 **!**

> **!**
> - 当颅内压可疑升高时,若没有提供足够的气道和循环支持,则患者不应该行诊断检查(CT、MRI、腰椎穿刺)。
> - 即使诊断程序延迟,经验性治疗颅内高压或中枢神经系统感染也应如期进行。
> - 如果有颅内高压的临床表现,即使头颅 CT 检查结果为阴性,也不能排除腰椎穿刺后发生脑疝的可能。 **!**

使用急诊 CT 成像扫描,可以识别出明显的突发脑出血、实质性病灶、中线移位、颅骨骨折或颅内高压症状,如脑沟或基底池消失。CT 扫描前最重要的考虑因素是患者病情是否足够稳定可以进行 CT 检查。在进行 CT 扫描之前,必须对患者进行充分复苏,并且对受损的气道保护性反射或呼吸费力的患者应妥善保护其气道。

通过腰椎穿刺(lumbar puncture,LP),可以测定压力、细胞计数、蛋白质和葡萄糖水平,并进行革兰染色培养。与 CT 相同,在进行腰椎穿刺之前必须优先考虑心肺功能,特别是在婴儿和儿童的呼吸功能可能因体位因素而严重受影响时。关于 CT 扫描是否必须在腰椎穿刺之前进行,目前仍存在争议。值得关注的是,腰椎穿刺可能使肿瘤患者或者颅内压升高患者发生脑疝。

然而,CT 扫描阴性并不能排除腰椎穿刺之后可能发生的继发症(如脑膜炎)。对疑似中枢神经系统感染并禁忌腰椎穿刺的患者,应予以经验性抗菌药物治疗(适时予以抗病毒药物),待病情平稳后再获取脑脊液,必要时可请神经外科医生协助。

在精神状态改变的患者,除检查血糖外,还应监测血清电解质(包括钙、镁、磷),肝、肾功能、动脉血气,乳酸及血氨水平。全血细胞计数(complete blood count,CBC)可以提供感染的证据,或贫血与慢性疾病相关的证据。在使用止痛药、镇静剂之前,最好能对尿液和血清进行毒理学筛查。

(三)治　疗

治疗昏迷的根本是治疗潜在的病因,而至关重要的是正常氧供、获取正常能量和正常灌注。在治疗低血糖时,予以 25% 葡萄糖(2mL/kg)或 10% 葡萄糖(5mL/kg)可以迅速恢复血糖。此外,还需要谨慎地进一步监测血糖和维持血糖(正常 80～150mg/dL 或 4.4～8.3mmol/L)。有症状低钠血症需要血钠在最初迅速升高到不会产生症状的水平。通常增加 5mEq/L 就足够了,3% 高渗盐水 3～6mL/kg 可以达到这个效果(第 8 章)。

六、颅内高压

 病例分析

患者,男,14 岁,在一次高速机动车碰撞事故后被送到急诊室。该患者当时在后座上未系安全带。当被送达医院时,其 GCS 评分为 5 分,气管插管,戴着颈椎颈托,脉搏血氧饱和度 82%,FiO_2 为 0.4。你被要求协助管理。在体检时,该患者四肢僵硬朝胸部弯曲,血压上升到 170/120mmHg,心率下降到 55 次/分钟。

检测

—颅内压升高的临床体征和症状是什么?

—库欣三联症是什么?

干预

—甘露醇或者高渗盐水的给药指征是什么?

重新评估

—对于颅内压升高,还有其他什么治疗方法?

有效的沟通

—谁需要了解该患者?

团队合作

—你如何监护该患者?

虽然颅内压升高的病因各有不同,但促进足够的脑灌注压和脑血流量是必须采取的具体措施。

(一)表　现

如前所述,Monro-Kellie 学说指出,颅内高压是由任何增加脑的体积、脑脊液或脑血容量体积而没有补偿性减少其他一种或多种成分所引起的。颅内压升高可能有早期表现,如乳头水肿和头痛。患者对颅内压慢性缓慢进行性增高的耐受性比急性增高好。夜间（睡眠期间 $PaCO_2$ 升高）、觉醒（位置改变）或咳嗽（脑血容量升高）时，症状增加，表明颅内压可能增高。颅内压急性增高会导致精神状态改变和颅神经体征异常。一旦怀疑颅内高压，应立即开始治疗并考虑进行颅内压监测。

（二）颅内压监测

颅内压监测可以在多个位置（脑室、脑实质、蛛网膜下腔/硬膜下和硬膜外）和采取不同的技术进行。金标准是放置脑室导管，因为这样可以允许引流脑脊液，也是颅内压增高的一种治疗选择。其主要缺点是：较难放置，特别是在脑室受压患者；增加感染的风险和后果；脑室变得越来

■ 颅内压大于 20mmHg，通常需要特定的治疗以降低颅内压。
■ 首要目标是维护脑灌注压。

越小，会引起功能障碍。颅内压监测的最终目标是识别颅内压升高。若颅内压大于 20mmHg，需要干预；若脑灌注压<65mmHg（婴儿可能在 40～50mmHg），也需要提高平均动脉压和（或）降低颅内压。

（三）治　疗

对所有患者（包括颅内高压患者）来说，最要优先考虑的是保证足够的呼吸和循环功能。应特别注意：气管插管时所使用的药物不能增加颅内压；使用喉镜时，应给予足够的麻醉药减低颅内压高峰。应积极治疗发热，防止脑代谢和脑血流量增加。同样，应积极治疗癫痫发作。在有痛操作中，给予足够的镇痛和镇静也能降低颅内压。

■ 琥珀酰胆碱（非去极化）和氯胺酮可能增加颅内压。
■ 缺氧和高碳酸血症会增加颅内压。
■ 在使用喉镜时，麻醉深度不足无疑会增加颅内压。

对颅内高压的治疗开始于短时间的过度通气和镇静，颈部中线定位，以及抬升床头 30°（没有禁忌证），使静脉引流最大化。其他的治疗目的是降低颅内内容体积和（或）减少脑代谢的需求。

当怀疑颅内压增高时，最困难的是要决定什么时候对患者进行选择性镇静和插管，以保持足够的气体交换。虽然镇静会掩盖神经系统检查临床体征，但在呼吸暂停或低通气的情况下，选择性插管比紧急气管插管要安全得多了。一旦插管，由于缺乏检查标准，对颅内压监测的需求就增加了。如上所述，如果已行脑室引流，则下一步治疗是脑脊液引流。在对脑室分流障碍、感染或因肿瘤阻塞性脑积水患者的初始治疗管理中，脑室外引流尤其有效。即使患者已充分镇静，神经肌肉阻滞也可进一步降低颅内压，并且可以降低全身耗氧量。

颅内高压治疗的下一步是高渗治疗。静脉注射甘露醇[0.5g/kg（范围为 0.25～1g/kg）]或高渗盐水（hypertonic saline，HTS）可提高血清渗透压。3%高渗盐水含有 513mEq/L 的氯化钠，渗透压为 1027mOsm/L；而普通生理盐水含有 154mEq/L 的氯化钠，渗透压为 308mOsm/L。控制低血容量是不合适的，因为它使患者有发生低血压和低脑灌注压的风险。对此，必须考虑甘露醇的利尿作用。然而，利尿剂对甘露醇反应不佳的低钠血症或高容量的患者确实有作用。一些证

据表明,相比于甘露醇(320mOsm/L),高渗盐水所能形成的血清渗透压(360mOsm/L)和耐受性更高,但发生副作用的风险没有增加。然而,药物的选择通常取决于快速可获取性和患者的容量状态。高渗盐水的剂量取决于溶液的浓度。钠分布于细胞外液,0.6mEq/kg 提高血清钠 1mEq/L (**参见第 8 章**)。对于颅脑外伤引起颅内高压的患者,连续输注 3% 高渗盐水[0.1～1mL/(kg·h)]可用以维持血钠(摩尔渗透压浓度)水平,以降低患者的颅内压。重要的是,对颅脑损伤和颅内高压患者使用高渗盐水的治疗效果,与低钠血症患者有很大不同。在低钠血症患者,因为担心诱发中枢脑桥脊髓病,所以增长的校正钠限制在 12mmol/d 以下。在重度脑损伤患者,低钠血症的最佳矫正率尚不清楚。颅内压(和脑灌注压)的标准化比血清渗透压增加率达到特定目标更加重要,因此,只要血清渗透压保持在 360mOsm/L 以下,高渗盐水的推注频率和输液速度取决于患者的反应。

> ！
>
> 高渗盐水推注剂量:3% 高渗盐水 3～5mL/kg,可使血清钠增加 2～3mmol/L,最好通过中央静脉给药10～20 分钟。
>
> ！

在有限的情况下,其他药物治疗可能会产生有益的影响。糖皮质激素(地塞米松)可减少水肿,但对非肿瘤性颅内高压没有有益的影响。使用糖皮质激素应认真考虑给予抗酸药物预防胃肠道反应,因为患者发生肠道溃疡和出血(库欣溃疡)的风险会增加。大剂量巴比妥类药物可诱导昏迷已经证明其有降低颅内压的益处,尽管他们对预后的影响仍不清楚。此外,另一种可能的好处是降低脑耗氧量。因为难治性癫痫患者颅内压可能增加,所以可能需要巴比妥类药物诱导深度镇静。

有两种医学疗法特别值得一提。①积极过度换气[$PaCO_2 < 35mmHg(4.7kPa)$]。这在颅内压急剧上升患者可能需要,但在颅内压慢性增高患者没必要使用。如上所述,脑血流量的减少增加了发生脑缺血的风险。此外,由于这种反应依赖于脑脊液的 pH 值变化,所以这种调节只会在持续

> ！
>
> 对于颅内压慢性增高的患者,过度通气治疗[$PaCO_2 < 35mmHg(4.7kPa)$]无作用。
>
> ！

低碳酸血症时发生。请注意,这也意味着代谢性酸中毒患者(如糖尿病酮症酸中毒)可能需要较低的 $PaCO_2$ 以维持 pH 在 7.35～7.4 和正常的脑血流量,直到酸中毒得到纠正。②低温。理论上,低温可以降低颅内压。几项创伤性脑损伤动物模型研究及关于儿童的研究表明,低温可以降低脑耗氧量,减少脑血流量,减少炎症,改变细胞内信号传导。然而,临床研究表明,治疗性低体温(32～34℃)的临床结果与目标温度在 36℃ 的临床结果相当。因此,有针对性的温度管理可能是优选的。

对颅内压升高的手术治疗包括去除病灶(肿瘤、血肿)或去除颅骨,以增加颅内空间(去骨瓣)。另外,只有有限的比较数据支持在特定的临床条件下应用去骨瓣减压术;但是在难治性颅内高压患者,去骨瓣可以降低颅内压。另一种二线外科手术选择是给有裂隙脑伴有颅内压升高但基底池开放的患者放置腰椎引流管。有限的数据表明,这可以降低颅内压但不会引发脑疝。

七、脑血管意外

 病例分析

患儿，女，8岁，正在接受化疗（包括L-天冬酰胺酶和类固醇），主诉新发头痛。当天晚些时候，护士报告该患儿讲话含糊不清、反应迟钝。您被要求对其进行会诊。患儿构音障碍，左侧偏瘫，意识程度降低。其最异常的生命体征表现为轻度心动过速，但其他方面正常。

检测

——脑血管意外患儿常见的症状和体征是什么？

干预

——对疑似脑血管意外患儿应该做什么实验室检查？

——对疑似脑血管意外患儿应该做什么神经影像学检查？

重新评估

——对疑似脑血管意外患儿需要做哪些鉴别诊断？

有效的沟通

——应该联系谁？应该在哪里监护该患儿？

团队合作

——对脑血管意外患儿的治疗策略应该是什么？

虽然脑血管意外在儿童的发生率远低于成年人，但已报道的儿童脑血管意外发病率（每年约为2/10万名儿童）与儿童脑肿瘤的发病率相近。而在特定的高危人群，其发生率还会进一步增高。脑血管意外是儿科患者的十大死因之一。因此，任何为儿童提供紧急医护的人员必须具有识别和治疗脑血管意外的技能。与成年人一样，对脑血管意外患儿必须尽快实施救治，以最大限度促进功能恢复。

（一）脑血管意外的表现

脑血管意外的临床表现部分取决于疾病的类型（出血和血栓栓塞）和受伤的位置。小儿脑血管意外大多数涉及颈动脉颅内分支，特别是大脑中动脉。病变分布产生偏瘫、偏身感觉障碍、偏盲，及当影响优势半球时还会造成失语症。因为下肢运动、感觉皮层位于皮层的内侧，所以大脑前动脉病变影响这些功能，以及情绪控制和智力。大脑后动脉病变影响视力或深部结构脑干，导致运动和感官的缺陷、瞳孔异常、意识障碍等。最后，椎基底动脉系统（后循环）供应低位脑干和颅神经。因此，当该部位发生脑血管意外时，患儿会出现深昏迷、颅神经异常、小脑症状等。

（二）出血性脑血管意外

出血性卒中的病死率高于缺血性脑卒中。出血性卒中的主要原因有动脉瘤和动静脉畸形（arteriovenous malformation，AVM），但最初的缺血性事件可能会发生转换（尤其静脉血栓）。动脉瘤的发生或者与动脉肌层的先天性缺陷有关，或者与神经皮肤综合征和遗传性结缔组织成分的先天性缺陷(如 Ehlers-Danlos 综合征)有关。近一半的动脉瘤发生在后循环,也有许多发生在上部和深部脑实质内。

在动脉瘤破裂出血后,颅内压升高和脑血管痉挛均有助于降低脑血流量。血液在基底池混合血流到下丘脑,导致肾上腺素分泌异常。这可能导致伴随蛛网膜下腔出血(subarachnoid hemorrhage,SAH),还可见心律失常和心电图(ECG)的变化。交感神经张力增高可能也发生于这些患者,可引起神经源性肺水肿。

儿童蛛网膜下腔出血与成年人不同。首先,相比于成年人,血管痉挛的作用在儿童仍然不太清楚。虽然有些研究表明,血管痉挛在儿童和成年人的发生率相似;但也有另外一些研究表明,血管痉挛在儿童的发生率较低。一般来说,对血管痉挛的治疗与脑血管意外相似,主要目标是提供充足的脑血流量。然而,在未经治疗的动脉瘤患者,诱发性高血压有很大的再出血风险,故应避免高血压。此外,钙通道阻断剂对蛛网膜下腔出血患儿的治疗作用可能有限。最后,儿童再出血的发生率比成年人要低得多,在没有显著的血肿或颅内高压的情况下,紧急手术干预的需求相对低些。

目前,动静脉畸形最常见于十几岁的儿童。并且,绝大多数位于幕上,涉及大脑中动脉分布的一些部位。半数以上的患者有脑实质内出血,虽然蛛网膜下腔出血可能是由脑室系统或大脑回延伸引起的,但出血通常不累及基底池。因此,血管痉挛不是问题,对动静脉畸形治疗的其他问题与动脉瘤出血的治疗相似。通过手术或栓塞(某些情况下)这些确定性治疗,每年可以降低2%～3%的再出血风险。

(三)血栓栓塞性脑血管意外

导致缺血性脑卒中的血栓栓塞性疾病,在大多数情况下会影响大脑中动脉的分布区域。各种各样的疾病会引起患者的血栓栓塞性疾病。心脏疾病,无论先天还是后天的,是最常见的因素。镰状细胞病是一种经过充分研究的血栓栓塞易感性疾病,并且是唯一已经完成临床对照试验的疾病。感染,如脑膜炎和鼻窦感染,是另一大类病因。最后,许多代谢性和遗传性血液病患儿易患脑卒中。

然而,大多数患儿较晚才出现缺血性脑卒中。在症状出现3小时后,禁止静脉溶栓治疗。根据发病部位的不同,动脉内治疗最多可在发病后8小时内进行。简易弥散加权磁共振成像将有助于区分哪些患者可能可以进行溶栓治疗。然而,对脑血管意外患儿,仍然较少应用溶栓治疗。因此,大多数治疗旨在为边缘地区提供充足的氧气供应,以防止继发性损伤。如前所述,血容量下降、低血压和低碳酸血症均会加重脑缺血。事实上,有些研究者建议用胶体扩容以致血液稀释和微血管流变学改善。虽然对这种方法可能仍有争议,但通过将血细胞比容维持在正常范围内来预防高黏滞血症的方法似乎是适当的。

一般来说,由于栓塞事件已经发生,所以在血栓栓塞性脑血管意外出现后应保持临床稳定。因此,如果神经系统检查结果发生恶化,应怀疑发生继发性损伤的可能。可能发生的继发性损伤包括低钠血症、低血糖或高血糖、灌注恶化或出血性转化。另一种可能性是血块栓塞复发或延伸。此外,梗死区周围水肿通常会在第一个24～48小时增加,而后到达顶峰。有必要对每种可能性进行及时评估。有继发性损伤的患者,如复发性栓塞、继发于低血压的脑缺血或细胞外液低渗患者,峰值脑水肿发生延迟。如果其他实验室检查未能确定病因的恶化,则应考虑用肝素进行全身抗凝。对血栓栓塞和急性血栓栓塞性脑卒中患者,如果初始头部 CT 检查确定无出血,也可以考虑应用肝素。

八、脑脊液分流术

病例分析

几年前，一名 8 岁儿童在切除后颅窝颅骨肿瘤后，被放置了一个脑室腹膜分流管。现在，他头痛得厉害，主诉"只是感觉不对劲"。他在到达急诊室前已经缺课几天了，呕吐了 3 次。他的父母报告说，学校里有许多孩子患有流感。

检测

——脑室分流故障常见的症状和体征是什么？

——脑积水分流的主要并发症是什么？

干预

——应进行什么实验室及影像学检查？

重新评估

——干预的指征是什么？

有效的沟通

——关于该患儿需要联系谁？

团队合作

——你打算如何实施治疗策略？

分流梗阻患者可显示颅内压增高症状，包括头痛、恶心、呕吐、嗜睡和视神经盘水肿。尽早让神经外科医生参与到对患者的评估和治疗中是至关重要的。评估从全面的病史和体格检查开始。除予以 ABC 处理外，还要进行影像学检查，包括头部 CT 和分流系列检查（如头骨侧位片，颈部、胸部、腹部前后位片，以检查分流位置和连接）。在神经外科医生阅片后，试图以无菌的方式从分流处获得脑脊液。如果脑脊液获取失败或开口处压力升高，则提示分流管堵塞，因此可能需要手术处理。如果脑脊液获取成功，则需检查细胞计数，进行实验室培养，以及革兰氏染色、葡萄糖和蛋白含量的测定。

 当脑脊液分流患者出现任何神经系统异常时，重要的是，在证明是其他问题以前都需要先假设分流有问题。

脑脊液分流患者可能发生严重的并发症，包括机械故障（包括近端或远端梗阻）和感染。在置管后的最初几个月，分流失败的风险最大。许多患儿（不是全部）在手术修复前被送入儿科重症监护室观察。常见的体征和症状包括头痛、呕吐、恶心、精神状态改变、嗜睡和全身不适。

脑脊液分流障碍最常见的原因是梗阻，且近端梗阻比远端梗阻更常见。导管近端可能被脉络丛、室管膜细胞、神经胶质组织、脑组织碎片、纤维蛋白或血液所堵塞，或导管的尖端可能会迁移到脑实质中。远端梗阻可能是由导管扭曲、导管断开、导管移位到腹膜的外面、腹腔感染或假性囊肿形成所致的。无论何种原因所致梗阻，脑脊液分流障碍会阻止脑脊液流出脑室系统，最终导致脑室系统脑脊液增加，颅内压增高。

脑脊液分流感染的发病率为 5%～8%。感染可能与分流设备、伤口、脑脊液或分流引流的远端有关。大约 70% 的分流感染发生在术后 2 个月内,约 90% 发生在术后最初 6 个月内。最常见的分离到的微生物包括表皮葡萄球菌(40%)和金黄色葡萄球菌(20%),其他的还有链球菌、肠球菌、革兰氏阴性杆菌和酵母菌。其临床症状取决于感染部位(**见表 15-8**)。伤口感染表现为切口或分流道发热、发红,病情进展时有脓液沿切口流出。脑室炎和脑膜炎患者有发热、头痛、烦躁、颈部僵硬或颈强直。治疗的选择有去除分流装置与使用静脉注射抗菌药物。对于临时放置的脑室外引流的感染也是同样的处理方法。

表 15-8	分流障碍症状	
婴儿	**儿童**	**青少年**
发热,呕吐	发热,呕吐	发热,呕吐
头围增大	头痛	头痛
囟门紧张	易怒和疲劳	视力问题
突出的头皮静脉肿胀	分流途径的肿胀	易怒和(或)疲劳
分流途径的肿胀	现有能力的缺失(感觉或运动)	人格改变或在校表现变差
易怒和疲劳	惊厥	丧失协调
眼偏差		清醒或保持清醒困难

神经系统急症的诊治要点

- 在年幼的儿童中,易激惹是精神状态改变的早期征兆。
- 神经功能急性改变,包括精神状态改变和虚弱,需要紧急评估和治疗以促进最大限度的恢复。
- 在神经系统的任何紧急情况下,保护大脑的血流量是至关重要的。
- 对无论何种神经异常患者,均应积极预防低氧血症、高碳酸血症和低温的发生。
- 婴幼儿颅内出血可引起血流动力学显著变化的血液丢失。
- 在婴幼儿,常见应激下低血糖,必须及时纠正。

📖 推荐阅读

1. Bennett KS, DeWitt PE, Harlaar N, et al. Seizures in children with severe traumatic brain injury. Pediatr Crit Care Med,2017,18:54-63.

2. Bernson-Leung ME, Rivkin MJ. Stroke in neonates and children. Pediatr Rev,2016,37:463-477.

3. Emeriaud G, Pettersen G, Ozanne B. Pediatric traumatic brain injury:an update. Curr Opin Anaesthesiol,2011,24:307-313.

4. Forsyth LL, Liu-DeRyke X, Parker D, et al. Role of hypertonic saline for the management of intracranial hypertension after stroke and traumatic brain injury. Pharmacotherapy,2008,28:469-484.

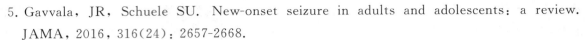
5. Gavvala，JR，Schuele SU．New-onset seizure in adults and adolescents：a review. JAMA，2016，316(24)：2657-2668.

6. Glause T，Shinnar S，Gloss D，et al．Evidence-based guideline：treatment of convulsive status epilepticus in children and adults：report of the Guideline Committee of the American Epilepsy Society．Epilepsy Curr，2016，16：48-61.

7. Kochanek PM，Carney N，Adelson PD，et al．Guidelines for the acute medical management of severe traumatic brain injury in infants，children，and adolescents—second edition．Pediatr Crit Care Med，2012，13 (Suppl 1)：S1-S82.

8. Posner JB，Saper CF，Schiff ND，et al．The Diagnosis of Stupor and Coma．4th ed. Cambridge：Oxford University Press，2007.

9. Shearer P，Riviello J．Generalized convulsive status epilepticus in adults and children：treatment guidelines and protocols．Emerg Med Clin North Am，2011，29：51-64.

10. Soon JL，Wang VJ．Altered Level of consciousness：evidence-based management in the emergency department．Pediatr Emerg Med Pract，2017，14(1)：1-28.

11. Stocchetti N，Maas A．Traumatic intracranial hypertension．N Engl J Med，2014，370：2121-2130.

12. Swanson D．Meningitis．Pediatr Rev，2015，36：514-526.

13. Tarango SM，Liu DR．Pediatric ingestions：emergency department management．Pediatr Emerg Med Pract，2016，13：1-24.

14. Tasker RC，Goodkin HP，Sanchez-Fernandez I，et al．Pediatric Status Epilepticus Research Group．Refractory status epilepticus in children：intention to treat with continuous infusions of midazolam and pentobarbital．Pediatr Crit Care Med，2016，17：968-975.

15. Tunkel A，Glaser C，Bloch K，et al．The management of encephalitis：clinical practice guidelines by the Infectious Diseases Society of America．Clin Infect Dis，2008，47：303-327.

16. Wright Z，Larrew TW，Eskandari R．Pediatric hydrocephalus：current state of diagnosis and treatment．Pediatr Rev，2016，37：478-490.

（叶　璟　翻译）

第 16 章

小儿先天性心脏病

 目　标

- 识别先天性心脏缺陷新生儿的低心排血量。
- 讨论发绀型先天性心脏病婴儿的初始管理和诊断。
- 回顾非发绀型先天性心脏疾病儿童的评估和治疗。
- 了解心脏外科患儿术后低心排血量综合征的最常见原因。
- 概述低心排血量综合征的评估和管理。
- 总结术后最常见的心律失常。

 病例分析

　　患儿,男,出生 4 天,因"进食差,呼吸急促伴面色苍白 1 天"入院。患儿为经产道顺产,出生时胎龄 39 周。出生后 39 小时出院回家。患儿家长说他们的孩子像一个正常的婴儿,直到入院前一天,他们发现孩子变得少动。在急诊科就诊时,患儿昏昏欲睡,对刺激的反应极小。患儿生命体征:体温 35.5℃,心率 180 次/分,喘息样呼吸,血压无法测出。

评估

　　—评估该患儿最重要的初始步骤有哪些?

　　—需要做哪些鉴别诊断?

　　—最可能的诊断是什么?

干预

　　—首要的检查和治疗有哪些?

重新评估

　　—目前治疗策略有效吗?

　　—该患儿是否需要其他治疗干预?

有效沟通

　　—哪些人需要关注该患儿?

　　—最适合监护该患儿的地方是哪里?

团队合作

　　—如何实施治疗策略?

　　—谁来做,做什么,何时做?

一、引 言

本章的目的是认知涉及小儿心脏病患儿监护的原则问题。对于所有心脏病患者，尽管许多监护措施很常见，但是小儿心脏重症监护需要非常清楚地了解患儿的原始心脏解剖和生理学，以及手术干预后的循环变化。

二、新生儿低心排血量心脏病

（一）左心发育不良综合征

左心发育不良综合征（hypoplastic left heart syndrome，HLHS）是指以不同程度的左心结构发育不良为特征的一系列先天性心脏病。该病的解剖变异以左心瓣膜的状态为特点（如主动脉闭锁、二尖瓣闭锁）。在美国，左心发育不良综合征的发病率为 2.4/万存活新生儿。左心发育不良综合征的特征包括左心室小，无法支持全身血液循环，及二尖瓣和主动脉瓣发育不全。在最常见的解剖形式中，主要的特征是主动脉瓣闭锁伴升主动脉和主动脉弓发育不全。

> 　在出生的第 1 周，若新生儿有任何休克症状、严重脉弱甚至无脉表现，都要考虑左心发育不良综合征的可能。

在左心发育不良综合征患儿，左心室（left ventricle，LV）是无功能结构，体静脉和肺静脉血液都流入右心房（right atrium，RA）和右心室（right ventricle，RV），以平行方式供应体循环和肺循环。从右心室流出的血液经肺动脉（pulmonary artery，PA），通过动脉导管（从右向左），然后逆行流向下半身的血液从右心室排出，流经动脉导管至主动脉弓，最终为冠状动脉提供血液灌注。流向下半身的血液从右心室排出，流经动脉导管（从右向左），然后流向降主动脉。动脉导管闭合导致体循环和冠状动脉灌注明显减少，因此这是"四肢无脉性心脏病"的临床特征。新生儿出生后能够存活全依赖持续开放的动脉导管，以维持全身血液循环。如果不进行治疗干预，左心发育不良综合征患儿在出生后几天内就会死亡。

左心发育不良综合征患儿通常出现轻度发绀、呼吸急促，及随着全身血液循环依赖的动脉导管未闭开始闭合而出现的休克迹象。动脉血气分析提示代谢性酸中毒和低氧血症，并以 $PaO_2 <$ 100mmHg（13.3kPa）为特征。

具有大的动脉导管未闭的左心发育不良综合征患儿表现为外周脉搏正常或轻度减弱，代谢性酸中毒轻度或无。听诊通常显示收缩期喷射性杂音和第二心音固定分裂（S_2）。因动脉导管关闭而导致肺与全身血流（Qp∶Qs）明显不平衡，患儿将出现心源性休克。发绀的程度取决于房间隔分流的大小，严重发绀出现于房间隔缺损较小的或房间隔完整的患者，其可以限制氧合血液与非氧合血液的混合。

在体格检查中发现轻度发绀、呼吸窘迫和心血管衰竭前兆都是非特异性的，不能以此鉴别出新生儿期导管依赖性心脏疾病。其心电图表现与正常新生儿一样，因为心电图主要显示右心室压力，而不显示左心室压力。其胸片可以提示心脏增大和肺水肿。超声心动图可明确诊断，需要尽快安排检查。

及时和恰当的初始治疗对患儿存活是至关重要的。尽早使用前列腺素 E_1（PGE_1）能使动脉导管重新开放和恢复降主动脉的灌注,通过逆向血流对升主动脉和冠状动脉进行灌注。PGE_1 的起始剂量通常为 $0.05\mu g/(kg \cdot min)$ [剂量范围为 $0.025\sim0.1\mu g/(kg \cdot min)$]。因为 PGE_1 的主要副作用包括呼吸暂停和外周血管扩张,所以临床医生必须做好准备,在需要时提供机械通气支持及补充液体和(或)正性肌力药物。产前诊断出的婴儿或血流动力学平稳的婴儿可能受益于自主呼吸;但有严重低氧血症的心源性休克婴儿则需要气管插管和机械通气来控制气道和予以血流动力学支持。

> 对于左心发育不良综合征患儿,前列腺素 E_1 输注是初始治疗和复苏最重要的组成部分。对任何不明原因休克的新生儿,都应该开始注射前列腺素 E_1,直到排除导管依赖性病变。

一旦动脉导管重新开放和远端灌注恢复,保持体循环与肺循环之间的良好平衡成为保证远端器官灌注和足够肺血流量的关键。过度通气和低氧都将导致通过动脉导管的肺血流量增加而使得通过体循环血流减少。在脉搏血氧饱和度监测中,当血氧饱和度达到 $75\%\sim85\%$ 的目标血氧饱和度水平时,吸入气中的氧浓度应迅速降至最低水平(低至0.21)。在有些患儿,为了提高心排血量,必须给予适当的液体补充($10\sim20mL/kg$ 的 0.9% 生理盐水或 5% 白蛋白)和正性肌力支持[$3\sim10\mu g/(kg \cdot min)$ 多巴胺或 $0.01\mu g/(kg \cdot min)$ 肾上腺素]。

不同医院在姑息手术治疗左心发育不良综合征的细节方面可能会有不同。但大多数医院会在患儿出生后第1周进行分期的手术治疗,以建立新主动脉并提供足够的肺循环(见表16-1)。对左心发育不良综合征患儿第一期重建的三个目的是:①建立不依靠动脉导管的体循环;②保护心室功能,防止容量和压力超负荷;③使肺循环血流与体循环血流之间达到平衡状态。手术步骤如下:①将肺动脉干吻合于细小的主动脉弓下部,重建

> 维持肺循环与体循环之间的平衡是维持远端器官灌注的关键。肺到全身的血流量($Q_p : Q_s$)最好是1。氧合目标应该是血氧饱和度在 $75\%\sim85\%$。

主动脉弓(Damus-Kaye-Stansel 手术);②建立体肺分流,即将无名动脉与肺动脉连接(改良 Blalock-Taussig 分流术)或者右心室与肺动脉通过人工管道连接(Sano 分流术),从而提供肺血流的来源;③实施房间隔开窗术,使含氧和脱氧血液在房内充分混合,并避免肺静脉高压。最近,已经开发出一种杂交手术的方法来完成类似的任务,但仍是由介入性心导管室与心脏外科医生合作完成的。在动脉导管未闭处放置支架以永久打开血管,由心脏病专家实施房间隔造口术;然后由心脏外科医生通过胸骨正中切口放置双侧 PA 带。Ⅰ期手术(Norwood 或 hybrid)中的任何一种将在患儿3~6月龄时,实施Ⅱ期腔肺分流双向格林术,即上腔静脉与肺动脉吻合。在患儿2~4岁时,进行Ⅲ期 Fontan 手术,将下腔静脉连接至肺循环。在成功完成Ⅲ期手术后,全身静脉血完全绕过右心直接回流至肺动脉。在擅长复杂先天性心脏病手术的医院,可以实现神经系统预后良好的长期存活。

左心发育不良综合征外科治疗的第三个选择是将婴儿列入心脏移植名单。但由于新生儿的器官供应有限,等待时间长,并且在有经验的医院进行的第一阶段重建可取得可接受的结果(如果不能说很好),因此很少一开始就为左心发育不良综合征患儿提供心脏移植。但是,对有严重右心室功能障碍和(或)严重三尖瓣关闭不全的新生儿,可考虑心脏移植。

表 16-1	左心发育不良综合征的外科分期治疗	
术　式	年　龄	手术方式
Ⅰ期（Norwood）	出生后第 1 周左右	**结扎动脉导管未闭** 将肺总动脉从左右肺动脉分叉处离断，用肺总动脉与细小的升主动脉建立新的主动脉，用同种异体血管重建新的主动脉弓，通过改良 BT 建立肺血管血流，即无名或锁骨下动脉与同侧肺动脉连接。或者 Sano 分流术，即右心室与肺动脉通过管道连接。 **房间隔开窗术** 通过固定分流管道的直径和长度来固定肺血流，通过房间隔开窗开放房内分流，避免过重的心室容量负荷的同时，使肺血管正常发育
Ⅱ期 （改良双向 Glenn 吻合手术）	3～6 月龄	移除改良 BT 分流或 Sano 分流 上腔静脉与右肺动脉端侧吻合
Ⅲ期（改良 Fontan 手术）	2～4 岁	通过心外管道或心内隧道将下腔静脉连接肺动脉分支

（二）主动脉瓣狭窄

主动脉瓣畸形在左心流出道梗阻性病变中约占 80%。在美国，主动脉瓣狭窄在儿童先天性心脏病（congenital heart disease，CHD）中占 3%。主动脉瓣交界处融合，瓣膜增厚，并形成圆顶状的狭窄孔口。体格检查的发现和临床症状根据瓣膜狭窄的分级程度不同而不同。在患儿胸骨右缘可以听到收缩期喷射样心脏杂音，并向颈部传导，常可听到咔嚓音。重症主动脉瓣狭窄患儿全身循环灌注不全，而导致心源性休克。他们通常伴有食欲缺乏和尿量减少。在体格检查中，这类患儿可出现气促、嗜睡、四肢厥冷及全身外周脉搏减弱。胸部 X 线片检查可发现心脏增大和肺水肿，实验室检查可有乳酸酸中毒。

重症主动脉瓣狭窄的新生儿出现心血管功能衰竭，需要紧急输入前列腺素 E_1（PGE_1），重新建立依赖导管的体循环血流。对这些危重症的新生儿需要给予气管插管、机械通气和正性肌力药物支持。

在治疗主动脉狭窄方面，主动脉瓣膜球囊成形术的成功率很高。其并发症包括主动脉瓣严重反流和再狭窄。如果瓣膜球囊扩张成形术扩张失败或者患儿主动脉瓣瓣环很小，则可以建议采用主动脉瓣机械瓣置换术或者 Ross 手术（即用自体肺动脉瓣置换植入主动脉瓣）。同时应用将左室流出道扩大补片的 Konno 术，目的是让置换的瓣膜在左心室流出道有足够的空间。

新生儿期后，主动脉瓣狭窄的病程也非常不同。这些患儿的流出阻塞程度较低，肢体远端有足够的血流供应。其中大多是无症状的，出现收缩期杂音。一般而言，当跨主动脉瓣的压力梯度＞50mmHg 或患者有症状（例如胸痛、运动不耐受、晕厥）时，需进行干预。

（三）主动脉缩窄

主动脉缩窄（coarctation of the aorta，CoA）在儿童先天性心脏病中占 5%，这是降主动脉缩窄，通常发生在动脉导管交界处。这类疾病的临床症状取决于主动脉缩窄的程度。严重的主动脉缩窄可以在新生儿期就出现心源性休克；而轻度主动脉缩窄的患儿，随着年龄的增长会出现高血压和无症状的心脏杂音。有严重主动脉缩窄的婴儿往往易激惹、喂养困难，且随着时间的推移出现嗜睡等表现。体格检查发现右上肢动脉搏动正常或者洪脉时股动脉搏动减弱。如果错过早期诊断，这些患者会进展至心源性休克，伴有呼吸衰竭和(或)充血性心力衰竭。

尽管有医疗中心对一些选定的主动脉缩窄患儿应用球囊动脉成形术或者支架植入术进行治疗，但大多数主动脉缩窄患儿需要通过手术治疗。许多年龄较大的主动脉缩窄患儿术后出现高血压。对此，一般可以应用 β 受体阻滞剂或者血管紧张素转换酶抑制剂。在术后早期，可以考虑艾司洛尔[$50 \sim 250\mu g/(kg \cdot min)$]，其优点是半衰期短、方便计量。患儿通常会过渡到口服用药，如阿替洛尔[$0.5 \sim 2mg/(kg \cdot d)$]或依那普利($0.05 \sim 0.25mg/kg$，每日两次)，必要时可以增大剂量(最大剂量 5mg)，但需维持正常血压。

> **!** 在婴儿出生的第 1 周，随着动脉导管未闭自行关闭，严重主动脉缩窄的婴儿会出现心源性休克。左心室因后负荷增加而出现射血分数下降、心室壁张力增加、心肌灌注不足，从而引起心肌缺血。 **!**

> **!** 当严重主动脉缩窄新生儿出现休克时，前列腺素 E_1[$0.05\mu g/(kg \cdot min)$]的应用对于生命维持至关重要。 **!**

(四)心肌炎和心肌病

心肌炎和心肌病可能会出现在新生儿期，但更常见于年龄较大的儿童。这两种病变的特点都是心室功能不全。患儿通常有充血性心力衰竭的症状和体征(见表 16-2 和 16-3)，也可能发展为心源性休克。

表 16-2	心力衰竭的常见症状
婴幼儿	儿童
呼吸急促	生长迟缓
出汗	精神不足
喂养不耐受	活动不耐受
尿量减少	反复呼吸道感染
发育迟缓	胸痛

表 16-3	充血性心力衰竭的常见阳性体征
婴幼儿	儿童
心动过速	呼吸急促
心尖冲动偏移和减弱	生长迟缓
奔马律(S_3 和 S_4)	肺部啰音
肝大	外周性水肿

 病例分析

患儿，女，8 岁，表现为上呼吸道感染的症状，低热、食欲缺乏、呼吸急促、呕吐及弥漫性腹痛，持续 1 周。至急诊科就诊时，急性面容伴乏力。生命体征：体温 37.7℃，心率 140 次/分钟，呼吸频率 36 次/分钟，血压 70/30mmHg。胸片示心脏异常增大(见图 16-1)。

评估

　　—评估此类患儿时，最重要的初步处理是什么？

　　—需要与哪些疾病鉴别诊断？

　　—最有可能的诊断是什么？

干预

　　—首要的检查和治疗有哪些？

再评估

　　—目前的治疗方法有效吗？

　　—该患儿需要其他治疗手段吗？

有效沟通

　　—哪些人需要关注该患儿？

　　—最适合监护该患儿的地方是哪里？

团队合作

　　—如何实施治疗策略？

　　—谁来做，做什么，何时做？

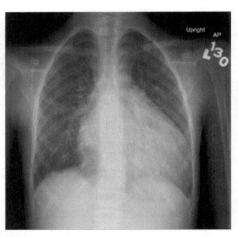

图 16-1　胸片示心脏异常增大

1. 心肌病

　　心肌病可能出现于新生儿，但更常见于较大的儿童。心肌病可以分为扩张型、肥厚型或限制型，也可以根据病因分为传染性、药物性、遗传性等。

　　扩张型心肌病（dilated cardiomyopathy，DCM）患者表现出不同程度的心力衰竭。在婴儿，这可以表现为喂养困难和发育不良。在较大的儿童和青少年，经常出现充血性心力衰竭的临床体征，包括啰音、呼吸急促、肝大和周围灌注不良等。许多扩张型心肌病患儿有腹痛的表现，这与肝大和肠灌注不足有关。心脏检查发现心动过速、奔马律，并且经常因房室瓣反流而引起心脏杂音。超声心动图检查可以量化心室容积和功能，并且可以排除许多由解剖学原因引起的心室功能障碍（如心室流出道阻塞、房室瓣关闭不全）或冠状动脉异常（即由肺动脉引起的左冠状动脉异常）。心脏磁共振成像（magnetic resonance imaging，MRI）是评估这些患者的有用工具，因为它不仅可以提供心室容量、射血分数等量化信息，而且可以显示某些特定的心肌异常（如左心室致密不全性心肌病、致心律失常型右心室心肌病、梗阻性肥厚型心肌病）。

　　扩张型心肌病的初始治疗旨在控制心力衰竭，预防和治疗血栓栓塞、心律不齐等常见并发症。急性期心肌短期管理旨在通过增加收缩力、优化前负荷和减少后负荷，来改善心室功能。通常使用血管扩张剂[如米力农 $0.25\sim0.75\mu g/(kg\cdot min)$]。通常将其与小剂量肾上腺素联合使用，以提供协同的正性肌力支持。应避免大剂量儿茶酚胺输注，因为这可能导致明显的心动过速，全身血管阻力增加，从而增加受损心室的后负荷。在中期，大剂量儿茶酚胺可诱导细胞凋亡，导致儿茶酚胺诱发的心肌病。右室舒张末期压和左室舒张末期压的降低，通常可以通过适当的利尿作用来实现。

　　气管内插管和正压通气可以降低心室跨壁压和呼吸功，这将减少耗氧量和增加供氧量，进而使患者获益。但是，气管插管并非没有风险。气管插管应该由经验丰富的人员进行，并且插管人员要清楚地了解患者的生理状况，尤其需要了解所使用的麻醉药物。常用的麻醉药物有芬太尼、依托咪酯和氯胺酮，每种药物都有各自的风险和益处。芬太尼（$1\sim2\mu g/kg$）是一种合成的中枢阿片类激动剂,其起效快,作用持续时间短,被一些专家青睐用于心源性休克或怀疑儿茶酚胺耗竭性休克患儿的快速序列插管。依托咪酯(0.3mg/kg)是一种超短效咪唑衍生物,可产生足够的镇静作用和诱导作用,可用于快速插管并且对患者的血流动力学没有明显影响。然而,尽管依托咪酯具有安全的血流动力学特征,但在脓毒症患者中,依托咪酯与诱导肾上腺功能不全和不良预后有关。氯胺酮(0.5～1mg/kg)是依托咪酯的安全且有价值的替代药物,但它可加剧儿茶酚胺耗竭患者的心肌抑制。

对严重心室功能不全的患者应进行抗凝治疗,以预防血栓栓塞并发症。低分子量肝素已成为抗凝治疗的首选。尽管近年来出现了更为严格的方法,但优化血红蛋白水平仍然是重症监护的重要方面。机械循环支持(体外生命支持或心室辅助装置)应被视为重症患者恢复或心脏移植的桥梁,这些患者有严重的心力衰竭,难以接受最大限度的药物治疗。

肥厚型心肌病(hypertrophic cardiomyopathy,HCM)可以出现于婴儿早期或较大的儿童和青少年。它可以累及一个或两个心室,并进一步分为阻塞性或非阻塞性。婴儿和幼儿经常表现为呼吸做功增加和生长发育不良。婴儿发生心绞痛时,表现为与其他婴儿不相称的哭闹或激动,并且对安抚措施的反应较弱。年龄较大的患儿通常会抱怨呼吸困难、心绞痛或晕厥。患儿也有可能在运动中突然死亡。可有助于诊断的工具有超声心动图、心脏 MRI 和心电图。药物治疗方面需要舒张性药物(通常是β受体阻滞剂),其可以在舒张期舒张心肌,减少流出道梗阻,同时降低心率,进而进一步降低心肌耗氧量。β受体阻滞剂还可以减少循环中的儿茶酚胺,从而减少因儿茶酚胺激增可能导致的猝死。钙通道阻滞剂已被证实可以改善舒张功能。对高危患者,应使用自动植入式心脏复律除颤器,以预防猝死。

限制性心肌病(restrictive cardiomyopathy,RCM)是心肌病中最少见的一种(占小儿心肌病患者的 2%～5%),其特征是心排血量低,心室舒张功能不全,舒张充盈压力高,在收缩功能和心室厚度正常的情况下,心房明显扩张。限制性心肌病患儿的病程较短(在诊断后 2 年内的死亡率达 50%),心律不齐很常见并且通常是致命的。限制性心肌病患儿已被证实有室速性心律失常和高度房室传导阻滞,并且可能是终末期事件。

 病例分析

患儿,男,14 岁,因发热、咳嗽、广泛性腹痛入院。该患儿有哮喘病史并且 5 年前曾患有流感类似疾病。生命体征:体温频率 36℃;心率 140 次/分钟;血压 80/60mmHg;呼吸频率 30 次/分钟。体格检查显示面色苍白、患病面容、四肢厥冷、脉搏细弱。

评估

—评估此类患儿时,最重要的初步处理是什么?

—需要与哪些疾病相鉴别?

—最有可能的诊断是什么?

干预

—首要的检查和治疗有哪些?

再评估

—目前的治疗方法有效吗?

—该患儿需要其他治疗手段吗?

有效沟通

 —哪些人需要关注该患儿？

 —最适合监护该患儿的地方是哪里？

团队合作

 —如何实施治疗策略？

 —谁来做，做什么，何时做？

2.心肌炎

  心肌炎的临床表现各不相同。从亚临床疾病到心源性休克、心律不齐甚至猝死，不同患者的严重程度可能也有所不同。最常见的病因是病毒（见表16-4），患者通常近期有上呼吸道感染或胃肠道疾病病史。急性心肌炎患者通常有心力衰竭的迹象，但最主要的症状可能是胃肠道症状（腹部疼痛、恶心、呕吐）等非特异性症状和体征，并可能导致误诊。在发病时及病程中，常见心律不齐。对心力衰竭急性发作且无结构性心脏病的患者，应疑诊有心肌炎，尤其在患病毒性疾病之后。初步检查方法包括心电图、心脏生物标志物（心肌肌钙蛋白 I，β-利钠肽）、胸片和超声心动图。心内膜活检被认为是确认心肌炎临床诊断的"金标准"，但是由于其敏感性低并且存在操作风险，所以目前很少应用。心脏磁共振（MRI）检查已经被越来越多地用于诊断心肌炎。MRI 的诊断标准共识已经发布。对成年人的研究发现，MRI 诊断的准确率接近80％。在儿童，尚需要进行更大范围的研究，以确定心脏 MRI 对心肌炎患儿诊断的有效性。目前，有诊断作用的有快速病毒筛查（免疫荧光、聚合酶链反应）、病毒培养以及急性与恢复期抗体滴度。

  有一部分重症患者有急性暴发性心肌炎。这些患者通常表现有发热，并有 2～3 天的病毒性疾病史，他们处于严重休克状态，可表现为心排血量明显降低、低血压、脉搏细弱、周围灌注减少、严重的乳酸性酸中毒和多器官系统衰竭。在这些患者，常见恶性快速性心律失常。如果不积极治疗，暴发性心肌炎患者的死亡率很高。

  与扩张型心肌病一样，暴发性心肌炎急性期的管理包括快速识别和最大限度的药物治疗，旨在改善心排血量。心肌炎患者早期接受静脉输注免疫球蛋白，以进行免疫调节治疗。经典的治疗方案包括在 1 天或 2 天内给予 2g/kg（以 5％或 10％的溶液），具体取决于患者处理输注液体量的能力。有必要对快速性心律失常进行积极治疗，因为如果治疗不及时，通常会导致患者死亡。可以使用胺碘酮，5mg/kg 负荷量，连续输注，速度 5～10μg/(kg·min)，用于治疗恶性快速性心律失常；但由于 α 受体阻滞、β 受体阻滞和钙通道阻滞作用会进一步降低心功能，甚至致命，所以在给予负荷剂量时必须格外小心。如果可能，所需的负荷剂量最好在 1 小时内注入。同步双相直流电复律可用于治疗室性心动过速；异步心脏复律可用于心室纤颤。必须对电解质（尤其钾、镁、钙和磷）水平进行监测，并纠正任何异常情况。对经这些治疗无效的患者，需要应用机械循环支持和体外生命支持或心室辅助设备（通常是双心室设备），早期治疗很关键，可以避免包括神经系统损伤在内的终末器官衰竭。

表 16-4	可引起儿童心肌炎的病毒

- 柯萨奇病毒 A 型和 B 型（尤其是 B 型）
- 腺病毒（常见 2、5 型）
- EB 病毒
- 巨细胞病毒
- 疱疹病毒
- 人免疫缺陷病毒
- 流感病毒
- 副流感病毒
- 麻疹病毒
- 流行性腮腺炎病毒
- 细小病毒 B_{19}

对循环支持方法的选择取决于患者的身材、各个设备的可用性以及医学中心的专业水平。若应用房间隔的球囊造瘘术或房间隔穿刺后球囊扩张或切开对扩张的高压左心房进行减压,急性暴发性心肌炎的预后通常可以得到改善。前者可能在床边进行,而后者则需要转移到心脏导管室进行。

3. 心包炎/心包积液/心脏压塞

心包炎是指涉及心包的炎性过程。心包炎的病因包括感染因素和非感染因素。心包炎患者有胸痛和发热表现。心包积液较多者可出现呼吸困难和呼吸急促。心包积液在初始积累期间通常不会影响心排血量;然而,随着积液增加,心排血量减少的迹象变得明显。体格检查通常显示有心包擦音(较少渗出)或心音减弱(较多渗出)。急性心脏压塞可危及生命。其特点是心包压升高继发所有心腔受压。患者表现为外周血流减少、颈静脉扩张和以吸气期间收缩压大幅降低(>10mmHg)为特点的奇脉。奇脉表示心包内容物严重压迫心脏,使得腔内容积明显减少;吸气时,心排血量进一步降低,导致收缩压下降。

心电图可以显示低电压和 ST 段抬高,心轴偏移。胸片显示心脏轮廓扩大,有肺水肿的迹象。超声心动图可显示是否存在心包积液及其多少,具有诊断意义。心脏压塞时,右心房和右心室塌陷易见,尤其在吸气时。多普勒探查三尖瓣和二尖瓣的血流,可见吸气过程中峰值速度显著降低。

心脏压塞的治疗包括快速复苏液体,以增加心室充盈。禁用利尿剂,因为血容量不足会严重恶化心室充盈状态。应尽快进行心包穿刺术。通常将猪尾形导管引流管(新生儿为 5F,儿童为 7F～8F,青少年为 8F～10F)缝合在适当的位置,并施加轻柔的抽吸力(−10cmH_2O)以持续排出心包积液。这通常需要在 ICU 的超声心动图指导下进行操作,并合理选择局部麻醉(1% 利多卡因)和静脉镇痛(阿片类药物)。需要特别注意的是,要避免将全身血压降至极低的水平。当心脏压塞已经存在并且患者血压已下降时,可以用氯胺酮进行镇静和镇痛。

表 16-5 列举了新生儿低心排的病因。表 16-6 概述了低心排的初步评估和治疗。

表 16-5	新生儿低心排的病因
• 主动脉缩窄	• 心肌炎
• 左心发育不良综合征	• 心脏压塞
• 重度主动脉瓣狭窄	• 气胸
• 主动脉弓离断	• 胎儿水肿症
• 心律失常(心动过速或心动过缓)	• 脓毒症(失代偿,晚期)
• 心肌病(母体糖尿病引起的肥厚型心肌病)	

表 16-6	新生儿低心排的初步评估和治疗

初步评估	初步治疗
• 血培养 • 动脉血气 • 中心静脉血氧饱和度 • 乳酸 • 胸片 • 心电图 • 心脏超声	• 补液复苏:10mL/kg 生理盐水、5% 白蛋白或者红细胞悬液(如果有贫血),可按照临床指标重复给予。 • 正性肌力药物 • 前列腺素 E_1(动脉导管依赖性心脏病):0.025～0.100μg/(kg·min),iv • 治疗潜在的心律失常 • 静脉注射免疫球蛋白治疗心肌炎 • 抗菌药物 注意:氧气可能对左心发育不良综合征不利

病例分析

一名体重 4 千克的新生儿，男，在自然破膜后 10 小时经阴道自然分娩，其母 22 岁，无明显妊娠并发症。分娩前，胎心无明显异常。脐带血 pH 7.3。Apgar 评分 8/8（肤色减 2 分），但有严重发绀。脉搏血氧饱和度为 75%（导管前，右上肢）和 55%（导管后，右下肢）。初始，呼吸急促，尚有活力；但是反应逐渐变弱（10 分钟 Apgar 评分只有 6 分）。

评估

——在新生儿的评估中，最重要的是哪一步？

——鉴别诊断有哪些？

——最有可能的诊断是什么？

干预

——首要考虑的检查和治疗有哪些？

重新评估

——目前的治疗策略有效吗？

——该患儿是否需要其他治疗干预？

有效沟通

——哪些人需要关注该患儿？

——最适合监护该患儿的地方是哪里？

团队合作

——如何实施治疗策略？

——谁来做，做什么，何时做？

在新生儿，可以见到中央型发绀和外周型发绀。手足的外周型发绀不代表真正的动脉低氧血症。中央型发绀则是表现在全身，但黏膜、唇、舌更明显，代表真正的低氧血症。去氧血红蛋白超过 5g/dL，临床可确诊为中央型发绀。

（一）肺血流减少的发绀型先天性心脏病

肺血流减少的发绀型先天性心脏病患儿存在肺动脉血流梗阻，及房间隔或者室间隔水平的右向左分流。在新生儿期，患儿出现发绀的比例取决于肺动脉狭窄的严重程度，但由于没有肺循环过负荷或充血性心力衰竭，所以很少出现呼吸困难。

1. 法洛氏四联症

法洛氏四联症（tetralogy of Fallot，TOF）是发绀型先天性心脏病中最常见的一种，在美国先天性心脏病患儿中占 7%。四联症包括：

■ 肺动脉狭窄[包括瓣下、瓣环和（或）瓣上]。

- 室间隔缺损（ventricular septal defect，VSD）。
- 主动脉骑跨。
- 右心室肥厚。

从病理生理角度来看，法洛氏四联症最显著的特征是室间隔缺损和右室流出道梗阻（right ventricular outflow tract obstruction，RVOTO）的严重程度。轻度的右室流出道梗阻患儿可以有室间隔水平左向右分流，这些患儿有正常的饱和度（粉色法洛氏四联症）和充血性心力衰竭的症状。然而，重度的右室流出道梗阻患儿则有明显的室间隔水平右向左分流。这些患儿动脉导管未闭（patent ductus arteriosus，PDA），所以在出生后可以维持正常肺动脉血流。发绀的严重程度取决于肺动脉狭窄的严重程度，并且随着动脉导管关闭，

> **！**
>
> **发生缺氧发作的特征表现顺序**
> - 烦躁和深快呼吸；
> - 发绀加重；
> - 晕厥。
>
> **治疗方案**
> - 膝胸位；
> - 高流量给氧；
> - 如有必要，肌注吗啡 0.1mg/kg；
> - 去甲肾上腺素每剂 5～20μg/kg；
> - 纠正酸中毒；
> - 等渗液扩容。
>
> **！**

发绀加重。"重度发绀"或"四联症发作"是指相继出现烦躁、气促，随后出现以长时间重度发绀以及右室流出道梗阻所致晕厥为特征的一系列临床表现。四联症发作常见于长时间通宵禁食后的早晨，以及常见于 2 个月大的婴儿达到生理血红蛋白最低点时。β受体阻滞剂可用于法洛氏四联症患儿，以减少发作。

及时的治疗可以抢救回缺氧发作的儿童。首先，尽可能地使患儿镇静，并使之处于膝胸位。给予高流量的面罩吸氧。如果仍然发作，则肌注吗啡（0.1mg/kg）。如果给予持续发作，那么给予更进一步的治疗，包括迅速建立静脉通道，以及给予等张静脉补液（0.9％生理盐水 20mL/kg）和碳酸氢钠（1～2mEq/kg）。有时可能可以给予β受体阻滞剂，以缓解右室流出道梗阻并增加肺血流。严重患儿如果对以上措施都没有反应，则需要气管插管和应用α受体激动剂（去氧肾上腺素），以提高外周血管阻力（systemic vascular resistance，SVR），并减少室间隔缺损的右向左分流。血红蛋白水平低于 10g/dL 的贫血患儿易发生缺氧发作，因此需要及时地输血，纠正贫血。

有缺氧发作或发绀加重（血氧饱和度＜75％）的法洛氏四联症患儿都需要外科手术治疗。对有症状的法洛氏四联症患儿曾采取分期手术治疗的方法：在婴儿早期，应用改良的 Blalock-Taussing 分流法（用聚四氟乙烯管道连接无名动脉和肺动脉）完成第一期姑息手术；到患儿三四岁时，应用肺动脉瓣膜切开术、右心室漏斗部肌肉束切除术和室间隔缺损修补术完成根治手术。

随着对先天性心脏病婴幼儿的医疗外科技术的发展，婴幼儿可以到 4～6 月龄时通过一期手术即达到根治的目的。关于新生儿导管依赖性法洛氏四联症最佳手术仍存在争议，一些中心主张在新生儿期进行完全修复。尽管与接受分期手术方法患者相比，这些高危患者更容易出现并发症甚至死亡，但结果是可以期待的。

2. 三尖瓣闭锁

大动脉关系正常的三尖瓣闭锁在先天性心脏病中非常少见，其三尖瓣未开放。其肯定有卵圆孔未闭和房间隔缺损，以使全身静脉血液能右向左分流。除非存在大的室间隔缺损，否则右室

流出道和肺动脉通常发育不全。大动脉关系正常的三尖瓣闭锁患儿在新生儿期即刻有发绀表现（血氧饱和度约为 70%）。初始治疗包括应用前列腺素 E₁ 0.05μg/(kg·min)来维持动脉导管开放。并在出生后 1 周实施改良 Blalock-Taussing 分流术。在 4～6 月龄时，实施双向 Glenn 手术（连接右上腔静脉和右肺动脉的腔静脉肺动脉吻合术）；大约在 2 岁时，实施改良 Fontan 手术。改良 Fontan 手术是将下腔静脉通过心外管道连接肺动脉，从而将所有腔静脉的血液绕过右心引流至肺动脉。表 16-1 即总结了这种分期治疗的方法。

3. 肺动脉瓣狭窄

肺动脉瓣狭窄（pulmonary stenosis, PS）在儿童先天性心脏病中占 9%，大多数患儿可以在胸骨左上缘听到粗糙的并向背部传导的喷射性收缩期杂音。有严重肺动脉瓣狭窄的患儿会出现发绀，并且肺血流量有导管依赖性。这种严重的肺动脉瓣狭窄因为有右向左分流，所以属于肺血减少型发绀型先天性心脏病。严重肺动脉瓣狭窄的新生儿需要前列腺素 E₁ 的支持。在新生儿早期，在心导管室进行肺动脉瓣球囊成形术往往是能成功的。对存在严重瓣膜发育不良或者瓣上和瓣下狭窄的患儿，可采用手术治疗。

（二）肺血流增多型发绀型先天性心脏病

肺血流增多型发绀型先天性心脏病可以归为两类：一类是肺动脉充血，胸片提示肺门突出（如大动脉转位和永存动脉干）；另一类是肺静脉瘀血，胸片提示毛玻璃样改变或者白色阴影（如完全性肺静脉异位引流和左心发育不良综合征）。这两类分型在临床上很难通过症状、体征和胸片准确区分，超声检查可以帮助诊断。

完全性大动脉转位是发绀型先天性心脏病中最常见的，在出生后第 1 天就有表现的疾病。对出生后发生发绀的所有新生儿都要考虑完全性大动脉转位的可能，尤其是吸氧后仍不能改善的新生儿。

1. 完全性大动脉转位

完全性大动脉转位（dextro-transposition of the great arteries, d-TGA）指的是主动脉从右心室发出，肺动脉从左心室发出的先天性心脏病。肺循环和体循环形成了并联结构而不是串联结构，从而导致静脉血回流到体循环中。这样的患儿在产房就可以出现发绀，同时心脏体格检查可能是

正常的。胸片大多提示正常；但是如果伴有优势右心室和上纵隔狭小，则胸片显示心影呈蛋形，肺纹理正常或略增粗。对大动脉转位的新生儿，可以给予前列腺素 E₁[0.05μg/(kg·min)]以提升氧饱和度，从而有时间进行球囊房间隔造口术（balloon atrial septostomy, BAS）更好地达到缓解。球囊房间隔造口术能有效地缓解发绀，低压的心房内的动静脉血交流比动脉导管未闭更有效。此外，因为出生数天后肺血流增加，从而导致左心房压力增加，而球囊房间隔造口术能有效缓解左心房压力。然而，球囊房间隔造口术会增加患儿发生神经系统不良后果的风险，因此很多中心只对重度发绀的患儿实施球囊房间隔造口术。

尽管球囊房间隔造口术能够使患儿病情稳定并有更多机动的时间，但患儿往往还是需要在出生后 1 周即进行手术治疗。有完全性大动脉转位和中度至重度室间隔缺损的患儿不一定在早期就能诊断出来，因为心室间混合导致的发绀较轻微。可能要在出生几周后，直到发现大量的左向右分流及充血性心力衰竭的症状（如喂养困难和呼吸急促等），才能确诊。目前，治疗完全性大

动脉转位的首选术式是大动脉调转术（Switch 术），即将肺动脉和主动脉分别与右心室和左心室相连，并转换左右冠状动脉。

2. 永存动脉干

永存动脉干指左、右心室均通过共同流出道和瓣膜发向一根动脉干，是罕见的先天性心脏病。两个心室的血液通过大室间隔缺损混合。主动脉、肺动脉和冠状动脉都从这条共干——永存动脉干发出。其分型取决于肺动脉及其分支出现的位置。动静脉血在室间隔水平混合并从永存动脉干发出，因此患儿往往有轻度发绀。随着肺血管阻力下降，肺动脉血流增多，很快发展为充血性心力衰竭。胸片显示心影正常或增大，伴有肺动脉影增高，部分伴有右位主动脉弓。并且其中有相当比例的患儿伴有 22q11 微缺失的 DiGeorge 综合征。因此，需要迅速评估永存动脉干患儿是否有低钙血症（继发甲状旁腺功能减退症）和 T 细胞免疫缺陷。对疑有 DiGeorge 综合征的患儿，应输入辐照血细胞以防止移植物抗宿主疾病的发展。患儿通常需在出生后 1 周内进行根治手术治疗：先修补室间隔缺损并将左心室血流引至共瓣，将肺动脉分支从共干分离，然后用带瓣管道连接右心室和肺动脉。随着患儿年龄的增长，需要再次更换带瓣管道。

> 左右心室都从共干射血。体循环与肺循环的交换，及动脉血氧饱和度，取决于肺动脉的血流量。随着肺血管阻力下降，肺动脉血流增加，导致左心超负荷、肺水肿和全身供氧下降。

> 伴肺静脉梗阻的完全性肺静脉异位引流的新生儿表现出严重的发绀。

3. 完全性肺静脉异位引流

完全性肺静脉异位引流是一种罕见的先天性心脏病，是指含氧的肺静脉血液直接进入体循环的静脉系统，将含氧血和低氧血混合造成患儿发绀。完全性肺静脉异位连接根据肺静脉回流的位置分为四个亚型：心上型（血液引流至无名静脉或上腔静脉），心内型（血液引流至冠状静脉窦或右心房），心下型（血液通过膈肌进入门静脉或脐静脉系统）和混合型（以上亚型的混合）。肺静脉回流梗阻的程度决定了患儿的存活时间和发绀的程度。患有完全性肺静脉异位引流伴有肺静脉梗阻的新生儿表现出严重的发绀。患有完全性肺静脉异位引流但不伴有肺静脉梗阻的新生儿只表现出轻度的发绀以及能听到肺血流的杂音，这也会导致早期漏诊。早期行手术治疗，则远期预后良好。

表 16-7 概述了新生儿发绀的原因，**表 16-8** 概括了新生儿发绀的评估和治疗。

表 16-7	新生儿发绀的原因

发绀型心脏病

肺血减少型
- 法洛氏四联症
- 三尖瓣闭锁

严重的肺动脉瓣狭窄

肺血增多型
- 大动脉转位
- 永存动脉干
- 完全性肺静脉异位连接

呼吸道疾病

血液系统疾病（高铁血红蛋白血症）

神经肌肉疾病（通气不足）

表 16-8	新生儿发绀的评估和治疗
类　别	**具体操作**
初步评估	脉搏血氧饱和度筛查（美国儿科学会认可的算法）： ■ 阴性：右手和下肢的血氧饱和度≥95％，右手和下肢的血氧饱和度差≤3 个百分点。 ■ 阳性：右手和下肢的血氧饱和度＜90％。 ■ 如果右手和下肢的血氧饱和度＞90％且＜95％，或右手和下肢的血氧饱和度差＞3 个百分点，则在 1 小时内重复筛查。很少情况下需要筛查 3 次（例如，初始筛查 1 次及重复筛查 2 次，它们之间相隔 1 小时）。 ■ 阳性：右手和下肢的血氧饱和度＞90％且＜95％；或者第 3 次筛查后，右手、下肢血氧饱和度相差＞3 个百分点。 胸片 心电图 低氧测试 ■ 纯氧吸入 10 分钟后，在大气压下测试 PaO_2。 ■ 如果 PaO_2＞150mmHg（19.9kPa），提示没有发绀型心脏病。 超声心动图：对于疑似先天性心脏病的诊断，可适当咨询心脏病方面的专家
初始治疗	开放气道，维持循环，保证呼吸。 前列腺素 E_1 0.05μg/（kg·min）。 一旦确定为发绀型先天性心脏病，就根据疾病调整 FiO_2 以达到合适的血氧饱和度

注：FiO_2，fraction of inspired oxygen，吸入氧浓度。

四、非发绀型先天性心脏病

 病例分析

患儿，男，3 月龄，因"气促、发汗、喂养困难和活动减弱数周"来急诊就诊。心率 180 次/分钟，呼吸频率 75 次/分钟，心前区闻及喷射样收缩期杂音，肝肋下 6cm。

评估

—在患儿病情的评估中，最重要的是哪一步？

—鉴别诊断有哪些？

—最有可能的诊断是什么？

干预

—首要考虑的检查和治疗有哪些？

重新评估

—目前的治疗策略有效吗？

—该患儿是否需要其他治疗干预？

有效沟通

—哪些人需要关注该患儿？

——管理该患儿的最好的地方是哪里？

团队合作

——如何实施治疗策略？

——谁来做，做什么，何时做？

（一）肺血流增多型非发绀型先天性心脏病

1. 室间隔缺损

室间隔缺损（ventricular septal defect，VSD）是最常见的先天性心脏病，主要表现为左向右分流引起的临床症状和体征。分流的大小和方向取决于体循环和肺循环的相对压力和（或）阻力。伴有室间隔缺损的新生儿早期通常没有临床表现；但 2～6 周后，肺循环阻力下降，分流量增加，就会出现临床症状。

有中小型室间隔缺损的婴儿可无症状，心前区闻及全收缩期（反流性）杂音。杂音的强弱与室间隔缺损的大小呈反比。有大型室间隔缺损的患儿杂音不明显，可以发展成心力衰竭特征性的症状和体征（**见表 16-2 和表 16-3**）。有了这些大的缺损，右心室和肺动脉压力会升高到体循环的压力水平。而较小的室间隔缺损会使左右心室之间产生压力差。

随着先天性心脏病的医疗外科手术及监护技术的提高，心胸外科医生甚至可以安全地对小婴儿开展手术治疗。对于肌部室间隔缺损和术后残余分流，可以采取经皮介入封堵的方法。然而，该技术虽然安全有效，但受年龄和体重的限制。外科手术的适应证有：

- 非限制性充血性心力衰竭。
- 肺阻力增加伴随肺阻塞性疾病。
- 药物治疗无效的生长迟缓。
- 反复肺部感染。
- 感染性心内膜炎。
- 可疑血栓形成。

如果室间隔缺损严重的左向右分流未能修复，进行性肺动脉高压发展至器质性肺动脉阻塞性病变，并导致右向左分流，皮肤黏膜从无发绀发展至有发绀，则发展为艾森曼格综合征（Eisenmenger syndrome）。其患者死亡的原因有肺出血、感染和（或）栓塞等。

2. 房间隔缺损（atrial septal defect，ASD）

房间隔缺损在儿童先天性心脏病中占 10%。女性较多见，男女比例为 1：2。房间隔缺损主要有三种类型。

- 原发孔型房间隔缺损：位于房间隔下 1/3，靠近房室瓣。
- 继发孔型房间隔缺损：最常见，多位于房间隔中部。
- 静脉窦型房间隔缺损：位于房间隔后部，靠近腔静脉。

房间隔缺损的分流的大小和方向由左右心室的相对顺应性和缺损大小来决定。因为右心室的顺应性较好，所以大多只发生左向右分流。

除罕见病例外，大多数房间隔缺损的患儿没有临床症状，因为有相对的肺动脉瓣狭窄，所以在胸骨左上缘可以听到收缩期心脏杂音，伴有第二心音的固定分裂，这是房间隔缺损特征性的杂音。如果患儿出现症状，则大多是在儿童期发生疾病进展，并且通常与心律失常有关。关闭房间隔缺损的适应证有：右心室超负荷、心律失常、可疑血栓和肺血管阻力增高。关闭房间隔缺损的方法有经皮介入房间隔缺损伞封术和直接缝合或者补片缝合的外科手术。这两种方法都可以有效降低死亡率和复发率。房间隔缺损周围需要足够的心房组织边缘来安放伞片。以导管为基础的伞封术在年龄较大的继发孔房缺的儿童中更容易成功。

3. 动脉导管未闭

动脉导管未闭（patent ductus arteriosus，PDA）单独存在的发生率是 1/2000～1/2500 活产儿。其在早产儿中的发病率与胎龄呈反比。动脉导管是连接降主动脉和肺总动脉的管道，通常在出生后最初几天关闭。动脉导管未闭患者左向右分流的情况与室间隔缺损一样，取决于导管的大小和相对阻力。在肺血管阻力升高的情况下，动脉导管未闭内血流可呈双向分流。有大型动脉导管未闭的新生儿，尤其早产儿，易发生心力衰竭。有中小型动脉导管未闭的新生儿通常没有临床症状，体检在胸骨左上缘可闻及连续性杂音。

吲哚美辛和布洛芬可用于许多动脉导管未闭的早产儿，以关闭动脉导管。然而，这两种药物中，静脉注射布洛芬的副作用相对少一些。对于较大的患儿，介入封堵和手术结扎的效果都不错，基本上没有发病和死亡。在心导管室，可用动脉导管未阻塞器或多个线圈来关闭动脉导管。

4. 房室间隔缺损

房室间隔缺损（atrioventricular septal defect，AVSD）在儿童先天性心脏病中占 7%，多见于 21-三体综合征（唐氏综合征）患儿。这类缺陷主要包括房室间隔缺损以及两个心室共用一个房室瓣。这类患儿多因出生后 1 周左右时体检发现收缩期杂音而被诊断。患儿一旦确诊，其特征就是因为

> ！
> 房室间隔缺损多见于 21-三体综合征（唐氏综合征）的患儿，在出生后头几个月就有心力衰竭的症状和体征。
> ！

肺血管阻力下降、左向右分流不同程度的增加，所以患儿在出生后头几个月内很快发展至心力衰竭。为了避免肺高压所造成的急性和长期的不良后果，一般建议患儿最好在 3～6 月龄时接受手术治疗。

表 16-9 和表 16-10 分别概括了非发绀型先天性心脏病的疾病谱，及评估和治疗。

表 16-9	非发绀型先天性心脏病的疾病谱
类 别	疾病谱
肺血增多型非发绀型先心病（分流型病变）	■ 室间隔缺损 ■ 房间隔缺损 ■ 动脉导管未闭 ■ 房室间隔缺损
梗阻型非发绀型先心病	■ 肺动脉狭窄（肺动脉瓣、肺动脉瓣上、肺动脉瓣下） ■ 主动脉狭窄（主动脉瓣、主动脉瓣上、主动脉瓣下） ■ 主动脉缩窄

表 16-9	非发绀型先天性心脏病的疾病谱(续表)
类　别	疾病谱
其他导致心力衰竭的疾病	■　心律失常 ■　心肌病 ■　心肌炎 ■　冠脉畸形 ■　孤立房室瓣闭锁不全(二尖瓣反流,可伴有马凡氏病、三尖瓣反流)

表 16-10	非发绀型先天性心脏病的评估与治疗
类　别	具体操作
初始评估	胸片 心电图 心动超声
初始治疗	利尿剂 ■　袢利尿剂(呋塞米 1～2mg/kg,口服或静脉注射,每 6～12 小时) ■　噻嗪类(氯噻嗪 2～5mg/kg,静脉注射,每 12 小时) ■　保钾利尿剂(螺内酯 0.5～3mg/kg,每 6～24 小时) 降低后负荷(不应用于未修复的左心室流出道梗阻患者) ■　血管紧张素转换酶抑制剂[依那普利拉每次 5～10μg/kg,静脉注射,每 8～12 小时;依那普利 0.05～0.25mg/(kg·d),口服,每 12～24 小时] ■　米力农 0.25～0.75μg/(kg·min),静脉注射 ■　硝普钠 0.5～10μg/(kg·min),静脉注射 ■　硝酸甘油 0.5～5μg/(kg·min),静脉注射 正性肌力药物 ■　地高辛 8～10μg/kg,每 12 小时(根据年龄调整剂量) ■　多巴胺 5～10μg/(kg·min)(肾上腺素受体激动剂) ■　多巴酚丁胺 5～15μg/(kg·min)(肾上腺素受体激动剂) ■　肾上腺素 0.05～0.1μg/(kg·min)(肾上腺素激动剂) ■　米力农 0.25～0.75μg/(kg·min),静注(磷酸二酯酶抑制剂) 注意:给氧是最佳选择,高氧能增加左向右分流

五、低心排血量综合征

 病例分析

　　患儿,男,4 岁,因"房间隔缺损术后嗜睡 2 周"来急诊就诊,体检提示心动过速和呼吸急促,动脉血气提示代谢性酸中毒。

评估

——评估该患儿最重要的步骤有哪些？

——鉴别诊断有哪些？

——最有可能的诊断是什么？

干预

——首要考虑的检查和治疗有哪些？

重新评估

——目前的治疗策略有效吗？

——该患儿是否需要其他治疗干预？

有效沟通

——哪些人需要关注该患儿？

——管理该患儿的最好地方是哪里？

团队合作

——如何实施治疗策略？

——谁来做，做什么，何时做？

低心排血量综合征(low cardiac output syndrome，LCOS)是全身输氧不足，无法满足患儿代谢需求而发生的一系列临床和生化的变化。低心排血量综合征常发生于严重的败血症、心肌炎、心肌病和心脏术后。术后因体外循环、残余病灶、心肌保护液、心室切开、心肌负荷改变、主动脉阻断后引起的心肌缺血等而造成一系列的生理变化，可能发展至低心排血量综合征。

低心排血量综合征如果没有及时被发现或者治疗不当，可能会造成患儿终末器官不可逆的损伤、心搏骤停甚至死亡。尽管对危重病患儿氧输送的情况很难做出精确评估，但是仍可以通过床边监测血流动力学和生化指标来指导临床工作。在低心排血量综合征患儿，动脉血的乳酸和中心静脉的血氧饱和度是两项重要的指标。

低心排血量综合征常见的原因见**表 16-11**。术后可能残余畸形见**表 16-12**。低心排血量综合征的临床表现和体征见**表 16-13**。但是并不一定每个患儿都要有这些症状。低心排血量综合征诊治的目的是尽快做出诊断，识别可去除的病因和及时给予相应的治疗，以防止不可逆的终末器官损伤和死亡。

> ！
>
> 术后通过对可能存在的残余畸形、心脏压塞和心律失常进行迅速再评估，来了解低心排血量综合征的发展进程。
>
> 对术后病情不稳定的出现宽大畸形 QRS 波的患者，需要考虑室性心动过速的可能，尽快以 2～4J/kg 直流电复律治疗。
>
> ！

表 16-11	术后低心排血量综合征的原因
心律失常	残余心脏畸形
低血容量	肺动脉高压
贫血	心脏压塞
心肌功能失调	

表 16-12	术后可能残余畸形
·瓣膜狭窄	·残余分流
·瓣膜关闭不全	·流出道梗阻
·动脉狭窄	

表 16-13　低心排血量综合征的临床表现和体征

- 心动过速
- 外周循环灌注差
- 尿量减少
- 代谢性酸中毒
- 乳酸指标升高或快速上升[>0.75mmol/L/h（>6.76mg/dL）]
- 动静脉血氧饱和度差距增大（>30%～40%）
- 神志改变
- 晚期变化
  - 肌酸酐增高
  - 肝转氨酶增高
  - 癫痫发作
  - 低血压

（一）心律失常

对术后不稳定的患者，需要密切关注其心律，尽早完成 12 导联心电图检查。先天性心脏病术后常见的心律失常和治疗原则见**表 16-14**。心电图图片见**图 16-2 至图 16-5**。这些心律失常也可以发生于没有任何潜在的结构性心脏病的情况，如心肌炎或川崎病等。

表 16-14　常见先天性心脏病相关的心律失常和治疗原则

心律失常	临床表现和体征	发生状态	治疗
交界性异位心动过速	QRS 波窄或正常 心动过速 心率>180 次/分钟 最常见房室分离	室间隔手术后最常见的情况 法洛四联症 室间隔缺损 房室共同通道	心房同步律 降温、镇静 小剂量 β-肾上腺素受体激动剂 胺碘酮[5mg/（kg·次），静注，20～60 分钟重复] 普鲁卡因[3～6mg/（kg·次），静注]
传导阻滞	一度房室传导阻滞:PR 间期延长。 二度房室传导阻滞:Ⅰ型（文氏），PR 间期逐渐延长直至一个 QRS 波脱落;Ⅱ型:房室传导"全或无"。房室传导比 1:1。 三度房室传导阻滞:房室传导完全分离	大多数房室结手术后: 室间隔缺损修补 二尖瓣置换术 左室流出道扩大（Konno术） 左旋心脏（心室转位）增加了风险因素	无须处理（一度及文氏传导阻滞通常无症状） 临时或永久起搏 二度、二型、三度传导阻滞起搏快:均需双腔起搏。 如果不能双腔起搏,则采用室性起搏（经胸术后临时心外膜线、经皮起搏垫、经中心静脉经静脉进入心脏）可防止室性停搏

表 16-14　常见先天性心脏病相关的心律失常和治疗原则(续表)

心律失常	临床表现和体征	发生状态	治疗
顺向型房室折返性心动过速	可折返心动过速(通过房室结由心房到心室的一个正常传导,伴有那个通过辅助通路心房的折返)伴 P 波融合在 T 波里	沃尔夫-帕金森-怀特综合征隐匿性房室旁路	腺苷(100~300 年 μg/kg 快速推注) 同步直流电复律法(0.5~2J/kg) 心房超速起搏 胺碘酮或 β-肾上腺素受体阻滞剂(阿替洛尔)用于反复发作
心房扑动/颤	心房内折返性心动过速 窄 QRS 波,通常为 2:1 或 3:1 的房室传导	多发生于严重的右心房扩大或者大量操作的心房手术后: Fontan 术后(心房肺动脉连接或者外管道) Ebstein 畸形术后多年 Mustard 术后(治疗 TGA) Senning 术后(治疗 TGA)	腺苷(不改变心房率,但有助于诊断) 同步心脏复律(0.5~2J/kg) 心房快速起搏(心率大于心房) 胺碘酮或其他抗心律失常药物(用于反复发作)
室性心动过速	复杂的心动过速在儿科罕见	最常见的: 收缩功能差的心室衰竭 严重的肥厚型心肌病	直流电复律(2~4J/kg) 胺碘酮(5mg/kg,静注) 利多卡因(0.5~1.5mg/kg,静注)

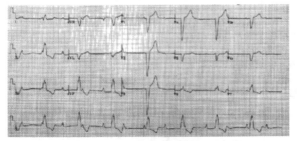

图 16-2　三度房室传导阻滞

完全性房室传导阻滞(三度),不管是先天性还是获得性的(术后)。房室传导分离表现在 QRS 频率减慢伴有不规则 PR 间期,但房性心律规则。

由 Ana Lia Graciano, MD, FAAP, FCCM 供图。

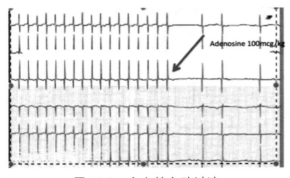

图 16-3　室上性心动过速

阵发性室上性心动过速(supraventricular tachycardia, SVT),心电图显示规则 RR 间期和窄 QRS 波。SVT 通常是由房室结的折返引起的;腺苷暂时阻滞房室结传导,中断折返。

由 Ana Lia Graciano, MD, FAAPM, FCCM 供图。

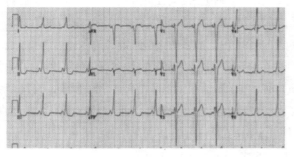

图 16-4　沃尔夫-帕金森-怀特综合征

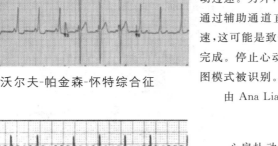

图 16-5　心房扑动

Wolff-Parkinson-White 综合征(沃尔夫-帕金森-怀特综合征)患者心动过速(心率＞200 次/分钟),脉冲通过顺行方式(被称为顺向传导)通过房室结传导,产生正常的 QRS 波群,并通过辅助途径逆行通向心房,使形成狭窄的复杂的心动过速。另外,在心动过速的逆向传导中,来自心房的冲动通过辅助通道直接传导到心室,导致广泛的复杂的心动过速,这可能是致命的。该电路通过房室结逆向传导回心房而完成。停止心动过速后,QRS 波(delta 波)上升的典型心电图模式被识别。

由 Ana Lia Graciano,医学博士,FAAP,FCCM 提供。

心房扑动的特点是快速、规则锯齿状的扑动,波率在 250～500 次/分钟。房室传导在一定程度上被阻断,导致第 2～4 次房性搏动就有不规则的反应。

由 Ana Lia Graciano,MD,FAAP FCCM 供图。

(二)心脏压塞

心脏压塞是低心排血量综合征非常重要的原因,需要及时地诊断和治疗。临床表现主要有心包纵隔积液、心室充盈不良和随后的血流动力学危害。心脏超声检查,可以通过心包积液伴心房压迫和心室压迫(从心脏右侧开始,并随着严重程

 对于心脏术后出现低心排血量综合征的患儿,都要考虑是否有心脏压塞。

度向左侧发展)来确定诊断。对于心脏术后出现低心排血量综合征的患儿,都应考虑心脏压塞的可能。心脏压塞的解决方法包括清除阻塞的胸导管、行心包穿刺术或者纵隔重新开放引流。在完成心包引流后必要的情况下,可能需要快速补充液体以维持循环稳定。

(三)心肌功能不全

β-肾上腺素受体激动剂和磷酸二酯酶抑制剂能够通过不同机制及最终共同途径增加心肌收缩能力(见表 16-10)。心肌的收缩和舒张依赖细胞内钙的快速进出循环。β-肾上腺素受体激动剂通过增加细胞内环磷腺苷(cAMP),进而增加钙在心肌收缩和舒张期的进出循环。磷酸二酯酶能水解环磷腺苷,因此,磷酸二酯酶抑制剂也有助于增加环磷腺苷水平。

米力农是选择性的Ⅲ型磷酸二酯酶抑制剂,能增强 cAMP 的作用,从而增加细胞内钙和心肌收缩力。研究已经证明,米力农,$0.25\sim0.75\mu g/(kg \cdot min)$,能防止先天性心脏病术后的低心排血量综合征。磷酸二酯酶抑制剂与肾上腺素受体无关,因此不发生因长期肾上腺素受体刺激而引起的受体下调机制。磷酸二酯酶抑制剂的另一个优势是,能够促进降低肺以及心室后负荷,故名扩血管药。最终,它们能改善心脏舒张功能(舒张特性),改善先天性心脏病婴儿和儿童常见的舒张功能障碍。

血压取决于心排血量(心率和每搏量的乘积)和全身血管阻力(systemic vascular resistance,

SVR）的大小，而全身血管阻力与心脏收缩力呈反比关系。每搏量取决于前负荷、后负荷（即全身血管阻力）和心脏收缩力。使用血管扩张剂虽然可以降低血压，但也可以降低后负荷，从而增加心肌收缩力、心排血量和氧气的输送。当血管张力高时，无论是原发的还是继发的，使用更高剂量的肾上腺素受体激动剂，心排血量仍然是低的，但血管舒张往往可提高氧输送。硝普钠[0.5～10μg/（kg·min）]和硝酸甘油[0.5～5μg/（kg·min）]通常用于此目的。同样地，通过增加低剂量肾上腺素[0.01～0.05μg/（kg·min）]，可以协同改善心排血量，它会增加心肌收缩力和心率，而不会显著增加后负荷。然而，应谨慎延长硝普钠的使用，数天高剂量输注可能引起氰化物中毒。

当血压太低而无法保证足够的器官灌注时，应该在增加全身血管阻力之前，最大限度地提高前负荷和心肌收缩力。常用的升压药（有显著的 α-肾上腺素能激动效应）包括肾上腺素和去甲肾上腺素，最有效的是后者。然而，血管升压素[0.0003～0.002U/（kg·min）]与 V 受体结合而不激活肾上腺素受体，可有助于增加全身血管阻力。最后，去氧肾上腺素，一种纯 α-肾上腺素受体激动剂，在必要时可以使用。对液体和儿茶酚胺无反应的持续性低血压可能提示肾上腺功能不全，应根据促肾上腺皮质激素刺激前后的水平迅速诊断，并应该用应激剂量氢化可的松治疗。

> **!**
> 若低血压患儿在应用儿茶酚胺之后不能改善，应该进一步检查肾上腺和甲状腺功能。
> **!**

新生儿心脏的钙处理系统不成熟，心肌收缩更多依赖于细胞外钙。实验室和临床证据表明，离子钙水平高出正常生理范围的 20%～30% 与早期新生儿心脏手术后血流动力学改善相关。不管是继发遗传问题（如 22 号染色体缺失）还是浓缩红细胞柠檬酸引起的低钙血症，都应积极治疗。

对先天性心脏病患儿的最佳管理要求包括对氧气输送、心血管生理学，先天性心脏病的解剖学和生理学等有全面的了解。低心排血量综合征患儿若出现症状和体征，应积极治疗。诊断和治疗策略应该解决常见的和特殊病变的问题。

评估低心排血量综合征患儿所需要的检查化验见**表 16-15**。

表 16-15	评估低心排血量综合征患儿所需要的检查化验

- 中心静脉和动脉压力监测
- 动脉和静脉血气分析
- 血红蛋白水平
- 血清电解质（含 Ca^{2+}、Mg^{2+}、PO_4^-）
- 血清乳酸
- 带节律带的 12 导联心电图
- 胸片
- 超声心动图

先天性心脏病管理的要点

- 对在出生 1 周左右出现低心排和休克的新生儿，必须考虑是否有先天性心脏病。
- 先天性心脏病总体可以分为发绀型和非发绀型两类。通过了解患儿的病史、体格检查、胸片和经皮血氧饱和度可以做出初步诊断，通过心脏超声检查往往可以确诊。
- 前列腺素 E_1（PGE_1）对动脉导管依赖性先天性心脏病患儿至关重要，可以应用到任何出现休克和发绀的新生儿。
- 及时发现和适当治疗低心排血量综合征的先天性心脏病患儿可以有效维持各脏器功能。

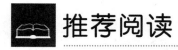 推荐阅读

1. Fuhrman BP，Zimmerman JI，eds. Pediatric Critical Care. 5th ed. Philadelphia，PA：Saunders Elsevier，2016.

2. Nichols D，Greeley WJ，Lappe DG，et al. Critical Heart Disease in Infants and Children. 2nd ed. Philadelphia，PA：Mosby Elsevier，2006.

3. Wheeler D，Wong H，Shanley T. Pediatric Critical Care Medicine：Basic Science and Clinical Evidence. New York，NY：Springer-Verlag，2007.

4. Garson AJr，Bricker JT，Fisher DJ，et al. The Science and Practice of pediatric Cardiology. 3rd ed. Baltimore，MD：Williams and Wilkins，2005.

5. Allen HD，Shaddy RE，Penny DI，et al. Moss and Adam's Heart in Infants，Children and Adolescents. 9th ed. Baltimore，MD：Wolters Kluwer，2016.

6. Hoffman TM，Wernovsky G，Atz AM，et al. Efficacy and safety of milrinone in preventing low cardiac output syndrome in infants and children after corrective surgery for congenital heart disease. Circulation，2003，107：996-1002.

7. Keane JF，Lock JE，Fyler DC. Nada's Pediatric Cardiology. 2nd ed. Philadelphia，PA：Saunders elsevier，2006.

8. Kolovos NS，Bratton SL，Moler FW，et al. Outcome of pediatric patients treated with extracorporeal life support after cardiac surgery. Ann Thorac Surg，2003，76：1435-1441.

9. Mackie AS，Gauvreau K，Booth KL，et al. Hemodynamic correlates of serum cortisol in neonates after cardiopulmonary bypass. Pediatr Crit Care Med，2011，12：297-303.

10. Chandler HK，Kirsch R. Management of the low cardiac output syndrome following surgery for congenital heart disease. Curr Cardiol Rev，2016，12：107-111.

11. Lin KM，Li MH，Hsieh KS，et al. Impact of extracorporeal membrane oxygenation on acute fulminant myocarditis-related hemodynamic compromise arrhythmia in children. Pediatr Neonatol，2016，57：480-487.

12. Mody KP，Takayama H，Landes E，et al. Acute mechanical circulatory support for fulminant myocarditis complicated by cardiogenic shock. J Cardiovasc Transl Res，2014，7：156-164.

13. Friedrich MG，Sechtem U，Schulz-Menger J，et al. Cardiovascular magnetic resonance in myocarditis：a JACC white paper. J Am Coll Cardiol，2009，53：1475-1487.

14. American Academy of Pediatrics Critical Congenital Heart Defect（CCHD）Technical Advisory Panel. Newborn screening for CCHD：answers and resources for primary care physicians. https://www. aap. org/en-us/advocacy-and-policy/aap-health-initiatives/PEHDIC/Pages/Newborn-Screening-for-CCHD. aspx. Accessed October 13，2017.

（徐玮泽 翻译）

第 17 章

血液肿瘤急症和并发症

目 标

- 详细阐述免疫抑制患儿特有的风险因素。
- 识别癌症患儿休克的原因并进行治疗。
- 识别癌症患儿呼吸衰竭的原因并进行治疗。
- 回顾肿瘤溶解综合征相关的代谢紊乱并概述治疗重点。
- 描述白细胞增多症的相关危险因素。
- 识别脊髓压迫并进行治疗。
- 识别弥散性血管内凝血的原因并进行治疗。
- 阐述血液制品的使用及其并发症。

病例分析

患儿,女,12岁,患有急性淋巴细胞白血病。近期,经诱导化疗后刚出院。她在转诊医院接受肝素冲洗中心静脉后,出现发热、发抖和寒战2小时,被送到指定医院。入院时,患儿体温为39.2℃(102.6℉),心率为156次/分钟,血压为82/35mmHg,呼吸频率为28次/分钟。入院实验室检查结果:白细胞计数$0.1×10^9$/L,血红蛋白7.2g/dL(72g/L),血小板计数$45000×10^9$/L。除K^+水平为2.8mEq/L(2.8mmol/L)外,其余电解质正常。入院12小时血培养示G^+球菌阳性。现要求你对患儿进行评估。

评估

—该患者的生理状况如何?

—最有可能的诊断是什么?

干预

—最优先的治疗策略是什么?

重新评估

—当前的治疗策略有效吗?

—该患儿需要更多的补液吗? 需要输血吗?

有效沟通

—当该患儿临床症状发生改变时,谁需要这些信息? 你将如何转达这些信息?

—治疗该患儿最好的地方是哪里?

团队合作

—你将如何完成治疗策略？

—谁去做，做什么，什么时间做？

一、引　言

本章旨在为血液肿瘤患儿的并发症管理提供重要的治疗和护理信息。最新的证据支持在患儿急性疾病早期应用积极的治疗方法，这些方法包括广谱抗菌药物的使用、液体复苏、早期呼吸支持以及正性肌力药物支持。应与主治医师、患儿的监护人、患儿（如果合适的话）及 ICU 医护团队共同讨论治疗的目标。应根据患儿的主要诊断、肿瘤预后和临床病程，反复探讨延续性治疗或限制治疗的问题。

二、发热和中性粒细胞缺乏症

(一)定　义

中性粒细胞缺乏性发热是儿科恶性肿瘤治疗中一种常见的并发症，其定义为单次口腔温度 $\geqslant 38.3\,^{\circ}\!\mathrm{C}$（$100.9\,^{\circ}\!\mathrm{F}$）或温度超过 $38\,^{\circ}\!\mathrm{C}$（$100.4\,^{\circ}\!\mathrm{F}$）的持续时间 $\geqslant 1$ 小时，并伴有中性粒细胞绝对值 $< 500/\mathrm{mm}^3$（$0.5 \times 10^9/\mathrm{L}$）或 $< 1000/\mathrm{mm}^3$（$1 \times 10^9/\mathrm{L}$）并且 2 次外周血白细胞计数呈下降趋势。

(二)危险因素

《国际儿童发热和中性粒细胞减少指南》（*The International Pediatric Fever and Neutropenia Guideline*）小组建议，根据不同的患者、疾病和发作的具体因素进行风险分层，以确定有并发症高风险的患者（**见表 17-1**）。没有任何高风险因素的患者被认为并发症的发生风险较低。可以使用各种验证量表，但是没有一种量表可以用于各种不同机构。每个机构应根据现有资源制订计划。

表 17-1	发热中性粒细胞缺乏症高风险患者的相关因素
因素类别	**具体因素**
患者和疾病因素	■ 婴儿； ■ 急性髓系白血病； ■ 伯基特淋巴瘤（Burkitt lymphoma）； ■ 进展性疾病或累及骨髓的复发； ■ 异基因造血干细胞移植； ■ 近期骨髓化疗； ■ 中心静脉导管的存在

表 17-1	发热中性粒细胞缺乏症高风险患者的相关因素(续表)
因素类别	具体因素
特定因素	■ 临床指标 • 高热,体温≥39℃(≥102.2°F); • 血流动力学不稳定; • 呼吸系统症状:呼吸急促和缺氧; • 新发腹痛; • 精神状态改变; • 局灶性感染(如肺炎、中性粒细胞减少的小肠结肠炎、严重口腔黏膜炎、肛周病变)。 ■ 实验室指标 • 中性粒细胞减少症时间延长>7天; • 中性粒细胞计数绝对值<$100/mm^3$(0.1×10^9/L); • CRP 升高>10mg/L; • 单核细胞计数绝对值<$100/mm^3$(0.1×10^9/L); • 血小板计数<$20000\sim50000/mm^3$[($20\sim50)\times10^9$/L]; • 革兰氏阴性菌血症; • 肝或肾功能衰竭

(三)治 疗

对发热和中性粒细胞减少症患儿的治疗标准是在评估的 1 小时内,立即给予住院患者经验性静脉应用抗菌药物治疗。许多机构已经制定缩短抗菌药物给药等待时间的方案;但在临床实践中,仍有静脉通路建立、等待检验结果和获取抗菌药物的时间等一些常见的问题导致抗菌药物给药等待时间拖延。需要详细了解患者病史,并对其进行体格检查。在开始静脉注射抗菌药物前,应从中心静脉导管的所有管腔中采集血液进行血液培养,并同时考虑外周血样本采集和培养。对于未插导尿管的患者,如果可以获取中段清洁尿液样本,那么应进行尿常规和尿培养。对于插有导尿管的患者,可从留置导尿管中获得尿培养标本。血液培养样本的采集不应该成为延迟抗菌药物使用的理由。如临床允许,应进行全血细胞计数、生化检查、C 反应蛋白、降钙素原、艰难梭菌毒素、其他粪便检查、胸片和脑脊液培养。强烈推荐早期引流任何积液(脓肿、积液、脓胸)并进行培养,以利于缓解症状。

与儿童严重感染有关的微生物,以及推荐的抗菌药物和剂量见**表 17-2**。对于无明显感染病灶的高风险发热的中性粒细胞缺乏症患儿,应该经验性使用单一广谱抗菌药物,包括抗假单胞菌β-内酰胺酶类药物、第四代头孢菌素(如头孢吡肟)或超广谱抗菌药物(如美罗培南)。对于临床不稳定的患者,或在疑似耐药菌感染或耐药菌发生率高的医疗机构的患者,应给予能覆盖双重革兰氏阴性菌感染的氨基糖苷类或糖肽类药物。如没有查到特定的微生物学指征,应在 24～72 小时后停止使用能覆盖双重革兰氏阴性菌的药物或经验性应用糖肽,而予以继续单药治疗。在培养 48 小时后呈阴性结果、24 小时无发热以及有骨髓功能恢复的证据后,可能可以停止经验性用药。长期中性粒细胞减少患者接受高剂量类固醇皮质激素治疗后,有侵袭性真菌感染的风险。对这些患者应予以经验性抗真菌治疗。

表 17-2	免疫抑制患儿严重感染的推荐治疗方法
微生物	**治　疗**
G⁺ 菌 凝固酶阴性葡萄球菌,金黄色葡萄球菌,α 溶血性链球菌,肠球菌,棒状杆菌	万古霉素ᵇ:每 6 小时 15mg/kg,IV,最大剂量为 4g/24h。 利奈唑胺:每 8 小时 10mg/kg,IV,最大剂量为 1.2g/24h。 达托霉素ᵇ:4～6mg/kg,每 24 小时 IV(18 岁以下不适用)
G⁻ 菌 克雷伯菌,芽孢杆菌,铜绿假单胞菌,大肠埃希菌	头孢霉素抗菌药物ᵇ: —头孢吡肟:每 8 小时 50mg/kg,IV/IM,最大剂量为 6g/24h。 —头孢他啶:每 8 小时 50mg/kg,IV/IM,最大剂量为 6g/24h。 氨基糖苷类ᵇ: —庆大霉素:每 8 小时 2.5mg/kg,IV。 —妥布霉素:每 8 小时 2.5mg/kg,IV 碳青霉烯类ᵇ: —亚胺培南:每 6 小时 25mg/kg,IV,最大剂量为 4g/24h。 —美罗培南:每 8 小时 40mg/kg,IV,最大剂量为 6g/24h
真菌 念珠菌、曲霉菌	氟康唑ᵇ:负荷量 12mg/kg,IV;维持量 6mg/(kg·d),IV(负荷量后);最大负荷剂量 400mg。 两性霉素脂质体 B:3～5mg/(kg·d),IV。 卡泊芬净:负荷量 70mg/m²,IV;维持量 50mg/(m²·d),IV(负荷量后);最大负荷剂量 70mg;最大维持剂量 50mg。 伏立康唑: —2～12 岁儿童:9mg/kg,IV,每 12 小时一次,一天 2 次;然后每 12 小时 8mg/kg,IV(最大剂量,每 12 小时 350mg);密切监测血药浓度(>2μg/mL)。 —12 岁及以上:负荷量 6mg/kg,IV,每 12 小时一次,一天 2 次;然后每 12 小时内注射 4mg/kg;密切监测血药浓度(>1μg/mL)
厌氧菌	克林霉素:每 6～8 小时 10mg/kg,IV/IM;最大剂量 4.8g/d。 甲硝唑:每 6 小时 7.5mg/kg,IV/PO,最大剂量为 4g/24h
病毒 —呼吸道合胞病毒 —流感病毒 A 和 B	利巴韦林:6g 气雾吸入(小颗粒气雾发生器),每天使用超过 12～18h,持续 3～7d(将 6g 加到 300mL 无防腐剂的消毒水中)ᵈ。 扎那米韦:>7 岁患者 —第 1 天:2 次(5mg/次)至少间隔 2～12 小时。 —第 2～5 天:2 次(5mg/次),每 12 小时 1 次,持续 4 天;症状发作的头 2 天内开始使用。 奥司他韦ᵇ: —2 周～12 月龄婴儿:3mg/kg,PO,2 次/天,连续 5 天。 —1～12 岁儿童: —体重<15kg:30mg,PO,2 次/天,连续 5 天。 —体重 15～23kg:45mg,PO,2 次/天,连续 5 天。 —体重 23～40kg:60mg,PO,2 次/天,连续 5 天。 —体重>40kg:75mg,PO,2 次/天,连续 5 天。 —年龄>12 岁:75mg,PO,2 次/天,连续 5 天。 帕拉米韦ᵇ: —6～18 岁:每次 10mg/kg,IV,1 次/天,连续 5 天(超说明书使用)。 —年龄>18 岁:600mg,1 次/天,连续 5 天

表 17-2	免疫抑制患儿严重感染的推荐治疗方法(续表)
微生物	治　疗
病毒 —副流感病毒 —巨细胞病毒肺炎	利巴韦林:如果早期使用,可能是有益的(见呼吸道合胞病毒治疗剂量)。 更昔洛韦[b]:5mg/kg,每 12 小时一次,IV; 或 膦甲酸钠[b]:90mg/kg,每 12 小时一次,IV; 和 免疫球蛋白:0.5g/kg,1 次/天,IV
卡氏肺孢子虫病	甲氧苄啶-磺胺甲唑:甲氧苄啶成分 5mg/kg,每 6～8 小时一次,IV。 甲泼尼龙:1mg/kg,每 12 小时一次;应在患者缺氧 72 小时内开始使用[大气吸入 PaO_2 ＜70mmHg(9.3kPa)]

注:IV 指静脉注射;IM 指肌肉注射;PO 指口服;CMV 指巨细胞病毒。

[a] 上述推荐仅作为常规指南。特殊抗菌药物选择必须个体化,结合考虑临床情况(肾功能、肝功能)、患儿年龄、免疫状况、局部微生物毒性、敏感性和耐药模式。关于抗菌药物的剂量、间隔时间和频率,应与儿科重症医师、儿科感染病专家讨论决定。

[b] 根据肾功能衰竭情况调整。

[c] 由于革兰氏阴性菌的耐药性增加,所以不建议作为经验性单一治疗。

[d] 为重症患者保留。

在诊断导管相关性感染后,需要取出静脉置管。对于血流动力学不稳定,持续性菌血症,以及真菌、分枝杆菌、金黄色葡萄球菌、鲍曼不动杆菌、铜绿假单胞菌、嗜麦芽窄食单胞菌、耐万古霉素肠球菌和革兰氏阴性菌引起感染的患者,应考虑更换静脉通路。

对于高危患者,可使用集落刺激因子,以缩短中性粒细胞减少症的持续时间。此外,这些药物可能有助于缩短抗菌药物治疗时间和患者住院时间。它们被越来越多地应用于中性粒细胞减少、多器官系统衰竭、脓毒症或脓毒性休克和(或)侵袭性真菌感染的患者。粒细胞集落刺激因子,5～10μg/(kg·d),静脉或皮下注射,可以刺激中性粒细胞的释放。粒细胞巨噬细胞集落刺激因子,5μg/(kg·d),静脉注射或皮下注射,可增加中性粒细胞和巨噬细胞的释放,可考虑用于确诊或强烈怀疑有真菌感染的患者。任何一种药物都应该持续使用,直到中性粒细胞计数绝对值连续 3 天超过 $1000/mm^3$。

(四)发热伴有中性粒细胞缺乏状况的并发症

1.菌血症

据统计,发热性中性粒细胞减少患者菌血症的发生率为 10%～45%,其最常见的原因是导管相关性感染。在美国,最常见的感染菌是凝固酶阴性的葡萄球菌、金黄色葡萄球菌和肠球菌。急性粒细

!

发热和中性粒细胞缺乏

■ 血液培养、尿培养和胸片(如果有症状)。
■ 立即经验性静脉用抗菌药物治疗:
■ 头孢吡肟:150mg/(kg·d),每 8 小时一次,静脉注射/肌肉注射;万古霉素,60mg/(kg·d),每 8 小时一次,静脉注射(验证本地的耐药模式)。
■ 粒细胞集落刺激因子:5～10μg/(kg·d),静脉注射或皮下注射,用于菌血症和脓毒性休克高风险的患儿。

!

白血病患儿感染草绿色链球菌的风险很高。在全球范围内,由革兰氏阴性菌引起的感染的发生率似乎正在上升。亚洲的一项回顾性研究显示,53.9%的儿童发热和中性粒细胞减少是由革兰氏阴性菌引起的,其最常见的致病菌是大肠杆菌和肺炎克雷伯菌。

2. 下呼吸道感染

案例分析

　　患儿,男,11 岁,28 天前接受外周造血干细胞移植,现因呼吸窘迫和缺氧从骨髓移植病房转入 ICU。在吸入氧气浓度(FiO₂)50%的情况下,其 SpO₂ 为 89%。胸部 CT 扫描显示弥漫性毛玻璃样改变。血常规:白细胞计数为 200/mm³。

评估

　　—该患儿的生理状况如何?

　　—最有可能的诊断是什么?

干预

　　—最优先的治疗策略是什么?

重新评估

　　—当前的治疗措施有效吗?

　　—该患儿需要无创机械通气吗? 你现在要给他插管吗?

有效沟通

　　—当该患儿的临床症状发生改变时,谁需要这些信息? 你将如何转达这些信息?

　　—治疗该患儿的最好的地方是哪里?

团队合作

　　—如何实施治疗策略?

　　—谁来做,做什么,何时做?

　　原发疾病和(或)治疗毒性导致的免疫缺陷,使癌症患儿易出现广泛的感染性和非感染性问题,这些问题可迅速发展至呼吸衰竭。对于临床症状和影像学显示迅速恶化的患儿,要尽早开始使用广谱抗菌药物、抗真菌药物以及抗病毒治疗。对于持续发热的患儿(发热时间>96 小时)和所有有呼吸道症状的患儿,无论平片表现如何,都应考虑高分辨力 CT 检查。在患者发病过程中,应尽早考虑支气管肺泡灌洗或开放肺活检的支气管镜检查,以区分感染性和非感染性病因(弥漫性肺泡出血),特别是在接受骨髓和干细胞移植的患者中。

　　社区获得性病毒感染,如流感病毒、呼吸道合胞病毒和副流感病毒感染,可对儿童肿瘤患者,特别是移植患者产生破坏性影响。利巴韦林、帕利珠单抗和免疫球蛋白可能对呼吸道合胞病毒感染患者有效(见表 17-2)。对于副流感病毒肺炎,尚无有效的治疗方法。骨髓移植患儿患巨细胞病毒(cytomegalovirus,CMV)肺炎后的病死率较高。对于 CMV 肺炎,推荐的首选治疗方案为更昔洛韦联合免疫球蛋白静脉注射。对于免疫缺陷患儿,当出现呼吸道症状、缺氧和胸片显示弥漫性片状浸润时,应考虑区别小儿肺孢子虫病(原卡氏肺孢子虫病)和巨细胞病毒肺炎。对肺孢子虫病肺炎的治疗方案为静脉注射甲氧苄啶-磺胺甲噁唑(过敏患者使用喷他脒)。对于中度及重度卡氏肺孢子虫病肺炎患儿[在大气吸入下,PaO₂<70mmHg(9.3kPa)],应在抗菌药物治疗后 72 小时内开始使用类固醇皮质激素[甲泼尼龙 1～2mg/(kg·d),IV,q6h]。

当肿瘤患儿出现呼吸衰竭时，应及时行无创正压通气或插管机械通气，并且采取肺保护策略。早期高频振荡通气可能改善接受干细胞移植患儿的预后。

3. 粒细胞减少性小肠结肠炎（盲肠炎）

中性粒细胞减少性小肠结肠炎是一种坏死性炎症过程，影响盲肠和结肠的黏膜壁。其发病机制不清楚，但可能与多种因素有关，包括中性粒细胞减少、黏膜炎、化疗的直接细胞毒性作用，以及在某些情况下，肠壁肿瘤浸润，造成黏膜功能失调，导致微生物侵入、过度生长、出血和坏死。中性粒细胞减少性小肠结肠炎的典型表现类似急性阑尾炎。大多数患儿出现发烧、腹痛、水泻或血便、恶心和呕吐的症状。选择 CT 扫描作为诊断方法，其可能显示肠壁厚度增加。超声检查也可作为床旁的诊断工具，尤其对病情危重的患儿，可用于评估肠壁病变后续演变情况。其最常见的并发症是脓毒症和穿孔。早期诊断对于良好的预后至关重要。对于该病，所选择的是保守治疗的方法，包括胃肠减压让肠道休息、血小板和红细胞输注、胃肠外营养，及针对厌氧菌、革兰氏阴性菌、真菌的广谱抗菌治疗。而手术干预则适用于：尽管进行适当的治疗管理但仍表现出临床恶化的患者，脓肿形成的患者，持续腹部出血或肠穿孔的患者等。

4. 侵袭性真菌感染

15%~45%的持续中性粒细胞减少性发热患儿可能患有侵袭性真菌感染。最常见的侵袭性真菌感染是由白念珠菌、非白念珠菌和烟曲霉菌引起的。非白念珠菌种和曲霉菌病感染的增加归因于氟康唑预防用药的过度使用。对于所有中性粒细胞减少症患者，若发热持续时间≥96 小时，都应考虑进行支气管肺泡灌洗和脊髓液半乳甘露聚糖试验，以检验是否有肺或中枢神经系统曲霉菌病。对于应用足量的抗菌药物后仍长时间存在不明病因发热的患者，尽管发生侵袭性真菌疾病的风险低，但仍应考虑经验性抗真菌治疗。侵袭性真菌疾病的高危人群包括急性髓细胞白血病（acute myelocytic leukemia，AML）、复发性急性白血病、异源性造血干细胞移植、中心静脉导管置管、持续的中性粒细胞减少（持续时间>10 天）、CRP 持续升高，以及接受高度抑制骨髓化疗或类固醇治疗的患者等。如果这些患者因早期发现侵袭性曲霉菌病而住院，则应考虑血清半乳甘露聚糖试验进行预防性筛查。对使用广谱抗菌药物 96 小时但仍有不明原因的持续性或复发性发热的患者，应经验性使用卡泊芬净或两性霉素 B 脂质体治疗。对这些患者，应考虑进行肺部 CT 以及其他可疑感染区域的靶向成像检查。此外，对 2 岁以上的患儿，应考虑进行鼻窦 CT 扫描。

> **!**
>
> 中性粒细胞减少症患者持续发热时间超过 3~5 天，应接受经验性抗真菌治疗。两性霉素 B 是经验性抗真菌治疗的首选药物。
>
> **!**

研究已经证明，对于发生侵袭性肺曲霉菌病的免疫抑制患儿，用卡泊芬净和两性霉素 B 脂质体联合抗真菌治疗，接着用伏立康唑维持治疗，是一种安全的治疗方案。

对发热性中性粒细胞缺乏患儿，要采取积极的多学科联合方法控制感染并发症。应由急诊科医师、护理人员、呼吸治疗师、住院医师、重症监护医师与儿科肿瘤和感染病医护团队，一起制订最好的治疗方案。

三、肿瘤患儿合并休克

案例分析

患儿,男,5 岁,被确诊为急性淋巴细胞白血病,从确诊医院被转送到儿科 ICU(pediatric ICU,PICU)。24 小时前,患儿出现了发烧、粒细胞缺少和血小板缺少的状况。接受过头孢曲松钠抗感染和对乙酰氨基酚退热治疗。出现了少尿、心动过速和低体温。转运前,给他输注了 500mL 生理盐水。在送入 PICU 后,该患儿处于昏睡状态,体温 35.5℃(95.9℉),血压 70/30mmHg,心率 175 次/分钟。

评估

—该患儿的生理状况如何?

—最有可能的诊断是什么?

干预

—最优先的治疗策略是什么?

重新评估

—当前的治疗措施有效吗?

—该患儿需要额外补液吗?

—你考虑使用血管升压素吗?

—该患儿有气管插管的指征吗?

有效沟通

—当患儿的临床症状发生改变时,谁需要这些信息?你将如何转达这些信息?

—护理和管理该患儿最好的地方是哪里?

团队合作

—如何实施治疗策略?

—谁来做,做什么,何时做?

(一)危险因素

休克和呼吸衰竭是患儿入住 PICU 的最常见原因。尽管肿瘤患儿脓毒性休克的临床表现可能与非肿瘤患儿相似(**见第 6 章**),但危重症肿瘤患儿的诊治给医务工作者提出了额外的挑战。这些患儿往往有中性粒细胞减少性发热、脓毒性休克及不同程度的已存在的终末器官功能障碍。

(二)治　疗

对脓毒性休克的常规诊断和处理原则见**第 6 章**。脓毒性休克治疗的最终目标是在 1 小时内恢复和维持最佳的器官灌注。为尽可能地使患儿的临床转归向积极的方面发展,可采取的具体措施包括:积极的液体支持和管理(第 1 小时内补液体量可能大于 60mL/kg);应用广谱抗菌药物

>
>
> 正性肌力和血管加压药在脓毒症患者中的应用
> - 去甲肾上腺素（去甲肾上腺素）：$0.05 \sim 2\mu g/(kg \cdot min)$。
> - 肾上腺素：$0.05 \sim 2\mu g/(kg \cdot min)$。
> - 抗利尿激素：$0.00005 \sim 0.002\mu g/(kg \cdot min)$。
> - 氢化可的松：应激给药时，每次 $1mg/kg$，每6小时一次。

覆盖，应包括抗 G^+ 菌、G^- 菌、真菌、病毒（取决于临床表现）；早期使用血管活性药物及加压药；正压通气。对肾功能不全且液体超负荷的患儿，应早期予以肾脏替代疗法。医务工作者应留意那些出现休克症状但对传统复苏方法无反应的肿瘤患儿。这些患儿的休克可能继发于药物（蒽环类药物、大剂量环磷酰胺、5-氟尿嘧啶）或放疗的扩张型心肌病、心包积液，及继发于类固醇长期应用的肾上腺功能不全。

类固醇皮质激素适用于对血管升压素抵抗的休克、暴发性紫癜，或怀疑或已证实有肾上腺皮质功能缺陷的患儿。氢化可的松的推荐初始剂量为 $1mg/kg$，每6小时用一次。对液体复苏失败的患儿，在早期转入 PICU 时，应用正性肌力和血管加压药进行有创心肺监护。

对这些患儿的治疗需非常小心，以免发生终末器官衰竭，由于存在器官受损和免疫抑制，所以他们发生死亡的风险比没有癌症的患者更高。

（三）预　后

尽管发生脓毒性休克的癌症患儿的生存率要比非癌症患儿低，但最新资料仍支持用积极的方法来治疗这些患儿。

四、液体和电解质紊乱

在肿瘤患儿，常见水和电解质紊乱（见第8章）。这种紊乱通常是原发肿瘤对肾脏、鞍上区或泌尿道的影响的结果，或继发于化疗、放疗或肿瘤手术的肾毒性影响。

案例分析

患儿，女，12岁，平时体健，现因发热、呼吸急促、少尿、瘀点、全身性水肿被送到急诊室。首次全血细胞计数示：白细胞计数 $250000/mm^3$，血小板 $32000/mm^3$，血红蛋白 $7.2g/dL$，乳酸脱氢酶 $3000U/L$，尿酸 $12mg/dL$，钾 $6.2mEq/L$（$6.2mmol/L$），磷 $9mg/dL$（$2.9mmol/L$），钙 $6mg/dL$（$1.5mmol/L$）。

评估

—该患儿的诊断是什么？

—该患儿的危险因素是什么？

干预

—最优先考虑的治疗策略是什么？

—你考虑实施换血疗法吗？

—你要治疗该患儿的低钙血症吗？

重新评估

—当前的治疗措施有效吗？

—该患儿需要额外补液吗？

—需要补充什么类型的液体呢？

—需要输血治疗吗？

—需要输注血小板吗？

有效沟通

—你现在需要联系肾脏专科医师吗？

—治疗和管理该患儿最好的地方是哪里？

团队合作

—谁来做，做什么，何时做？

（一）肿瘤细胞溶解综合征

肿瘤细胞溶解综合征（tumor lysis syndrome，TLS）是一种可危及生命的并发症，是由肿瘤细胞大量快速溶解并释放细胞内代谢物（包括核酸、尿素氮、磷和钾）引起的，导致高尿酸血症、高磷血症、高钾血症和继发性低钙血症。肿瘤细胞溶解综合征通常发生于化疗开始后 12～72 小时，但也可能自发发生于使用类固醇、激素或放疗后。

1. 诊断

肿瘤细胞溶解综合征最常发生于肿瘤负荷大的患者（如 Burkitt 淋巴瘤、T 细胞急性淋巴细胞白血病、急性淋巴细胞白血病或伴有 WBC＞100000/mm³ 的 AML），或实体肿瘤广泛播散、快速增殖或对化疗高度敏感的患者。2004 年，Cairo 和 Bishop 分级系统定义了肿瘤细胞溶解综合征的 2 个分型，及基于肿瘤类型、分期和实验室值的风险分配（低风险，≤1％；中风险，1％～5％；高风险，≥5％）。

（1）实验室肿瘤细胞溶解综合征表现

这种肿瘤细胞溶解综合征最常见，其特征是在癌症治疗前 3 天或治疗后 7 天内，符合下列标准中任意两项的情况。

■ 尿酸：比正常参考值增加 25％或数值≥8mg/dL（＞475.8μmol/L）。

■ 钾：比正常参考值增加 25％或数值≥6mEq/L（＞6mmol/L）。

■ 磷：比正常参考值增加 25％或数值≥6.5mg/dL（＞2.10mmol/L）。

■ 钙：比正常参考值下降 25％或数值≤7mg/dL（＜1.75mmol/L）。

（2）临床肿瘤细胞溶解综合征

这取决于实验室检查确定肿瘤细胞溶解综合征的存在以及至少有下列临床表现之一。

■ 肾功能衰竭［估计肾小球滤过率≤60mL/min 和（或）血清肌酐高于正常年龄上限的 1.5 倍］。

■ 心律失常。

■ 癫痫。

2.症状

肿瘤细胞溶解综合征患者最常见的症状包括厌食、不适、虚弱、呕吐、呃逆、感觉异常、四肢抽搐、少尿、无尿、嗜睡、脑病、癫痫、具有高 T 波的心电图改变，到危及生命的心律失常、晕厥、休克（如果不纠正就会造成患者死亡）。

3.病理生理

随着细胞破裂释放，细胞周转率较高，加上化疗，导致血浆中尿酸、尿素氮、磷和钾水平急剧上升，使肾的稳态机制迅速饱和。磷酸钙和尿酸晶体在肾小管中沉淀，导致肾小球滤过率下降，并进展为肾衰竭。有脱水、既往肾脏疾病或因肿瘤引起尿路阻塞的患者，发生肿瘤细胞溶解综合征的风险更高。

4.治疗

对肿瘤细胞溶解综合征的治疗关键是早期诊断原发病，快速识别危险因素，及时开展预防性治疗。对肿瘤细胞溶解综合征的治疗总结见**表 17-3**。

表 17-3　肿瘤细胞溶解综合征的治疗
■ 水化是将 5%葡萄糖溶液加入生理盐水中，以 3000mL/(m²·d)或 200mL/(kg·d)给予(当体重<10kg 时)。 ■ 控制尿酸： 　　·拉布立酶：0.15～0.2mg/kg，30 分钟内静脉输入，如果需要，每天可重复。可以重复 3～5 天。但，葡萄糖-6-磷酸脱氢酶缺乏症和高铁血红蛋白血症患者禁用。 　　或 　　·别嘌呤醇：每 8 小时口服 100mg/m²，化疗开始前 24～48 小时给予。 ■ 持续监测尿量[目标为尿量>100mL/m² 或>4～6mL/(kg·h)]。谨慎使用利尿剂。 ■ 保持尿比重低于 1.010。 ■ 限制钾和磷的摄入。对高钾血症患儿进行心肺监护。 ■ 仅对有症状的缺钙患者补钙(Chvostek 征或 Trousseau 征阳性，或心电图改变)。 ■ 对顽固性高钾血症、症状性高磷血症或肾功能迅速下降的患者，考虑予以早期肾脏替代治疗

基本治疗措施如下。

（1）监测

对肿瘤细胞溶解综合征患儿，或有发展为肿瘤细胞溶解综合征风险的患儿，必须监测与高钾血症相关的心电图改变(PR 间期延长，P 波低平，QRS 波宽大，T 波高耸)和(或)低血钙症相关的心电图改变(QT 间期延长)。对钠、钾、磷、钙、镁、肌酐、尿素氮、乳酸脱氢酶和尿酸水平，在第 1 个 48 小时内，每 4～6 小时监测一次；在接下去 3 天内，每 12 小时监测 1 次；以后，每天监测 1 次。

（2）水化

在肿瘤特异性治疗开始时，就立即开始静脉水化，并且必须持续 48 小时，以改善肾血流量和肾小球滤过。输注速度应为 3000mL/(m²·d)或 200mL/(kg·d)(体重<10kg)。应持续监测尿量，并保持尿量≥100mL/(m²·h)[或 4～6mL/(kg·h)]。应用呋塞米和甘露醇以维持尿液；但对容量不足的患者或有阻塞性尿路疾病的患者，不建议使用。

（3）碱化尿液

碱化尿液的方法已不再推荐使用。它可能提高尿酸的溶解度（pH＝7.5 时，尿酸的溶解度最大），但不增加黄嘌呤和次黄嘌呤代谢物的溶解度。此外，或许更相关的是，尿碱化减少了磷的排泄，并且可能导致肾小管中钙磷酸盐沉淀。

（4）尿酸的控制

对低危患儿，可应用别嘌呤醇，剂量为 $100mg/m^2$，口服，3 次/天，与水化及利尿同时进行。别嘌呤醇可以防止新的尿酸形成，但不会影响循环中的尿酸水平。尿酸水平正常化可能需要 2～4 天。别嘌呤醇可能增强 6-巯基嘌呤和硫唑嘌呤等药物的作用；当与环磷酰胺联合使用时，还可能引起额外的骨髓抑制。

对高危患儿，可使用拉布立酶，以 0.15～0.2mg/kg 的剂量静脉给药，滴注时间大于 30 分钟。首次剂量必须在肿瘤特异性治疗前至少 4 小时给予，并可根据需要持续至多 7 天。不建议同时使用别嘌呤醇和拉布立酶。拉布立酶促进尿酸的代谢，使之成为一种可溶性化合物——尿囊素。拉布立酶被肽水解降解，不影响肾脏或肝脏功能，也不影响细胞色素 P450。禁止将拉布立酶应用于葡萄糖-6-磷酸脱氢酶缺乏和高铁血红蛋白血症的患儿。拉布立酶是高危患儿的首选药物；对于中度高危患儿，可考虑单剂量使用。最近的研究表明，与接受别嘌呤醇治疗的患者相比，接受拉布立酶治疗的患儿在 ICU 的住院时间更短，住院总费用更低。

（5）高钾血症和高磷血症

应该停止使用钾和磷的替代品，并限制钾和磷的摄入。

（6）严重电解质紊乱的管理

对有症状的高钾血症患儿［＞6mEq/L（＞6mmol/L）］或伴有心电图改变的高钾血症患儿，需应用钙剂、胰岛素/葡萄糖、碳酸氢盐和 β 受体激动剂治疗（见第 8 章）。对脱水患儿，应慎用利尿剂。在出现无症状高钾血症时，口服 1g/kg 的聚磺苯乙烯可能有助于预防症状性高钾血症和急性高钾血症治疗后的钾反弹。

对有高磷血症的患儿，需用磷酸盐结合剂口服治疗，如盐酸司维拉姆或氢氧化铝。

单剂葡萄糖酸钙替代疗法（50mg/kg）仅适用于肿瘤细胞溶解综合征伴继发于低钙血症的神经肌肉易激惹患儿，这些易激惹的症状包括癫痫、心律失常、Chvostek 征或 Trousseau 征阳性。其禁用于治疗无症状低钙血症患儿。

对以下患儿应开始肾脏替代疗法（血液透析、连续性血液滤过）：难治性高钾血症、严重的代谢性酸中毒、对利尿剂无反应的容量超负荷、尿毒症（包括心包炎和脑病）或肾功能快速下降的患儿。

五、肿瘤患儿合并神经系统急症

（一）白细胞增多症

白细胞增多症是指外周血白细胞计数 $\geq 100000/mm^3$。

1. 危险因素

白细胞增多症发生于急性粒细胞白血病（AML）、急性淋巴细胞白血病、慢性粒细胞白血病和骨髓增生性疾病患儿。白细胞增多症患儿因白细胞淤滞（毛细血管中白细胞过多）而出现肺和中枢神经系统并发症的风险增加。AML患儿的风险最大，因为单核祖细胞更容易黏附于血管壁。白细胞增多症患者有患肿瘤细胞溶解综合征、脑卒中和肺瘀血的风险。

2. 临床发现

具有显著临床意义的白细胞增多症多发生于外周血白细胞计数≥200000/mm^3的AML患者，外周血白细胞计数＞300000/mm^3的急性淋巴细胞白血病和慢性粒细胞白血病患者。大多患儿在当时无症状，但有些可能出现轻微的中枢神经系统症状，如头痛、耳鸣、头晕和视力模糊等。有时，症状会出现更突然的变化，包括典型脑卒中症状（精神状态改变、凝视、癫痫发作和颅内压增高）。肺部症状包括呼吸急促、呼吸困难、缺氧和酸中毒。

白细胞增多症患儿常发展至消耗性凝血功能障碍，其发病很有可能是通过激活外源性凝血途径实现的。为此，应经常监测血小板计数、凝血酶原时间、部分凝血活酶时间和纤维蛋白原水平。CT和（或）MRI不论是否增强，都可用于评估脑卒中的性质和程度。

3. 治疗

对白细胞增多症的治疗目标是预防肿瘤细胞溶解综合征，通过水化、诱导化疗、白细胞除去法和血液置换来减轻肿瘤负荷。对脑卒中和白细胞滞留治疗是支持性的。治疗潜在的恶性肿瘤，可预防脑卒中的发生和有助于进一步降低肺部损害。血小板计数需维持在$50×10^9$/L以上。应及时纠正凝血功能障碍。对无症状的贫血者不主张输注红细胞，因为输注红细胞有增加高黏度的风险。输注血小板不会增血液黏度。

（二）脊髓压迫

 案例分析

患儿，男，15岁，高中篮球运动员，进行性背痛并向右下肢放射1个月，最初用布洛芬缓解症状。现被送到急诊室。患儿诉右下肢无力和感觉异常。体格检查提示背部叩诊有压痛，右下肢张力减低和反射减退，直肠检查示肛门括约肌松弛。

评估

—该患儿最有可能的诊断是什么？

干预

—诊断方法是什么？

—开始应用哪种药物治疗？

—是否应该联系放射治疗或神经外科？

重新评估

—当前的治疗措施有效吗？

有效沟通

—如该患儿继续发生神经系统恶化，谁必须知道其病情？

—治疗该患儿最好的地方是哪里？

团队合作

—你将如何实施治疗策略？

—谁来做，做什么，何时做？

1. 病理生理

癌症患儿脊髓压迫的最常见原因是肿瘤转移性扩散（占 85%），而不是原发疾病。最常见的侵犯脊髓的转移性肿瘤有肉瘤（尤因肉瘤、骨肉瘤）、神经母细胞瘤、淋巴瘤、生殖细胞肿瘤和转移性中枢神经系统肿瘤。肿瘤通常通过邻近结构的椎间孔或血行播散向硬膜外腔浸润。大多数肿瘤主要位于腰骶部并环绕脊髓。周围肿瘤逐渐压缩脊髓和椎体静脉丛，导致血管源性脊髓水肿、出血和缺血。

2. 症状

儿童脊髓受压最常见的表现是局部或神经根性疼痛（占比 80%）。刚开始，疼痛经常是不明显的，并且呈现渐进的过程（数周或数月）。与脊髓脑膜压迫相关的疼痛，在患者平卧时加重，在患者直立时改善。一旦出现运动无力和感觉障碍，疾病进展可能很快。自主神经功能障碍（膀胱或肠道失禁）是硬膜外压迫的晚期征兆。T_{10} 以上的占位造成反射亢进和巴宾斯基征阳性；而 T_{10} 以下占位压迫椎体和马尾神经，出现反射减弱。

3. 诊断

对疑有脊髓侵犯的患儿，推荐的诊断方法是对整个脊柱行增强 MRI 检查。故 MRI 是被推荐的一种诊断模式。全脑和全脊髓 T_1 和 T_2 加权 MRI 可显示硬膜外受累、脑实质内播散和神经根压迫的情况。传统的 X 线摄片可显示骨质破坏情况但不能提供脊髓结构信息。除软脑膜疾病外，腰椎穿刺在脊髓肿瘤中是相对禁忌证。

4. 治疗

对确诊脊髓压迫的癌症患儿，早期诊断和治疗是至关重要的。一旦确诊，应立即给予首剂大剂量类固醇激素治疗（地塞米松 1～2mg/kg），然后用小剂量（0.25～0.5mg/kg，IV，每 6 小时 1 次）。按治疗指南，开始后路减压的椎板切除术、放疗、化疗，但必须排除非肿瘤性疾病（结核、脊髓灰质炎）。有必要将患儿迅速转入儿童医院，并请神经外科和肿瘤科医师进行评估。神经功能障碍患者的预后，与诊断时症状的严重程度和持续时间有关。在接受治疗后，66% 的患儿可恢复一些运动和感觉功能。

> **！**
>
> **脊髓压迫：诊断和治疗**
>
> ■ 急诊行增强 MRI 检查。
>
> ■ 地塞米松：首剂 1～2mg/kg，IV；然后 0.25～0.5mg/kg，每 6 小时 1 次。
>
> ■ 急诊行后路减压的椎板切除术。
>
> ■ 放疗和化疗。
>
> **！**

六、血液学：凝血和输血

 案例分析

患儿，非洲裔美国女孩，8岁，确诊为急性淋巴细胞性白血病，接受化疗，目前正在诊所常规输注红细胞治疗（每3～4周）。输血30分钟后，她出现了寒战、发热、低血压、肉眼血尿和广泛的黏膜出血。其最初的实验结果显示：白细胞计数32000×10⁹/L（中性粒细胞百分比68%，带状中性粒细胞百分比20%，淋巴细胞百分比12%）；血红蛋白4.5g/dL；血小板计数54000×10⁹/L；凝血酶原时间（prothrombin time，PT）38秒；部分凝血活酶时间（activated partial thromboplastin time，APTT）58秒；纤维蛋白原50mg/dL（1.47μmol/L），D-二聚体＞10000ng/mL（正常0～230ng/mL）。

评估

—该患儿最有可能的诊断是什么？

干预

—首先的治疗策略是什么？

—诊断方式是什么？

—需要输血吗？

重新评估

—目前的治疗策略有效吗？

有效沟通

—若该患儿的临床状态改变了，谁需要这些信息，怎样传播这些信息？

—应该将该患儿转入重症监护室吗？

团队合作

—怎么执行治疗策略？

—由谁来执行？执行什么？什么时候执行？

在这种特殊情况下，必须立即停止输血，必须提供重症监护支持，并且输注新鲜冰冻血浆（fresh frozen plasma，FFP）、冷沉淀和浓缩红细胞来替代耗尽的凝血因子和红细胞。经验性应用抗菌药物治疗与输血相关的可能的细菌感染。

> 输注血液制品可以提高血液携氧能力，扩大血容量，改善凝血和止血。

止血作用是通过促凝剂与抗凝因子之间的微妙平衡来保持的。凝血蛋白严重缺乏可导致出血或凝血。在临床上，红细胞、血小板或凝血因子水平显著下降，需要治疗和干预。输注血液制品可以提高血液携氧能力，扩大血容量，促进凝血和止血。最常见的输注血液成分是浓缩红细胞，其次是血小板和新鲜冰冻血浆。

（一）凝血病

弥散性血管内凝血（disseminated intravascular coagulation，DIC）是一种获得性综合征，其特点是由各种原因导致凝血系统的广泛激活，导致纤维蛋白沉积和血管腔内凝血。由此产生的弥散性微血栓可导致内皮损伤、末端器官功能障碍、四肢缺血和皮肤坏死。红细胞膜在通过受损的血管系统时受到损伤，引起血管内溶血。微血管血栓形成可使血小板和凝血因子显著减少，导致出血倾向；表现为暴发性紫癜、黏膜出血、出血瘀点，及中央和外周血管出血，也可能出现颅内出血。儿童弥散性血管内凝血的主要病因是感染（如脑膜炎球菌血症）、恶性肿瘤、大量组织损伤和免疫反应。

> **！**
>
> 弥散性血管内凝血：诊断和处理
> - 处理原发疾病。
> - 必需因子的替代治疗。
>
> **！**

弥散性血管内凝血的诊断不是基于特定的测试，而是在有适当的实验室证据和临床发现的情况下做出的。弥散性血管内凝血常见的实验室结果包括 PT 和 APTT 延长，纤维蛋白原水平降低，D-二聚体水平升高，血小板计数减少，Ⅴ 和 Ⅷ 因子浓度下降，及在外周血涂片中发现红细胞碎片。这些异常结果的出现是因为大量血栓形成，引起血小板、凝血因子消耗和纤维蛋白溶解。

弥散性血管内凝血最有效的治疗开始于对原发疾病的治疗，从而消除血管内凝血的催化剂。对于活动性出血的患者，应将失活的凝血因子及血小板替代掉。在原发疾病治疗之前，替代治疗是很重要的。在大多数重症监护环境下，原发疾病的治疗和替代治疗可以同时进行。替代治疗应该从输注血小板和新鲜冰冻血浆开始。输注冷沉淀物可以替代纤维蛋白原。另外，为了解凝血功能障碍是否得到改善，后续有必要进行进一步的实验室检查。

> **！**
>
> 获得性凝血病的鉴别诊断：
> - 维生素 K 缺乏症；
> - 肝脏疾病；
> - 肾脏疾病；
> - 药物导致的凝血功能障碍。
>
> **！**

（二）血液制品

在危重情况下，有必要对新确诊的恶性肿瘤患者进行输血，但这并非没有风险或并发症。这些并发症可以由感染性和非感染性因素引起。在过去的 30 年中，在血液制品的筛选和治疗减少病原体方面取得了重大进展，从而使感染的发生率下降。但是，这种可能性仍然存在，必须仔细权衡利弊。因此，只有在临床需要时，才可给患者进行输血治疗。在输注血液制品之前，应该获得其家属的知情同意。

为了降低发生错误的概率，必须在所有已经抽取用来分型与交叉配型的血液制品上清楚地标明患儿的身份信息。在输注血液制品前，必须检查患儿的身份带，核实血型。输注不兼容的血液制品可能导致严重的后果，甚至导致患儿死亡。

1. 红细胞

在危重情况下，经常会出现贫血。但应当在患儿出现临床体征和症状时，才考虑输注红细胞（见表17-4）。急性失血可能危害心血管系统。健康年轻人可以承受的失血量是全身血量的30％（约16mL/kg）。除非实施快速干预，否则，若患儿失去全身血量的50％将导致心力衰竭和死亡。

表17-4	贫血的临床体征和症状

一般情况：急性失血的患者表现为意识模糊和反应减弱，就如低血容量性休克患者。慢性失血所致贫血的患者有运动耐力下降、头痛、易怒和食欲缺乏的症状。

皮肤颜色：检查黏膜和甲床是否由正常的粉色变得苍白，有斑点，皮肤湿冷，以及毛细血管再充盈时间延长；长期缺铁会导致指甲软化和呈匙状。

呼吸急促：快速呼吸和缺氧是婴幼儿贫血的重要标志；健康的青少年可以耐受中等程度的贫血，只在运动时才出现呼吸困难。

心动过速：低血容量性休克患儿脉搏细速；长期贫血患儿听诊时可闻及心脏杂音

缓慢失血或慢性贫血患儿通常代偿较好。这些患儿可能未出现任何症状，故不会立即就医，但如果出现其他方面疾病，那么患儿可能很快会失代偿。这些患儿常有贫血的临床症状和体征，包括头痛、疲劳、呼吸困难、易怒、厌食和心动过速。

贫血的病因应该尽可能明确并纠正，这样可以避免额外的输血。引起贫血的因素有很多，如活动性出血、慢性炎症、肿瘤浸润骨髓、骨髓衰竭、营养缺乏、化疗和放疗。对血红蛋白水平低于7g/dL者，应该考虑输注浓缩红细胞。然而，输血与否取决于患儿的临床指标和机体状况，而不仅仅通过实验室的检查来决定。对于浓缩红细胞输注量小于1U的患儿，应根据体重来决定输血量。一般情况下，输注5～10mL/kg的浓缩红细胞大约增加2～4g/dL的血红蛋白。浓缩红细胞的标准量是10～15mL/kg，2～4小时输完以避免充血性心力衰竭。在急性失血或休克的情况下，需要快速输注浓缩红细胞。

 贫血可以由许多原因引起，例如活动性出血、慢性炎症、肿瘤侵犯骨髓、骨髓功能衰竭、营养障碍，及化疗和放疗。

对计划接受外科手术或放射治疗的严重贫血患儿，应给予预防性输血。对这类患儿，应注意不要快速输血，因为快速输血可能引起充血性心力衰竭。对于严重贫血的患儿，最好采用小容量输注。对于血红蛋白水平低于5g/dL的患儿，如果存在心血管不稳定的证据，则输血速度控制在1mL×Hb(g)/(kg·h)。一单位的浓缩红细胞有225～350mL，具体取决于血库，血细胞比容在55％～80％。为了恢复红细胞携氧能力和红细胞数量，可以选择浓缩红细胞。对于浓缩红细胞，必须进行ABO和Rh(D)血型配型，以防止严重的输血反应。为防止不相容的次要血型抗原的输血，必须进行交叉配型。O型血液制品应只用于危及生命的紧急情况。只有在危及生命的紧急情况下，才应该使用O型Rh阴性红细胞悬液。

使用白细胞过滤器已经成为许多机构的标准做法。去白浓缩红细胞降低了发热反应和其他细胞因子诱导的不良事件的发生率。使用去白红细胞减少了对供体HLA抗原的异源免疫，这对等待器官移植的患者大有好处。白细胞过滤器去除了引起发热的99.9％的白细胞。此外，洗涤浓缩红细胞可以有效去除无用的细胞,同时仍保持约 85% 的红细胞质量。使用辐射后血液是癌症中心的标准做法,但其通常保留给可能接受骨髓移植的患儿。

在非洲、印度、亚洲和地中海的人群中,珠蛋白结构遗传缺陷的发病率很高。镰状细胞性贫血的纯合子型是一种衰竭性疾病。在生命的早期,这些患儿出现严重的溶血性贫血和血管阻塞性疾病。镰状细胞贫血患儿因脓毒血症或中枢神经系统的血栓形成,而使死亡风险不断增加。血红蛋白病患者(如镰状细胞病)发生骨髓、脾脏和肾髓质组织血管梗死的风险亦会有所增加。这些患儿常有反复发作的疼痛危象。

浓缩红细胞的高灌注治疗和维持血红蛋白水平＞10g/dL,可以减少镰状细胞的产生。这将显著降低发病率,以及其他危及生命事件的风险和疼痛危象的频率。镰状细胞贫血患儿发生脑卒中和高黏滞血症的风险很高,因此其血红蛋白水平不能高于 12g/dL。

高灌注治疗可以有效地减少血红蛋白 S 的产生。因为输血有潜在的风险,故只对情况严重的患儿进行预防性输血,如果患儿有中枢神经系统血栓史或经颅多普勒检查发现大脑中动脉或颈内动脉血流速度＞200cm/s,则建议进行预防性输血。

对于镰状细胞贫血患儿,换血疗法也可以有效地减少镰状细胞。因为换血疗法没有增加血细胞比容和血液黏滞度,对复发性脑卒中的患儿是有效的,并且也适用于白细胞增多症及高胆红素血症患儿。

肿瘤患儿在诊断肿瘤时常并发贫血。此外,患儿在接受化疗时,贫血非常明显,需常规输注浓缩红细胞。如果血红蛋白水平低于 8g/dL,就需要进行输血,并且在接受放射治疗时,患儿血红蛋白水平应维持在 10g/dL 以上。早产儿、某些先天性免疫缺陷患者(如 DiGeorge 综合征患者)和正在接受化疗的患者应接受辐射后的血液制品,以预防输血相关的移植物抗宿主病。

浓缩红细胞的用量取决于所需达到的血红蛋白和血细胞比容水平、红细胞破坏的速度以及血液丢失的状况。严重贫血患儿如果没有持续失血,那么接受 10～15mL/kg 浓缩红细胞将提高血红蛋白水平 2.5～3.0g/dL,增加 10% 血细胞比容。红细胞输注的适应证见**表 17-5**。

表 17-5	红细胞输注的适应证
年　龄	适应证
4 月龄以下的婴儿	■ 出生 24 小时内的新生儿血红蛋白水平＜13g/dL。 ■ 血红蛋白水平＜13g/dL,并存在严重的肺部疾病、青紫型先天性心脏病或心力衰竭。 ■ 急性失血量至少达总血量的 10%。 ■ 静脉放血量至少达总血量的 10%。 ■ 血红蛋白水平＜9g/dL,有贫血临床表现的婴儿
4 月龄及 4 月龄以上的儿童	■ 血红蛋白水平＜7g/dL。 ■ 血红蛋白水平＜8g/dL 的接受手术或侵入性操作的患儿。 ■ 术中失血量为总血量的 10%～15% 或以上,术后血红蛋白水平低于 8g/dL,并有贫血的体征或症状。 ■ 血红蛋白水平＜9g/dL 且有贫血症状的患儿。 ■ 血红蛋白水平＜10g/dL 且接受放射治疗的患儿。 ■ 急性失血伴低血容量,对晶体液或胶体液输注无反应

2. 血小板

在止血和凝血过程中，血小板发挥着重要的作用。止血需要足够数量的有功能的血小板。血管损伤后，初级止血栓的形成阻止了血液从中小血管流出。此外，血小板释放血栓素 A_2，调节血管张力和血小板活性的变化。

一个健康的个体能承受功能正常的血小板计数最低为 $10000/mm^3$；当出现发热、感染或高出血风险的急重症时，血小板计数不应低于 $30000/mm^3$。

血小板计数减少被称为血小板减少症，其临床症状和体征是非特异性的，主要包括牙龈出血、鼻出血、血尿和瘀点。皮疹最常见于上肢和下肢。血小板减少症的诊断基于血小板计数。

输注血小板用来阻止出血，以及治疗继发性血小板减少或血小板功能障碍所致的出血。如果血小板快速遭到破坏，如免疫性血小板减少性紫癜，则没有血小板输注指征；在这种情况下，只有当出现危及生命的出血时，才有血小板输注指征。给有消耗性凝血病的出血患者输注血小板是有用的，如弥散性血管内凝血。对接受化疗或骨髓浸润的患儿，需要经常输注血小板。血小板输注指征见**表 17-6**。

表 17-6	血小板输注指征
患儿类别	**血小板输注指征**
早产儿或患病的婴儿	■ 婴儿血小板计数<$50000/mm^3$。 ■ 婴儿血小板计数<$100000/mm^3$，伴有血流动力学不稳定
儿童	■ 血小板计数<$10000/mm^3$，有血小板生成障碍的证据。 ■ 活动性出血并已明确有血小板缺陷。 ■ 血小板计数<$30000/mm^3$，伴有活动性出血。 ■ 血小板计数<$50000/mm^3$，并计划行微创手术；血小板计数<$100000/mm^3$，并计划进行大手术
肿瘤患儿	■ 血小板计数<$10000/mm^3$，无活动性出血及血小板生成障碍。 ■ 血小板计数<$10000/mm^3$，急性淋巴细胞白血病，正接受诱导化疗。 ■ 血小板计数<$20000/mm^3$，急性粒细胞白血病，正接受诱导化疗。 ■ 血小板计数<$30000/mm^3$，合并中枢神经系统肿瘤。 ■ 血小板计数<$20000/mm^3$，腰椎穿刺前。 ■ 血小板计数<$100000/mm^3$，创伤高风险。 ■ 血小板计数<$50000/mm^3$，正在出血，凝血功能正常。 ■ 血小板计数<$20000/mm^3$，肌肉注射前

在没有活动性的血小板消耗［发热、免疫性血小板减少性紫癜（immune thrombocytopenic purpura，ITP）、脓毒血症、异源免疫、弥散性血管内凝血］的情况下，输注血小板 $1U/10kg$，则血小板计数增加约 $50000/mm^3$。对难治性患儿，应该在输血后 $1\sim2$ 小时监测血小板计数。

在两次单独输注血小板后，若血小板计数没有提高到期望的水平，说明患儿可能出现继发于同种抗体的免疫介导的血小板输注无效。血小板输注无效的非免疫原因也很常见，包括脾大、发热、感染、弥散性血管内凝血和两性霉素的使用等。

对难治性患儿，需做血小板 HLA 配型试验。如果交叉配型失败，则其他可能的治疗包括去白细胞的 HLA 配型血小板,或者大量输注随机供者的血小板,后者将导致抗体浓度达到饱和。

单采血小板来自单一供者,一般血小板计数>30000/mm³,相当于随机供者血小板的 6～8U。容量一般为 250～300mL。对于频繁输注或需要多单位输注的患者,为了减少供者暴露和患者的潜在风险,建议使用单献血者单采血小板。

3.血浆衍生物

(1)新鲜冰冻血浆

有严重凝血功能障碍或者消耗性凝血病的患儿,可能需要血浆衍生物。新鲜冰冻血浆含有丰富的凝血因子,包含高浓度的纤维蛋白原、凝血因子Ⅷ、血管假性血友病因子和凝血因子ⅩⅢ。新鲜冰冻血浆常常用于有肝脏疾病不能合成凝血因子的患儿,或者继发于创伤的消耗性凝血病患儿。

新鲜冰冻血浆是从全血中提取的。将全血离心出的血浆在采集 8 小时内冷冻。新鲜冰冻血浆可以在−20℃(−4℉)保存 1 年。输注前,需在 37℃(98.6℉)解冻 30～60 分钟。为尽可能地维持血液制品无菌状态和维持充分的凝血因子,必须在解冻后 8 小时内将新鲜冰冻血浆输注完。并且新鲜冰冻血浆 ABO 血型必须与患儿的血型相匹配。

对于 PT 和 APTT 显著延长的患儿,其凝血因子只有正常的 15%～25%,而大量的新鲜冰冻血浆可以使凝血因子水平提高幅度超过 30%。一个单位的新鲜冰冻血浆容量大约为 250mL,可以使凝血因子水平提高 3%。新鲜冰冻血浆的输注指征见**表 17-7**。

表 17-7　　新鲜冰冻血浆的输注指征
■ 紧急逆转华法林抗凝。
■ 弥散性血管内凝血。
■ 血栓性血小板减少性紫癜。
■ APTT 延长大于 60 秒。
■ 用维生素 K 后,PT 延长大于 18 秒。
■ 肝脏疾病。
■ 大量血液丢失

注:新鲜冰冻血浆的使用量为 10～20mL/kg,输注的最快速度为 0.5mL/(kg·min)。在不需要或没有集中凝血因子的情况下,可以输注新鲜冰冻血浆。而在一般情况下,新鲜冰冻血浆不再用于补充凝血因子Ⅷ或者Ⅸ。

(2)冷沉淀

采用闪速新鲜冰冻血浆制备冷沉淀,然后在 4℃(39.2℉)解冻。在每 15 毫升残余沉淀物中含有纤维蛋白 150～200mg。冷沉淀也含有凝血因子Ⅷ和ⅩⅢ、血管假性血友病因子及比新鲜冰冻血浆浓度高的纤维蛋白。冷沉淀适用于纤维蛋白水平低于 100mg/dL 的患儿,且必须在解冻后 4 小时内输注完。

冷沉淀的使用量为按每 5～10 千克体重输注 1U 冷沉淀。1U 冷沉淀为 10～15mL,可以提高纤维蛋白水平 5～10mg/dL;输注正确的剂量,纤维蛋白水平预期可以升高 60～100mg/dL。治疗的目标是使纤维蛋白水平>100mg/dL。

(三)不良反应

急性溶血反应的主要原因是 ABO 血型不合。治疗的重点是去除诱因和一般的支持治疗。与输血相关的不良反应的发生率大约为 5%。大多数出现轻微的荨麻疹,当出现荨麻疹时,可以暂停输血 30 分钟以及使用抗组胺药物治疗;如果症状消退,则可以继续输血。若出现其他的不良反应,必须停止输血。另外,输注的血液制品与患儿的血样必须送到血库做进一步评估。

输血反应的药物治疗详见**表 17-8**。

表 17-8	输血反应的药物治疗	
药物	剂量	指征
苯海拉明	0.5～1mg/kg,IV(最大剂量 50mg)	荨麻疹
对乙酰氨基酚	10～15mg/kg,PO(最大剂量 1000mg)	发热和寒战
氢化可的松	1～2mg/kg,IV(最大剂量 100mg)	严重荨麻疹、出汗、寒战、面色苍白
肾上腺素(1:1000)	0.01mL/kg,IM(最大剂量 0.5mL/次)	休克ª,支气管痉挛,低血压
呋塞米	1～2mg/kg,IV(婴儿) 0.5～1mg/kg(年长儿和青少年;最大剂量 40mg)	急性溶血反应,维持尿量>1mL/(kg·h)
氧气	100% 通过面罩	

注:PO指口服;IM指肌肉注射。

ª休克患儿可能需要有其他治疗措施,包括补液、建立高级气道保护和给予血管活性药物。

1. 过敏反应

有严重过敏反应的患儿可能先出现荨麻疹,然后出现喉痉挛、支气管痉挛和血管性水肿。这些患儿需要立即停止输血和使用激素,或可能需要肾上腺素。如果过敏反应轻微,则必须严密观察 4～6 小时。对于有严重过敏反应病史的无症状患儿,必须准备高流量氧气,维持开放气道,严密监护心电和开放静脉通路。过敏反应是一种 IgE 介导的过敏反应,是一种少见的并发症,但如果没有立即处理,可能导致患儿死亡。在 IgA 缺乏的患儿,大多数发生类过敏反应(与过敏反应相似,但由非免疫机制介导)。在出现任何严重的过敏反应后,都不应该再输血。

2. 发热性非溶血反应

即使是经过洗涤和过滤的浓缩红细胞,也仍有一部分白细胞和细胞因子残留。白细胞的存在导致患者在输血时释放细胞因子,患者的抗体与血液中的同种抗原发生反应。这样常常导致患者出现发热、寒战或者出汗。如果血液制品被细菌污染了,也可能出现这些症状。如果患儿长期接受输血治疗,则应该使用去白细胞的血液制品,这样可以把外来白细胞所产生的抗体水平降到最低。

对发热性非溶血反应的治疗是停止输血。患儿应该接受体格检查和生命体征监测。应该用解热药缓解其症状,可能的话还应该用抗菌药物。对于输注的血液制品,必须通过培养和重新交叉配型进行评估。

3. 急性溶血性输血反应

输注 ABO 血型不相符的血液制品将导致急性溶血性输血反应。常因为血液制品标签贴错或者将血液制品输注给错误的患者,从而导致输注的红细胞发生免疫性的破坏。

急性溶血性输血反应的临床症状和体征包括发热、寒战、荨麻疹、气促、心动过速、恶心、腹部或者后背疼痛、高血压或低血压、黄疸、血红蛋白尿(酒色尿)和休克。血红蛋白尿导致少尿,最后可能发生肾功能衰竭。实验室检查应该包括全血细胞计数、凝血功能检查、尿常规和直接 Coombs 试验。重要的实验室检查结果可能包括贫血、弥散性血管内凝血、血红蛋白尿和 Coombs 试验阳性。

对急性溶血性输血反应的治疗包括立即停止输血,液体支持以维持足够的血流动力学状态,及在保持足够肾血流量的情况下使用利尿剂(甘露醇)。尿量必须保持在 $1\sim2mL/(kg \cdot h)$。缩血管药物和强心药可以用于维持血流动力学稳定。由于类固醇可以有效抑制炎症反应,所以在发生急性溶血性输血反应时有使用的指征。

4. 迟发性溶血性输血反应

迟发性溶血性输血反应的类型有两种:初次免疫和记忆应答。

初次免疫的特点是发生在输注血液制品数周之后,反应轻微。这种类型的反应很少出现明显的溶血现象。实验室检查的表现出现在输血后 2～4 周,血红蛋白水平下降。

记忆应答常发生在继发于妊娠期或输血史的有少量血样抗原致敏史的患者。这种反应会导致血红蛋白水平在 3～10 天内急剧下降。其临床症状和体征没有 ABO 血型不相容引起的溶血性贫血严重。与所有溶血反应一样,根据 Coombs 试验阳性和患儿的红细胞确认有同种抗体明确诊断。迟发性溶血性输血反应的治疗没有特殊性,因为症状常常很轻微,所以通常控制症状就足够了。

5. 输血相关的急性肺损伤

输血相关的急性肺损伤是一种临床综合征,表现为呼吸困难、低氧血症、发绀、低血压、发热、寒战和非心源性肺水肿。这是一种严重的有时甚至致命的反应,在输血相关死亡的最常见原因中居第 3 位。症状通常开始于血液制品输血后的 1～4 小时。其病理生理学变化继发于 HLA-特异性抗体的输入,这些抗体的被动转移会导致毛细血管通透性增加和微血管肺损伤。

6. 输血传播性疾病

对人类免疫缺陷病毒 1 型和 2 型、乙型和丙型肝炎病毒以及人类 T 淋巴样病毒 I 型和 II 型进行核酸筛查,实际上已从血液供应中消除了这些感染,尽管在统计上仍存在可计算的风险。在 2000 例血小板输注和较小比例的浓缩红细胞输注中,仍有 1 例发生细菌感染。尽管在筛查方面有所改善,但风险并没有完全消除。通过输血传播的病原体包括 CMV、巴尔通氏菌种、伯氏菌种、布氏杆菌种、利什曼原虫、细小病毒、疟原虫、立克次体、弓形虫、朊病毒和某些锥虫属种类。

输血相关的传播性疾病的最常见病原体有丙型肝炎病毒、乙型肝炎病毒、人类免疫缺陷病毒和巨细胞病毒。献血者会常规接受肝炎病毒和人类免疫缺陷病毒的筛查。然而,新近感染的献血者可能不会被常规筛查出。接受输血的患儿也有感染细小病毒 B19 和各种寄生虫的风险。

血液肿瘤急症和并发症的诊治要点

- 应该尽早将出现肿瘤并发症的患儿转入 PICU 进行治疗。
- 对于肿瘤患儿,常见因化疗或者并发症造成的已存在的器官功能衰竭。
- 对中性粒细胞减少性发热患儿,应该积极地使用能覆盖假单胞菌的单一广谱抗菌药物。对脓毒性休克患儿,应考虑使用集落刺激因子。
- 对于有单一广谱抗菌药物覆盖的患儿,持续发热超过 3 天,提示可能存在耐药细菌和真菌的感染。

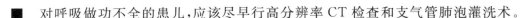

- 对呼吸做功不全的患儿,应该尽早行高分辨率 CT 检查和支气管肺泡灌洗术。
- 对呼吸衰竭的患儿,应早期实施肺保护策略,包括高频振荡通气的使用,以提高患儿的预后。
- 对于休克患儿,常规的液体复苏无效时,应早期评估心功能衰竭和肾上腺皮质功能不全的可能。
- 肿瘤溶解综合征以高尿酸血症、高钾血症、高磷血症和低钙血症为特征,可能导致肾功能衰竭、抽搐和可能致命的心律失常。
- 白细胞增多症可能引起凝血病和高黏滞血症,从而导致肺损伤和脑卒中,推荐尽早进行抗肿瘤治疗。
- 有癌症病史的患儿若出现腿部无力、下肢感觉异常和(或)肠道或膀胱功能障碍,提示脊髓受压的可能。
- 贫血的迹象包括体力下降、头痛、呼吸困难和脸色苍白等。
- 弥散性血管内凝血治疗的重点在于清除病因。弥散性血管内凝血的替代治疗包括输血小板、新鲜冰冻血浆和冷沉淀。进一步的实验室检查对于凝血功能障碍纠正的监控是必需的。
- 输注浓缩红细胞的标准剂量为 $10\sim15\text{mL/kg}$,输注时间为 $2\sim4$ 小时,以避免充血性心力衰竭的发生。在急性失血或休克的情况下,有快速输注浓缩红细胞的指征。
- 在没有积极消耗的情况下(如发热、免疫性血小板减少性紫癜、脓毒血症、同种免疫、弥散性血管内凝血)或没有封存过久,每 10 千克输注 1U 的随机血小板,增加血小板计数约 $50000/\text{mm}^3$。
- 新鲜冰冻血浆的使用量为 $10\sim20\text{mL/kg}$,输注的最快速度为 0.5mL/(kg·min)。
- 输血相关的肺损伤表现为呼吸困难、低氧血症、发绀、低血压、发热、寒战和非心源性肺水肿。其需要呼吸支持。

推荐阅读

1. Barnard D, Portwine C, Members of the C17 Standards and Guidelines Group. Guideline for platelet transfusion thresholds for pediatric hematology/oncology patients. Edmonton, AB: C17Council, 2011. http://www.c17.ca/index.php? cID=86. Accessed November 17, 2017.

2. Branchford B, Di Paola J. Approach to the child with a suspected bleeding disorder. In: Orkin SH, Fisher DE, Ginsberg D, et al. Nathan and Oski's Hematology and Oncology of Infancy and Childhood. 8th ed. Philadelphia, PA: WB Saunders, 2015.

3. Brierley J, Carcillo JA, Choong K, et al. Clinical practice parameters for hemodynamic supportof pediatric and neonatal septic shock: 2007 update from the American College of Critical Care Medicine. Crit Care Med, 2009, 37:666-688.

4. Cairo MS, Bishop M. Tumour lysis syndrome: new therapeutic strategies and classification. Br J Haematol, 2004, 127:3-11.

5. Coiffier B, Altman A, Pui CH, et al. Guidelines for the management of pediatric and adult

tumor lysis syndrome: an evidence-based review. J Clin Oncol, 2008, 26:2767-2778.

6. Consumptive coagulopathies. In: Hillman RS, Ault KA, Rinder HM. Hematology in Clinical Practice. 4th ed. New York, NY: McGraw Hill, 2005.

7. Estcourt LJ, Stanworth S, Doree C, et al. Different doses of prophylactic platelet transfusion forpreventing bleeding in patients with haematological disorders after chemotherapy or stem celltransplantation. Cochrane Database Syst Rev, 2014, (3)pii: CD010984.

8. Fiser RT, West NK, Bush AJ, et al. Outcome of severe sepsis in pediatric oncology patients. Pediatr Crit Care Med, 2005, 6:531-536.

9. Freifeld AG, Bow EJ, Sepkowitz KA, et al. Clinical practice guideline for the use of antimicrobialagents in neutropenic patients with cancer: 2010 update by the Infectious Diseases Society of America. Clin Infect Dis, 2011, 52:e56-e93.

10. Gauvin F, Lacroix J, Robillard P, et al. Acute transfusion reactions in the pediatric intensive care unit. Transfusion, 2006, 46:1899-1908.

11. Hagen SA, Craig DM, Martin PL, et al. Mechanically ventilated pediatric stem cell transplant recipients: effect of cord blood transplant and organ dysfunction on outcome. Pediatr Crit Care Med, 2003, 4:206-213.

12. Jacobe SJ, Hassan A, Veys P, et al. Outcome of children requiring admission to an intensivecare unit after bone marrow transplantation. Crit Care Med, 2003, 31:1299-1305.

13. Jones GL, Will A, Jackson GH, et al. Guidelines for the management of tumour lysis syndrome in adults and children with haematological malignancies on behalf of the British Committee for Standards in Haematology. Br J Haematol, 2015, 169:661-671.

14. Klastersky J, Paesmans M, Rubenstein EB, et al. The Multinational Association for Supportive Care in Cancer risk index: a multinational scoring system for identifying low-risk febrile neutropenic cancer patients. J Clin Oncol, 2000, 18:3038-3051.

15. Kreuz WD, Schneider W, Nowak-Gottl U. Treatment of consumption coagulopathy with antithrombin concentrate in children with acquired antithrombin deficiency—a feasibility pilotstudy. Eur J Pediatr, 1999, 158(Suppl 3):S187-S191.

16. Lehrnbecher T, Robinson P, Fisher B, et al. Guideline for the management of fever and neutropenia in children with cancer and hematopoietic stem-cell transplantation recipients: 2017 update. J Clin Oncol, 2017, 35:2082-2094.

17. Loblaw DA, Perry J, Chambers A, et al. Systematic review of the diagnosis and management of malignant extradural spinal cord compression: the Cancer Care Ontario Practice Guidelines Initiative's Neuro-Oncology Disease Site Group. J Clin Oncol, 2005, 23(9):2028-2037.

18. Matthay MA. Severe sepsis—a new treatment with both anticoagulant and anti-inflammatory properties. N Engl J Med, 2001, 344:759-762.

19. McQueen A, Place A. Oncologic emergencies. In: Fleisher GR, Ludwig S, eds. Textbook of Pediatric Emergency Medicine. 7th ed. Philadelphia, PA: Lippincott Williams & Wilkins, 2016.

20. Mejia R, Rodriguez NJ, Cortes JA, et al. Oncologic emergencies and complications. In:

Nicholas DG，Shaffner DH，eds. Rogers Textbook of Pediatric Intensive Care. Philadelphia，PA：Lippincott Williams & Wilkins，2016.

21. New HV，Berryman J，Bolton-Maggs PH，et al. Guidelines on transfusion for fetuses，neonatesand older children. Br J Haematol，2016，175：784-828.

22. Pardo-González CA，Linares A，Torres M. Transfusion therapy evidence-based recommendations for the pediatric cancer patient. Rev Colomb Anestesiol，2016，44：151-160.

23. Porcu P，Cripe LD，Ng EW，et al. Hyperleukocytic leukemias and leukostasis：a review of pathophysiology，clinical presentation and management. Leuk Lymphoma，2000，39：1-18.

24. Rhodes A，Evans LE，Alhazzani W，et al. Surviving Sepsis Campaign：international guidelines for management of severe sepsis and septic shock：2016. Crit Care Med，2017，45：486-552.

25. Sloan SR. Transfusion medicine. In：Orkin SH，Fisher DE，Ginsberg D，et al. Nathan and Oski's Hematology and Oncology of Infancy and Childhood. 8th ed. Philadelphia，PA：WB Saunders，2015.

26. Transfusion medicine blood component therapy. In：Hillman RS，Ault KA，Rinder HM. Hematology in Clinical Practice. 4th ed. New York，NY：McGraw Hill，2005.

27. Watson RS，Carcillo JA. Scope and epidemiology of pediatric sepsis. Pediatr Crit Care Med，2005，6(3 Suppl)：S3-S5.

28. Wong ECC，Perez-Albuerne E，Moscow JA，et al. Transfusion management strategies：a survey of practicing pediatric hematology-oncology specialists. Pediatr Blood Cancer，2005，44：119-127.

（邱芸香，胡　蕾 翻译）

第 18 章

急性肾损伤

 目 标

- 识别急性肾脏损伤分期的最新术语。
- 描述急性肾损伤的流行病学特征。
- 明确肾功能与全身性疾病相关的风险因素。
- 描述急性肾损伤的病因。
- 确定潜在生物标志物的使用。
- 综述急性肾损伤的管理措施，以降低病死率。
- 制订识别和治疗高钾血症的计划。
- 区分肾脏替代治疗方法。

 病例分析

患儿，男，4 岁。有 5 天发热、呕吐、腹痛和血性腹泻的病史。尽管他保持口服液体，但尿量很少。他被送医院时的体重有 17 千克（37.4 磅），而原来的体重是 14 千克（30.8 磅）。其生命体征：血压 128/65mmHg，心率 140 次/分钟，呼吸频率 28 次/分钟，吸入大气下氧饱和度为 92%，毛细血管充盈时间为 3~4 秒。体格检查发现呼吸急促、鼻翼翕动、面色苍白、易激惹和全腹柔软无僵硬。初步实验室检查结果：血红蛋白 8.2g/dL，血小板计数 90×10^9/L，钠 143mEq/L，钾 6.2mEq/L，血清碳酸氢盐 13mEq/L，尿素氮 95mg/dL，肌酐 1.8mg/dL。

评估

——患儿的生理状态怎么样？

——患儿可能的诊断是什么？

干预

——应立即采取什么治疗策略？

——什么样的实验室和影像学检查对确定病因可能是有帮助的？

重新评估

——患儿在急诊室接受了 20mL/kg 生理盐水的液体复苏治疗，复测生命体征：血压 125/60mmHg，心率 125 次/分钟，呼吸频率 30 次/分钟，吸入大气下氧饱和度为 90%，毛细血管充盈时间少于 2 秒。

——目前的治疗策略有效吗？

——患者是否需要其他评估？

——为防止进一步的肾损伤，接下来的重要步骤是什么？

有效沟通

  —当患儿的临床状况发生变化时，谁需要这些信息，又怎样传递这些信息？

  —救治该患儿的最佳场所是哪里？

团队合作

  —如何实施治疗策略？

  —谁来做，做什么，何时做？

一、引 言

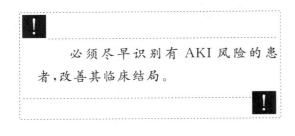

必须尽早识别有 AKI 风险的患者，改善其临床结局。

急性肾损伤（acute kidney injury，AKI）是重症患儿相对常见的诊断。AKI 曾被认为仅仅是严重疾病的后遗症。现在认为，AKI 可以直接影响短期和长期的发病率和死亡率。AKI 的特征是肾小球滤过率（glomerular filtration rate，GFR）降低，导致清除代谢废物及调节电解质、酸碱和液体平衡的能力下降。

  鉴于 AKI 在危重症发展中的关键作用，为了早期发现、确定病因、减轻持续损伤以及通过目标导向治疗快速稳定病情，非常关键的一点是要对高危患者持高度警觉的态度。本章将回顾儿童 AKI 的定义、流行病学、病理生理学、诊断和治疗策略。

二、急性肾损伤的定义和分类

  人们逐渐认识到 AKI 在重症疾病中的影响，并且国际共识对 AKI 的定义也更加详细和具体。以前常用从成人 RIFLE 定义发展而来的儿科 AKI 定义，即风险、损伤、衰竭、丧失、终末期肾脏疾病（pediatric risk，injury，failure，loss，end-stage renal disease，pRIFLE）。在将 pRIFLE 定义用于儿童的同时，急性肾脏损伤网络（Acute Kidney Injury Network，AKIN）根据血清肌酐水平的增加，对成人 RIFLE 的定义进行了修改。

  最近，肾脏疾病-改善全球结局（Kidney Disease：Improving Global Outcomes，KDIGO）联盟试图对之前的 AKI 定义进行统一，发布了全面而广泛的定义（**见表 18-1**）。因此，目前推荐使用该定义，除非基于前瞻性研究制定了进一步的指南。按照该定义，阶段 I 的 3 个标准中的任何一个指标阈值的最小值达到就可以诊断 AKI。

  AKI 的诊断基于血清肌酐（serum creatinine，SCr）水平升高、GFR 估计值降低或尿量减少。在大多数新生儿患者中，AKI 表现为非少尿的，SCr 测定值通常代表母亲的肌酐水平，因此，AKI 的该定义仅适用于年龄≥1 月龄的患儿。KDIGO 定义是有益的，它们提供了在临床和研究人群中对 AKI 进行分级的标准化方法。此外，现在有几项研究表明这些评分与临床转归之间存在关联。

表 18-1	急性肾损伤的 KDIGO 标准	
分期	基于 SCr	尿量
Ⅰ	在 48 小时内升高≥0.3mg/dL(26.4μmol/L) 或 较基线增加 1.5～1.9 倍	<0.5mL/(kg·h),持续时间 6～12 小时
Ⅱ	较基线增加 2.0～2.9 倍	<0.5mL/(kg·h),持续时间≥12 小时
Ⅲ	较基线增加≥3.0 倍 或 升高≥4.0mg/dL(353μmol/L) 或 如果年龄<18 岁,eGFR<35mL/(min·1.72m²) 或 开始肾脏替代治疗	<0.3mL/(kg·h),持续时间≥24 小时 或 无尿时间≥12 小时

注:KDIGO,Kidney Disease:Improving Global Outcomes,肾脏疾病-改善全球结局;SCr,serum creatinine,血清肌酐;eGFR,estimated glomerular filtration rate,肾小球滤过率的估计值。

经 Elsevier 出版社许可,转载自 *Kidney International* 增刊第 2 期,版权(2012)第 8—12 页,建议声明摘要。

三、流行病学

了解流行病学有助于预防和治疗小儿 AKI,这有助于识别患者肾脏损伤风险增加的临床情况。从历史上看,使用不同定义导致对住院患儿 AKI 的宽泛估计。然而,最近使用 KDIGO 标准进行的估计表明,在 ICU 的患儿 AKI 患病率为 12%,近 6% 无已知肾脏疾病的患儿在入院时发现已患有 AKI。在非入住 ICU 的儿童中,尽管因缺乏连续的血清肌酐测量,致使在健康儿童中标准化测量常常受到限制,但 AKI 的患病率也至少有 5%。

高精确的定义表明,AKI 与儿科患者的不良预后独立相关。在 AKI 的所有分期阶段,无论是重症患儿还是非重症患儿,住院时间都较长。在 ICU 中,患儿每次的 AKI 分期升级都与总体死亡率增加独立相关;并且对于需要机械通气的患儿来说,AKI 延长了机械通气时间。与无 AKI 的重症患儿相比,有 AKI 的重症患儿的 28 天总死亡率增加了近 9 倍,并且从Ⅰ期的 18% 逐步增加到Ⅲ期的 30%。负性相关性也表明,随着临床症状的改善和 AKI 分期的降低,总死亡率也降低。此外,估计有 15%～20% 的 AKI 患者需要肾脏替代疗法(renal replacement therapy,RRT),该亚组患者的死亡率估计在 30%～60%。在非 ICU 的住院患儿中,未发现 AKI 与总体死亡率的相关性。

在过去的 20 年中,发达国家 AKI 的发生已从原发性肾脏疾病(例如溶血性尿毒症、肾小球肾炎)转换到继发于其他全身性疾病的综合征。然而,在发展中国家,AKI 的最常见原因仍然是低血容量、感染和原发性肾脏疾病。在发达国家,这种流行病学特征的转变可能是被其他单个和多个器官系统衰竭的医疗诊治的快速发展所驱动的。因此,有些特定组别的患者发生其他全身性疾病所继发的 AKI 的风险高,包括接受先天性心脏畸形矫正手术的患者、接受实体器官和干细胞移植的患者、多器官功能障碍的严重疾病(如脓毒性休克)患者和中毒患者。

四、风险因素

在重症患儿中，AKI 的风险因素可以区分为入院时的风险因素和入 ICU 时的风险因素。入院时，AKI 风险增加的因素包括：高龄，非计划入院，循环或呼吸系统的入院诊断，疾病严重程度评分增加，之前使用过肾毒性药物等。在 ICU 住院期间的其他风险因素包括：使用新的肾毒性药物，呼吸功能衰竭，体外膜肺氧合治疗。常见的肾毒性药物包括：抗菌药物，抗真菌药，化疗药，非甾体抗炎药（nonsteroidal anti-inflammatory drugs，NSAIDs），血管紧张素转换酶（angiotensin-converting enzyme，ACE）抑制剂等。由于这些药物是由医务人员开处方的，所以它们属于重要的风险可改变和损伤可预防的范围。

脓毒症是 AKI 的最常见病因和高危因素之一。脓毒症相关 AKI 是一种综合征，符合脓毒症和 AKI 的临床标准。脓毒症相关性 AKI 的发生率估计在 9%～34%，占儿童 AKI 病例的很大一部分。在这种情况下，其损伤机制复杂，并且可能是多因素的，包括血管内血容量不足、肾灌注不足以及继发于促炎细胞因子等，导致血流改变。在严重脓毒症患者中，合并有 AKI 的患者的死亡率比没有 AKI 的患者高 2 倍，进一步说明了 AKI 对危重症患者的重要影响。

与院内 AKI 发生有关的基础疾病风险、急性临床状况和诊断及治疗药物见**表 18-2**。

表 18-2	**急性肾损伤的危险因素**	
基础疾病风险	**急性临床状况**	**肾毒性药物**
慢性肾疾病 先天性心脏病 心力衰竭 低白蛋白血症 肝功能衰竭	腹腔间隔室综合征 低血压/休克 低血容量 机械通气 非肾脏实体器官移植 横纹肌溶解症 脓毒症 干细胞移植	抗菌药物 化疗药物 造影剂 免疫抑制药物 非甾体抗炎药物

注：经许可摘自 Leblanc M，Kellum J，Gibney N，et al. Risk factors for acute renal failure：inherent and modifiable risks. Curr Opin Crit Care，2005，11：533-536. 版权© 2005 Lippincott Williams & Wilkins，Inc.

五、病理生理

尽管 AKI 的定义和流行病学发生了变化，但是有必要通过将 AKI 分为三大类来进行病理学理解和诊断评估，即肾前性、肾性和肾后性（或梗阻性）AKI。肾前性和肾性原因总共占所有 AKI 的 90%。该分类可以帮助医务人员缩小鉴别诊断范围，以进行更有针对性的治疗和干预。根据此分类列出的 AKI 常见原因见**表 18-3**。

> **!**
> 肾前性、肾性和肾后性 AKI 的鉴别对于确定基础病因很重要。
> **!**

表 18-3	常见急性肾损伤的病因
类 型	具体病因
肾前性	• 血管内容量耗竭： 　—血容量减少：出血,胃肠道/肾脏丢失增加,烧伤； 　—血容量的重新分布：肾病综合征,肝衰竭,脓毒症,营养不良。 • 血管张力下降：过敏反应,休克。 • 有效血液供应减少：心力衰竭,先天性心脏病,低心排血量。 • 血流阻力增加：肾动脉狭窄,腹腔间隔室综合征。
肾性	• 肾小管： 　—缺血/进行性肾前性 AKI：脓毒症或脓毒性休克； 　—内源性肾毒性物质：横纹肌溶解,溶血,肿瘤溶解综合征。 • 间质性：药物诱发,过敏或特发性。 • 肾小球：感染后,免疫介导的（如系统性红斑狼疮）。 • 血管：溶血尿毒综合征,双侧皮质坏死,肾或动脉血栓形成
肾后性	• 输尿管梗阻：肾结石症,输尿管盆腔交界处梗阻,肿瘤或占位病变。 • 膀胱阻塞：神经源性膀胱,肿瘤。 • 尿道阻塞：后尿道瓣膜,导尿管阻塞。 • 先天性异常

（一）肾前性 AKI

在健康状态下,肾脏接受 20%～25% 的心排血量。因此,引起血液[血容量和（或）速率]向肾脏流动减少的因素,易致肾前性 AKI。肾前性原因约占所有 AKI 的 20%。在灌注不足的情况下,健康的肾脏通过多种机制增加肾小管对钠和水的重吸收而做出反应和调整。

低血容量或有效动脉血容量的减少会限制肾脏灌注,并对肾脏功能产生不利影响,其原因包括摄入不足、出血、肠梗阻、胃肠道液体丢失、严重烧伤、失代偿性肾病综合征和创伤等。低血容量也可能是多尿症的结果,可见于糖尿病性酮症酸中毒引起的渗透性利尿、不同形式的尿崩症、耗盐综合征或盐皮质激素缺乏症等。

在心力衰竭和任何心排血量显著下降的情况下,发现有效动脉容量也下降。对于许多儿科手术患者,风险因素还包括手术时间和失血量。具体而言,在心血管外科术后,可能增加 AKI 风险的因素包括基础的心脏病理、手术操作以及体外循环或主动脉阻断时间等。在有效动脉容量低的患者中,通过收缩出球小动脉来维持滤过功能,而血管扩张剂（如血管紧张素受体阻滞剂或 ACE 抑制剂）的应用可能导致滤过功能急剧下降。

> **！**
>
> 肾前性 AKI 是一种高危状态,必须及时发现并纠正,以免对肾脏造成结构性损害。
>
> **！**

（二）肾性 AKI

肾性 AKI 根据所涉及的肾脏 4 个主要组织结构进一步分类：肾小管、肾间质、肾小球和肾内血管。

急性肾小管坏死（acute tubular necrosis，ATN）描述了肾小管的损伤，其占 AKI 病因的 40%～50%。ATN 的最常见原因是持续低灌注导致肾前性 AKI 进展。因此，肾脏血流量减少和肾前性 AKI 的机制如果未被识别并迅速逆转，也可能导致 ATN。总体而言，缺血性或肾性毒物相关性肾损伤通常通过多种病理生理机制同时发生，约占 AKI 病例的 80%。

间质性损伤被称为急性间质性肾炎，主要由毒素或肾毒性药物引起。造影剂引起急性间质性肾炎的风险持续存在，特别是先前存在脱水或肾功能不全的患者，以及接受较大剂量造影剂的患者。其他最常见的与肾毒性相关的药物包括非甾体抗炎药、ACE 抑制剂、血管紧张素受体阻滞剂、氨基糖苷类、万古霉素、两性霉素 B、静注免疫球蛋白、阿昔洛韦和免疫抑制钙调神经磷酸酶抑制剂等。横纹肌溶解症患者可发生 AKI，但尚不清楚其发生 AKI 时的肌酸激酶和肌红蛋白水平。在血容量不足或局部缺血的情况下，肌红蛋白尤其具有肾毒性。同样，肿瘤溶解综合征也会引起 AKI，特别是在患有淋巴瘤的儿童中，由于细胞自溶，他们甚至可能在开始治疗之前就已发展至 AKI。

肾小球肾炎通常是原发性免疫复合物介导的疾病的结果，如感染后的肾小球肾炎或全身性自身免疫炎性疾病（如系统性红斑狼疮）。在这些急性肾小球肾炎中，免疫复合物沉积在肾小球内，以应对外部（例如感染）或自身抗原。随后，补体系统被激活、白细胞募集和细胞因子释放，导致肾小球炎症和损伤。

肾性 AKI 的血管病因包括恶性高血压、动脉粥样硬化性疾病和溶血性尿毒症综合征（hemolytic uremic syndrome，HUS）/血栓性血小板减少性紫癜。HUS 是儿童内源肾性 AKI 的常见原因。其典型表现包括微血管病性溶血性贫血、与少尿或无尿相关的血小板减少症，通常先伴有血性腹泻。其病因通常是产肠毒素的大肠杆菌所引起的肠道感染。HUS 可能表现为多系统的病程，涉及中枢神经系统、结肠壁、胰腺或心肌。

（三）肾后性 AKI

泌尿道阻塞可引起肾脏损害和功能丧失。其可能包括双侧输尿管梗阻，单肾梗阻，或瓣膜、血凝块或输尿管膨出引起的尿道梗阻。

六、诊　断

（一）临床诊断

准确的病史可以为我们提供基础慢性疾病的信息，以及急性诱发事件与 AKI 发生之间的关系的数据。体格检查可以提供涉及肾脏的基础系统性疾病的线索。高血压提示可能存在基础的慢性肾脏疾病。心动过速和低血压提示循环血容量减少和肾脏低灌注的可能。外周水肿和高血容量（心力衰竭）表明心排血量下降，并且是肾损伤的危险因素。皮肤症状（如瘀斑或紫癜）提示可能存在溶血性尿毒症综合征或血管炎。

大多数类型 AKI 会出现尿量变化,尿量的信息很有价值,因为非少尿型肾功能衰竭与少尿型肾功能衰竭的治疗是有很大不同的。无尿提示存在完全阻塞性病变、血管病变、快速进行性肾小球肾炎或双侧皮质坏死的可能。当发现膀胱扩张时,提示梗阻性泌尿系统疾病;尽管梗阻可引起 AKI,但不会导致无尿。

(二)实验室诊断

初步的实验室检查应该包括血清电解质(包括磷、镁和钙离子)、血尿素氮(blood urea nitrogen, BUN)、血清肌酐、全血细胞计数。尿液检查应该包括尿液分析、显微镜检查、尿钠、肌酐、蛋白质和渗透压。这些实验室数值是直截了当的,并随时可在床旁提供,可以用来计算其他指标,对 AKI 进行分类。

正常的肌酐上限值随着年龄的增加而变化。肌酐和 BUN 值都可以升高或降低,具体取决于特定的临床状况(见表 18-4)。两者的正常值见附录 1。在 AKI 患者中观察到的其他代谢改变包括:

■ 高阴离子间隙的代谢性酸中毒,主要是由硫酸盐、磷酸盐和其他阴离子潴留引起的。
■ 高钾血症。
■ 低钠血症。
■ 高磷血症和低钙血症。
■ 高镁血症。

表 18-4	影响血尿素氮和肌酐值的临床因素	
	增加因素	减少因素
血尿素氮	·高分解状态; ·脓毒症; ·饥饿; ·胃肠道出血; ·高蛋白饮食; ·脱水; ·肾灌注不足	·营养不良; ·低蛋白饮食; ·肝功能衰竭; ·肾病综合征; ·低代谢
肌酐	·横纹肌溶解; ·西咪替丁; ·肿瘤溶解综合征; ·脱水	·肝功能衰竭; ·肌肉量减少; ·高脂血症

有一个指标可以提示肾脏存在适当的反应机制,并因此反映肾小管功能完整,这个指标就是尿素氮/肌酐比率,在肾脏灌注下降时,其通常表现为增高(>20:1)。另一个相似的指标是钠排泄分数(fractional excretion of sodium,FENa)。当内在肾功能完整时,肾小管对钠的重吸收增加,尿钠水平下降到 20mEq/L 以下,且 FENa<1%,提示存在肾前性 AKI。相反,若存在急性肾小管或肾性 AKI,则 FENa 通常大于 3%(见表 18-5)。要计算 FENa,需要同时测量血清钠(serum sodium,SNa)和血清肌酐(SCr)、尿钠(urinary sodium,UNa)和尿肌酐(urine creatinine,UCr),公式如下：

$$FENa(\%)=(UNa\times SCr)/(SNa\times UCr)\times100\%$$

外在的影响（如利尿剂治疗）也可以打乱这种正常的生理反应，影响尿钠浓度，从而降低FENa作为肾前性 AKI 标志的准确性。在这种情况下，可以使用尿素排泄分数（FEurea）。FEurea 的计算与 FENa 相同，只是分别将血液钠和尿液钠替换为血液尿素和尿液尿素。

$$FEurea(\%)=(Uurea\times SCr)/(PUrea\times UCr)\times100\%$$

在肾前性 AKI 患者，FEurea 通常小于35%。

表 18-5　急性肾损伤中的尿液指标

AKI 分类	尿量	BUN/Cr 比值	尿液比重	FENa	FEurea
肾前性 AKI	$\leqslant0.5mL/(kg\cdot h)$	>20	>1.020	<1%	<35%
肾性 AKI	不同	不同	1.010～1.020	>3%	>35%

注：AKI,acute kidney injury,急性肾损伤；BUN,blood urea nitrogen,血尿素氮；Cr,creatinine,肌酐；FENa,fractional excretion of sodium,钠排泄分数；FEurea,fractional excretion of urea,尿素排泄分数。

尿液分析和尿沉淀显微镜检能为明确 AKI 的基础病因提供线索。肾前性氮质血症的尿液分析通常是正常的，偶尔可见细颗粒型和透明管型。内源性肾小管损伤或急性肾小管坏死的镜检显示上皮细胞管型和粗颗粒管型。白细胞和白细胞管型提示炎症进程活跃，如肾小球肾炎、感染或急性肾小管间质性肾炎。尿液中嗜酸性粒细胞通常与后一种情况相关，但也可见于许多其他原因造成的 AKI（如肾小球肾炎和膀胱炎）。蛋白尿和红细胞管型提示肾小球疾病的可能。

值得注意的是，SCr 升高是肾脏损伤后出现相对较晚的生物标志物之一，因为只有在50%以上的肾功能受损后，才可能会注意到 SCr 升高的情况。此外，SCr 可能会因与肾脏损伤无关的患者因素（例如饮食、性别、年龄、肌肉代谢和脱水状况等）而波动。鉴于其临床诊断的延迟，我们需要评估和研究新的生物标记物，以用于 AKI 的早期诊断，例如中性粒细胞明胶酶相关的脂蛋白、肾损伤分子1、白介素18和肝脂肪酸结合蛋白等。**表 18-6** 列出了一些正在评估中的生物标志物。尽管其中有些生物标记物可能在某些地方已被应用于临床，但还没有广泛适用于 AKI 的标准。未来，KDIGO 标准的修订可能会加入被证明比肌酐更及时、更具敏感性和特异性的生物标志物。

表 18-6　急性肾损伤的生物标志物

生物标志物类型	生物标志物
功能标记	· 血清肌酐； · 血清胱抑素 C； · 尿白蛋白
上调的蛋白	· 中性粒细胞明胶酶相关的脂蛋白(neutrophil gelatinase-associated lipocalin,NGAL)； · 肾脏损伤分子 1(kidney injury molecule 1,KIM-1)； · 肝型脂肪酸结合蛋白(liver-type fatty acid-binding protein,L-FABP)； · 白介素 18(interleukin 18,IL-18)； · β-痕迹蛋白(β-trace protein,BTP)； · 不对称二甲基精氨酸(asymmetric dimethylarginine,ADMA)

表 18-6	急性肾损伤的生物标志物(续表)
生物标志物类型	生物标志物
低分子量蛋白	· 尿胱抑素 C
酶	· N-乙酰氨基葡萄糖苷酶(enzymes N-acetyl-glucosaminidase,NAG); · 谷胱甘肽 S 转移酶(glutathione-S-transferase,GST); · γ-谷氨酰转肽酶(gamma-glutamyl transpeptidase,GGT); · 丙氨酸氨基肽酶(alanine aminopeptidase,AAP); · 乳酸脱氢酶(lactate dehydrogenase,LDH)

(三)影像学诊断

在评估 AKI 患儿时,肾脏的影像学检查也很重要。肾脏和膀胱超声是最常用的初步检查方法,其可以提供肾脏长度、大小、梗阻的迹象(肾盂积水,输尿管和膀胱扩张)和膀胱壁轮廓变化等信息。超声检查发现肾脏缩小闭锁,提示慢性肾脏基础疾病。回声增加尽管是非特异性的,但在 AKI 中是常见的现象。多普勒超声可以帮助排除肾血管病变(如肾动脉狭窄),但是如果结果阴性却仍高度怀疑,则需要其他影像学检查方法。连续超声检查最常用于检测和监测肾积水。在出现新的 AKI 的情况下,若出现双侧肾积水,则应怀疑远端梗阻,需要快速识别和干预。

七、预防和治疗

目前,还没有任何特定的药物疗法被证明可用于治疗 AKI。在早期阶段及时预防和识别 AKI 至关重要。ICU 管理包括密切关注血容量状况,恢复和维持肾灌注,纠正酸中毒和电解质紊乱,以及营养支持。

> **!** 对 AKI 患儿的管理目标是维持体液、电解质和代谢稳定;防止肾脏疾病进展,治疗引起 AKI 的基础疾病;提供足够的营养支持。 **!**

(一)液体容量的管理

初步评估应包括对血管内容量状态的评估。许多 AKI 患者处于低血容量状态,其初始治疗主要是应用等渗晶体液扩容,以达到正常血容量。随着血容量的扩充,严格监控进出量也是至关重要的。许多患者不需要留置导尿管,应尽量避免使用留置导尿管以降低感染的风险。有些患者仍可能需要使用导尿管,如患有肠胃炎(区分尿液与粪便的丢失)和疑似少尿或无尿的幼儿;但应尽快拔除导管,以避免导管相关的尿路感染。应每天监测体重,因为体重可作为反映体液状态的另一个指标。

> **!** 维持足够的肾脏灌注是管理策略的组成部分之一。 **!**

除输液外,可能还需要应用正性肌力药物和血管活性药物来维持肾血流量。输注速度可根据适合年龄的正常血压目标来调整。

一旦液体复苏成功，持续的液体管理措施包括维持正常血容量。最近的数据表明，AKI患者的液体超负荷与不良结局（包括死亡）有关，因此应尽可能避免液体超负荷。应计算液体的继续需求量，以补充尿量和其他可测量的损失（如鼻胃管引流量），以及提供不显性失水［即 $400mL/(m^2 \cdot d)$］。

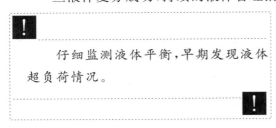

仔细监测液体平衡，早期发现液体超负荷情况。

采用一个用于评估液体超负荷程度的方法，使用下列这个公式监测患儿入院体重相对于估计干重的液体平衡：

$$液体超负荷（\%）＝\{［入量（L）］－［出量（L）］\}/［入院体重（kg）］×100\%$$

研究表明，患者液体超负荷＞20％，则死亡风险增加，应考虑采用其他疗法，包括利尿和肾脏替代治疗。尽管利尿剂被广泛使用，但尚未有研究显示其对治疗AKI有明确的益处。可以谨慎地使用利尿剂，以最大限度地减少液体超负荷。但是，由于利尿剂可能有直接和间接的肾毒性作用，所以应在仔细监测肾功能的情况下谨慎使用。

血管活性疗法（包括低剂量多巴胺和非诺多泮）被推荐通过舒张肾血管来增加肾脏灌注。但是，迄今为止未有研究明确支持这种方法，因此不应将其用于典型的AKI患者。

（二）避免肾毒性

有潜在肾毒性的药物种类繁多。最常用的肾毒性药物包括氨基糖苷类抗菌药物、抗真菌药物、非甾体抗炎药、化疗、放射显影剂等。预防AKI的要素之一是尽可能避免使用这些药物。当不可避免需要使用时，应根据肾脏功能水平调整剂量。监测可获得的血药浓度在治疗水平。可以使用Schwartz公式计算GFR的估算值，如下所示：

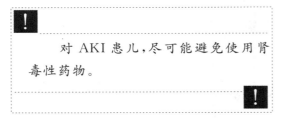

对AKI患儿，尽可能避免使用肾毒性药物。

$$GFR＝k×身高（cm）/SCr$$

k值取决于年龄：婴儿为0.45；1～13岁儿童和青少年女性为0.55；青少年男性为0.7。

通过该公式所得的仅仅是肾小球滤过率的估计值；在许多临床情况下，其往往高估了实际的肾脏功能。只有当SCr处于稳定状态时，所估计的GFR才准确。因此，当SCr上升时，应将药物剂量调整至对应肾脏功能的最低范围。

（三）电解质管理

如前所述，AKI的一个特点是不能维持机体电解质稳态。常见的电解质紊乱包括高钾血症、代谢性酸中毒、高磷血症、低钙血症和高镁血症。下文主要讨论对这些电解质紊乱的治疗措施。更深入的讨论请见**第8章**。电解质异常患者可能无症状，或仅表现出轻微症状。因此，在AKI期间密切监测血清水平是非常重要的。

1. 高钾血症

高钾血症是AKI患者最常见也是最令人担忧的电解质紊乱，因为它可能导致危及生命的心律失常。AKI的高钾血症继发于肾脏滤过减少和钾排泄减少。导致血钾水平升高的其他因素包括代谢性酸中毒引起的钾离子细胞外转移,以及因肿瘤溶解或横纹肌溶解而导致的细胞释放钾。

AKI 患者的一线治疗措施是预防和治疗高钾血症。应停止经静脉和口服途径摄入钾,并频繁监测血钾水平。持续的心电图监测有助于早期识别血钾水平升高的情况。

(1)轻到中度高钾血症

血钾水平在 5.1～6.5mEq/L 时,通常没有相关的心电图改变。尿量充足的患者通常可以通过停止钾摄入和静脉输液来治疗。血钾水平在范围高限的患者可以受益于从体内去除钾的药物,包括:髓袢利尿剂可以通过增加尿量和钾的分泌而发挥作用,经胃肠道给予的聚苯乙烯硫酸钠缓冲液可以通过与钠交换的机制消除钾。必须连续进行血清钾和心电图监测。

(2)重度高钾血症

当血钾水平超过 6.5mEq/L 时,心电图可能会发生变化,患者存在危及生命的突发失代偿的风险。典型的变化包括 T 波高尖和 PR 间隔延长,然后 P 波变平和 QRS 波增宽。如果不迅速纠正,该节律会演变为正弦波模式和室性心动过速。因为这些变化是由心肌细胞中跨膜静息电位改变而引起的,所以治疗的目标是重新恢复电位。这可以通过多种方式升高血钙和降低血钾水平来实现。

使用钙剂是恢复膜电位的最快方法。当外周给药时,选择葡萄糖酸钙;对有中心静脉通路的患者,可给予氯化钙。

> !　对有高钾性心电图改变的患儿,小心输注钙剂是恢复心脏稳定的最快方式。　!

快速将钾移出血清并进入细胞内的方法包括使用碳酸氢钠、胰岛素和 β-激动剂。

- 葡萄糖酸钙:每次给药剂量 100mg/kg,静脉注射时间＞5min。
- 氯化钙:每次给药剂量 20mg/kg,通过中心静脉推注。
- 碳酸氢钠:1～2mEq/kg,静脉注射时间＞5～10min。
- 胰岛素:0.1U/(kg·h),同时应用 25% 葡萄糖 2mL/(kg·h),以防止低血糖。
- 聚磺苯乙烯:1g/kg,经直肠或口服给药。
- β 受体激动剂雾化液(即沙丁胺醇)。

与轻至中度高钾血症患者一样,对重度高钾血症患者也应采取措施从体内去除钾。最常用的药物有髓袢利尿剂和聚苯乙烯硫酸钠。对接受透析的患者,应迅速进行透析;对所有危及生命的高钾血症患者,应考虑应用肾脏替代疗法。ICU 的不同方法包括腹膜透析和连续静脉血液滤过。

> !　洋地黄中毒可引起严重的高钾血症。对此,应特异性结合地高辛免疫产物进行治疗,而不是输注钙剂。因为输注钙剂可以加剧洋地黄中毒。　!

医护人员应注意,导致致命性心脏变化的血钾水平具有个体化差别。

2.代谢性酸中毒

AKI 患者由于氢离子排泄不足、消耗碳酸氢盐作为缓冲而引起代谢性酸中毒。酸中毒的程度可受危重患者其他持续引起酸中毒的因素的影响,包括低灌注。严重酸中毒可增加心肌易激惹性,并影响外周血管阻力、酶活性和能量产生。虽然酸中毒的大多数治疗针对基础疾病,但对 AKI 代谢性酸中毒患者,补充碳酸氢盐可能是有用的。对于 pH＞7.20 的轻至中度代谢性酸中毒患者,可予以口服碳酸氢盐补充治疗。对于 pH<7.20 的严重代谢性酸中毒或合并高钾血症患者,应采用静脉给药。对于肾功能衰竭的患儿,纠正低 pH 治疗有降低游离钙的风险,这是一个特别严峻的问题,尤其在磷酸盐潴留而钙已经处于很低水平时。因此,静脉给予碳酸氢钠的速度应较为缓慢(剂量为 1mEq/kg),且需同时监测钠离子和钙离子水平。

3. 高磷血症

高磷血症是 AKI 期间磷排泄减少的结果。过量的循环磷可结合游离钙,从而降低血钙水平。应限制饮食中磷的摄入量,以及使用口服磷酸盐黏合剂,以减少胃肠道对磷的吸收。

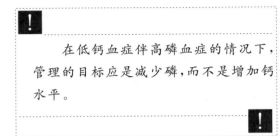

在低钙血症伴高磷血症的情况下,管理的目标应是减少磷,而不是增加钙水平。

4. 低钙血症

游离钙结合磷可引起低钙血症;肾脏失去将无活性维生素 D 转换为活性维生素 D 的能力,而使低钙血症加剧。对游离钙的监测非常重要,因为游离钙是血钙的代谢活性成分。在 AKI 期间,通常只有有症状或游离钙水平极低的患者才需要补充钙。常规首选葡萄糖酸钙 100mg/(kg·次)静注。

5. 低钠血症

肾小球滤过不足可能会导致液体潴留和低钠血症。严重低钠血症或有症状的患者可能需要纠正钠缺乏。对于大多数患者,谨慎的液体管理足以纠正钠异常。

$$钠缺失 = 0.6 \times 体重(kg) \times (目标钠 - 测得钠)$$

（四）肾脏替代治疗

当水、电解质紊乱不能通过药物治疗纠正时,需要进行肾脏替代治疗(见表 18-7)。

表 18-7　肾脏替代治疗的其他适应证

液体超负荷	电解质和酸碱失衡	毒素去除
· 肺水肿; · 充血性心力衰竭; · 持续无尿或少尿; · 顽固性高血压; · 少尿和高液体量需求; · 少尿需要液体负平衡; · 液体超负荷>20%	· 严重低钠血症或高钠血症; · 高钾血症(血钾水平≥7mEq/L); · 持续、严重的酸中毒	· 尿素; · 尿酸; · 可透析的外源性毒素

腹膜透析是经皮或手术将导管置入腹腔,利用腹膜透析滤过的一种方法。由于血管腔与腹透液之间存在浓度梯度,所以溶质得以通过弥散而被清除。同样,液体也在含葡萄糖透析液的渗透梯度驱动下被移除。腹膜透析不需要中心静脉通路或抗凝,需要时可持续应用,用于缓慢纠正电解质紊乱和清除液体。对于不能放置静脉透析管的小患者,腹膜透析也是一个较好的选择。腹膜透析受限于既往有腹部手术史和先天性腹壁异常,在这种情况下,腹膜透析不太适用于清除所摄入的毒素。在发展中国家,腹膜透析仍然是主要的急性透析方式。在特殊情况下,应将其作

为首选方案,如:新生儿,血管通路困难的患者,血流动力学不稳定的患者,接受心脏手术的患儿等。

血液透析是应用外部泵将患儿的血液通过体外环路和人工膜,从而允许清除液体和纠正代谢紊乱的一种方法。血液透析可以通过两种方式进行,即间歇性血液透析(intermittent hemodialysis,IHD)和连续性肾脏替代治疗(continuous renal replacement therapy,CRRT)。

在应用间歇性血液透析时,患者在医嘱规定的数小时内接受血液透析治疗,然后停止血液透析,直至下一个疗程。有限的时间要求溶质和液体的清除速度相当快。因此,它更适用于能够耐受血容量状态快速变化的血流动力学稳定的患者。间歇性血液透析的优点包括其在纠正先天性代谢异常和毒物摄入方面的有效性,且允许患者移动以进行必要的诊断性检查和训练(如物理治疗)。

对血流动力学不稳定或大量液体超负荷的患儿,需要以较低的速率移除液体和溶质。对此,CRRT 是较好的透析方式。CRRT 每天 24 小时连续不间断地进行,因此液体平衡的纠正速率较慢,并且可根据患儿临床状况的动态变化(如低血压)及时调整治疗方案。CRRT 管路需要抗凝处理,可以采用肝素或枸橼酸钠。虽然没有直接的证据显示 CRRT 比 IHD 的临床转归更好,但是对于血流动力学不稳定的 ICU 患者,CRRT 通常可作为一线治疗方法。

无论是 IHD 还是 CRRT,建立良好的血管通路都是关键的步骤。中心静脉导管首选的放置部位是颈内静脉,其次是股静脉。可以安全放置的最大内腔导管将允许达到所需的血液流量,并降低发生血栓的风险。为挽救患儿生命,维持透析的血管通路是至关重要的。

透析时,不同药物的药代动力学是不同的,需要谨慎地监测药物水平并根据临床效果调整剂量。与 ICU 药剂师磋商将有助于科学、合理地调整药物剂量。

(五)营养支持

AKI 患儿分解代谢增强,存在发生营养不良的风险。因此,足够的营养支持是治疗 AKI 必不可少的措施。但由于液体限制,所以可能较难提供足够的营养。

对此,应采用高浓度的肠内或肠外营养。如果可行,首选肠内营养。可用的肠内营养配方可降低磷和钾的含量,从而限制电解质异常的发生。若必须全静脉营养,则应注意尽可能降低液体负荷。脂肪和浓缩葡萄糖溶液可提高热量。必需氨基酸可减少尿素的产生。初始的蛋白质摄入量应限于 0.5~1g/(kg·d)。在一些情况下,可以利用透析去除为获得足够热量而摄入的多余液体。

(六)高血压的治疗

在少尿患儿,高血压通常继发于容量超负荷。透析适用于对降压药、液体限制和利尿剂治疗无反应的高血容量、高血压患儿。对有严重高血压和脑病或心肌病的患儿,应予以积极治疗(见表 18-8)。对病情较轻的患儿,可予以间歇治疗。抗高血压的剂量需要根据肾小球滤过率(GFR)来调整。

表 18-8	高血压急症的有效治疗药物				
药物	负荷量	途径	频次	开始维持	最大剂量
艾司洛尔	100~500μg/kg超过1分钟	静脉	连续	100μg/(kg·min)	500μg/(kg·min)
肼屈嗪	0.15~0.2mg/kg	静脉,肌肉	每4~6小时	不适用	20mg/次

表 18-8	高血压急症的有效治疗药物（续表）				
药物	负荷量	途径	频次	开始维持	最大剂量
拉贝洛尔[1]	0.2～1mg/kg 超过 2 分钟	静脉	每 10 分钟	0.25～1mg/(kg·h)	20mg/次 3mg/(kg·h)
尼卡地平[2]	无	静脉	连续	0.5～1μg/(kg·min)	5μg/(kg·min)
硝普钠[3]	无	静脉	连续	0.3～0.5μg/(kg·min)	10μg/(kg·min)

[1] 拉贝洛尔对哮喘和急性心力衰竭患者是相对禁忌的。

[2] 尼卡地平可能引起反射性心动过速。

[3] 在长期使用（72 小时以上）硝普钠的过程中，应监测硫氰酸盐的水平。

八、远期疗效

虽然儿科数据有限，但 AKI 幸存患儿可能有发生长期肾脏功能改变、微量白蛋白尿和高血压的高风险。有研究对 AKI 患儿进行了 3～5 年的随访，随访结果显示近 60% 的患儿持续存在不同程度的肾功能不全。AKI 存活患儿还有显著的并发症，强调对早期诊断、预防和治疗新方法的需求。面对重症 AKI 病例治疗的复杂性，需要及早为患儿提供肾脏学专家意见和资源。这些患儿必须被转送（见第 14 章）到儿科中心，以便为其创造赢得最佳生存质量的时机。

急性肾损伤的诊治要点

- ■ AKI 常发生于危重症患儿，显著增加患儿的发病率和病死率。
- ■ 脓毒症和肾毒性药物是导致 AKI 的常见原因。
- ■ 在患儿接受利尿剂或血管活性药物之前，用于鉴别肾前性和肾功能衰竭的传统指标可有助于在 AKI 初始阶段做出诊断。但它们通常不适用于需要多种药物治疗的危重症患儿。
- ■ AKI 患儿常见的代谢状况有代谢性酸中毒、高钾血症和低钙血症等。
- ■ 避免原发性或继发性肾损伤的策略主要有保证足够的肾血流量和避免肾毒性。
- ■ 应监测患儿液体超负荷的迹象。有必要严格控制液体负荷、维持液体平衡和记录患儿每日体重。
- ■ 肾脏替代疗法的广泛适应证包括液体超负荷、电解质或酸碱平衡紊乱，及清除对药物治疗无反应的毒素。
- ■ 肾脏替代治疗的选择应考虑患儿的整体临床状态和治疗目标。
- ■ 对 AKI 和透析患儿，必须仔细计算药物剂量。
- ■ 对 AKI 患儿的理想营养计划是，在提供足够热量摄入的同时，应限制液体及蛋白质的摄入，减少或去除钾的摄入。
- ■ AKI 可能并发长期后遗症。

推荐阅读

1. Basu RK，Devarajan P，Wong H，et al. An update and review of acute kidney injury in pediatrics. Pediatr Crit Care Med，2011，12：339-347.

2. Bennett MR，Nehus E，Haffner C，et al. Pediatric reference ranges for acute kidney injury biomarkers. Pediatr Nephrol，2015，30：677-685.

3. Blatt NB，Cornell TT. Acute kidney injury scoring systems：from over 30 to 4 (or 1)? Pediatr Crit Care Med，2016，17：892-894.

4. Fitzgerald JC，Basu RK，Akcan-Arikan A，et al. Sepsis prevalence，outcomes，and therapies study investigators and pediatric acute lung injury and sepsis investigators network. Acute kidney injury in pediatric severe sepsis：an independent risk factor for death and new disability. Crit Care Med，2016，44：2241-2250.

5. Flynn JT. Choice of dialysis modality for management of pediatric acute renal failure. Pediatr Nephrol，2002，17：61-69.

6. Fortenberry JD，Paden ML，Goldstein SL. Acute kidney injury in children：an update on diagnosis and treatment. Pediatr Clin North Am，2013，60：669-688.

7. Gotfried J，Wiesen J，Raina R，et al. Finding the cause of acute kidney injury：which index of fractional excretion is better? Cleve Clin J Med，2012，79：121-126.

8. KDIGO AKI Work Group：KDIGO clinical practice guideline for acute kidney injury. Kidney Int Suppl，2012，21：1-138.

9. Lameire N，Van Biesen W，Vanholder R. Epidemiology of acute kidney injury in children worldwide，including developing countries. Pediatr Nephrol，2017，32：1301-1314.

10. Mehta RL，Pascual MT，Soroko S，et al. PICARD Study Group. Diuretics，mortality，and nonrecovery of renal function in acute renal failure. JAMA，2002，288：2547-2553.

11. Mishra OP，Gupta AK，Pooniya V，et al. Peritoneal dialysis in children with acute kidney injury：a developing country experience. Perit Dial Int，2012，32：431-436.

12. Ostermann M，Joannidis M. Acute kidney injury 2016：diagnosis and diagnostic workup. Crit Care，2016，20(1)：299.

13. Sanchez-Pinto LN，Goldstein SL，Schneider JB，et al. Association between progression and improvement of acute kidney injury and mortality in critically ill children. Pediatr Crit Care Med，2015，16：703-710.

14. Selewski DT，Cornell TT，Heung M，et al. Validation of the KDIGO acute kidney injury criteria in a pediatric critical care population. Intensive Care Med，2014，40：1481-1488.

15. Selewski DT，Symons JM. Acute kidney injury. Pediatr Rev，2014，35：30-41.

16. Slater MB，Gruneir A，Rochon PA，et al. Risk factors of acute kidney injury in critically ill children. Pediatr Crit Care Med，2016，17：e391-e398.

17. Sutherland SM，Byrnes JJ，Kothari M，et al. AKI in hospitalized children：comparing the pRIFLE，AKIN，and KDIGO definitions. Clin J Am Soc Nephrol，2015，10：554-561.

18. Sutherland S，Zappitelli M，Alexander S，et al. Fluid overload and mortality in children

receiving continuous renal replacement therapy: the prospective pediatric continuous renal replacement therapy registry. Am J Kidney Dis, 2010, 55: 316-325.

19. Volpon LC, Sugo EK, Consulin JC, et al. Epidemiology and outcome of acute kidney injury according to pediatric risk, injury, failure, loss, end-stage renal disease and kidney disease: improving global outcomes criteria in critically ill children-a prospective study. Pediatr Crit Care Med, 2016, 17: e229-e238.

（谈林华 翻译）

第 19 章

术后管理

目 标

- 讨论术后麻醉的影响。
- 诊断和管理术后常见并发症。
- 描述多样化路径的疼痛管理。
- 概述术后液体、电解质和营养支持的管理。
- 回顾术后恶心和呕吐的管理。
- 讨论热调节和术后发热的管理。

病例分析

患儿,男,2 岁,因间歇性哭闹、腹胀、胆汁性呕吐来院就诊。入院后,实验室检查及外科探查结果支持肠旋转不良诊断。患儿有哮喘病史,使用沙丁胺醇和布地奈德/福莫特罗吸入治疗控制哮喘。入院后 30 分钟内有 2 次无血性、非胆汁性呕吐。体温 38.3℃,呼吸 10 次/分钟,心率 130次/分钟,血压 74/50mmHg,动脉血氧饱和度 89%。你被叫到床边评估患儿。

评估

—该患儿在术前和术中的情况有哪些是你想知道的?

—最可能引起呼吸减慢的病因是什么?

—有可能引起该患儿血氧饱和度降低的原因有哪些?

干预

—治疗术后呼吸减慢的措施有哪些?

—疼痛管理最好的路径是什么?

重新评估

—如何评估呼吸管理是否有效?

—你可能发现哪些潜在的呼吸系统并发症?

有效沟通

—为确保患儿安全,手术团队与管床医生团队需要进行哪些有效沟通?

团队合作

—要请哪些专科来会诊?

一、引　言

患儿术前的临床表现和管理以及手术过程决定了术后的生理状态和处理。要素包括液体和电解质的治疗、小儿镇痛、心肺功能的评估和管理。本章试图整合这些要素，并将其应用于儿科患者的术后管理。

二、术前和麻醉注意事项

随着现代麻醉技术和小儿麻醉专业培训的发展，儿童与麻醉相关的死亡率相当低，估计为1/18.5万。1岁以下的婴幼儿和并发严重基础疾病的患儿发生麻醉相关的心搏骤停的风险增加。大多数死亡发生于患病儿童接受紧急手术时。但是，术前病情严重程度仍然是一个重大的风险因素。美国麻醉医师协会（American Society of Anesthesiologists，ASA）根据患者体质来评估病情严重程度，从而对镇静和麻醉进行分级管理（**见第 20 章**）。ASA 的这种分类并不能预测风险，但可以让麻醉师根据患者的基本条件调整麻醉方案。因此，ASA 分级越高，患者术后管理越复杂，需要重症监护的可能性就越大。

术前病史是不可缺少的。根据术前病史，可以确定患者存在哪些潜在的术中和术后的并发症风险。术前病史是手术室工作人员与重症监护室或病房团队之间交班的重要组成部分。它应该包括既往药物史、过敏史、慢性疾病史（如哮喘、癫痫）和任何麻醉或操作的反应史。手术过程的相关信息也要交班给术后管理的医疗团队。其中包括：①手术过程；②所使用的麻醉剂；③阿片类药物的种类和剂量；④估计的失血量和输血量；⑤输入的液体量；⑥气道和呼吸机管理的难点；⑦术中发现；⑧任何并发症；⑨所有插管、置管和引流管的位置。

三、呼吸系统注意事项

（一）术后呼吸暂停

手术后呼吸暂停被定义为呼吸停止时间大于等于 15 秒，或少于 15 秒时但伴有心动过缓。早产儿在麻醉后的最初 48 小时内出现呼吸暂停（中枢性和阻塞性）的风险增加，其呼吸暂停通常会出现在术后第 2～12 小时。这可能是因脑干呼吸中枢未成熟及肌肉系统不成熟而导致的新生儿膈肌麻痹。在新生儿中，呼吸暂停是一种应激反应，也可能与麻醉及镇痛不足有关。

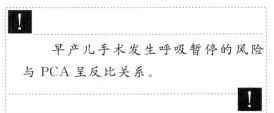

！
早产儿手术发生呼吸暂停的风险与 PCA 呈反比关系。
！

早产儿和足月儿矫正胎龄小于 44 周的都存在呼吸暂停的风险。矫正胎龄（postconceptual age，PCA）＝孕周数＋出生后周数。至于这种风险在哪个年龄会消失，仍然存在争议。因此，除非急诊手术需要，否则应避免对 PCA 小于 44 周的足月婴儿实施麻醉。如对足月婴儿未满 1 月龄和 PCA 小于 60 周的早产儿实施全身麻醉，则存在呼吸暂停的风险，需要术后 12 小时住院监护。使用氨茶碱、非阿片类镇痛药及清醒局部麻醉可减少早产儿术后呼吸暂停的发生。

贫血是新生儿术后呼吸暂停风险增加的独立危险因素。对于血红蛋白水平<10g/L的婴幼儿,建议延迟择期手术,并补充口服铁剂,直到血红蛋白水平>10g/L。如果是急诊手术,则患儿术后需要住院监护。如果患儿有阻塞性睡眠呼吸暂停病史或风险,或因呼吸暂停正要接受治疗,那么也需要术后24小时住院监护。

(二)呼吸抑制

术后早期的呼吸抑制通常由阿片类药物、镇静剂、残余的麻醉效应或神经肌肉阻滞逆转不足引起。严重胸痛或腹痛也可能导致胸廓抬动僵硬伴通气不足,并延缓任何吸入麻醉剂的排泄。如果存在阿片类或苯二氮䓬类药物过量的情况,可分别使用纳洛酮和氟马西尼拮抗。与大部分阿片类

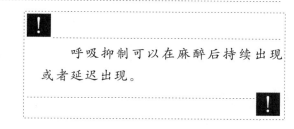

呼吸抑制可以在麻醉后持续出现或者延迟出现。

和苯二氮䓬类药物相比,这些拮抗药物的半衰期较短,因此应做好监测以防止呼吸抑制复发。

(三)上呼吸道梗阻

由于残余麻醉作用导致咽张力降低,所以在术后经常会遇到舌根后坠而导致上呼吸道阻塞的情况。气道阻塞患者会表现出反式呼吸或跷跷板式呼吸(吸气时,胸部凹陷,腹部上升;呼气时,胸部膨胀,腹部下沉)。尽管在某些情况下可能需要使用鼻腔或口腔气道辅助物,但在大多数情况下,

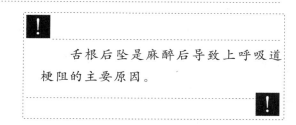

舌根后坠是麻醉后导致上呼吸道梗阻的主要原因。

及时识别并采取下颚推进术气道定位的方式可以缓解梗阻。在所有情况下,必须对患儿做好监测,医务人员应准备好提供确定性气道,并支持氧合和通气(见第2章),直到患儿苏醒或确定气道是安全的。

在所有儿科术后患者中,拔管后喘鸣的发生率约为2%。病因包括:过粗气管插管导致的声门下水肿,气管插管时损伤或反复尝试气管插管,气管内插管时咳嗽或打嗝,机械通气持续24小时以上,气管插管位置改变。

使用球囊泄露压低于30cmH_2O的大小合适的气管插管能降低发生气道损伤的风险。如果患儿有明显的喘鸣和呼吸费力的表现,则应给予外消旋肾上腺素/肾上腺素雾化治疗(0.25~0.5mL 2.25%的药物与2~3mL生理盐水溶液配比)。由于可能出现反弹性水肿,所以患儿需要在监护环

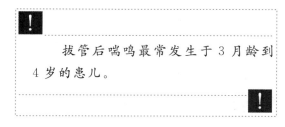

拔管后喘鸣最常发生于3月龄到4岁的患儿。

境中观察4小时。如果出现持续性喘鸣和上呼吸道梗阻症状,则可给予糖皮质激素(地塞米松0.5mg/kg,静脉注射或肌注,最大剂量为12mg)。Heliox(氦和氧的混合物)可能有助于改善气体流动,降低呼吸功。如患儿对上述治疗措施无反应,并且呼吸费力加剧,伴有意识改变、氧饱和度下降、气体交换无效等情况,则需要重新气管插管。在这种情况下,当尝试重新插管时,应使用直径至少比麻醉时小一半的气管插管。对清醒并有喘鸣的患者,可采取无创通气方式。

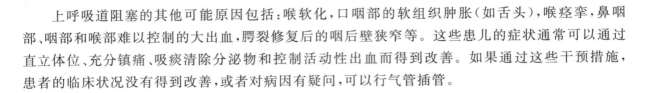

上呼吸道阻塞的其他可能原因包括：喉软化，口咽部的软组织肿胀（如舌头），喉痉挛，鼻咽部、咽部和喉部难以控制的大出血，腭裂修复后的咽后壁狭窄等。这些患儿的症状通常可以通过直立体位、充分镇痛、吸痰清除分泌物和控制活动性出血而得到改善。如果通过这些干预措施，患者的临床状况没有得到改善，或者对病因有疑问，可以行气管插管。

（四）下呼吸道疾病

肺不张是术后最常见的呼吸道并发症，通常发生于术后48小时内。肺泡塌陷是吸入麻醉药、吸入高浓度氧，及继发于疼痛或术后麻醉剂的通气不足或分泌物引流不畅的结果。术后肺不张可以通过持续的气道清除和适合年龄的呼吸练习来预防，如激励性肺活量测定，或给年龄较大的儿童使用呼气正压装置，以及鼓励年龄较小的儿童吹泡泡或风车。早期下床活动可促进呼吸功能恢复，并可减少肺不张的发生。

医院获得性肺炎是第二常见的院内感染，主要见于机械通气、术后和危重症患者（**见第7章**）。医院获得性肺炎的致病源包括定植于口咽部或胃肠道内的微小细菌。肺炎通常发生于术后48小时后，患儿先前没有感染。主要的预防措施包括：抬高床头30°～45°（如果没有禁忌证），早期下床活动，鼓励肺部清洁。

（五）肺水肿

有阻塞性睡眠呼吸暂停的患儿发生阻塞后肺水肿的风险会增加。

肺水肿通常很少见，除非已知患者有充血性心脏衰竭或手术过程中补液过量。阻塞后肺水肿（postobstructive pulmonary edema，POPE）曾被称为负压肺水肿，发生于慢性严重上呼吸道阻塞急性缓解后；也见于因阻塞性睡眠呼吸暂停而行扁桃体切除术的患儿；也可见于急性拔管后气道梗阻（如喉痉挛），患者用力吸气以对抗闭合的声门。

对肺水肿的治疗是支持性的，对轻度肺水肿可以给予吸氧和利尿剂（呋塞米，1mg/kg，静注）。对严重呼吸窘迫的患儿，采取无创机械通气或气管插管，并给予适当的呼气末正压。在这些措施下，肺水肿通常能够迅速得到控制和缓解。

四、循环系统注意事项

（一）心律失常

窦性心动过速是最常见的术后心律失常，常由疼痛和低血容量引起。

大多数儿童是健康的，如果没有潜在的心脏疾病和电解质紊乱，术后心电图异常和心律失常并不常见。在心律失常中，最常发生的是心律异常，其中窦性心动过速最常见。

窦性心动过速很少需要特殊治疗，但必须找出潜在的病因。心动过速可能是代偿性休克的一个前兆,最常见的原因是术后患儿出现低血容量。患者可能出现四肢冰冷、湿冷、脉搏丝滑、毛细血管再充盈延迟和尿量减少。低血压是生理状态失代偿的晚期症状。及时予以液体复苏对于防止休克进一步恶化至关重要。可能导致窦性心动过速的其他因素包括烦躁、疼痛、贫血、焦虑、体温过高、高碳酸血症及副交感神经激动剂(如应用阿托品和格隆溴铵)的应用以及不完全神经肌肉阻滞的拮抗。

婴儿心动过缓需要立即引起注意,因为婴儿的心排血量取决于心率。心动过缓最危及生命的原因是缺氧,因此,吸氧并提供辅助通气在初始治疗阶段尤为重要。气管内吸痰、鼻饲管插入或按压眼部等可导致副交感神经兴奋,这也是心动过缓的常见原因。

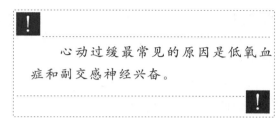

心动过缓最常见的原因是低氧血症和副交感神经兴奋。

心脏手术后心律失常的原因有心肌缺血、电解质紊乱和迷走神经刺激。对接受过心脏手术和有心律失常风险的患者,应在术后立即进行连续心电图监测。

(二)血压异常

儿童高血压很少有病理性病因,与心动过速一样,一般不需要特殊治疗,但必须确定其潜在的病因。高血压伴心动过速通常是由烦躁、焦虑、疼痛或副交感神经作用所致的。当伴心律正常或降低时,可能是体温过低、颅内压增高或 α-肾上腺素药效的结果。在所有这些情况下,降压药没法控制,只对有慢性肾脏疾病并已伴有高血压的患者有效。

术后低血压被视为医疗紧急情况,并且几乎总是继发于低血容量。这也可见于术后快速复温时。然而,低血压最常见的原因是血容量消耗。如果患儿对血容量扩充反应不佳,那么极有可能出现败血症、心功能不全或过敏反应。在这样的情况下,可能需要考虑在 ICU 应用血管加压药和(或)强心剂。

五、神经系统注意事项

 病例分析

患儿,男,10 岁,曾有脑膜炎后脑积水并行脑室-腹膜分流术。此次因反复呕吐、头痛、发热、昏睡入院。CT 示脑室增大。给患儿行侧脑室引流术,考虑感染可能。术后 3 小时,患儿昏睡,无反应。你被叫到床边。体格检查,格拉斯哥昏迷评分 10 分,体温 38℃(100.4 ℉),呼吸 23 次/分钟,心率 110 次/分钟,血压 110/72mmHg。

评估

—该患儿在术前和术中有哪些情况是你想知道的?

—引起该患儿神志改变的原因可能有哪些?

干预

—需要做哪些实验室检查?

—需要立即采取何种干预方式？

—什么时候进行影像学检查？

重新评估

—你如何重新评估该患儿？

—术后可能发生哪些并发症？

有效沟通

—为确保患儿安全，手术团队与管床医生团队需要进行哪些有效沟通？

团队合作

—要请哪些专科医生来会诊？

—监护和管理该患儿的最佳地点是哪里？

（一）意识的改变

患儿意识状态改变是麻醉师和医疗团队在术后管理中遇到的诊断难题之一。这也是患儿意外地从复苏室转到 PICU 的常见原因。造成这种情况的病因可以是多种多样的，最常见的是麻醉药物效应时间延长，也可能是其他相对少见的原因（见表 19-1）。

表 19-1　术后意识状态改变的原因
·麻醉效应或者残余麻醉效应延长。
·神经肌肉阻滞效应延长。
·低体温。
·代谢及电解质失衡：
—低血糖；
—糖尿病酮症酸中毒；
—低钾血症导致严重的肌无力；
—高钠血症和低钠血症；
—甲状腺功能减退。
·通气不足引起的高碳酸血症：
—CO_2 浓度显著升高导致昏迷。
·神经系统事件：
—癫痫；
—脑栓塞；
—低氧缺血损伤；
—颅内肿块损伤和颅内压增高或者脑疝

！

　　积极管理气道、继续机械通气，直到残余麻醉效应减弱优于急性逆转镇痛。**！**

1.残余麻醉效应

吸入麻醉药是手术室最常用的麻醉药，其清除取决于每分通气量、心排血量、药物可溶性以及麻醉深度和麻醉时间。麻醉剂的残余效应可能会延长患者在康复室的停留时间，或需要进入 PICU，尤其在患者需要继续机械通气的情况下。过量服用阿片类药物是导致呼吸抑制的原因之一，假如患者昏迷，就必须考虑到这一点。在这种情况下，可以尝试使用纳洛酮，但使用时必须谨慎，因为纳洛酮不仅可以逆转阿片类药物导致的呼吸抑制，而且可以逆转镇痛状态，导致患儿疼痛、不安、高血压和行为失控。如果服用纳洛酮后患者的感觉器官情况没有得到改善，则必须寻找其他病因。

2.延长的神经肌肉阻滞效应

神经肌肉阻滞剂在全身麻醉诱导和气管插管阶段很常用。它主要分成两类：去极化和非去极化。琥珀酰胆碱是一种去极化神经肌肉阻滞剂，它的作用机制是非竞争性地与运动终板的乙酰胆碱受体结合，导致去极化，然后从受体弥散出来，被肝和血浆的拟胆碱酯酶代谢。琥珀酰胆碱引起的神经肌肉阻滞效应延长最常见于拟胆碱酯酶的遗传变异。这类患者需要机械通气支持,直到神经肌肉阻滞(neuromuscular blockade,NMB)效应消除。

非去极化神经肌肉阻滞剂,如双哌雄双酯(pancuronium)、罗库溴铵(rocuronium)、维库溴铵(vecuronium)和顺-阿曲库铵(cisatracurium),竞争性地抑制乙酰胆碱受体,导致肌肉麻痹。这种类型的非去极化神经肌肉阻滞剂可以通过乙酰胆碱酯酶抑制剂[新斯的明(neostigmine)、滕喜隆(edrophonium)、嗅吡斯的明(pyridostigmine)]来逆转或拮抗;这导致乙酰胆碱在神经突触内的浓度增高,然后乙酰胆碱竞争性地替代与受体结合的神经肌肉阻滞剂。由于乙酰胆碱抑制剂有毒蕈碱样作用,所以给抑制剂的同时要使用阿托品(0.02mg/kg,静推)或者格隆溴铵(0.01mg/kg,静推),以避免发生心动过缓。舒更葡糖(sugammadex)能够逆转罗库溴铵或维库溴铵引起的任何深度的神经肌肉阻滞。它与血浆中的神经肌肉阻滞剂形成复合物,减少其作用于烟碱受体的数量。它在3分钟内就能发挥作用,并且副作用比新斯的明少。但在美国,这种药物不可用于儿童。

非去极化神经肌肉阻滞剂作用逆转失败的原因见**表19-2**。

表19-2　　非去极化神经肌肉阻滞剂作用逆转失败的原因
• 呼吸性酸中毒。
• 低钾血症。
• 高镁血症。
• 低体温。
• 药物相互作用: 　—抗菌药物:氨基糖苷类、四环素类、多黏菌素类、林可霉素。 　—大剂量糖皮质激素。 　—钙通道阻滞剂。 　—局部麻醉剂(奎尼丁)。 　—烷化细胞毒素剂。
• 重症肌无力。
• 肌营养不良和肌强直

神经肌肉阻滞剂作用延长的患儿不能自主呼吸也不能活动,但是可以有自发活动和眼球反应。可以使用周围神经刺激器,给予四级电脉冲,观察患儿相应的肌肉颤动,对患儿进行评估。通常,当位于运动终板的乙酰胆碱受体超过75%被阻滞时,第四级的肌肉颤动就不可见了。在成人,即使被阻滞的乙酰胆碱受体不到75%,患者仍然可以有效呼吸。在小儿,功能残气量会因此而减少,并且拔管后气道阻塞的发生率较高。评估患者神经肌肉阻滞作用消除与否的其他方法还有:抬头超过5秒,能握手,能抬腿。

(二)苏醒期躁动

苏醒期躁动通常发生于术后30分钟内,患儿表现出意识模糊的状态,可能在术后几小时内表现为无法安慰、易怒、不配合、歇斯底里、喊叫、呻吟或者胡言乱语。苏醒期躁动的患儿通常无法辨认熟悉的人和物。小儿苏醒期躁动的发生率比成人高(12% vs. 5.3%),通常发生于3~9岁的年龄段。这类患儿可能会伤到自己,因此通常需要约束,并给予安慰,还要将其安排在光线较暗的安静的房间以减少环境刺激。苏醒期躁动通常是自限性的,但是有时也需要一些"解救"药物(镇痛药,苯二氮䓬类、安眠药)。苏醒期躁动也可能在镇静剂作用结束后出现。引起苏醒期躁动的其他原因还有疼痛、低氧、低血糖和紧张情绪,这些都需要考虑。

> **!**
> 与术后谵妄相关的药物有苯巴比妥类和吸入麻醉剂,特别是七氟烷、地氟烷和异氟烷。
> **!**

六、疼痛管理

病例分析

患儿，女，4岁，肥胖，因扁桃体炎和睡眠呼吸暂停综合征反复发作行扁桃体切除术和腺样体切除术。入院过夜观察。你发现该患儿持续哭闹并且焦躁不安。体检：心率130次/分钟，呼吸40次/分钟，体温38.6℃（101.4℉），血压100/70mmHg，BMI 32kg/m²。

评估

—该患儿在术前和术中有哪些情况是你想知道的？

—引起该患儿焦躁的原因可能有哪些？

干预

—疼痛管理的最佳方式是什么？

—术后如何管理患儿？

—需要立即采取哪些干预措施？

重新评估

—你如何评估疼痛管理的有效性？

—每种药物有何副作用？

—术后持续发热的原因是什么？

有效沟通

—为确保患儿安全，手术团队与管床医生团队需要进行哪些有效沟通？

团队合作

—需要请哪些专科医生来会诊？

各个年龄的儿童（包括早产儿）都能感受到疼痛。40%～75%的儿童在手术后24小时内会有中度到重度的疼痛感。疼痛管理需要采取多模式的方法来优化镇痛效果，并将副作用降至最低。疼痛管理策略的制定需要考虑手术类型、所使用的麻醉技术、预计的恢复期持续时间及预计的术后疼痛级别。

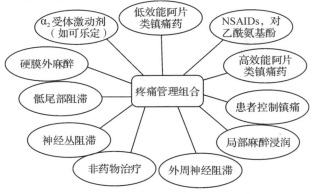

图19-1 手术后疼痛管理的多模式治疗方法

注：NSAIDs，非甾体抗炎药。

伤害感受是个复杂的过程，机体先感受到有害刺激，然后这种刺激经过转化、传导、修饰，最后让机体感受到疼痛。多模式镇痛管理法采用药物和非药物的方法，对疼痛产生的整个过程进行管理。采用镇痛药物和其他辅助方法共同进行疼痛管理，比仅仅采用镇痛药物更加有效，因为镇痛药物仅仅针对疼痛发生的一个环节（见图19-1）。这种综合治疗策略也可以减少阿片类药物的使用量以及阿片类药物相关的副作用。

(一)疼痛评估

对儿童进行疼痛评估会比较困难,儿童对疼痛的反应因年龄不同而存在差异,而且很难将疼痛与激动和焦虑分辨出来。许多儿童会因害怕再次接触疼痛,表现为逃避环境、不愿主动表达自身感受。这会被医务人员误解为缺乏疼痛。目前已经建立了经过认证的、针对不同发育阶段的评估工具,来客观地评价儿童疼痛程度(见表 19-3)。通过观察行为和生理的变化,可以对新生儿、婴儿、认知障碍和机械通气的儿童进行疼痛分级。3~7 岁儿童可以通过 FACES 疼痛评估量表进行疼痛评估。对较大的儿童可以采用语言量表或者成人视觉模拟量表。总之,最重要的是要针对不同的患者人群,考虑患者的实际状态,持续采用疼痛评估工具。

表 19-3	儿科疼痛评估工具			
疼痛比例	年龄范围	类型	比例参数	作用
CRIES 量表	32~60 周	行为和生理参数	哭闹,需要增加的氧浓度,生命体征,面部表情,睡眠障碍	急性疼痛、操作和手术疼痛
早产儿疼痛量表(PIPP)	早产儿和新生儿	行为和生理参数	孕周、行为状态、心率、SpO_2、面部表情	操作疼痛
脸腿活动哭闹安抚评估量表(FLACC)	3 岁以下或者不能口语表达的	行为参数	面部表情,脚步活动,体位,哭闹,可安慰度	急性疼痛、外科疼痛
脸谱量表(如 Wong-Baker FACES)	3~12 岁	主体疼痛度	从高兴到最悲伤的脸部表情为 0~10 分	急性疼痛、外科疼痛
视觉模拟评分法(VAS)	>7 岁	主体疼痛度	横向 10cm 线;0 = 没有疼痛,10 = 很疼痛	急性疼痛,外科疼痛,慢性疼痛
数字分级法	>7 岁	主体疼痛度	整数 0~10 分,表示从没有疼痛到很疼痛	急性疼痛,外科疼痛,慢性疼痛

注:PIPP,premature infant pain profile,早产儿疼痛量表;VAS,visual analog scale,视觉模拟评分法。

(二)疼痛管理的多模式策略

可以用于儿童术后镇痛的药物有非阿片类药物、NSAIDs(非甾体抗炎药)、阿片类药物、局部止痛药等。

阿片类药物单药治疗是治疗小儿术后疼痛的传统方法。但这种镇痛方法常导致镇痛不足,以及较多的副作用,包括恶心、呕吐、瘙痒、便秘、尿潴留以及呼吸和中枢神经系统抑制。使用单一药物常可以导致给药延迟、剂量不足以及患者的疼痛无法识别。

> ！
>
> 需结合患儿的个体情况和疼痛程度,采取多种镇痛药物联合给药的方式。
>
> ！

针对有害刺激的多个通路,多模式的镇痛计划(见图 19-1)提供了一个平衡的方法,包含以下多种疗法的组合:①作用于外周的对乙酰氨基酚和 NSAIDs;②外周神经、神经根、脊髓的局部麻醉阻滞;③作用中枢的阿片类药物;④非药物治疗方法,包括分散注意力、认知行为干预、心理干预等。这种多模式的治疗策略可以通过小剂量、多种药物联合给药，来减少单种药物治疗的副作用，但是治疗效果相当甚至更好。单一阿片类药物治疗的缺点通常可以通过24～72小时内给予对乙酰氨基酚或NSAIDs来解决。其他方法还有患者自控制镇痛药（patient-controlled analgesia，PCA）和长效局部镇痛药。应根据患者的具体情况和疼痛程度进行选择。

非阿片类镇痛药在儿科术后应用已越来越普遍，以避免或减少阿片类药物的副作用。研究证明，对乙酰氨基酚和NSAIDs的合理剂量与阿片类药物一样有效，有时在扁桃体切除术、腺样体切除术、脊柱融合术、腹股沟疝修补术和小儿腭裂成形术后可改善疼痛控制。在术后24～72小时内使用非阿片类药物，可减少为缓解突破性疼痛所需的阿片类药物的使用量。对乙酰氨基酚静脉注射的镇痛和解热作用，与口服或直肠给药的效果相当，但前者起效较快（起效时间为15分钟，在1小时内达到峰值）。美国食品药品监督管理局（US Food and Drug Administration，FDA）批准，对乙酰氨基酚静脉注射可应用于2岁以上的儿童，可以在手术开始时应用，以减少术中阿片类药物的使用。术后，当口服和直肠途径不可用或禁忌时，应保留对乙酰氨基酚静脉应用。扁桃体切除术后，应谨慎使用布洛芬，因为这有增加术后出血的风险。

疼痛管理过程中，镇痛药物使用的分级方法基于疼痛等级以及WHO癌症疼痛管理阶梯模式。在这种分级方法中，非阿片类药物［对乙酰氨基酚和NSAIDs（如布洛芬）］可用于治疗轻微疼痛。对于中度疼痛，常用效能较低的阿片类药物联合非阿片类镇痛药。对于重度疼痛，常用静脉注射阿片类药物（吗啡、芬太尼、羟化吗啡酮、美沙酮）联合强效的静脉注射NSAIDs（酮咯酸，$0.5mg/kg$，IV，每6小时一次）或静脉注射对乙酰氨基酚（$15mg/kg$，IV，每6小时一次；或者$12.5mg/kg$，IV，每4小时一次）。

可乐定是α_2肾上腺素受体激动剂，可用作手术后疼痛管理的有效辅助药物。术前给药，可以降低阿片类药物的使用剂量。可乐定也是一种局部麻醉药，可以延长和改善镇痛药对外周神经的阻滞作用，以及对骶尾部、硬膜外、脊髓的麻醉作用，从而减少阿片类药物的使用剂量。作用于中枢的右旋美托咪啶也是α_2肾上腺素受体激动剂，与α_2受体的亲和力是可乐定的8倍。右旋美托咪啶具有良好的镇静和镇痛作用，具有减少阿片类药物使用剂量的潜在作用。右旋美托咪啶的另一个优势是它对呼吸的抑制作用很小。

如果患者手术后有严重的、难以控制的、反复发作的疼痛，强烈建议咨询麻醉师或疼痛管理相关人员。

（三）患者自控镇痛

当患者抱怨有疼痛或者发现有疼痛时，通常会给患者使用阿片类药物进行镇痛。但这会导致疼痛的恶性循环，随后延迟给予镇痛药，最终导致疼痛持续或者镇静作用增加。它使患者面临阿片类药物副作用增加的风险，但其实疼痛缓解不足。镇痛泵（patient control analgesia，PAC）的使用可

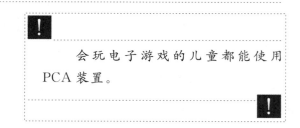

会玩电子游戏的儿童都能使用PCA装置。

以解除这种恶性循环。当有合适的检测系统时，PCA是控制中度到重度疼痛的一个非常好的给药系统。PCA可以用于5岁左右儿童（经过适当教育），也可以常规用于7岁及以上的儿童。任何会玩电子游戏或操作智能手机的儿童都可以使用PCA装置。使用PCA有双重目的：①维持合适的阿片类药物治疗水平，以保证合适的镇痛效果；②可以对患者的镇痛需求快速做出反应。

患者、家长、医务人员对 PCA 的满意度较好。PCA 治疗方法通常用于阿片类药物，可以根据需要给予剂量或者持续使用（基础输注），或者按需和持续输注同时进行（**见表 19-4**）。

表 19-4	**患者自控镇痛药物剂量**			
选择的药物	需要剂量（μg）	锁定时间间隔（分钟）	基础输注 $[\mu g/(kg \cdot h)]$	1 小时限量（$\mu g/kg$）
吗啡	20（成人剂量：1000μg）	8～10	0～20	100（成人剂量：2000$\mu g/h$）
芬太尼	0.5（成人剂量：50～100μg）	6～8	0～0.5	2.5（成人剂量：50～100$\mu g/h$）
氢化吗啡	4（成人剂量：200μg）	8～10	0～4	20（成人剂量：200$\mu g/h$）

数据来源：2006 Elsevier. Landsman IR, Vustar MV, Hays SR. Pediatric anesthesia. In: Grosfeld JL, O'Neill JA, Coran AG, Fonkalsrud EW, eds. Pediatric Surgery. 6th ed. St. Louis, MO: Mosby, 2006: 221-256.

持续基础输注只能在严密的心脏呼吸监护下进行。对阿片类药物不耐受的患者，要避免使用持续基础输注法，除非在一些特殊的情况下（如后路脊柱融合术）。基础输注可能有助于成年患者术后有正常的睡眠：患者因疼痛醒来，自己使用一剂阿片类药物，然后可以达到正常睡眠状态。但是，尚无证据支持其在儿童中的使用。持续注射阿片类药物，会增加呼吸系统发生不良事件的风险。因此，不建议对非插管患者应用常规基础输注方式。

这种按需求给药的方式经常被使用，因为它不仅可以确保用药安全性，而且可以达到足够的镇痛效果，并将阿片类药物的副作用降至最低。两剂麻醉药品需求之间的最短时间间隔被称为锁定时间。在这个时间段内，怎么按动按钮都不会给药。这样可以避免阿片类药物蓄积。泵中设定了给药总的最大剂量（1～4 小时的限量），防止给药过量。为监护患者的安全并预防副作用，必须监测患者的血氧饱和度、呼吸频率、心率、血压、呼气末 CO_2、疼痛及意识水平。解救剂的使用应该作为 PCA 治疗方案的一部分，纳洛酮（每 5 分钟 1～2$\mu g/kg$，总剂量 10$\mu g/kg$）可以用于对抗阿片类药物的呼吸抑制副作用。严重的暴发性（breakthrough）疼痛可以通过额外静脉注射阿片类药物（与泵中所使用的阿片类药物相同）进行治疗，并可根据需要每 3 小时给予一次剂量。对于阿片类药物导致的皮肤瘙痒，可以用环丁甲羟氢吗啡（nalbuphine）进行治疗（50$\mu g/kg$，IV，每 4 小时一次）；对于严重瘙痒，可以输注纳洛酮 0.25$\mu g/(kg \cdot h)$。PCA 可与对乙酰氨基酚或 NSAIDs 联合使用，以减少阿片类药物的消耗量和副作用。对已经使用 PCA 的患者，有些医务人员会避免使用短效口服阿片类药物，但偶尔会用缓释口服药物代替基础输注。

代理 PCA 允许家长或护士按下 PCA 按钮，为 6 岁以下的儿童或发育迟缓的儿童提供镇痛药物。但是，必须在 PCA 泵上设置不同的参数，以防止护理人员意外过量应用，并应监测患者的状态。代理 PCA 与患者 PCA 的不良事件发生率相同，但救援干预的必要性更大。

（四）硬膜外镇痛

持续硬膜外镇痛（continuous epidural analgesia，CEA）是治疗严重的婴幼儿、儿童手术后疼痛的有效方法。CEA 可以减少应激反应、缩短患者住院时间，对一些特定的儿童人群还可以改善手术预后。在婴儿，硬膜外导管通过尾椎插入，或者通过下胸椎插入或通过腰椎 L_5 和 S_1 骶间隙插入。硬膜外导管穿过胸椎段或者高腰椎段，导管尖端靠近被阻滞的皮片中心。这种方法可以确保适宜的疼痛控制和持续的局部麻醉药物输注。此外，阿片类药物还可提供持续的镇痛作用。局部麻醉药物与阿片类药物联合使用具有协同作用，因此每种药物可以较低的剂量达到足够的镇痛作用。

镇痛管理不当的常见原因包括：导管放置错误、导管本身的问题（如扭曲、渗漏、移位、破损）、输注速度或镇痛药物剂量不足。CEA 常见的可能并发症包括：①局部麻醉毒性反应；②局部麻醉药物导致的运动阻滞，或者后续发生的筋膜室综合征或硬膜外血肿；③硬膜外脓肿；④阿片类药物副作用；⑤意外鞘内给药；⑥未能实现完全阻滞。为减少上述并发症的发生，通常可以采取的措施包括：降低局部麻醉药物的浓度或输注速度，使用非阿片类药物对抗阿片类药物的副作用。在使用 CEA 时，患者需常规监测运动阻滞、皮片阻滞、发热、血流动力学和呼吸参数。在用静注或肌注阿片类药物来补充硬膜外阿片类药物给药时，需高度警惕皮肤阻滞过高或更频繁而引起的呼吸抑制。

患者控制的硬膜外镇痛结合 CEA 和 PCA 方法的优点，使患者可以对疼痛加剧做出实时反应。

（五）局部麻醉

局部镇痛技术在儿科手术后镇痛管理上使用越来越普遍。在超声波和神经刺激物的辅助下，局部麻醉神经阻滞的成功性提高了。局部镇痛技术是利用局部麻醉药，阻滞从伤害感受器到中枢神经系统的传入通道，包括局部浸润、外周神经阻滞、神经-神经丛阻滞、硬膜外或者鞘内神经阻滞。局部麻醉技术通常使用长效的局部麻醉药，单次注射给药或持续输注，神经阻滞部位包括阴茎、股神经、坐骨神经、腋神经、踝神经、肋间神经、尾神经。

局部麻醉对于对阿片类药物较易产生副反应的人群比较有优势，比如新生儿和儿童人群。局部麻醉也可以降低静注阿片类药物产生副作用的风险，如恶心、呕吐、镇静和呼吸抑制。使用长效局部麻醉药能减少对高效阿片类药物的需求，并在手术后最疼痛的几小时内缓解患者的疼痛。

 使用硬膜外和局部镇痛方法可以减少对静脉注射阿片类药物的需求，并能在手术后即有效控制疼痛。

儿童最常见的局部麻醉阻滞部位是骶尾部。硬膜外麻醉通过骶裂孔给予单次剂量的 $1mL/kg$ 的局部麻醉药。如果可能，可以用超声引导辅助操作。这种操作方法的成功率较高，并发症较少。局部麻醉通常在脐下给予，只使用局部麻醉，患者可以有几小时免受疼痛。通常，儿童不会表现出血流动力学不稳定和尿潴留的副作用。当同时加用阿片类药物时，镇痛时间会延长，但是不良反应的风险也会增加。在手术后 24 小时内有严重疼痛时，局部麻醉镇痛通常有良好的作用。

七、水、电解质的注意事项

 病例分析

患儿，女，10 岁，因"发热、腹痛、恶心、心动过速"入院。该患儿入院后被诊断为急性穿孔性阑尾炎，行急诊腔镜阑尾切除术和盆腔脓肿引流术。术后留置鼻胃管、两处腹膜引流管及导尿管。

面色苍白。体检：心率 140 次/分钟，呼吸 40 次/分钟，血压 100/70mmHg。她表现出浅快呼吸，腹肌紧张。鼻胃管可抽出 100mL 胆汁样引流物，腹膜引流出 300mL 血性浆液性引流物。

评估

—最有可能引起该患儿心动过速的病因是什么？

—该患儿在术前和术中有哪些是你想知道的？

干预

—如何进行液体管理？

—首先给予何种液体？

—何种镇痛方式最佳？

重新评估

—你如何评估液体复苏的有效性？

—应监测哪些参数？

有效沟通

—为确保患儿安全，手术团队与管床医生团队需要进行哪些有效沟通？

团队合作

—需要请哪些专科来会诊？

液体和电解质失衡是小儿外科患者监护中最常遇到的问题。这些失衡通常是由胃肠道液体持续丢失（如呕吐、鼻饲管以及术后引流）、脑室外引流造成脑脊液丢失、液体转移至第三腔隙（腹膜炎、肠梗阻、烧伤）引起的。小婴儿存在隐性的液体丢失，特别是在辐射取暖器下或接收光疗时，在这些条件下，液体需求量增加 10%～20%。在有湿化的机械通气过程中，患儿肺部隐形失水是微不足道的。

> **!** 记录尿量曲线对低血容量患儿的发现和补液治疗后的效果评估非常有帮助。 **!**

患儿的临床表现取决于血管容量耗竭的严重程度，患儿可能有应激性表现，进展至冷漠、嗜睡、心率加快、花斑、四肢发冷、尿量减少等应激的临床症状。低血压是休克的晚期表现。实验室检查通常会发现血液尿素氮升高，伴或不伴有肌酐升高，血液浓缩伴有血细胞比容不合理的升高。在

> **!** 术后液体补充量＝快速休克纠正量＋剩余丢失量＋生理需要量＋继续丢失量 **!**

血容量严重不足和氧气输送显著不足的情况下，会出现代谢性酸中毒和血乳酸水平升高。

对围手术期预计有大量液体变化或丢失的以及需要大量液体复苏的患儿，应持续进行中心静脉压和动脉压监测，并留置导尿管。

在快速纠正休克后，补液还应包括剩余丢失量、生理需要量和继续丢失量。对于危重症术后患儿，任何继续丢失的液体更可能是等渗液，而不是低渗液。同样可以假设，术后患儿有紧张感，可以通过血流动力学和非血流动力学刺激，来释放抗利尿激素。术后早期给予等渗液可以降低发生低钠血症和神经系统并发症的风险。应经常对患者进行水合作用和循环系统检查，监测血清电解质水平（每 6～8 小时）并相应地调整补液中的电解质水平。

神经外科或头部外伤患儿出现抗利尿激素分泌异常综合征是一种特殊情况。这些患儿血容量通常是正常的，或有轻度的体内水分潴留和不同程度的低钠血症。它们需要生理需要量的钠

和限制在 50％ 生理需要量的液体，目标是提高血清钠水平，增加速率＜0.5mEq/（L·h）或 12mEq/（L·d）**（见第 8 章）**。

八、术后恶心和呕吐

术后出现恶心和呕吐导致患儿再入院率上升、出院时间延后及术后出血、误吸、切口裂开、脱水、肠内营养延迟等不利因素，是令患儿、家长和医务人员烦恼的一类症状。术后恶心和呕吐（postoperative nausea and vomiting，PONV）由多种因素引起，包括吸入麻醉药、疼痛、阿片类药物。儿童术后呕吐（postoperative vomiting，POV）的发生率是成人的 2 倍。3 岁以下儿童的术后呕吐发生率为 22％～40％；年龄较大的儿童，术后呕吐发生率为 42％～51％。患儿术后呕吐的风险因素包括：①麻醉时间＞30 分钟；②年龄≥3 年；③斜视手术；④患儿、父母和兄弟姐妹有 POV、PONV 病史或晕车史。这些风险因素所对应的 POV 发生率分别为 9％，10％，30％，55％，70％。因此，对具有高危因素的患儿，可以制定个性多元化治疗方案预防和治疗术后呕吐。

因为使用单种止吐药治疗的效果有限，所以对于术后恶心和呕吐需要采用多元化治疗方案。制定术后恶心和呕吐管理流程**（见表 19-5）**，首先要确定患者有中度至重度的风险，然后尽早用 2 个或多个不同类别的止吐药预防。每加入一种止吐药，术后恶心和呕吐的风险降低 30％。通过使用静脉麻醉（如异丙酚）、局部麻醉和非甾体抗炎药，避免或减少吸入麻醉药和术后阿片类药物的使用，可以减少术后恶心和呕吐的发生。

表 19-5　术后恶心和呕吐多元化处理流程
·评估术后恶心和呕吐的风险因素。
·如果中重度：
—降低基础风险：
—避免应用或最小剂量应用吸入性麻醉剂、新斯的明、NO 和术后阿片类药物；
—完全静脉内麻醉（异丙酚）；
—术中和术后局部麻醉和止痛；
—水合作用；
—非甾体抗炎药。
—使用 2 种及以上不同种类的止吐药（如地塞米松＋昂丹司琼）：
—5-羟色胺拮抗剂（昂丹司琼[a]，格拉司琼，多拉司琼），昂丹司琼作为首选药物；
—类固醇（地塞米松）；
—抗组胺药（茶苯海明）；
—抗多巴胺类（氟哌利多[b]）；
—吩噻嗪（奋乃静）；
—神经激肽-1 拮抗剂（阿瑞吡坦）。
—治疗术后恶心和呕吐：
—5-羟色胺拮抗剂或各类止吐药

[a]昂丹司琼在美国被批准用于 1 月龄及以上儿童的术后恶心和呕吐。

[b]在美国，氟哌利多有一个黑框警告，因为它会导致 QT 间期的剂量依赖性延长。

术前禁食并不能预防术后恶心和呕吐，但补充水和葡萄糖可以改善术后恶心和呕吐。5-羟色胺拮抗剂由于安全性良好和副作用较小，成为治疗术后恶心和呕吐的主要药物。昂丹司琼

（0.15mg/kg，IV，每 4～6 小时）是预防、治疗术后恶心和呕吐的一线药物，也是唯一被美国批准用于 1 月龄及以上儿童的 5-羟色胺拮抗剂。昂丹司琼联合地塞米松（0.5mg/kg，IV）可有效预防术后恶心和呕吐。

九、营养支持注意事项

儿科患者术后经常出现急性营养不良。在这种情况下，营养不良是多因素的，它们可以是术后肠道功能长期得不到恢复或者食物不耐受，分解代谢增加，缺少积极的干预，或者没有及时得到足够的营养支持。更严重的后果是导致许多患儿长期慢性的营养不良。

对于儿科营养支持来说，面临的特有的挑战是，所提供的营养要能满足日益增长的重症疾病的消耗和恢复的需求，同时要能满足患儿正常生长和发育的需求。

（一）营养评估

入院时，应对所有患者进行营养评估。基本的评估方法应包括体重、身高、头围等。对 2 岁以下的儿童，需要绘制标准的生长曲线，如果可能，可以结合患者以往的资料进行评估。对较大的儿童，可以评估其体重指数。另外，基本的评估还包括对体内蛋白质水平的测定，包括白蛋白、转铁蛋白、前白蛋白以及视黄醇结合蛋白水平。这些蛋白的周转很快，但是当分解加速时，它们的合成会减少。蛋白水平增加，表明压力得到缓解和（或）营养供应充足。由于前白蛋白和视黄醇结合蛋白半衰期短（分别为 2 天和 12 小时），所以它们能更好地反映患者代谢状态的急性变化。另外一个容易获得的生物标记是超敏 C 反应蛋白；术后患者如果 C 反应蛋白正常，表示合成代谢恢复到正常状态。

（二）压力反应

当身体遭受压力时，无论是何种压力，身体的反应是类似的。下丘脑-垂体轴以及交感神经兴奋，导致内源性儿茶酚胺等反调节激素增加，最终导致胰岛素抵抗。激素水平增加，导致肌肉分解和葡萄糖异生（非碳水化合物转变成葡萄糖）。儿茶酚胺水平的增加，刺激葡萄糖在肝脏和肌肉的分解以及动员自由脂肪酸，共同为高分解代谢状态提供原料。

（三）营养支持

在应激反应中，身体瘦肉组织分解是关键。因此，我们的目的是在疾病的急性期提供氨基酸及合适的非蛋白热量来限制蛋白质的分解（见表 19-6）。

碳水化合物以葡萄糖的形式提供 4kcal/g 的能量。儿童需要输入葡萄糖[输注速率为 5～8mg/（kg·min）]来满足代谢的需求。酮阈值限制要求

表 19-6	营养需求	
年龄/岁	能量/kcal/（kg·d）	蛋白/g/（kg·d）
<1	50～80	2.0～2.5
1～7	45～65	1.5～2.0
>7	30～60	1.5～2.0

注：1kcal=4.2kJ。

葡萄糖输注速率应低于 2mg/(kg·min)，但是在应激状态下，由于胰岛素的抵抗作用，可能会要求葡萄糖输注速率升高些。但应避免以 10mg/(kg·min)以上的输注速率输入过多的葡萄糖，因为它会增加脂肪生成及增加 CO_2 的产生。如果患儿在适当的葡萄糖输注情况下仍出现高血糖，则可能需要在仪器监测下补充胰岛素来促进细胞的吸收［开始持续输入常规胰岛素，0.05～0.1U/(kg·h)］。当需要再次肠内营养时，无乳糖肠内营养的耐受会更好。

脂肪提供 9kcal/g 的能量。对于不能耐受胃肠内营养的患者，脂肪乳剂需要占 20％的肠外营养。如果只是为了提供必需氨基酸，0.5g/(kg·d)的脂肪已经足够，但是实际上我们经常根据热量的需要，提供 1～3g/(kg·d)的脂肪。最好在停止脂质输注至少 4 小时后再测定甘油三酯水平。高甘油三酯血症通常由碳水化合物的过量热量负荷引起。肠内营养时，一些配方中提供的中链脂肪酸能够进入门静脉系统，促进吸收。

每 1g 蛋白质分解可以产生 4kcal 的能量。尽管氨基酸不能阻止应激反应时蛋白质的分解代谢，但是我们需要提供足量的氨基酸来防止蛋白质缺乏，并促进新的蛋白质合成。要保持蛋白质分解和代谢的平衡，可能需要摄入 2～3g/(kg·d)的蛋白质。

（四）常规治疗

外周静脉及中心静脉置管的使用使得术后患者可以接受胃肠外营养，否则他们可能遭受营养不良的后果（如伤口愈合差、感染甚至死亡）。

相比于肠外营养，肠内营养有许多好处，比如费用低、并发症少，所以肠内营养是有肠道功能的严重疾病患者首选的营养方式（见表 19-7）。

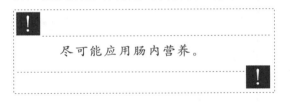

尽可能应用肠内营养。

胃肠排空延迟在危重症患者中是很常见的。如果向胃内喂养失败，或者发生误吸的风险较大，那么通常可以经幽门置管喂养，并且通常是可以成功的。经幽门置管喂养还有很多优点，它在任何计划拔管以及手术过程中都可以继续喂养，提供持续的营养支持。对有肠缺血风险的血流动力学不稳定患者，及有先天性或后天获得性肠道异常患者（如坏死性小肠结肠炎、肠闭锁、胎粪性肠梗阻以及短肠综合征等），肠外营养支持发挥了重要的作用。但是，长期使用肠外营养的并发症也是很多的，所以要尽量尝试通过肠内营养途径来提供营养（见表 19-8）。

表 19-7	胃肠外营养的优点
·刺激肠道营养因子的释放。
·保护肠道上皮细胞。
·保护肠道蠕动。
·增加肠系膜血供。
·降低院内感染的发生率。
·减低费用

表 19-8	胃肠外营养的并发症
·导管相关感染。
·电解质紊乱。
·肝功能异常：
——脂肪肝；
——胆汁淤积；
——肝纤维化；
——胆汁性肝硬化（肠外营养相关的肝脏疾病）

十、血液系统注意事项

术中出血是外科医生和麻醉师都要严密监控的。术中血液制品大量输入或持续出血会对患者术后状态产生重大影响。当存在出血时,根据血红蛋白和血细胞比容下降情况可以评估失血的严重程度。当有大量活动性出血时,患者血流动力学不稳定更能反映血容量减少的情况。通过直接测量从引流管内(如胸腔引流管)收集的血液引流量,也可以判断持续失血的程度。但是,这种评估方法不适用于发生在封闭腔隙的隐匿性出血(如腹腔内腔隙和大腿)。术后出血的病因必须及早发现和去除,尤其是在出血持续和(或)剧烈的情况下。最常见的出血原因是手术止血不佳。其他主要病因包括:凝血因子和血小板稀释或大量消耗的凝血障碍,大量袋装红血细胞(packed red blood cell,PRBC)的输入,或其他潜在病情(包括脓毒血症和弥散性血管内凝血)。

输血首先取决于患者的临床状况和估计的失血率。临床证据不支持给血流动力学稳定的患者输注 PRBC,除非患者血红蛋白浓度<7g/L。大量失血的定义是 24 小时内损失 1 个自身血容量或 3 小时内损失 50% 的自身血容量。自身血容量的估计量:婴幼儿(0～1 岁)为 85mL/kg,儿童(1～10 岁)为 80mL/kg,青少年为 70～75mL/kg,成年人为 65mL/kg。对持续大量出血的患者,应通过大静脉输入 PRBC(10～20mL/kg)复苏,替代晶体液或胶体液。同时,应进行基线研究,包括全血计数、凝血功能筛查、血型筛查。如果更换血液制品,应以估计的失血量、持续失血率以及患者对液体复苏的反应为指导(见第 17 章)。治疗的目标是维持血容量或血流动力学参数,并使血红蛋白水平>7g/L。可以选用新鲜冰冻血浆和血小板,来预防或纠正任何凝血疾病。为了在大出血早期预防凝血功能障碍问题,应输注接近等量的新鲜冰冻血浆和 PRBC(以 1:1 的比例)。对血小板的需要是可变的。在没有持续出血的情况下,血小板计数大于 20000/μL 即可以接受;但在活动性出血的情况下,血小板计数需要大于 50000/μL。对于接受神经外科手术的患者,应维持血小板计数≥100000/μL。在婴幼儿和儿童,按 10mL/kg 输入血小板,可使血小板计数提高至约 50000/μL。但不管如何,术中止血完全才是最重要的。

PRBC 和新鲜冰冻血浆中含有柠檬酸盐,柠檬酸盐可以螯合钙离子,从而导致血清中钙离子浓度下降。在年龄较大的儿童和成年人,钙离子的动员和柠檬酸盐的肝脏代谢通常足够快速以防止钙离子浓度显著下降。新生儿钙储量不足,易发生急性低钙血症,进而导致低血压,所以他们需要静脉补充钙剂(10% 氯化钙,10～20mg/kg;或葡萄糖酸钙 100～200mg/kg)。如果输注了大量血液制品,也可能需要补钙。大量输入冷的血液制品后会造成低体温,因此血液制品需要预热后输入。

十一、体温管理

在术中管理期间,麻醉师要优化患者体温控制,基本目标是维持正常生理体温。有些患者在麻醉期间容易出现体温过低或体温过高的情况。在婴幼儿、手术时间过长、大量输入未加热的静脉输液或血液制品后以及大面积暴露手术部位的情况下,容易发生低体温。而热辐取暖器或取热毯

 婴幼儿和小龄儿童因体表面积与体重的比例大、新陈代谢率较高和脂肪储存不足,所以发生体温过低的风险更高。

的使用，又可能造成体温过高。

鼓膜、食管远端、鼻咽或肺动脉的核心温度测量是可靠的。皮肤温度随环境温度的变化而变化。直肠和膀胱温度不会随体温的快速变化而发生变化。

（一）体温过低

寒战是在术后早期常见的一种症状，患儿经常抱怨感觉非常冷。温暖的毛毯可以缓解症状，往往也会让患儿因主观安慰而减少发抖。另外，体温过低[核心体温＜36℃（96.8℉）]可能是引起寒战的原因之一，必须尽快解除。体温过低如果不及时处理，可危及患儿生命，尤其在使用非颤抖产热法的新生儿（见表19-9）。而在复温期间，必须避免体表温度过高甚至烧伤（特别是在不正确使用辐射保暖箱时）。

表 19-9	低体温的后果

- 呼吸性酸中毒。
- 呼吸暂停。
- 低血压。
- 心动过缓。
- 延长神经肌肉阻滞。
- 延长麻醉时效

（二）发　热

术后发热（体温＞38℃或＞100.4℉）是常见现象，对症治疗即可，发热有时呈自限性。发热开始的时间对疾病鉴别诊断非常重要，并决定了后续的检查和管理。在术后第一个24小时内，发热相对较常见，往往是由于组织损伤引起的炎症反应，导致炎症介质释放。患者也有可能在手术时已存在潜在或未知的感染。医源性相关感染（healthcare-associated infections，HAI）是导致发烧的最常见原因，包括医院获得性肺炎、导管相关性尿路感染、导管相关血源性感染、外科手术部位感染等。肺炎通常在术后第2天或第3天出现，尿路感染通常在第3～5天出现，外科感染通常在第5～7天出现。

为减少患者术后医院感染，可采取一些干预措施（见表19-10），包括机械通气尽早拔管和留置导尿管尽快拔除。应进行适当的培养，并合理使用抗菌药物（见第7章）。术后持续发热也有可能不是由病原体引起的，应找出其原因。通常可以使用排除法来确定潜在的病因，并进行适当的处理。

表 19-10	降低术后医源性感染的措施

- 医院获得性肺炎。
  - 减少呼吸机天数。
  - 保持床头抬高30°。
  - 当年龄和发育状态合适时，尽早下床走动。
  - 对没有气管插管的患儿，应鼓励或改善深呼吸。
  - 诱发性肺量计法（4～6岁或更大）。
  - 吹泡泡或者纸风车（幼儿或更大）。
- 医院获得性感染。
  - 尽可能减少留置导管和管路的使用，缩短导管留置持续时间。
- 良好的手部卫生。
- 手术部位感染。
  - 切皮前1小时预防性应用抗菌药物。
  - 术后24小时停止预防性使用抗菌药物（心脏病患者为48小时）。
  - 合理去除毛发（完整留着毛发或者用剪刀剪头发去除）

导致体温过高的原因还有周围环境过热而导致散热不佳，比如包裹婴儿和使用加热设备。补液不足引起的脱水也易使患儿体温升高。在所有情况下，发热都可以使代谢需求增加，导致心动过速、呼吸急促和二氧化碳蓄积，进一步导致患儿应激加剧。患儿在吸入麻醉期间或者之后数小时内，体温迅速上升超过39℃（102.2℉），为恶性高热（malignant hyperthermia，MH）。

（三）恶性高热

恶性高热（malignant hyperthermia，MH）是一种家族性肌肉代谢紊乱疾病，会增加麻醉难度，并且患者需要在 PICU 接受进一步的监护和治疗。恶性高热在全麻患儿中的发生率为 1：1.5 万，在成人为 1：5 万。有潜在肌病的儿童发生恶性高热的风险会增加。吸入麻醉剂和去极化肌松药（如琥珀酰胆碱）可以激发恶性高热。在使用琥珀酰胆碱后，最早的征兆通常是出现下颌僵硬（咬肌痉挛）以及产生过多的二氧化碳，之后会发展至骨骼肌肉强直、心动过速和高热。如果不加以控制，剧烈的肌肉活动导致横纹肌溶解、高钾血症、代谢性和呼吸性酸中毒，最终导致多器官功能衰竭。评估恶性高热的手段包括监测动脉血气、血电解质、血清肌酸激酶和尿肌红蛋白。如果怀疑是恶性高热，则应请麻醉科或 PICU 医生会诊，以协助其诊断和治疗。恶性高热的诊断三联征包括骨骼肌强直、代谢性酸中毒和体温升高。

恶性高热的治疗包括避免或移除触发剂，应用丹曲林钠使肌肉松弛，及支持性治疗。丹曲林钠通过直接作用于钙释放通道，使骨骼肌完全和持续放松。对急性恶性高热患儿，丹曲林钠的剂量为 1～3mg/kg，IV，必要时每 15 分钟重复给药，最大剂量为 10mg/kg。术后 24～48 小时，每 6 小时给予丹曲林钠 1mg/kg，IV，可以防止复发。支持性治疗包括如果要大剂量应用，可以经口气管插管和机械通气保护气道，积极控制体温 <38℃（<100.4℉），但要避免体温过低，并纠正酸中毒和高钾血症。实验室检查包括肌酸激酶、磷酸根、钙和肌红蛋白。如果出现横纹肌溶解症和肌红蛋白尿，则应加强利尿，包括静脉补液和应用渗透性利尿剂（如甘露醇）。与其他高热综合征一样，其潜在的并发症有凝血功能障碍、肺水肿、脑水肿等。当有充分的临床依据或明确的家族病史时，需要考虑恶性高热的可能性，通过基因检测和肌肉测试来明确诊断，并为所有年龄段的患者和亲属提供合适的预防措施。

术后管理的要点

- 术后的恢复与术前状态、疾病严重程度和麻醉时间直接相关。
- 呼吸不良事件是最常见的并发症，多发生于手术后 24 小时内。
- 足月产新生儿（小于 1 月龄）和矫正胎龄小于 60 周的早产儿全麻后发生呼吸暂停的风险增高。这些患儿在术后 24 小时内需要住院监护。
- 如果过量应用阿片类药物导致患儿出现呼吸或神经系统抑制，则可以使用纳洛酮。然而，纳洛酮的使用要谨慎，因为它不仅可以逆转阿片类药物的抑制作用，而且可以消除止痛作用，导致患儿出现疼痛、激惹、高血压和无法控制的吵闹。
- 可以将阿片类药物、苯二氮䓬类和安眠药物应用于出现苏醒期躁动的患儿，但必须排除因缺氧、低血糖、重度疼痛等引起的苏醒期躁动。
- 对术后出现疼痛的任何年龄段患儿，都应积极地予以镇痛治疗。疼痛量表是评估疼痛强度的重要工具。
- 给患者个性化制定适度和多样化的疼痛管理，可以达到有效的镇静效果，并使药物不良反应事件发生率降至最低。
- 容量不足是儿科外科患者最常见的体液问题，通常是由第三腔隙和持续的胃肠液丢失造成的，但必须排除造成血流动力学不稳定的其他原因。

■ 对于术后危重症患儿,可以假设任何进行性丢失的液体是等渗液。

■ 应采用多模式治疗方案预防和治疗术后恶心和呕吐的患儿。

■ 当活动性出血剧烈时,血流动力学不稳定往往比实验室检查结果更能反映血容量不足。

■ 早期营养支持最好通过肠内营养途径,可以缩短患儿住院时间并加速其恢复。

■ 发热是术后最常见的症状,有时呈自限性。发热开始的时间对疾病鉴别诊断非常重要,并决定了后续的检查和管理。

■ 在吸入麻醉后(特别是使用琥珀酰胆碱)数小时内,如果患者出现骨骼肌强直、代谢性酸中毒和体温升高,那么应考虑恶性高热,除非有其他证明,得出其他诊断结果。

 ## 推荐阅读

1. Banchs RI, Lerman JL. Preoperative anxiety management, emergence delirium, and postoperative behavior. Anesthesiology Clin, 2014, 32: 1-23.

2. Chandrakantan A, Glass PSA. Multimodal therapies for postoperative nausea and vomiting, and pain. Br J Anaesth, 2011, 107(Suppl 1): 127-140.

3. Deakin CD. Metabolism, the stress response to surgery and perioperative thermoregulation. In: Aitkinhead AR, Moppett IK, Thompson JP eds. Smith and Aitkenhend's Textbook of Anaesthesia. 6th ed. London, UK: Churchill Livingstone, 2013: 180-198.

4. Eberhart LHI, Geldner G, Kranke P, et al. The development and validation of a risk score to predict the probability of postoperative vomiting in pediatric patients. Anesth Analg, 2004, 99: 1630-1637.

5. Gan TJ, Meyer TA, Apfel CC, et al. Society for Ambulatory Anesthesia guidelines for the management of postoperative nausea and vomiting. Anesth Analg, 2007, 105: 1615-1628.

6. Kovac AL. Management of postoperative nausea and vomiting in children. Paediatr Drugs, 2007, 9: 47-69.

7. Kraemer FW, Rose JB. Pharmacologic management of acute pediatric pain. Anesthesiol Clin, 2009, 27: 241-268.

8. Kulaylat MN, Dayton MTPA. Surgical complications. In: Townsend CM, Beauchamp RD, Evers BM, Mattox KL, eds. Sabiston Textbook of Surgery. 20th ed. Philadelphia, PA: Elsevier Saunders, 2012: 281-327.

9. Landsman IS, Vistar MV, Hays SR. Pediatric anesthesia. In: Grosfeld JL, O'Neill JA, Coran AG, Fonkalsrud EW, eds. Pediatric Surgery. 6th ed. Philadelphia, PA: Mosby Elsevier, 2006: 221-256.

10. Lehmann KA. Recent developments in patient-controlled analgesia. Pain Symptom Manage, 2005, 29(5Suppl): S72-S89.

11. Letton RW, Chwals WJ, Jamie A, et al. Early postoperative alterations in infant energy use increase the risk of overfeeding. J Pediatr Surg, 1995, 30: 988-992.

12. Mathur M, Ejike JC. Abdominal compartment syndrome. In: Nichols DG, ShafFner DH, eds. Roger's Textbook of Pediatric Intensive Care. 5th ed. Philadelphia, PA: Lippincott

Williams and Wilkins，2008：1652-1659.

13. McDonald AJ，Cooper MG. Patient-controlled analgesia：an appropriate method of pain control in children. Paediatr Drugs，2001，3：273-284.

14. Mehta NM，Compher C，A. S. P. E. N. Board of Directors. A. S. P. E. N. clinical guidelines：nutrition support of the critically ill child. JPENJ Parenter Enteral Nutr，2009，33：260-276.

15. Moritz ML，Ayus JC. Prevention of hospital acquired hyponatremia：a case for using isotonic saline. Pediatrics，2003，111：227-230.

16. Nelson P，Litman RS. Malignant hyperthermia in children：an analysis of the North American Malignant Hyperthermia Registry. Anesth Analg，2014，118：369-374.

17. Shastri N. Intravenous acetaminophen use in pediatrics. Pediatr Emerg Care，2015，31：444-448.

18. Vlajkovic GP，Sindjelic RP. Emergence delirium in children：many questions，few answers. Anesth Analg，2007，104：84-91.

19. Dahmani S，Delivet H，Hilly J. Emergence delirium in children：an update. Curr Opin Anaesthesiol，2014，27：309-315.

20. Voepel-Lewis T，Marinkovic A，Kostrzewa A，et al. The prevalence of and risk factors for adverse events in children receiving patient-controlled analgesia by proxy or patient controlled analgesia after surgery. Anesth Analg，2008，107：70-75.

21. Wetzel RC. Anesthesia，perioperative care，and sedation. In：Kliegman RM，Stanton BE，St Geme JW，et al. eds. Nelson Textbook of Pediatrics. 20th ed. Philadelphia，PA：Elsevier Saunders，2011：359.

22. WHO guidelines on the pharmacological treatment of persisting pain in children with medical illness. Geneva，Switzerland：World Health Organization 2012. http://apps. who. intirisbitstream/10665/44540/1/9789241548120-Guidelines pdf. Accessed November 11，2017.

（徐玮泽　翻译）

第 20 章

镇静、镇痛和神经肌肉阻滞

 目 标

- ■ 确定接受镇静剂治疗的患儿的适应证、风险及监护要求。
- ■ 阐明镇痛药在危重症患儿中使用的益处和合理使用的方法。
- ■ 说明常用镇痛药物的作用和副作用。
- ■ 说明常用镇静/催眠药物的作用和副作用。
- ■ 明确常用肌松剂的作用和副作用。
- ■ 了解苯二氮䓬类、阿片类药物和肌松剂的拮抗药。
- ■ 认识由长期使用苯二氮䓬类和阿片类受体激动剂引起的药物耐受和药物依赖并发症。

 病例分析

患儿,男,10 岁,从自行车摔下来后被送入急诊室。他神志清楚伴明显痛苦貌。他右上颌部有面部裂伤,右前臂存在明显错位并伴有深裂的伤口。他的生命体征如下:心率 104 次/分钟,呼吸频率 27 次/分钟,血压 103/71mmHg,大气下经皮血氧饱和度 99%。X 线提示尺骨开放性骨折移位。骨科和整形外科医师请求程序化镇静,以便于骨折复位、伤口探查和面部伤口缝合。该患儿有中度持续哮喘病史,5 小时前有吃过食物。

问题

—该患儿适合程序化镇静吗?

干预

—应立即采取什么治疗措施?

重新评估

—有哪些药物可以为他提供最佳的镇痛和镇静?

—哪些药物应该避免,为什么?

—在进行程序性镇静时,最有可能出现哪些并发症?

有效沟通

—当患儿的病情发生变化时,谁应该了解并应该以什么方式了解这些信息?

—治疗该患儿的最好地方是哪里?

团队合作

—如何实施治疗策略?

—谁来做,做什么,何时做?

一、引　言

如果不能同时使用镇痛药、镇静剂和肌松药,那么对重症患儿的救治即使不是完全不可能,也是困难的。如果这些药物被正确地使用,那么不仅能拯救生命,而且也能使对重症患儿进行疼痛和创伤性的操作成为可能。这些操作可能包括气管插管、有创性监测、中心静脉置管甚至小手术。在这些操作之后,对患儿的保护可能需要长期镇痛和镇静治疗,直到不再需要为止。镇静药物可能用于给患儿进行不痛苦的操作,如 CT 扫描或者 MRI,尤其对难以保持较长时间不动的婴儿或者儿童。

从定义上来说,镇静是指用药物减轻患儿压力或者焦虑。镇痛是指用药物或者治疗减轻患儿疼痛。一些药物有镇静作用但没有镇痛作用;也有些药物可能有镇痛作用但没有镇静作用;少量药物同时有镇静和镇痛作用。每个医师应该确定他们需要提供何种作用,从而选择适当的药物或者联合用药来完成治疗目标。

在危重症治疗过程中,镇静可以降低代谢需求、死亡率、并发症发生率和住院费用。更重要的是,危重症患者在治疗过程中不仅痛苦,而且还会产生恐惧心理,事实上,对危重症患儿的治疗会导致长期心理创伤和压力。使用合适的镇静剂和镇痛药可以降低这些因素的负面影响。尽管如此,

> **!** 镇静的基本原则是必须由谨慎的临床医师实施。任何镇静都可能伴随不良反应甚至致命的并发症。 **!**

每种药物有其自身的适应证和副作用,对每个患儿均需视情况权衡风险和益处。正确使用这些药物可以有难以置信的益处;但如果使用不当或者不够谨慎,可能造成严重的伤害甚至造成患者死亡。

二、镇静前的计划

从本质上来说,每种药物都是有益处的。要根据患儿的具体情况仔细计划,选择使用正确的药物或者避免使用的药物,以防止严重的伤害或并发症。任何镇静计划的最高目标都应该是使用最小剂量的镇痛或者镇静药物来实现治疗目的。每个患儿的情况不一样,他们对每种药物的反应也不一样。通过仔细评估和制订计划,可以减少或者消除这些后果。

在开始镇静之前,必须问几个问题:

- 镇静的目的是什么?
- 镇静的时间要求持续有多久?
- 可能发生什么并发症? 有可能发生吗?

首先,最重要的问题是:本次镇静的目的是什么? 如果仅仅需要镇痛,那么医师必须确定需要镇痛多长时间。如果只是为了完成一个短暂的疼痛操作,那么最好的选择可能是一种含少量或者不含镇静成分的短效镇痛药物。另外,如果手术操作需要较长时间并且特别疼痛或者具有创伤性,那么更好的选择是联合使用镇痛和镇静药物。

第二个问题是:可能发生哪些并发症? 在手术过程中,患儿有呼吸做功不全的风险吗? 如果风险较大,那么应该避免使用抑制呼吸的长效药物,并且医师应该考虑在手术前选择性气管插管。如果风险较小,那么可能选择不同的药物。患儿的血流动力学是否稳定? 对于血流动力学

相对稳定的患儿,其药物选择可能是截然不同的。建议只有麻醉医生或者受过专业培训的医生才能对血流动力学不稳定的患儿实施镇静。

最后,实施镇静者必须问自己:如果患儿失去气道保护性反射并且需要气管插管,那么该怎么处理? 在开始镇静前,是否需要请更有经验的医师到场帮忙? 这次操作有多紧急? 麻醉医生应该实施镇静吗? 所有的这些问题必须在给药前得到解决,只有这样才能保护患儿的生命,并防止发生不必要的危险。

（一）美国麻醉医师学会分类系统

美国麻醉医生协会（American Society of Anesthesiologists,ASA）生理分级系统（**见表 20-1**）用于对即将接受麻醉的患者的疾病严重程度进行分级。该系统有 6 个状态水平的分级,从健康的个体（ASA P Ⅰ）到脑死亡患者（ASA P Ⅵ）。尽管这个系统不是用来预测预后的,但是它确实提供了一个综合的术前风险评估。最重要的是,非麻醉医生应该对 ASA P Ⅲ 及以上级别的患儿保持谨慎,甚至避免选择性镇静。同样地,如果有可能,他们应该避免对 ASA P Ⅳ 及以上级别的患儿应用选择性镇静。

表 20-1	美国麻醉医生协会生理分级系统
序 号	**具体方法**
ASA P Ⅰ：	正常健康者
ASA P Ⅱ：	有轻微的系统性疾病,没有功能受限
ASA P Ⅲ：	有严重的系统性疾病,有活动受限但未导致功能障碍
ASA P Ⅳ[a]：	有功能障碍性疾病,并危及生命
ASA P Ⅴ[a]：	无论是否接受手术,患者存活时间不超过 24 小时
ASA P Ⅵ：	脑死亡患者（可准备器官捐献）

[a] 建议由训练有素的麻醉医生和重症监护室医生对这些患者实施镇静治疗。

转载自美国麻醉医生协会关于身体状态分类系统的指南。http://www.asahq.org/quality-and-practice-management/standards-and-guidelines-and-related-resources-search. Published October 15, 2014. Accessed May 28, 2018.

（二）镇静深度

目前,镇静被分为四个级别（**见表 20-2**）。镇静级别由 4 个不同参数定义并与假定的镇静"深度"相对应。这 4 个参数包括反应性、气道维持、自主呼吸和心血管功能。镇静的级别及相应的患儿反应是连续的,没有清楚界定从一级到下一级的过渡。并且,根据体重计算的药物剂量对一个患儿可能引起最轻微的镇静,但对另一个患儿可能引起全身麻醉。同样地,对于同一个患儿,根据体重计算出的药物剂量在患儿身体健康时可能引起轻微镇静;但在重症、肾功能不全或者肝功能衰竭时,可能引起全身麻醉或者心血管功能障碍。因此,麻醉实施者应该试着为每个患儿提供治疗所需的最低级别的镇静。"低始慢行"的镇静原则（从低剂量开始,根据需要缓慢增加）要求麻醉实施者逐渐增加药物剂量至所需要的最低级别的镇静。在努力达到最低剂量的同时,需使用的治疗剂量也同样重要。常见的一个错误是使用亚治疗剂量,这种剂量可能导致镇静不足并可能发生潜在的副作用。尽管尽了最大努力,但患儿仍可能进入比预期更深的镇静水平。因此,麻醉实施者必须时刻做好准备,积极地管理气道,维持氧合和通气,并维护心血管功能(如**表 20-2 所示**)。

表 20-2	镇静程度	
镇静程度	**回　应**	**心肺效应**
轻度镇静	对言语刺激有正常反应	通气/气道反射完好; 对心血管功能无影响
中度镇静/镇痛(通常被称为意识镇静)	对语言指令或者轻微的触觉刺激有反应	气道能维持,通气充足; 心血管功能受影响小
深度镇静	不容易被唤醒,但对重复的或疼痛的刺激有反应	可能需要吸氧协助维持气道和(或)通气; 心血管功能通常能维持
全麻	无意识,对身体或语言刺激均无反应	气道反射消失,需要辅助支持性通气; 心血管功能可能受损

转载自美国麻醉医生协会关于镇静深度连续性的指南:麻醉定义和镇静/镇痛水平。http://www. asahq. org/quality-and-practice-management/standards-and-guidelines-and-related-resources-search. Published October 15,2014. Accessed May 28,2018.

(三)遇到困难气道的风险

不管目标镇静水平如何,任何镇静实施者都必须做好患儿随时可能丧失保护性气道反射的准备。医师对任何接受镇静的患儿必须预先制订气道管理计划,并且要有能力来执行这个计划。因此,医师在使用任何药物前必须预测患儿发生困难气道的可能性有多大。困难气道,顾名思义是指通过常规或者简单措施难以或者不能维持气道的功能。据报道,儿科患者困难气道的发生率在 0.9%～2.1%。任何患儿,不管既往史如何,都有可能出现困难气道,这可能导致面罩通气或者吸氧治疗的难度增加,以及气管插管的次数增多。在尝试高级气道管理前,无法确定困难气道的程度,有几个因素可能意味着发生困难气道的风险较高或者至少风险增加了(**见表 20-3**)。

表 20-3	与气道困难相关的临床情况和综合征[a]
·困难插管史 ·麻醉并发症史 ·有插管困难或麻醉困难家庭史 ·阻塞性睡眠呼吸暂停、打鼾、气管软化或喉软化症 ·喉疾病史 ·支气管痉挛 ·休息时有气喘 ·染色体异常(13、18 或 21 三体) ·Pierre Robin 综合征 ·伯-韦综合征 ·Treacher Collins 综合征	·小颌畸形或缩颌 ·肥胖 ·短颈 ·颈部伸展受限或颈椎融合 ·高腭弓 ·巨舌 ·半侧面部狭小 ·甲颏或舌骨颏距离短 ·气管位置偏移 ·面部或颈部创伤、肿块或感染 ·牙关紧闭症 ·Mallampati Ⅱ级或以上级别

[a] 袋阀面罩通气和(或)插管。

数据来源:American Society of Anesthesiologists task force on sedation and analgesia by non-anesthesiologists. Practice guidelines for sedation and analgesia by non-anesthesiologists. Anesthesiology, 2002, 96(4):1004-1017.

Mallampati 分类（见**图 20-1**）是一种简单的气道评估方法，包括观察患儿在张嘴的情况下有没有发音。Cormack-Lehane 气道分类（见**图 20-2**）对喉镜检查时声门开口的情况进行分级。在这两种分类系统中，更高的等级都对应于更高的气道管理困难的可能性。如果检查结果或病史提示患者存在气道困难的可能性（见**表 20-3、图 20-1 和图 20-2**），则手术者需考虑在患者镇静或插管前请麻醉医生参与，尤其在选择性手术时。此外，无论是否存在风险因素，镇静实施者都应该熟悉管理气道管理困难算法的使用（见**附录 8**）。对有潜在气道困难的患儿进行计划内气管插管，比在手术过程中紧急插管要好得多。

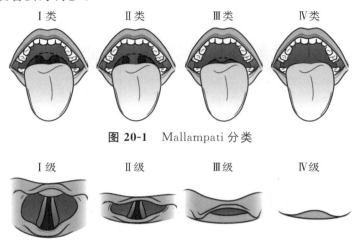

图 20-1 Mallampati 分类

图 20-2 Cormack-Lehane 气道分类

(四)病史采集

在每次镇静前，都应进行全面病史采集，以降低发生镇静并发症的风险。

- 患儿以前有任何麻醉不顺利的病史吗？这也许包括了对某种特定药物的敏感度、气道维持困难、麻醉药物效果延长或者其他任何可能影响安全的重要病史。
- 父母或其他家庭成员是否有麻醉或镇静困难的病史？这可能揭示对药物代谢有不同影响的家族性疾病史，特别是恶性高热或乙酰胆碱酯酶缺乏症等。
- 患儿对镇静过程中可能使用的药物过敏吗？若不了解这些情况，可能就不能避免用药。
- 患儿还有其他已知的过敏史吗？
- 患儿最近生过病吗？尤其是选择性镇静的患儿，并发上呼吸道感染可能导致气道通畅性和通气充分性的维持困难。如有阳性病史，意味着患儿在急性疾病痊愈前不应接受镇静治疗。
- 患儿是否存在已知的肾或肝功能不全？如果存在肝或肾功能不全，几种通过肝脏或肾脏代谢的药物应避免使用或减量使用。
- 是否查看了所有的实验室检查结果？如果在体内放置有创性导管后发现血小板减少或者凝血功能异常，可能导致生命危险。
- 是否查看了所有影像学资料？如果患儿有大的颅内占位，同时有症状，则很多药物应该避免使用。同样地，即使是最轻微的镇静，胸部肿块也是一个禁忌证，除非由有经验的麻醉医生来进行镇静。
- 患儿禁食多久了？ASA 已经发布了禁食指南（见**表 20-4**）。镇静期间出现呕吐可以导致一次常规镇静变成危及生命的事件。ASA 指南仅适用于择期镇静。在某些情况下,可能需要紧急镇静。在紧急情况下,当无法依照指南操作时,用药者需要权衡呕吐误吸风险增加与镇静作用之间的利弊。

表 20-4	美国麻醉医生协会术前禁食指南
摄取的物质	摄入后与镇静之间的最短时间间隔
水	2 小时
母乳	4 小时
婴儿配方奶粉/非人奶	6 小时
淡餐(吐司、谷类食品)	6 小时
重餐(高脂肪食物、肉类)	8 小时

Reproduced with permission American Society of Anesthesiologists Task Force on Sedation and Analgesia by Non-Anesthesiologists. Practice guidelines for sedation and analgesia by non-anesthesiologists. Anesthesiology,2002,96(4):1004-1017. Copyright © 2002 American Society of Anesthesiologists,Inc. Lippincott Williams & Wilkins,Inc.

三、镇静前准备和监护

(一)准　备

镇静目标确定,所有可以轻易被发现的风险已经明确后,就需要在使用任何药物前全面安排成功的镇静。ASA 列出了由非麻醉医生操作的任何镇静前所需要的最少的设备和监护需求(见表 20-5)。心肺监测和连续脉搏血氧测定应一直使用。$ETCO_2$ 监测也应用得越来越广泛,可以更佳地监测二氧化碳水平,使其成为监护应用镇静剂和(或)插管患者不可缺少的工具。从 $ETCO_2$ 监测的图形可以发现病情变化,并且可以在氧饱和度下降之前进行干预。如果所有所需设备都不可用或未准备好使用,则不应启动镇静诱导。

在对所有患者的气道设备设置中,有用的助记符是"ONBED SCABS"。

O(**O**ral pharyngeal airway):口咽气道。

N(**N**asogastric tube):鼻胃管。

B(**B**ag and mask appropriate for this child,with oxygen flowing):适合患儿的皮囊面罩。

E(**E**ndotracheal tube of appropriate size,1 size larger and 1 size smaller):尺寸合适的气管内管道,以及一个大号及小号的管道。

D(**D**rugs appropriate for sedation and reversal,drawn and labeled):已被配制并做好标记的镇静药和麻醉复苏药。

S[**S**uction on and running (with Yankauer tip attached) and Staff]:吸痰管。

C(**C**O₂ detector for endotracheal tube placement):气管插管内放置的 $ETCO_2$ 探测器。

A[**A**lternate airway and alternate plan (ie,laryngeal mask airway)]:可替代的其他辅助呼吸方案和相关设备(如喉罩气道)。

B[**B**lade (laryngoscope) appropriate for this patient,with light working]:镜片(喉镜)大小适合,灯光正常。

S(**S**tylet appropriate for endotracheal tube choice):与气管插管相匹配的通管针。

表 20-5	镇静所必需的最低限度设备和监测	
心脏监护仪		**气管内管**
·3 导联至 5 导联心电图		·尺寸正确
脉搏血氧测定		·1 个大尺寸,1 个小尺寸
呼吸或呼吸暂停监护仪		抽取适合镇静药物并贴上标签
ETCO₂ 检测仪		吸痰管
静脉通路（即外周静脉或中心静脉道路）,最好有两路		气管插管内放置的 ETCO₂ 探测器
复苏液体输注（生理盐水或乳酸格林氏液）		喉罩气道或其他气道装置
口咽气道		·口咽气道
鼻胃管		·鼻咽气道
皮囊面罩		喉镜镜片
·大小合适		·适合患者的尺寸
·通氧气		·Macintosh 或 Miller 镜片
		·管芯和合适的气管导管

注:转载许可© 2002 Wolters Kluwer Health. American Society of Anesthesiologists Task Force on Sedation and Analgesia by Non-Anesthesiologists. Practice guidelines for sedation and analgesia by non-anesthesiologists. Anesthesiology,2002,96:1004-1017.

更熟悉的助记符是"SOAPME":

S(**S**uction and **S**taff):吸引器和准备人员。

O[**O**xygen (2 sources)]:氧气(2 种方式)。

A(**A**dvanced airway equipment):先进气道设备。

P(**P**harmacy to provide emergency medications and antagonists):药房提供紧急药物和拮抗剂。

M(**M**onitoring appropriate for the level of sedation):检测适合镇静水平。

E[**E**quipment for emergency resuscitation (eg, code cart with defibrillator)]:紧急复苏设备(如带除颤器的抢救车)。

应将所有的设备放在床旁设为使用状态,并且在镇静前检查。"附近"可能还不够近,如果设备和抢救药物处于不能被立即获取并使用的位置上,可能导致并发症的发生。在镇静过程中,复苏液体应该被有意识地管理,以便在需要时可以立即进行扩容。这可以通过在注射器中预先抽取 20mL/kg 的药物,或使用 60mL 注射器与三通管的内联系统进行"拉—推"输液来实现,以便实施液体复苏。房间里应该准备不含钾的液体,因为它们可能无意间在复苏过程中被使用。最后,负责监测镇静的人绝对不应该是实施操作的人。如果不遵循这一建议,就可能导致严重延误对需要立即干预的生命体征变化的识别。虽然这种安排看起来有些过分,但在紧急情况下,准备工作是否彻底可能就是生与死的区别。

(二)关键沟通和团队组织

应按照联合委员会对所有侵入性操作的要求,在进行任何操作之前要求 time-out 核对。这是一个标准化的过程,旨在提高患者安全性,防范患者错误、程序错误、部位错误。其至少必须包括核对患者身份、实施的位置以及要执行的操作。此外,应该立即提供任何相关的影像资料。许多医疗机构将 time-out 应用于其他操作。程序性镇静本身被认为是一种操作,需要独立的 time-out 核对。

另一个可以提高患者安全性的过程是术前讨论。这是由执行手术的操作者考虑的,包括:

- 确定每个在场人员的身份以及每个人的职责。
- 操作的细节;对于镇静,包括将要使用的药物和特定剂量,以及确保药物是否已经准备好。
- 与患者有关的任何医疗问题。
- 核查所需设备是否已在并可供使用。

在讨论期间或结束时,团队成员可以有机会提出问题或提供任何额外的信息。

四、镇静及气管插管期间的用药管理

镇静和气管插管期间的所有药物管理都应该用合理且始终一致的方法,包括预氧化、术前用药和镇静等。

 病例分析

患儿,女,14 月龄,因严重呼吸窘迫被送至急诊科。其生命体征如下:体温 38.6℃(101.4℉);心率 157 次/分钟;呼吸频率 47 次/分钟;血压 44/28mmHg;脉搏血氧饱和度大气压下 82%,非重复呼吸面罩 88%。她的体重是 9.5kg(21 磅)。重要的病史包括妊娠 28 周早产。她在新生儿重症监护室住了较长时间,其间气管插管时间达 3 周,并有残留的声门下狭窄。该患儿有Ⅲ级脑室内出血,并有脑瘫,伴运动和精神发育迟缓。该患儿还有严重的吞咽困难和生长发育迟缓,并依赖于胃管喂养。其母亲说患儿在当天早上喂食后出现呕吐,并且此后表现出呼吸困难进行性加重。

判断

—对该患儿的可能诊断是什么?

—鉴别诊断应包括哪些其他考虑因素?

干预

—最直接的治疗策略是什么?

—发现什么情况会促使进行紧急插管?

重新评估

—可以给予哪些药物,以提供最佳的镇痛和镇静效果?

—哪些药物应该避免,为什么?

—哪些特殊考虑因素影响该患者的气道管理?

有效沟通

—当患儿的病情发生变化时,谁应该了解,该以什么方式了解这些信息?

—监护该患儿的最佳地方是哪里?

—什么样的交流方式可以保证该患儿的安全?

团队合作

—你打算如何实施治疗策略?

—谁来做什么和什么时候做?

—是否需要请其他专家来会诊以确保该患儿的安全?

（一）预给氧

预给氧对于气管插管和镇静期间降低发生缺氧的风险是有必要的。因为这样不仅可以在通气中断或者改变前使氧气充满所有的肺泡，而且可以排除氮气和在必要时最大限度地延长恢复通气的时间。理想的氧供应是在用药前通过面罩吸氧，$FiO_2=1$，持续3～5分钟。然后，在整个操作过程中都保持吸氧。最近的文献表明，经鼻导管的高流量氧气也可以作为整个插管过程的预给氧技术之一。

（二）用药准备

大多数气管插管和一些镇静需要术前用药，即镇静前给药，以优化镇静效果、避免疼痛和防止并发症。术前用药的选择建立在患儿个人状况、临床情况及镇静目标的基础上，在术前计划时确定。

1. 抗胆碱能药物

抗胆碱能药物作用于迷走神经，有减少分泌物的作用。

a. 阿托品

最常见的术前用药是阿托品，这是一种迷走神经松解剂，能防止由迷走神经张力突然升高引起的心动过缓。这种迷走神经张力增高可能发生于喉镜检查、气道操作或者气道分泌物增多的情况。大多数婴儿通过增加心率而不是增加每搏输出量来增加心排血量。因此，任何程度的心率下降，尤其在不稳定的患儿，可能导致心排血量的灾难性下降。根据美国心脏协会（American Heart Association，AHA）2015年儿童高级生命支持指南，对于已存在或潜在心动过缓高风险的患儿，尤其是1岁以下的患儿，阿托品（0.02mg/kg，IV/IO；最大剂量0.4～1mg）是插管前用药的一个合理选择。最新的Update取消了关于最低剂量的建议，因为证据不支持。

b. 格隆溴铵

格隆溴铵（$4\mu g/kg$，IV；最大剂量$100\mu g$）能起到与阿托品相近的减少分泌的作用，但不引起中枢神经系统症状。对接受镇静治疗的所有患儿，尤其在使用会增加口腔或者气道分泌物的药物（如氯胺酮）时，均可以考虑使用格隆溴铵。

2. 利多卡因

已知利多卡因（1mg/kg）静脉注射能减缓喉镜检查时短暂的颅内压（intracranial pressure，ICP）升高，因此对所有可能或者已知有颅内疾病的患儿，都应考虑术前给予利多卡因。尽管其作用机制尚不明确，但利多卡因已被认为是颅内压升高患儿喉镜检查前的标准用药。利多卡因静脉注射也能抑制咳嗽反射和缓解支气管痉挛，并可能因此对哮喘患儿的气管插管有利。利多卡因也是一种抗心律失常药，对每个患儿都应该权衡使用的益处和潜在的副作用。利多卡因在给药5分钟后达到峰值效应；这需要在规划快速序列诱导时加以考虑。此外，考虑到它的温和效应，绝不能因应用利多卡因而延迟紧急插管。

3. 镇痛药

术前用药经常需要包括镇痛，尤其在使用没有镇痛作用的镇静剂（如丙泊酚）、有疼痛的操作之前。喉镜检查应该被认为是一个痛苦的过程，并且已知喉镜的插入会导致短暂的颅内压增加，芬太尼（1μg/kg）起效快,作用持续时间短,对心肌影响相对小,是很好的一线选择药物;此外,它还能减弱交感神经对插管相关刺激的反应,进而降低颅内压峰值。

（三）镇　静

在术前用药后,可以给予镇静药物。镇静药物种类繁多,各有各的优势和不足。所有的镇静药物都应该具有起效快、作用时间相对短及副作用小的特点。因为有几种药物可能引起血管舒张和心肌抑制（如苯二氮䓬类药物、丙泊酚、巴比妥类药物）,所以在用药前必须保证血管容量足够。同样地,如果血压迅速下降,就应该立即使用等渗液体和血管活性药物进行复苏。在管理休克或心排血量减少的患者时,应该立即采取这些措施。在进行有疼痛的操作时,没有镇痛作用的药物（如丙泊酚）必须与足够的镇痛药联合使用。每个药物都有其独特的副作用,应该在考虑和权衡其可能出现的副作用后才做出是否使用的选择。对于每个临床病例,常常有多种合适的选择。对于某个特定情况的患儿,最终的选择取决于药物的优点与缺点之间的平衡。

（四）神经肌肉阻滞

在临床上,也可能需要肌松药或者神经肌肉阻断剂（neuromuscular blocking agents,NMB）。这些药物被用来确保患儿在关键的操作过程中保持不动,防止气管插管时声带受损,或者在某些情况下辅助通气。几项研究表明,在插管过程中使用神经肌肉阻断剂可以改善气道可视化,并提高首次尝试插管成功的可能性。当需要使用时,这些药物没有替代品,但也可能致命。如果无法保证高级气道管理,则必须避免使用神经肌肉阻断剂。对一些患儿,比如前纵隔肿瘤患儿,严禁使用神经肌肉阻断剂。每种引起麻痹的药物都有其特定的适应证和副作用。在镇静前计划期间,需要仔细考虑患儿的情况、临床目标以及每种药物潜在的副作用。但这些药物相伴随的风险也不能被夸大。

五、特殊镇静和镇痛药物的副作用和禁忌证

每种镇静和镇痛药物有其特定的适应证、副作用和禁忌证。掌握这些信息,对操作前、操作中及操作后都是非常有必要的。在镇静前计划期间,必须权衡每种药物使用的利弊,应该根据每个患儿及其临床情况来选择药物。否则,可能导致原本可以避免的并发症及死亡的发生。这里我们并未概括所有情况,而是着重介绍了几种常用药物（见附录 7）。

（一）非甾体抗炎药

非甾体抗炎药（nonsteroidal antiinflammatory drugs,NSAIDs）是一种高效的镇痛药,在临床中应用广泛。非甾体抗炎药可以通过抑制环加氧酶通路起到抗炎作用。在大部分情况下,正是这种抗炎作用缓解了疼痛,而不是直接抑制疼痛感或者痛觉信号传递。因为这些药物是抗炎症反应药物,也是强大的解热药。这种综合效应使得非甾体抗炎药非常适用于术后镇痛。因为它们不会引起呼吸抑制、便秘或者皮肤瘙痒。它们对中到重度疼痛的治疗是一种近乎完美的主要或者辅助用药。然而,非甾体抗炎药还有些副作用,限制了其使用。大部分非甾体抗炎药会直接或间接地抑制血小板功能,导致围手术期及胃肠道出血的风险增加。此外,它们还可能导致既往

存在肾功能不全或其他易感因素的患者（如同时服用肾毒性药物、肝功能不全或心力衰竭）发生肾功能衰竭。因此，对这些患儿需谨慎使用非甾体抗炎药。对大多数患儿来说，非甾体抗炎药的使用或者加量会加强疼痛控制，并降低其他镇痛药的剂量。

1. 对乙酰氨基酚（10～15mg/kg，每4～6小时1次）是儿科患者最常用的非甾体抗炎药。它与大多数非甾体抗炎药的不同之处在于，对乙酰氨基酚（扑热息痛）对外周的抗炎作用较弱，对中枢的抗炎效果强大。因为对乙酰氨基酚没有出现其他非甾体抗炎药相关的肾毒性的风险，所以成为儿童退热的理想用药。此外，它还具有直接的中枢镇痛作用，而这独立于其抗炎效果之外。因此，对乙酰氨基酚可与其他非甾体抗炎药联合使用，通过多种途径改善疼痛和控制发热。对住院患儿，对乙酰氨基酚有口服、直肠给药及静脉用药多种给药方式。

2. 布洛芬（每次10mg/kg，每6小时一次；每次最大量400mg）经常用于治疗儿童发热和疼痛。它有许多片剂，以及20mg/mL和40mg/mL口服液体制剂（液体制剂特别适用于儿童）。它也可做成静脉制剂（800mg/8mL），该制剂经美国食品和药品监督管理局批准，可用于6月龄及以上的婴儿和儿童；然而，因为费用问题，许多机构可能没有使用这种制剂。

3. 萘普生钠（5mg/kg，每12小时1次；每次最大量250～375mg）是另一种可以有效治疗术后疼痛的口服非甾体抗炎药。萘普生钠的半衰期比布洛芬长，可以每12小时重复给药而不是每6小时，可以替代布洛芬，其可以有片剂、口服悬液（125mg/5mL）以及静脉制剂。

4. 阿司匹林（5～10mg/kg，每6小时1次）是第一种非甾体抗炎药。尽管阿司匹林是一种有效的药物，但不推荐用于大部分患儿，因为在病毒感染患儿时，使用阿司匹林可使瑞氏综合征（Reye syndrome）的发生率是增加的。阿司匹林的一个"副作用"——可抑制血小板，是目前服用阿司匹林的主要原因。它是每天需要口服抗凝药物预防血栓形成的患儿的首选。

5. 酮咯酸（0.5mg/kg，每6小时1次；每次最大量30mg）是一种强效的静脉注射的非甾体抗炎药。其已被证明，即使在没有联合用药的情况下，对术后疼痛的治疗也是非常有效的。但考虑到过敏、肾衰竭及16岁以下儿童出血的风险，所以在儿科应用有限。尽管如此，在没有其他禁忌证且使用不超过5天的情况下，即使对幼儿，也通常认为酮咯酸是安全的。如果有所担心，可以考虑在有疼痛的手术之前或之后单次使用。

（二）阿片类药物

麻醉药常用于预防疼痛。所有的麻醉药都有相同的作用机制，阿片类药物主要作用于3个阿片受体（μ、κ和δ），其中镇痛作用由μ受体介导。每种阿片类药物均阻断痛觉纤维的信号传递，因此阻止疼痛感的产生。为了选择合适的麻醉药物，用药者首先必须确定临床目标：

■ 该药物是用于短期疼痛管理，还是长期疼痛管理？

■ 需要静脉泵注，还是分次间歇给药？

■ 患者是否有需要考虑的特殊因素？

1. 吗啡（每次0.05～0.10mg/kg；每次最大量4mg）是一种很好的镇痛药。在大多数儿童中，吗啡的半衰期相对较长（2小时），而在小婴儿或早产儿中可能还会显著延长。吗啡经肝脏代谢，产生具有活性的代谢产物，经尿液排出体外。因此，对肝肾功能不全的患儿要谨慎使用吗啡。吗啡以不依赖IgE的形式产生血管扩张作用和引起低血压，因此对哮喘患儿应谨慎使用。此外，很多患儿会因为组胺释放而出现荨麻疹。吗啡也可能引起心脏抑制，因此不能用于心排血量低和休克的患儿。跟所有麻醉药一样，吗啡会引起显著的呼吸抑制，吗啡可以通过减少每分通气量和减弱中枢神经系统对 CO_2 的反应而导致严重的呼吸抑制。总的来说,对于有显著疼痛的患儿,吗啡是分次间歇给药或患者自控镇痛的好选择。但是,因为其活性代谢产物有蓄积性以及在小婴儿中清除率低,所以它不太适合在这类儿童中持续静脉泵注。

2. 芬太尼(每次 $1\sim 2\mu g/kg$;每次最大量 $50\sim 100\mu g$)是一种合成的阿片类药物,其起效快(90秒),清除率高($t_{1/2}$ 30 分钟),但是会在脂肪中蓄积,因此其在肥胖患儿中的半衰期明显更长。它的药效比吗啡强大 100 倍,故使用剂量相对较小。由于其在肝脏灭活,故对有严重肝病的患儿应谨

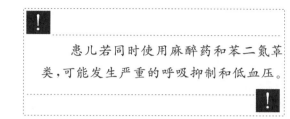

患儿若同时使用麻醉药和苯二氮䓬类,可能发生严重的呼吸抑制和低血压。

慎使用。跟其他麻醉药一样,芬太尼会导致呼吸抑制。尽管芬太尼不引起明显的心肌抑制,但能引起中度的心动过缓,尤其是在与肌松药合用时。与吗啡不同,它不会引起组胺释放,因此对于有哮喘或低血压的患儿,芬太尼比吗啡更合适。用药者应该了解"僵硬胸"的现象,如果没有使用肌松药,可能造成呼吸困难或无法呼吸,这只发生于高剂量快速给药的情况,因此绝不能快速使用负荷剂量。这种现象可以使用神经肌肉阻断剂来对抗,但是需要高级气道支持。芬太尼与其他大多数药物无相互作用,因此是一种适合持续静脉泵注的镇痛药。此外,它起效快,因此也是快速气管插管或者诱导麻醉的合适选择。

3. 羟考酮和氢考酮(每次 0.1mg/kg;每次最大量 $5\sim 10mg$)是合成阿片类药物。可用于缓解可以口服药物的患儿的中度至重度疼痛。当口服非甾体抗炎药无法缓解疼痛时,可以考虑口服羟考酮和氢考酮。与其他所有阿片类药物一样,应考虑呼吸抑制的风险。

4. 可待因(每次 $0.5\sim 1.0mg/kg$;每次最大量 30mg)是一种口服阿片类药物,一直被用于缓解可以口服药物的患者的中度至重度疼痛。2016 年 10 月,美国儿科学会(American Academy of Pediatrics)提出,鉴于可待因在患儿药物代谢中的高度变异性,不应将其应用于患儿。这种代谢多态性可导致使用可待因的患儿发生呼吸衰竭。

5. 美沙酮(每次 0.1mg/kg;每次最大量 $5\sim 10mg$)常被用来防止麻醉撤药反应,也可用于慢性或顽固性疼痛。美沙酮的半衰期非常长(19 小时),但是变异率很高,其有口服及静脉用两种制剂。对于非常小的儿童,每次静脉注射的体积可能非常小。因为其半衰期长,所以任何剂量的镇静效果可能在 $1\sim 2$ 天内都不能完全消失。因此,其剂量必须非常缓慢地调整,而且其剂量变化的效果要在 24 小时及以上才会出现。因此,美沙酮主要用于预防麻醉药的撤药反应(主要以口服的形式),并且对非常小的儿童应谨慎使用。在需要"按需"缓解疼痛和短期止痛时,有更好的选择。

6. 曲马朵(每次 $1\sim 2mg/kg$;每次最大量 $50\sim 100mg$)是一种合成阿片类药物,可口服和静脉注射(后者在美国不可用),能与阿片类受体结合,从而阻断痛觉传导。此外,它也能阻断血清神经递质和去甲肾上腺素的作用。在美国,曲马朵很少用于儿科患者,因为 FDA 不推荐将曲马朵用于 16 岁以下的儿童。曲马朵也会引起癫痫患儿或者正在服用抗癫痫药物的患儿癫痫发作,及降低癫痫发作的阈值。因此,在这些患儿中需避免使用曲马朵。若超过推荐剂量使用曲马朵,会造成呼吸抑制。

7. 哌替啶(每次 $0.5\sim 1mg/kg$;每次最大量 $25\sim 50mg$)是一种合成的阿片类药物,其药效约为吗啡的 1/10。它有中枢神经系统方面的很多不良反应,包括惊厥和肌肉震颤。因此,在有其他药物可选择时,应避免选用本药。哌替啶的所有适应证都有可接受的替代品。

（三）苯二氮䓬类

苯二氮䓬类药物是重症监护中最常用的镇静药物。所有的苯二氮䓬类药物均能增加中枢神经系统 γ-氨基丁酸（γ-aminobutyric acid，GABA）受体的活性，引起全面的中枢神经系统抑制，从而产生镇静作用。在从抗焦虑到深度镇静的各种临床情况下，苯二氮䓬类药物都是一线首选镇静药。同时，它们还是有效的抗惊厥药及有强大的遗忘功能。然而，与阿片类药物一样，苯二氮䓬类药物也会引起剂量依赖性的呼吸抑制。与阿片类药物不同的是，苯二氮䓬类药物会降低呼吸中枢对缺氧和高 CO_2 的敏感性。若同时使用苯二氮䓬类及麻醉药物，会因为协同作用而导致明显的呼吸中枢抑制。这种呼吸抑制比两种药物单独使用时的效果累积要严重得多。此外，一些苯二氮䓬类药物也能导致严重的心肌抑制，因此禁用于心排血量处于低限及休克的患儿。与麻醉药一样，在选择苯二氮䓬类药物时，需要仔细评估患儿的情况以及临床目标。

■ 该药物用于长期镇静还是短期镇静？

■ 需要持续静脉泵注还是分次用药？

■ 有需要特殊考虑的患儿方面的因素吗？

阿片类药物和苯二氮䓬类恰当的选择需要对患者的病情和临床目标进行仔细评估：

✓ 该药物用于短期镇静还是长期镇静？

✓ 需要持续泵注，还是间歇性给药？

✓ 患者是否有需要考虑的特殊因素？

> **!**
>
> 在选择合适的阿片类药物和苯二氮䓬类药物时，需要仔细评估患者的病情和临床目标：
>
> ■ 该药物是用于短期镇静还是长期镇静？
>
> ■ 是需要持续输液，还是间歇性给药就够了？
>
> ■ 患者是否有需要考虑的特殊因素？
>
> **!**

1. 咪达唑仑（每次 0.1mg/kg；每次最大量 2mg）是最常用的苯二氮䓬类药物之一。咪达唑仑起效快、半衰期相对较短（2 小时），有口服和肠外制剂。可以通过静脉注射、肌肉注射、鼻内给药和直肠给药；剂量因途径不同而异。其在肝脏内广泛代谢，并经尿液清除。对肝肾功能不全的患者，需谨慎使用咪达唑仑，因为其半衰期会显著延长。通过持续静脉泵注，咪达唑仑还是一种很好的抗焦虑和长时间镇静的选择。此外，在治疗顽固性癫痫时，它能快速达到有效浓度。在苯二氮䓬类药物中，咪达唑仑所引起的心脏抑制副作用最小。因此，在患儿心排血量情况不详时，咪达唑仑是 γ-氨基丁酸能（GABA）制剂中的最佳选择之一。

2. 劳拉西泮（每次 0.1mg/kg；每次最大量 2mg）起效比咪达唑仑慢，但半衰期极长（14 小时）。因此，劳拉西泮是治疗癫痫的一线用药（**见第 15 章**），常被用于长期镇静。与咪达唑仑一样，它由肝脏代谢并经肾脏清除。由于劳拉西泮半衰期长，所以对于有肝肾功能衰竭的患儿，它并不是一个好的选择。此外，它所引起的心脏抑制比咪达唑仑要明显，应避免用于持续休克或者低心排血量的患儿。对于需要长期镇静的患者，劳拉西泮分次间歇用药的效果可能更好。但是，如果使用时间较长，尤其持续静脉泵注时，它会引起丙二醇堆积，从而导致明显的乳酸酸中毒。此外，它与其他许多药物可能发生相互反应，所以不适合于持续静脉泵注给药。劳拉西泮有口服和静脉制剂；对儿童镇静，通常不选择口服形式。劳拉西泮可在肠外和口服制剂中使用；口服形式通常不用于小儿镇静。

3. 地西泮（每次 0.2mg/kg；每次最大量 10mg）的半衰期非常长。它由肝脏广泛代谢，所以不应用于肝肾功能衰竭的患儿。与劳拉西泮一样，地西泮也会造成丙二醇堆积和乳酸酸中毒，并且在周围静脉给药时可能引起疼痛。因此，地西泮最适合口服给药，主要用于改善苯二氮䓬类药物的撤药反应。

（四）巴比妥类

随着一些副作用更小的药物的出现,巴比妥类药物的使用已不如过去广泛。但是在一些临床情况下,巴比妥类药物仍然是理想的选择,尤其在头部外伤、颅内压增高和难治性癫痫的情况下。所有的巴比妥类药物都是强大的 GABA 激动剂,诱导全面的中枢神经系统抑制及脑灌注下降。巴比妥类药物能引起显著的呼吸抑制,一旦使用,就有可能需要建立高级气道。所有的巴比妥类药物都会引起心脏抑制和血管扩张,所以绝对不能用于心排血量不足、休克或者血容量不足的患儿。对心脏储备不足的患儿,即使只使用一次剂量,也可能出现明显的低血压。

1.戊巴比妥(每次 1mg/kg)是治疗难治性癫痫的四线用药,常用于暂时诱导患儿昏迷。它的半衰期近 20 小时。持续的静脉泵注需要高级的脑功能检测,如脑电双频指数或者持续的脑电图监测。戊巴比妥会导致中性粒细胞失活及相应的感染风险增加,同时也有明显的心脏抑制作用。因此,在使用时必须进行持续动脉压监测。咪达唑仑持续静脉泵注已经在很大程度上取代了戊巴比妥的使用。但是在对颅内压增高患儿诱导气管插管时,或者患儿处于医疗目的维持昏迷状态时,仍然可以考虑使用戊巴比妥。

2.苯巴比妥(负荷剂量为 20mg/kg,也可以分次应用;维持剂量为每天 5mg/kg,分 2 次,每 12 小时一次)常常作为三线用药用于治疗难治性癫痫。但是,对于 6 月龄以下的难治性癫痫患儿,由于他们的肝脏代谢功能不成熟,所以苯巴比妥作为二线用药(**见第 15 章**)。苯巴比妥起效相对较缓,但半衰期非常长(24~96 小时)。苯巴比妥的临床应用应该局限于难治性癫痫的治疗、巴比妥类药物依赖的治疗,或者用于血流动力学稳定的难以镇静的患儿的联合治疗。

3.硫喷妥钠(每次 5mg/kg)以前是创伤性脑损伤和颅内高压风险的首选诱导镇静剂。其因具有起效快、代谢快的特点而被选用。与所有其他巴比妥类药物一样,硫喷妥钠会因血管扩张和心脏抑制而致低血压,应采取一定的预防措施和适当的患者管理措施。近年来,硫喷妥钠已基本上被丙泊酚所取代。硫喷妥钠在美国不可用,但在世界其他地方仍被广泛使用。

（五）丙泊酚

丙泊酚[单次剂量 1~2mg/kg;持续静脉泵注 50~150μg/(kg·min)]是非常有用的一种短效药物,同时又没有其他药物相关的许多副作用。丙泊酚与其他常用的麻醉药物不同;但与苯二氮䓬类和巴比妥类药物类似的是,它通过增强中枢神经系统 GABA 受体的作用来发挥药效。丙泊酚起效非常快,并由肝脏快速代谢,呼吸抑制的作用非常小,从而适合短期操作或者麻醉诱导。但是,与其他药物一样,丙泊酚也有一些特点,故在开始镇静计划前需要仔细考虑。

- 丙泊酚可引起血管扩张和心肌抑制,这可能诱导脱水患儿发生显著的低血压。因此,丙泊酚绝对不能用于正在复苏或者休克以及心排血量不足的患儿。
- 小剂量的丙泊酚会引起肌肉阵挛;但是,对于难治性癫痫,它又是一种有效的辅助用药。
- 丙泊酚没有直接的镇痛作用,在进行疼痛操作时必须与麻醉药(如芬太尼)联合使用。
- 随着使用时间(>48~72 小时)和剂量[>150μg/(kg·min)]的增加,丙泊酚泵注综合征的风险升高。丙泊酚泵注综合征会导致顽固性乳酸酸中毒、心律失常、低血压和横纹肌溶解,甚至导致患者死亡。其原因仍然不清楚,有些人考虑是因为线粒体功能被破坏。如果疑有丙泊酚泵注综合征,则应该立即停止丙泊酚输注。而即使停止使用,该综合征仍可能继续进展。

在多种临床情况下，丙泊酚仍然是理想用药。在相对健康的个体中，丙泊酚与低剂量的麻醉药合用，可进行短期操作（如骨折固定）。在难治性癫痫的初始治疗中，也可以考虑使用丙泊酚；同样地，对于复苏后的脑外伤患儿，它也是一种良好的气管插管诱导药物。医生应该对丙泊酚的使用有足够经验，同时具有气道管理方面的专业知识，因为丙泊酚可能引起显著的低血压、短暂呼吸暂停和全麻的快速诱导。

（六）氯胺酮

氯胺酮（静脉注射，每次 1～2mg/kg，最大量 100mg；肌肉注射，每次 3～4mg/kg，最大量 200mg）具有几种特性，使其成为某些临床情况下的理想药物。它是一种 N-甲基-D-天冬氨酸拮抗剂，具有镇痛和镇静作用，同时能保持血液和呼吸状态不受影响。它由肝脏代谢，并与代谢产物一起由尿液中排出，起效快，失效也快。它还是一种强大的催涎剂，故可能需要联合使用抗胆碱能药物（如格隆溴铵或者阿托品）来预防喉痉挛。此外，它还具有解离性，需合并使用低剂量的苯二氮䓬类药物，如咪达唑仑。

氯胺酮是一种解离麻醉剂，它既能促进癫痫发作，也能抗癫痫治疗，故对癫痫患者应谨慎使用。然而有趣的是，氯胺酮也用于治疗难治性癫痫状态。尽管有报道称，氯胺酮在静脉泵注时可能引起短暂的颅内压增高，但近期研究提示，它实际上可能会在不降低血压的情况下降低颅内压，因此能维持脑灌注压。这些研究提示，氯胺酮对脑外伤和颅内高压的患儿可能都是安全的。氯胺酮也会引起儿茶酚胺的短暂释放，这对于维持血压是有利的。此外，这种儿茶酚胺激增引起 β_2 受体激动及相应的支气管扩张。这使得它成为哮喘患儿镇静的很好的选择。然而，它对 α 和 β_1 受体的激动增加又使得它禁用于高血压患儿。

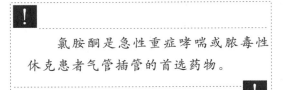

！ 氯胺酮是急性重症哮喘或脓毒性休克患者气管插管的首选药物。 ！

氯胺酮是脓毒性休克患儿气管插管的首选药物；然而，它对血压的保护作用是因为儿茶酚胺的释放增加。因此，在儿茶酚胺缺乏的患儿，氯胺酮的使用可能与深度低血压有关。氯胺酮可引起短暂的水平眼球震颤，因此应告知工作人员和家长这种影响，以避免不必要的担心或恐慌。氯胺酮应该被视为哮喘患儿气管插管的首选药物，并可用于这些患儿的短期和长期镇静。对可能存在气道管理困难但呼吸稳定的患儿，氯胺酮也是进行短期疼痛性操作的理想选择药物。

（七）右美托咪啶

右美托咪啶[0.2～1.5μg/(kg·h)，静脉输注]是一种选择性 α_2 肾上腺能受体激动剂。它的作用与可乐定类似，但作用效力更大。它可作为作用于中枢及外周交感神经受体的交感神经阻滞剂。它直接抑制去甲肾上腺素的释放，并产生镇痛和镇静作用。右美托咪啶起效快，并由肝脏快速代谢为无活性的代谢产物。其呼吸抑制作用非常小，但因为有阻断交感神经的作用，故能轻微地降低心率和血压。右美托咪啶必须持续静脉泵注或者缓慢推注，如果给药过快，会因拮抗 α_1 受体而引起暂时性的高血压。它禁用于服用房室结点阻滞剂、心动过缓、血容量不足或者心排血量不足的患儿，因为它可能通过消耗内源性儿茶酚胺而加重这些病情。考虑到这些因素，右美托咪啶在儿科被越来越多地用作一线镇静药物，并且它能较好地保护呼吸功能不受影响。

(八)依托咪酯

依托咪酯(每次 0.1～0.4mg/kg,静脉注射)是一种镇静催眠药,可在镇静和快速序列诱导中发挥作用。它起效快,代谢迅速,适用于快速手术,如关节脱位复位治疗。依托咪酯的心血管副作用小,因此在对有头部损伤或已知有心脏疾病的患者进行快速诱导时,依托咪酯是一个很好的选择。但依托咪酯在儿科的应用受到限制,因为有研究发现其可能诱发或加重脓毒性休克患儿的肾上腺素抑制。在接受依托咪酯治疗的患者中,有 10%～15% 发生暂时性肌阵挛,虽然这没有临床意义,但应将这种副作用告知其他医护人员和家长,以避免不必要的恐慌。

(九)可选择的药物应用方法

越来越多的研究表明,许多镇静剂和镇痛剂可以通过鼻黏膜或颊黏膜用药。在因患者过于焦虑或激动而无法放置静脉输液管的情况下,这可能是一种能替代静脉注射给药的方法。经黏膜给药可足以进行轻度镇静,也可以作为一种辅助,为静脉给药提供更好的镇静状态。下面是更常见和有效的经黏膜给药的简短指南。可以通过雾化器或普通注射器给药,而雾化可以达到更好的表面积覆盖和吸收效果。为达到合适的药物输送,鼻内给药时应使用比静脉给药时更高的药物浓度(**见表 20-6**)。推荐每侧鼻孔最大给药体积为 1mL,雾化器装置具有 0.1mL 的填充体积;因此,小于 1mL 的给药剂量应在注射器中额外添加 0.1mL 的填充,以达到正确的给药量。

表 20-6	镇痛药和镇静剂的鼻内给药			
药物治疗	剂　量	最大初始剂量	起效时间	持续时间
芬太尼 50μg/mL	1～2μg/kg	100μg	3～5 分钟	30 分钟
咪达唑仑 5mg/mL	0.2～0.3mg/kg	10mg	2～5 分钟	30～60 分钟
氯胺酮 50mg/mL	6～8mg/kg	100mg	3～10 分钟	20～60 分钟
右美托咪啶 100μg/mL	0.5～2μg/kg	200μg	5～10 分钟	60 分钟

数据来源:Farrington EA. Pediatric Critical Care in Critical Care Pharmacotherapy. Kansas City; KA; American College of Clinical Pharmacy,2016.

六、特殊神经肌肉阻断剂/肌松药的副作用和禁忌证

在多种紧急治疗中,神经肌肉阻断剂是不可或缺的。骨骼肌麻痹可以保护声带在气管插管时不受损,在紧急操作时保持绝对静止;并且对在深度镇静后仍不能人机协调的患儿,能顺利地进行机械通气。但是,如果不能保证高级气道管理,那么肌松药是 100% 致死的。因此,如果用药者不完全确定在患儿肌肉麻痹后有能力维持其气道,则绝对不能使用肌松药。此外,神经肌肉阻断剂不能阻止疼痛传播,并且会给未镇静患儿造成恐慌和压力。因此,只有在同时进行充分镇静和镇痛

> ！
>
> 神经肌肉阻断剂如果使用不当,是致命的,故只能在设备足够、操作者熟练掌握气道开放技术的情况下使用。一旦发现气道紧急情况,应立即召集抢救人员。
>
> ！

之后才能使用神经肌肉阻断剂。非去极化神经肌肉阻断剂与类固醇药物合用时，可能导致长期多发性神经病，这可能显著延长住院时间并增加并发症的发病率。

（一）去极化药物

神经肌肉阻断剂根据其在神经肌肉接头（neuromuscular junction，NMJ）的活性，可分为去极化和非去极化两大类。去极化药物在打开突触后膜的钠离子通道后，导致突触后膜快速去极化，从而阻止进一步的神经肌肉传递。一旦细胞膜去极化，乙酰胆碱就不能在整个肌肉中传播动作电位，从而导致肌肉麻痹。

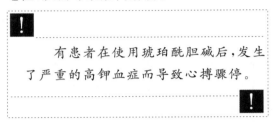

有患者在使用琥珀酰胆碱后，发生了严重的高钾血症而导致心搏骤停。

琥珀酰胆碱（1mg/kg，静脉注射；3mg/kg，肌肉注射）是目前唯一在使用的去极化神经肌肉阻断剂。它起效非常快（起效时间<1分钟），并能在几分钟内被胆碱酯酶完全代谢，且不受肝肾功能影响。它的作用会引起短暂的肌肉收缩后迟缓性麻痹。同时使用部分剂量的非去极化神经肌肉阻断剂可以阻断肌肉收缩。尽管琥珀酰胆碱有快速起效和作用时间短暂的优点，但它也会导致严重的副作用，如恶性热疗、横纹肌溶解、心动过缓、高钾血症、眼压升高和颅内压升高等。因此，琥珀酰胆碱禁用于大多数创伤、神经肌肉疾病、颅内压增高、青光眼升高、严重酸中毒或代谢紊乱的病例。除此之外，它还是一种很好的药物，但不应滥用。

（二）非去极化药物

与去极化药物不同，非去极化药物通过与乙酰胆碱受体结合来阻断乙酰胆碱的作用。通过这种方式，它们阻断了神经肌肉接头的信号传播而诱发肌肉麻痹，直到它们被代谢掉。所有的非去极化药物比琥珀酰胆碱起效慢，恢复期也更长。

1. 罗库溴铵（每次 1mg/kg）的起效时间约为 1～2 分钟，是所有非去极化药物中起效最快的。其作用持续时间也最短，约 30 分钟。并且没有心血管副作用。尽管罗库溴铵主要由肝脏代谢，但其药效在肾脏疾病患儿中也会延长。因为作用时间短，所以并不适用于需要长期麻痹的患儿；但是对于需要短期麻痹（如气管插管时）的患儿，罗库溴铵是琥珀酰胆碱最好的替代品。

2. 维库溴铵（每次 0.1mg/kg）的起效时间为 1～3 分钟，作用持续时间为 30～40 分钟。其没有心血管副作用。在有肝脏疾病的患儿，其药物清除率会大大降低；肾功能不全也可能影响其药物清除率。维库溴铵不适用于快速诱导，但可能是长期持续镇静的最佳的非去极化药物。

3. 潘库溴铵（每次 0.1～0.15mg/kg）的起效时间为 2～5 分钟，剂量依赖性作用持续时间为 30～60 分钟。单次剂量可能导致麻痹时间超过 2 小时。大多数潘库溴铵（80%）经肾脏消除。因此，其在肾功能障碍患者中的清除率显著降低。此外，潘库溴铵还有一个令人担忧的副作用，即阻滞迷走神经的作用，会引起明显的心动过速，这对有些患儿来说不能耐受。因此，只有在无法选用维库溴铵时，才将潘库溴铵作为一种不错的选择。

4. 阿曲库铵（每次 0.5mg/kg）和顺式阿曲库铵（每次 0.1mg/kg）的起效时间为 2～3 分钟，作用持续时间为 20～35 分钟。这种药物可以安全地用于肝或肾功能衰竭的患儿。其降解速率取决于温度和 pH。因此，在发热或碱中毒的患儿中，其作用时间可能会缩短；在低体温或酸中毒的患儿中,其作用时间可能会延长。阿曲库铵能引起组胺大量释放并导致低血压,因此有过敏及哮喘病史的患儿必须避免使用。而顺式阿曲库铵很少发生这种副作用。总的来讲,对有严重肝或者肾功能衰竭的患儿,可选用阿曲库铵和顺式阿曲库铵。

七、拮抗剂

很少有药物能够逆转镇静剂、镇痛药或者神经肌肉阻断剂的作用。但是,有的药物可以在各种临床情况下降低发病率及死亡率。在任何镇静期间,它们都应该准备好随时能取用,但是必须根据临床的具体情况来决定使用。

纳洛酮(每次 0.1mg/kg,静脉注射,最大量 2mg;经鼻给药,每次 4mg)是所有阿片类药物的特异性拮抗剂。它的作用是几乎立即可以将阿片类药物从它们的受体上取代下来。在高剂量时,所有的阿片效应都能被同时降低,包括呼吸抑制和镇痛作用。在低剂量时,纳洛酮可能只能拮抗呼吸抑制及部分镇痛作用。但是,由于这种药物常常只在紧急情况下使用,所以没有时间来调定剂量。纳洛酮的半衰期比大多数麻醉药要短得多,所以可能需要多次重复给药,直到患儿血管内的残余麻醉药全部被清除。事实上,长效的麻醉药经常需要纳洛酮持续静脉泵注来拮抗。在急诊情况下,对精神萎靡、呼吸抑制的患儿,纳洛酮可以用作诊断性给药。但纳洛酮的主要用途是拮抗麻醉药诱发的呼吸抑制,使患儿免于气管插管。

氟马西尼是苯二氮䓬类药物的特殊拮抗剂。其相对半衰期较长,约为 1 小时,但是在肝功能衰竭患儿中会明显延长。氟马西尼能完全逆转苯二氮䓬类药物过量引起的镇静和呼吸抑制作用。与纳洛酮不同,氟马西尼在大多数临床情况下不是理想的药物选择,因为它有几种副作用。首先,同时也是最重要的,它会引起既往有或无癫痫病史的患儿发生惊厥。如果患儿在给予氟马西尼后出现惊厥,则这种惊厥用苯二氮䓬类药物也不能终止,甚至可能对二线和三线抗惊厥药也耐药。其次,氟马西尼能引起难以控制的心律失常、心动过速和高血压。最后,氟马西尼激发与多种药物过量相关的三环类抗抑郁药超量的副作用。因此,在任何情况下,氟马西尼绝不能诊断性用于苯二氮䓬类药物过量的患儿。事实上,由于氟马西尼可引起多种严重的并发症,所以即使在已知苯二氮䓬类药物过量的情况下,也应该尽量避免使用氟马西尼。更安全的办法是对患儿进行呼吸支持,直到苯二氮䓬类药物被清除。唯一例外的是患儿已发生呼吸衰竭和已知苯二氮䓬类药物过量,并且无法通过建立高级气道支持进行通气或者供氧。

非去极化神经肌肉阻断剂也能在一定程度上被拮抗,尽管不是直接的,如阿片类药物和苯二氮䓬类药物。因为非去极化药物通过对抗乙酰胆碱结合到神经肌肉接头来起作用。高剂量的抗胆碱酯酶药物,如新斯的明(每次 0.025～0.1mg/kg),可以用来拮抗它们的作用。但是,新斯的明会增加毒蕈碱受体及神经肌肉接头的乙酰胆碱水平。如果用高剂量的新斯的明来拮抗神经肌肉阻断剂,并且没有同时使用抗胆碱药,那么患儿会表现出乙酰胆碱酯酶毒性症状(如唾液分泌增加、高热、瞳孔缩小以及心动过缓等)。可以在给予新斯的明的同时,给予阿托品或者格隆溴铵(胃长宁),以防止这些副作用。对抗由非去极化药物引起麻痹的时间各不相同,取决于乙酰胆碱受体被神经肌肉阻断剂占据的比例。因此,用药者在尝试移除所有的辅助呼吸设备前,必须确定患儿能够在没有辅助的情况下自主呼吸。

舒更葡糖钠(静脉注射,2～4mg/kg;静脉注射 16mg/kg 可立即逆转高剂量罗库溴铵的作用)是最近开发的一种非去极化神经肌肉阻断剂逆转剂,对罗库溴铵、维库溴铵和潘库溴铵有作用。

它的作用是通过高亲和力结合封装非去极化的麻痹分子,使其不被激活,然后通过尿液排出整个结合体。早期的研究表明,这种药物是安全的,几乎没有副作用。然而,因为难以获取和价格高,所以其应用受限。但在患者无法进行氧合或机械通气而有生命危险时,使用该药的费用绝对会被认为是合理的。

八、快速抗药性和医源性撤药反应

快速抗药性是指药物在使用较长时间后效果下降的现象。这通常是由药物代谢增加或者易感受体下调引起的。大部分药物表现出这种特点,而每个患儿的反应则不同。患儿暴露于一种药物的时间越长,镇静和镇痛所需的输液频率或者药物剂量应该会增加。事实上,快速抗药性可能非常显著,以致医师必须在已有的复杂的治疗方案中添加药物以达到预期的临床目标。这对于需要持续麻痹的患儿尤其重要。因为在患儿麻痹时,镇静、镇痛可能不充分,导致患儿处于清醒、麻痹但是有明显疼痛的状态。

九、阿片类和苯二氮䓬类药物停药反应

(一)药物学策略

所有用阿片类和苯二氮䓬类药物治疗时间≥5天的患者,都可能出现阿片类和苯二氮䓬类药物停药综合征,尤其是持续静脉泵注合成阿片类药物的患者。长效的药物,如劳拉西泮,可以在预期拔管前1~2天开始给药,以防止苯二氮䓬类药物的撤药反应;在接近拔管时,咪达唑仑的用药量可以逐渐减少并逐渐停药。同样地,美沙酮的起始剂量可以接近阿片类药物当量(同时也要考虑两种药物的药代动力学差异),最初可以间隔6小时使用1次,持续约1天;然后,逐渐延长用药间隔。通过仔细滴定药物剂量,及咨询儿科重症医师和疼痛管理专家的意见,美沙酮小剂量用药通常就可起效,虽然在第1天要给药3~4次,但其用药间隔时间需逐渐延长,日用药总量逐渐减少,以避免药物累积。对长期输注右美托咪定的患者,应开始应用可乐定(经皮或肠内),以避免戒断症状。

劳拉西泮和美沙酮的用药量通常在几天或几周内根据个体情况逐渐减少,这取决于苯二氮䓬类药物及阿片类药物之前持续使用的时间。其目的在于预防生理上发生明显的戒断后并发症,如烦躁、惊厥、心动过速、高血压、腹泻和呕吐。合理地降低这些药物的用药量,可以帮助患儿尽快从重症疾病及相关的心理障碍中恢复过来。

(二)非药物策略

儿科ICU环境可能使患儿及其家属感到不安。若病房内可以保护隐私,可以有父母陪同和支持,环境声音和灯光适宜,则可能会减轻患儿的焦虑。同时,通过鼓励患儿白天暴露在阳光下,夜晚在安静、黑暗的环境条件下,促进昼夜节律,可能可以最大限度地减少药物治疗的必要性,儿童生活专家可以帮助分散患儿的注意力,并使其心情愉悦,减少阿片类药物和镇静剂的剂量,或间断使用阿片类药物和镇静剂。

镇静、镇痛和神经肌肉阻滞的要点

- 在进行镇静、镇痛和神经肌肉阻滞时,有必要对危重症患者进行监护,但如果使用不当,则可能导致严重的发病率或死亡率。
- 通过谨慎的镇静计划和准备,可以消除或者降低与镇静、镇痛和神经肌肉阻断相关的风险。
- 药物的选择是由临床目标和患儿的个体情况决定的。没有哪种药物或者药物组合可以适用于所有情况。
- 每种药物都有其副作用和禁忌证,需与用药者想要达到的临床目标相权衡。
- 如果临床医师不能确定有维持气道及辅助呼吸的能力,则应在初始镇静之前请更有经验的医师予以帮助。
- 在选择镇静水平时坚持"低始慢行"。
- 临床医师应该对自身能力的局限性有清醒的认识,如果对当前患儿的状况或者病情不确定,就不要开始镇静。同样地,他们也不应该在没有信心的情况下随意使用药物。
- 除危及生命的紧急情况外,应权衡拮抗剂的使用与潜在的不良反应。
- 所有药物都会出现抗药反应,并应随时调整剂量。

 推荐阅读

1. Bar-Joseph G, Guilburd Y, Tamir A, et al. Effectiveness of ketamine in decreasing intracranial pressure in children with intracranial hypertension. J Neurosurg Pediatr, 2009, 4: 40-46.

2. Bridion (sugammadex) Injection [package insert]. Whitehouse Station, NJ: Merck and Company Inc; 2015. http://www. merck. eom/product/usa/pi_circulars/b/bridion/bridion_pi. pdf. Retrieved January 16, 2017.

3. Cote CJ, Wilson S; American Academy of Pediatrics; American Academy of Pediatric Dentistry. Guidelines for monitoring and management of pediatric patients before, during, and after sedation for diagnostic and therapeutic procedures: update 2016. Pediatrics, 2016, 138(l): e20161212. http://pediatrics. aappublications. Org/content/138/l/e20161212.

4. de Caen AR, Berg MD, Chameides L, et al. Part 12: pediatric advanced life support: 2015 American Heart Association guidelines update for cardiopulmonary resuscitation and emergency cardiovascular care. Circulation, 2015, 132(Suppl 2):S526-S542.

5. Heard CMB, Fletcher JE. Sedation and analgesia. In: Fuhrman BE, Zimmerman J, eds. Pediatric Critical Care. 4th ed. Philadelphia, PA: Mosby Elsevier, 2011.

6. Kudchadkar SR, Easley RB, Brady KM, et al. Pain and sedation management. In: Nichols DG, Shaffner DH, eds. Rogers' Textbook of Pediatric Intensive Care. 5th ed. Philadelphia, PA: Lippincott Williams and Wilkins, 2016.

7. Kraemer FW, Rose JB. Pharmacologic management of acute pediatric pain. Anesthesiol Clin, 2009, 27:241-268.

8. Mosier JM，Sakles JC，Stolz U，et al. Neuromuscular blockade improves first-attempt success for intubation in the intensive care unit. A propensity matched analysis. Ann Thorac Soc，2015，12：734-741.

9. Playfor S，Jenkins I，Boyles C，et al.；United Kingdom Paediatric Intensive Care Society Sedation；Analgesia and Neuromuscular Blockade Working Group. Consensus guidelines on sedation and analgesia in critically ill children. Intensive Care Med，2006，32：1125-1136.

10. Practice advisory for preanesthesia evaluation：a report by the American Society of Anesthesiologists Task Force on Preanesthesia Evaluation. Anesthesiology，2002，96：485-496.

11. Apfelbaum JL，Hagberg CA，Caplan RA，et al. Practice guidelines for management of the difficult airway：an updated report by the American Society of Anesthesiologists Task Force on Management of the Difficult Airway. Anesthesiology，2013，118：251-270.

12. Practice guidelines for preoperative fasting and the use of pharmacologic agents to reduce the risk of pulmonary aspiration：application to healthy patients undergoing elective procedures：an updated report by the American Society of Anesthesiologists Committee on Standards and Practice Parameters. Anesthesiology，2011，114：495-511.

13. Practice guidelines for sedation and analgesia by non-anesthesiologists. American Society of Anesthesiologists Task Force on Sedation and Analgesia by Non-Anesthesiologists. Anesthesiology，2002，96：1004-1017.

14. Tait AR，Vbepel-Lewis T，Burke C，et al. Incidence and risk factors for perioperative adverse respiratory events in children who are obese. Anesthesiology，2008，108：375-380.

15. Tobias JD. Neuromuscular blocking agents. In：Fuhrman BR，Zimmerman J，eds. Pediatric Critical Care. 4th ed. Philadelphia，PA：Mosby Elsevier，2011.

16. Tobias JD，Green TR，Cote CJ；AAP Section on Anesthesiology and Pain Medicine，AAP Committee on Drugs. Codeine：time to say "o". Pediatrics，2016，138：e20162396. http：//pediatrics. aappublications. org/content/138/4/e20162396. 1ong.

17. Farrington EA. Pediatric Critical Care in Critical Care Pharmacotherapy. Kansas City，KS：American College of Clinical Pharmacy，2016.

18. Weingart SD，Levitan RM. Preoxygenation and prevention of desaturation during emergency airway management. Ann Emerg Med，2012，59：165-175.

（许　丹　翻译）

第 21 章

有创医疗设备

 目 标

- 确定各种管道和导管的不同特性。
- 比较不同年龄段适用的导管和导管大小。
- 认识各种医疗设备的适应证。
- 回顾与有创医疗设备使用相关的潜在并发症。

 病例分析

一名少年开车时用手机发短信,结果发生机动车相撞事故而受伤。到达急诊科后,她昏迷不醒,血压下降,有活动性出血。为促进患者复苏、稳定病情和方便护理,予以气管插管,并放置胃管、锁骨下中心静脉、胸腔引流管、导尿管和脑室外引流管。

评估

—该患儿的生理状态如何?

—最有可能和最严重的伤害是什么?

干预

—哪些外伤需要立即干预?

—进一步评估和管理的重点是什么?

—在该患儿的评估中,你希望做哪些额外的研究?

重新评估

—目前的治疗策略是否有效?

—是否需要培养、抗菌药物覆盖和(或)进一步的治疗干预?

有效沟通

—如果该患儿的临床状况发生变化,谁需要知道,如何传递这些信息?

—可以预期哪些临床变化?

—护理该患儿的最佳地点是哪里?

团队合作

—你打算如何实施治疗策略?

—谁来执行? 如何及何时执行?

因创伤性脑损伤和多系统器官功能障碍,患儿在 ICU 经历脑室腹腔分流、气管切开术、胃造瘘和外周插入中心导管（peripherally inserted central catheter，PICC）放置后，被转移到康复中心，并仍然依赖于多种有创性医疗设备。

评估

—威胁到该患儿安全的最常见的设备并发症是什么？

干预

—哪些并发症可能需要立即干预？

—进一步评估和管理的优先级别是怎样的？

—在该患儿进入康复中心的评估期间，你想做哪些额外的研究？

重新评估

—这些设备需要多久评估一次？

—每个设备出现并发症的最初迹象是什么？

有效沟通

—如果该患儿的临床状况发生变化，谁需要知道，以及如何传递这些信息？

团队合作

—家庭将如何融入护理工作？

—谁来执行？如何及何时执行？

一、引　言

医学科学和技术的进步帮助挽救和延长了许多儿童的生命。在危急情况下，有创性医疗设备被普遍应用于危重症患儿的抢救和治疗。从长远来看，这些设备已成为许多具有复杂医疗和保健需求的患者的治疗不可或缺的组成部分，使许多依赖有创设备的儿童能够在院外、社区接受护理。在急危重症患儿中，慢性疾病患儿占有很大的比例。由于对技术的依赖，所以所有使用有创医疗设备的患儿都面临着与设备相关的并发症的重大风险，包括移位、故障和感染，导致护理中断，并增加发病率和死亡率。

二、导　管

（一）概　况

可用于危重症患儿护理治疗的导管包括气道导管、血管置管、胃肠道（gastrointestinal，GI）管、腹腔引流管、体内分流管、导尿管和胸腔引流管。这些设备可以提供进入体内的真实或潜在空间的途径。每种类型的导管都有一系列的型号。尺寸的选择由患儿的年龄、体重和解剖决定。有关人工气道的信息可见**第 2 章**。有关神经外科分流管路的内容详见**第 15 章**。

（二）胃肠管

胃肠管通常由聚氨酯或硅胶制成，单腔或双腔，可能有重力或排气设计。导管一般根据插入的解剖部位和预期用途（如鼻胃管）来命名。胃肠导管通常用来为排出胃肠道的内容物（空气、血、分泌物或者摄入的毒物)或者灌注入东西(药物、营养物质或者洗胃液)提供直接通路。胃肠导管的用处包括:急性减压;提供水、电解质和营养物质;给药;移除离子交换树脂的电解质;甚至可作为一个通过灌洗液控制体温的简易装置。胃肠导管的直径常以 French(F)来计算,每一个 F 等于 0.33mm。儿科导管规格在 5~16F 或者更大一些(见表 21-1)。

1. 口胃管和鼻胃管

　　口胃管(orogastric,OG)和鼻胃管(nasogastric,NG)可用于诊断和治疗。它们通常用于需要有创或无创机械通气支持患者的胃肠减压,以及在药物过量、出血或肠梗阻后排空胃内容物(见图 21-1)。

表 21-1　　鼻胃管尺寸		
年龄	重量(kg)	尺寸(F)
0~6 月龄	3.5~7	5~10
1 岁	10	10
2 岁	12	10
3 岁	14	10~12
5 岁	18	12
6 岁	21	12
8 岁	27	14
12 岁	不限	14~16

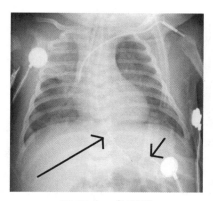

图 21-1　鼻胃管

　　口胃管是通过口腔插入胃管,而鼻胃管是通过鼻腔插入导管,两者都沿着硬腭上方进入鼻咽,然后穿过咽部,沿着食管进入胃内。口胃管专门用于可能存在头部外伤的患者。如果经鼻插入导管,潜在前颅窝颅骨骨折或颌面部损伤的患儿可能不小心通过筛板或筛骨而将导管置入大脑的风险较高。

　　Salem Sump 管(由 Covidien AG 公司生产)是一种带有排气装置的未加重的双腔管,常用于胃减压。当其中一个孔正在抽吸时,管中的第二个腔允许空气灌入导管远端。空气灌入的方式可能有利于减少因导管黏附于胃黏膜而致的刺激。Salem Sump 管有一个防止反流的瓣膜,可以预防

> **!**
>
> 　　对于疑似或确诊前颅窝颅骨骨折或颌面部损伤的患者,首选口胃路径,禁止放置鼻胃管。
>
> **!**

胃内容物溢出。传统的 Salem Sump 管并不是喂养的最佳选择,主要因为管路材料过于僵硬及存在排气端;它往往更多地被用于减压、灌洗或者给药。而新的 Salem Sump 管有安全的肠内营养接口。

2. 喂养管

　　无创喂养管是当患儿没有能力通过吞咽来获取足够的营养物质时,用来提供肠内营养或者管道营养的装置。在对急性病的治疗中,置管往往是临时性的,但是这些管路也会被用于慢性病。肠内营养常选用小孔径、有或无重力装置、单腔管路的喂养管。在套管包装中有时会配备套导管的导丝,用以帮助留置管路;留置完毕后,导丝就可以被拔出并丢弃。在需要长期留置时,小孔径的喂养管比大孔径的鼻胃管更加合适,因为随着时间的推移,发生并发症的风险(鼻窦炎、中耳炎、鼻腔内组织坏死)要小很多。小孔径的喂养管并不适用于抽取胃内容物,而根据患儿的需

要、预后和家庭选择，可用于短期或者长期营养支持、液体管理和给药。喂养管（鼻胃管或经幽门管）远端放置的位置决定了患儿的喂养方式和管子的标签。放置的鼻胃管可用于单次喂养，也可以用于连续喂养。经幽门的置管（鼻十二指肠或鼻空肠）只能通过持续灌注给予营养，不能用于单次大量输注，因为无论是十二指肠还是空肠，都不能耐受大容积的液体或者营养物（见图21-2至图21-4）。

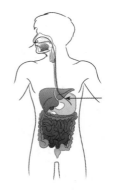

图 21-2　鼻胃管放置

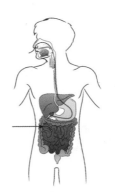

图 21-3　鼻十二指肠管放置

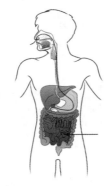

图 21-4　鼻空肠管放置

3. 并发症

　　与胃肠管放置相关的最常见并发症见**表 21-2**。如果怀疑设备故障，则需要取出所有连接装置，并用 5～10mL 的水或空气冲洗管路。如果冲洗没有阻力，设备很可能没有故障。如果无法冲洗困难，意味着可能存在管路堵塞，需要更换。

表 21-2　　小孔喂养管放置的相关并发症
· 咳嗽、声音嘶哑或呼吸困难，表明喂养管的位置可能在支气管内。
· 鼻出血。
· 管子蜷曲在食管或咽后部。
· 与放置损伤有关的食管撕裂或肠穿孔。
· 管路被患儿移位或拔除。
· 尽管位置正确，但仍然有胃内容物吸入。
· 配方奶或药物碎片堵塞管路。
· 插入部位皮肤刺激或破损。
· 不小心穿透胸膜造成气胸

（三）外科放置的喂食管

　　如今，越来越多的患儿通过外科手术安装了肠道喂养管，包括胃造瘘管、胃空肠管和空肠造瘘管，这些方法适用于长期需要人工营养的患者。这种管路还可以用于减压或排出胃内容物。如果发生引流不完全的情况，则可能需要一个额外的大口径鼻胃管或口胃管，以充分减压。

1. 胃造瘘管

　　胃造瘘管或胃喂养管（见图21-5和图21-6）是最常见的喂养管，可以通过外科手术（腹腔镜或开腹术）放置，也可以在内镜辅助下经皮放置。使用经皮胃造瘘术或经皮内镜胃造瘘术（percutaneous endoscopic gastrostomy,PEG)可以避免剖腹手术,这些管道被锚定于皮肤上,靠牵引力保持胃的造瘘口与前腹壁之间的贴合。PEG 置管通常在胃内段有一个十字交叉结,这个交叉结避免了因牵拉导致的移位,但在移除时需要再次在胃镜下操作。在幼儿中,并不能像在成年人中那样简单地切断这些管道,并通过胃肠道排出体外。已报道的并发症有小肠梗阻,及继发于食管装置"反流"造成的食管黏膜糜烂伴穿孔。其他潜在的并发症还包括胃部与前腹壁之间贴合不紧密,导致腹膜内污物滞留和置管过程中其他脏器受损伤。

经腹腔镜放置的管可以是扁平型(Mic-Key 或 Passport)管,也可以是其他气囊导管。这些管也被锚定在前腹壁上,只是它们是带着气囊锚定的。这种腹腔镜辅助手术可以避免剖腹,同时使放置胃造瘘管期间对邻近器官(例如结肠)的损伤风险降至最低。使用的导管类型可能不同,手术胃造瘘管一般是蕈头管(Malecot 或 dePezzer 导管),可以简单地通过牵引拔除掉(见图 21-7)。

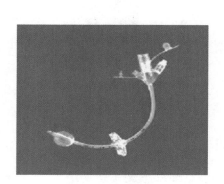

图 21-5 胃造瘘管

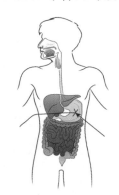

图 21-6 胃造瘘管的安置

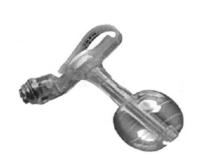

图 21-7 Mic-Key 按钮

并发症

更换胃造瘘管时应避免用力过大,因为这可能会使胃远离前腹壁,导致胃内容物漏入腹膜腔。如果在更换胃造口管时遇到任何困难,或者置管是新近的(4~6 周),则应进行对比研究,以验证位置放置是否正确。

如果胃造瘘管被不小心移除,则应该放置 Foley 导管来保持瘘管开放。在切口处简单地放置纱布或敷料,可以使伤口迅速自然闭合。

在评估患儿腹部厚度后,应选择一根足够长的 Foley 导管,以避免球囊在皮下(大多数为 2~3 厘米)膨胀。应将导管插入胃壁,给球囊充气,然后轻轻拉回紧贴腹壁。不应将 Foley 导管推入过远以致通过幽门并在十二指肠充气,因为这样可能导致胃出口梗阻和十二指肠破裂。幽门通常位于胃管进入胃部位的 5~7.5 厘米位置。

这也是将 Foley 导管作为喂养管评估喂养困难患儿的基础。如果导管没有被正确地固定于皮肤上,那么胃蠕动会把气囊推送过幽门,就如同推送一团食物,从而导致高位的小肠梗阻(呕吐物可见胆汁)及非弥散性的胃和腹部膨胀。这些患儿常常表现为管路周围过多渗出。而诊断则要靠测量管道外露长度变化来判断。要

> ! 若发生胃造瘘管移位,则需要立即将 Foley 导管置入胃皮通道,以保持通畅。 !

解决这个问题,需要抽掉气囊内的气体,把管道拉出来重新固定在一个合适的深度(插入 2~4 厘米),然后用胶布固定好。最好的解决方法是用带纽扣装置的胃造瘘管,这样导管就不会被吸到胃内。

2. 胃空肠管

胃空肠管与胃造瘘管相似,但仔细检查会发现其有 3 个端口:1 个端口通用于固定的气囊,1 个端口通胃通路,1 个端口通空肠通路。其护理和放置的方法与胃造瘘管相同。在急性使用期间,胃端口可用于引流,空肠端口用于喂养和药物治疗。在通过胃空肠端口给药时需要额外小心,因为如果堵塞,则可能需要在内镜、透视或超声引导下进行更换。

3. 空肠造瘘管

空肠造瘘管类似于胃管,但其通常孔更小、直径也更小,并且通过外科手术插入空肠而不是胃。在需要绕过上消化道的医疗条件下,空肠造瘘管是有指征的。手术后 12 小时,可以开始使用空肠造瘘管(**见图 21-8**)。

泵注或滴注喂养时通常使用商用配方营养物,既能提供营养也避免堵塞。

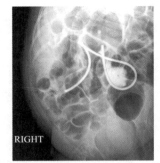

图 21-8 空肠造瘘管

（四）胸腔管

胸腔管（又称胸管、胸腔引流管或猪尾管）是一种通过胸部插入胸膜间隙的软管。其被用于从胸腔内排出空气(气胸)、液体(胸膜积液、血液、乳糜)或脓液(脓胸),偶尔用于胸膜内给药(如组织纤溶酶原激活物)。根据儿童的临床状况和情况的紧迫性,胸穿针穿刺可能先于胸腔管放置,因为它可能很快完成。

> **!** 小孔喂养管容易发生堵塞,特别在灌注一些特殊药物并且又未按照要求及时冲管的情况下。 **!**

胸腔管是由乙烯基或硅酮制成的无菌、柔软且无血栓诱导性的导管,其大小和长度各不相同。导管的大小取决于患者的解剖结构和放置原因(**见表 21-3**)。插入位置是由置管的目的决定的:如果引流空气,则插管应被放置在肺的前部和肺的顶点;如果引流液体,则插管应被引导到肺的底部和后部。

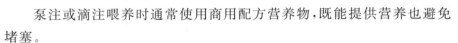

表 21-3	胸腔引流管大小	
年龄	重量(kg)	管子尺寸(F)
新生儿	3～5	10～12
婴儿	6～9	10～12
蹒跚学步的幼儿	10～11	16～20
幼儿	12～14	20～24
儿童	15～22	20～32
年龄较大的儿童	24～30	28～32

并发症

胸腔管的主要并发症类似于其他穿过皮肤放置的设备:疼痛、不适、出血和感染。有意思的是,气胸和血胸是继发于胸腔引流管放置的肺损伤的两个并发症,但同时也是胸腔引流管放置的指征。其他相对少见的并发症包括皮下气肿、胸神经损伤、肋间血管损伤和器官损伤(肺、心、膈、肝、胃和脾)。其他并发症似乎与置管后的导管位置直接相关。如果任何一个侧排排孔在胸膜之外,那么导管插入的深度不够可能导致漏气和皮下气肿。如果导管插入过深,则会压迫胸膜或胸腔结构,导致疼痛和进一步的组织损伤。

即使置管位置正确,也可能发生并发症。置管可能发生移位甚至断裂。插入部位的疼痛感可能使患儿不敢动,导致肺不张。插入口的皮肤会出现不适、发红或损伤,特别是当覆盖的敷料开始被渗透或需要频繁地更换时(**见附录 11**)。

三、导　管

导管是一种可以插入体腔、各种管道或血管的导管。它们起到了抽吸和输入液体以及为外科器械操作提供通路的作用。导管放置(置管)有以下作用。

■　从膀胱排出尿液。

■　将脑脊液引流至体腔(第 15 章)。

■　给予静脉输液、药物或肠外营养。

■　直接测量动脉或静脉的压力。

(一)导尿管

在导尿术中,塑料管道(如 Foley 管)可以经由尿道口和膀胱插入尿路,或者经耻骨联合上插入泌尿道内。如果不确定导尿管需要留置多久,那么往往需要向导管头部的球囊注入无菌注射液,以防止管道意外滑出。通过放置导尿管,可以收集患者的尿液,测量尿液量,以及用于各种医疗化验。导管有各种各样的尺寸、材料(乳胶、硅酮、聚氯乙烯或聚四氟乙烯)和类型(Foley 导管、直导管或 Coude 尖端导管)。通常推荐使用最小尺寸的导尿管,而有时也需要大尺寸的导尿管来控制导管周围的渗漏或者进行持续的膀胱冲洗(**见表 21-4**)。当尿液带血或含有沉淀物或凝块时,可能也需要大尺寸的导尿管。在有些特殊情况下,应该使用硅酮或聚四氟乙烯管,如:患者有特殊情况(脊柱裂或泌尿生殖道异常);患者经历反复手术、经历长时间手术或曾经黏膜暴露于乳胶(尤其在生命早期);有特应性病史或食物过敏史的患者发生乳胶过敏的风险很高,或在长期使用乳胶导管后可能对乳胶发生过敏反应。

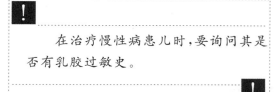

!　在治疗慢性病患儿时,要询问其是否有乳胶过敏史。　!

表 21-4　导尿管大小		
年龄	重量(kg)	管子尺寸(F)
新生儿	3～5	5～8
婴儿	6～9	5～8
幼儿	10～11	8～10
小龄儿童	12～14	10
中龄儿童	15～22	10～12
大龄儿童	24～30	12～14

简易导尿术可用于采集尿液标本进行实验室检测。神经损伤患者,尤其脊髓损伤患者,可能需要长期清洁、间歇导尿。在需要保持留置导尿的情况下,将尿液收集系统附于导管上,收集系统的连接要保持无菌状态。

导尿术的主要并发症是感染。其他问题包括出血、组织创伤、假通道、尿道损伤（通常在长期留置使用时）和乳胶过敏等。

（二）留置静脉置管

留置静脉通路导管用于将液体、药物、肠外营养和血液制品输送到中心静脉，也可以用来抽取血液样本，还有些是专门为慢性间歇性血液透析而设计的。有多种导管可供长期使用。使用哪种导管类型取决于使用指征，以及患者和其家属、医疗团队的偏好。导管通常按放置方式和设备特性进行分类。

1. 隧道管

插入大的中心静脉并在皮下组织下潜行后退出皮肤的导管通常以品牌名称命名，如 Broviac(C. R. Bard, Inc.)、Hickman(C. R. Bard Inc.) 和 Permcath(Covidien AG)，见图 21-9。这些导管最常用于长期肠外营养、慢性药物治疗、慢性间歇性血液透析或血液分离。它们通过出口部位皮肤下面的涤纶套固定，这可以防止导管脱落，并形成阻止感染的屏障。这些导管可能长时间使用。其插入通常由放射科医生或外科医生在镇静或全身麻醉下进行。导管有单腔、双腔或三腔。露出皮肤的管路由敷料固定。导管管腔通常用抗凝液定期冲洗，以防止在导管内形成血栓（见表 21-5）。

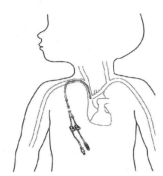

图 21-9 Broviac 导管

表 21-5	肝素冲管		
	描述	局部护理	冲管
外周静脉导管	尺寸范围从 24G 到 16G。一般使用 T 形或 Y 形接头	每 96 小时更换或必要时更换（根据各单位政策）	• NICU 的冲管量各不相同。 • 每 8 小时冲管或必要时冲管。 • 通常使用 2~5mL 生理盐水冲管，除非医嘱要求使用肝素冲管
中心静脉导管	任何末端位于或通过上腔静脉的静脉导管	敷料更换：透明敷料每周更换 1 次；纱布每 48 小时更换 1 次或者必要时更换；使用中心静脉敷料套包；小于 2 月龄的小婴儿不适用氯己定。 • 在 NICU，用聚维酮碘消毒 3 次，然后用无菌生理盐水冲洗，最后覆盖敷料； • 其他 2 月龄以下的婴儿，用酒精消毒 3 次，再敷料覆盖； • 所有 2 月龄以上的儿童，用氯己定消毒 1 次，再覆盖敷料	• NICU 冲管不同 • 每 12 小时或必要时用 2~5mL 10U/mL 的肝素冲管。 • 采血时，丢弃 2mL，抽出血标本后，用 5~10mL 生理盐水冲管，如果需封管则再用肝素冲管

表21-5	肝素冲管(续表)		
	描述	局部护理	冲管
经皮下植入中心静脉导管	PICC可以末端开放或者采用Groshong端口	最初的纱布敷料需要在24小时内移去;更换透明敷料,每周更换1次;更换纱布敷料,每48小时更换1次或必要时更换。使用中心静脉敷料套装。对2月龄以下的婴儿,不要使用氯己定消毒,用酒精消毒3遍,然后用聚维酮碘消毒3遍后贴敷料;对所有2月龄以上的儿童,用氯己定消毒1遍后贴敷料	• 不能使用10mL以下的注射器。 • NICU冲管遵医嘱。 • 其他患者:用2~5mL生理盐水;然后体重<10kg者,用2mL 10U/mL的肝素;体重>10kg者,用2mL 100U/mL的肝素,每12小时1次。 • Groshong端口:不使用时,每8小时用3~5mL生理盐水;抽血或输血后,用5~10mL生理盐水。 • 采血只用于3F或更大的PICC,先弃去2mL,抽血,然后用5~10mL生理盐水冲管,如果需封管再用肝素冲管
隧道中心静脉导管	经皮下组织隧道的中心静脉导管	敷料更换:透明敷料,每周更换1次;纱布,48小时更换1次或者必要时更换。使用中心静脉敷料套包。2月龄以下的小婴儿不适用氯己定。 • 在NICU,使用聚维酮碘消毒3次,然后用无菌生理盐水冲洗,最后覆盖敷料; • 其他2月龄以下的婴儿,用酒精消毒3次,再覆盖敷料; • 所有2月龄以上的儿童,用氯己定消毒1次,再覆盖敷料	• Hickman或Broviac:NICU冲管遵医嘱。 • 其他患者:用2~5mL生理盐水,然后用2mL 10U/mL的肝素,每24小时1次。 • Groshong端口:不使用时,每7天1次,用5mL生理盐水冲管;每次使用后,用5~10mL生理盐水冲管。 • 采血先弃去2mL,抽血,然后用5~10mL生理盐水冲管,如果需封管再用肝素冲管
植入性输液港	外科植入的输液港有扁平的隔膜;皮下的Groshong输液港有拱形隔膜	更换管路,每周1次或必要时;更换敷料,每周1次;如果是纱布敷料,48小时1次。使用中心静脉置管套装,使用20G或22G,即3/4或1英寸带翼的穿刺针	• 不能使用10mL以下的注射器。 • 用2~5mL生理盐水;然后体重<10kg者,用2mL 10U/mL的肝素;体重>10kg者,用肝素100U/mL,每天1次;出院时以及每个月,用5mL 100U/mL肝素。 • Groshong端口:不使用时,每月1次,用10mL生理盐水;抽血或输血后,用10~20mL生理盐水;每次使用后,用5~10mL生理盐水;如果有阀门故障,可能需要肝素5mL 100U/mL。 • 采血先弃去3~5mL,抽血,然后用5~10mL生理盐水冲管,如果需封管再用肝素冲管

注:NICU,neonatal intensive care unit,新生儿重症监护病房;PICC,peripherally inserted central catheter,经外周置入中心静脉导管;SVC,superior vena cava,上腔静脉;PRN,as needed,按需;NS,normal saline,生理盐水。

ª所有输液管路和肝素帽每96小时更换1次(或按单位政策)。全肠外营养/脂质管每24小时更换1次,同时更换喂养液。

2. 输液港

皮下输液系统需要插入针头穿过皮肤才能进入皮下储液囊。导管端口位于上胸部的皮下囊中，在皮肤下形成一个可触及的小凸起。这些导管通常是 Smiths Medical 或 Power Port（C. R. Bard，Inc.），每月只需要用抗凝剂冲洗 1 次，或在使用完成后冲洗。不使用时，此类导管感染风险低。这些端口通常用于间歇性需要的中心静脉通路，如化疗、间歇性输血或置管困难并有多次使用需要的情况（见图 21-10）。

3. 经外周置入中心静脉导管

经外周置入中心静脉导管（PICC 或 PICC 管）是一种经皮放置的小软管，通常从手臂的头静脉、贵要静脉或肱静脉置入，穿过中心（例如锁骨下静脉）到上腔静脉，直到导管尖端靠近右心房和上腔静脉连接处。PICC 通常在局部麻醉或镇静剂的使用下，经超声或透视引导置入，最后经影像学确定合适的位置。PICC 可长期使用，通常用于化疗、长期抗菌药物治疗或肠外营养（见图 21-11）。

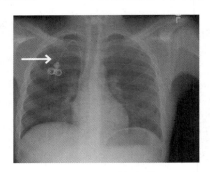
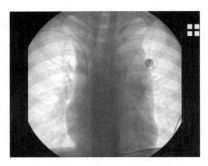

图 21-10　输液港　　　　图 21-11　经外周置入中心静脉导管

4. 并发症

留置静脉通路导管的相关并发症包括感染、出血、闭塞、血栓形成、静脉炎。这些导管可能发生移位、断开、滑脱或阻塞。

感染是最常见的并发症之一，特别是在免疫功能低下的儿童。发热是污染和感染的症状。出口部位出现肿胀、红斑、压痛或出血，也表明可能存在感染。建议评估患儿的血流动力学状况，从导管抽血进行培养，并进行血常规监测。

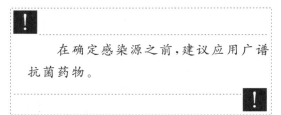

在确定感染源之前，建议应用广谱抗菌药物。

如果确定了感染源，那么应缩小抗菌药物谱，以有针对性地治疗特定的病原体。预防性抗菌药物无效。提高对导管置入、护理和维护的警惕性已被证明是抵御感染的最佳措施。强烈建议严格遵守已公布的置入和维护指南。

导管可能被血液凝块、药物或肠外营养形成的晶体所阻塞。与血栓形成相关的最严重的风险是肺栓塞，其可能导致低氧血症、呼吸窘迫或休克。栓塞的症状和体征取决于受影响的器官系统，可能包括精神状态改变、呼吸窘迫、发绀、呼吸困难、胸痛、心动过速和休克。空气栓塞是另一种严重的风险，与血栓栓塞有相同的迹象和症状。其治疗包括夹紧导管，将儿童置于仰卧位，左侧向下，头部低于身体，打开气道，并给予 100% 氧气。还有一种风险是导管腐蚀或穿通中心静脉,这可能导致气胸、血胸或静脉输液来源的胸腔积液;在这些情况下,可能需要及时减压。如果导管末端穿过右心房,那么可能导致急性心脏压塞。

皮肤出口部位出血可能是并发症进展的迹象。如果导管损坏或脱落,可能需要在出口部位附近夹紧导管,以防止进一步出血。如果导管移位,则应在局部加压止血,并应对儿童的气道、呼吸、循环和血流动力学进行持续评估,以了解有无心肺功能损害。

(三)血流动力学监测导管

有几种类型的导管可以用于密切、准确地监测和评估血流动力学状态。其中包括中心静脉通路导管和动脉导管。由于缺乏有利的报道结果,所以过去几十年的总体情况是避免在儿科患者中插入肺动脉导管或 Swan-Ganz 导管。

1. 中心静脉导管

中心静脉导管可以定义为经皮插入中心静脉的高血流量的导管。最常见的插入部位包括颈内、锁骨下、腋窝和股静脉(见表 21-6 和附录 12)。与外周静脉置管相比,中心静脉导管提供了更稳定和可靠的静脉通路。它还可以进行血流动力学监测,中心静脉血取样进行实验室研究,可靠地输注血管活性药物,并快速进行大容量复苏。因为中心静脉通路发生外渗的风险要低得多,所以可消除外周静脉使用时具有潜在腐蚀性的药物的相关并发。中心静脉导管置入的适应证包括:

- 循环衰竭的复苏;
- 血管活性药物的使用;
- 高渗溶液的应用;
- 腐蚀性化疗药物的应用;
- 中心静脉压的测量;
- 中心静脉氧饱和度的测量;
- 起搏器或 Swan-Ganz 导管置入;
- 接受血液透析;
- 长期血管通路。

表 21-6　中央静脉导管大小[a]

年龄	颈内静脉(F)	锁骨下静脉(F)	股静脉(F)
0～6 月龄	3	3	3
6 月龄～2 岁	3	3	3～4
3～6 岁	4	4	4
7～12 岁	4～5	4～5	4～5
>12 岁	5～7	5～7	5～7

[a] 导管长度的选择取决于置管目的是监测还是需要快速输注液体。

数据来源于:King C, Henretig FM. Textbook of Pediatric Emergency Procedures. Philadelphia:Wolters Kluwer/Lipincott Williams & Wilkins,2008.

并发症

中心静脉置管的并发症在婴儿和儿童的发生概率高于成年人(见表 21-7)。常见的并发症包括疼痛、感染、血栓形成、血管穿孔、心律失常、空气栓塞、导管碎片栓塞、导管阻塞等。任何方法或部位都可能发生感染。在成年人,锁骨下部位感染的发生率最低。在儿科患者,股静脉已成为最常用的中心静脉插管部位,并且这与此部位的感染发生率低有关。若出现发热、肿胀、红斑、压痛或出血,提示可能存在感染。为防止感染,必须采取最大限度的屏障预防措施,并且应严格遵守敷料护理和维护的制度准则,使用氯己定严格清洗导管插入部位。迅速评估、导管培养和缩小抗菌药物谱以治疗特定生物体,也是非常有必要的。预防性抗菌药物无效。提高对插入、护理和维护的警惕性已被证明是抵御感染的最佳措施。

导丝意外进入中央循环是一种罕见的并发症,可以通过确保始终抓住导丝末端来避免;如果出现并发症,它可能需要由放射科介入医生或外科医生来移除。当该装置的适应证不再存在时,应及时移除留置静脉通路导管。对于临时导管,应每天重新考虑是否需要继续使用(见附录12)。

2. 动脉导管

动脉导管插管提供了一种直接的连续测量血压和脉搏的方法,并且可以采样,评估动脉血氧分压、二氧化碳分压和酸碱平衡。除这些适应证外,动脉导管插入可为外科手术患者、先天性心脏病患者或血流动力学受损患者提供准确的血压监测。最常见的插入部位有桡动脉、股动脉、胫后动脉、足背动脉和腋动脉(见表21-8)。插入部位的选择基于可触及的脉搏、整体血流动力学状态以及其他解剖和患者个人独特的生理因素。因为与心脏的距离及血管的大小,所以胫骨后动脉和足背动脉用于血流动力学压力监测的可靠性较低。

表21-7　中央静脉插管并发症

位置	并发症
颈内静脉	• 颈动脉损伤; • 颈动脉误置管; • 气胸或血胸
右锁骨下静脉	• 气胸或血胸; • 张力性气胸; • 胸导管损伤; • 经验不足时穿刺成功率低
左锁骨下静脉	• 气胸或血胸; • 张力性气胸; • 胸导管损伤; • 经验不足时穿刺成功率低
股静脉	• 感染; • 动脉损伤; • 低血压/休克时的穿刺失败率高; • 无法引导中心导管

资料来源(© 2001Elsevier):Fleck DA. Central venous catheter insertion(perform). In:Lynn-McHale DJ, Carlson K,eds. AACN Procedure Manual for Critical Care. 4th ed. Philadelphia, PA:W. B. Saunders,2001:503-513.

表21-8　按部位及患者体重划分的动脉导管大小

部位	体重<10kg		体重在10~40kg		体重>40kg	
	导管尺寸	规格(F)	导管尺寸	规格(F)	导管尺寸	规格(F)
桡动脉,胫后动脉,足背动脉	22/24G	2.5	22G	2.5/3.0	20/22G	3.0
股动脉,腋动脉	18/20G	3.0/4.0	16/18G	4.0/5.0	14/16/18G	4.0/5.0

单腔导管是以标准的法国尺寸和长度制造的。只有一个管腔用于动脉血管插管。

资料来源(© 1997 Williams & Wilkin):Henretig FM, King C. Textbook of Pediatric Emergency Procedures. Baltimore:Williams & Wilkins,1997.

并发症

动脉插管的并发症包括动脉供血不足,动脉血栓形成,空气或颗粒物栓塞,血肿,出血,假性动脉瘤,神经损伤,局限性或广泛性感染。动脉血栓形成可能导致患肢组织坏死、组织缺血、患肢生长障碍。在儿童,最常见的并发症是小皮损、局部坏死、桡动脉闭塞。导管放置的时间越长,发生并发症的可能性就越大,应每天例行评估是否需要继续使用导管。

通过确认外周动脉插管的侧支循环(Allen 试验)、为动脉选择适当大小的导管、小心操作、对穿刺部位进行严格护理,并实施连续冲洗等方式(见附录15),可以将并发症的发生风险降至最低。监护仪上的动脉波形显示是一个安全的标志,将有助于监测是否发生了导管阻塞或发生于三通管被

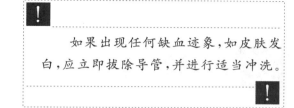

> 如果出现任何缺血迹象,如皮肤发白,应立即拔除导管,并进行适当冲洗。

无意中打开或者管路系统出现问题时的血液外渗情况。对带有动脉导管的肢体,应该经常评估是否有缺血的征象。在肢体末端放置血氧仪,可以对每次心搏造成的充分灌注进行无创监测。应使用等渗生理盐水(普通生理盐水)进行冲洗(无论有没有肝素),以保持动脉管路通畅。对外周动脉管路,含有罂粟碱的冲洗液能减轻血管痉挛,可能延长导管的使用时间。

测量

从正确组装、定位和校准的监测系统中获得的动脉压是血压测量的"金标准"。非侵入性、间接测量或靠听诊到 Korotkoff 音的人工测量的血压,与同时动脉直接监测的血压可能有差异,并且通常略低。

为了确保测量的准确性,经常需要进行波形分析和故障排除。有些技术和解剖因素可能影响测量的准确性。波形可以显示急冲波、伪影或缓冲波。动脉波形信号的失真可能是由血管因素、传感器压力感受装置和系统管路的顺应性引起的。影响测量准确性的因素包括血管壁弹性改变,脉搏波在血管壁或者管道的反射,系统液柱中的小气泡,管道中或周围的小血栓,以及检测管道过于僵硬和管道长度。还应将有创动脉压与常规的无创袖带测量的血压进行比较**(见图 21-12)**。

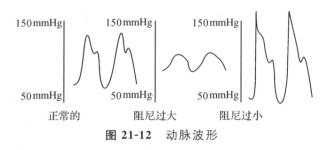

150 mmHg	150 mmHg	150 mmHg
50 mmHg	50 mmHg	50 mmHg
正常的	阻尼过大	阻尼过小

图 21-12　动脉波形

有创医疗仪器的要点

■ 应检查儿童是否有有创性医疗器械,并对其进行评估,以确保其正常运作。

■ 在放置有创装置,特别是血流动力学监测导管时,必须由有经验的人员进行。

■ 任何监测或有创性设备都需要使用者完全熟悉其操作和潜在的并发症。

■ 应定期对有创性医疗器械的持续需求进行评估;在移除之前,可能需要每天对每个医疗器械的急性使用需求进行评估。

■ 插入动脉导管的两个主要指征是频繁的动脉采血和持续血压监测。通常需要进行波形分析和故障排除,以确保测量的准确性。

■ 胸腔积液的处理取决于几个因素：病变的病因和范围，患者的一般情况，任何相关问题，患者是否需要转运，是否需要机械通气或全身麻醉。并非所有的胸腔积液都需要干预或置管。

推荐阅读

1. Dev SP，Nascimiento B，Simone C，et al. Chest-tube insertion. Videos in clinical medicine. N Engl J Med，2007，357：e15.

2. Franklin C. The technique of radial artery cannulation：tips for maximizing results while minimizing the risk of complications. J Crit Illn，1995，10：424-432.

3. Graham AS，Ozment C，Tegtmeyer K，et al. Central venous catheterization. Videos in clinical medicine. N Engl J Med，2007，356：e21.

4. Hazinski MF. PALS Provider Manual. Dallas，TX：American Heart Association，2011.

5. Henretig FM，King C. Textbook of Pediatric Emergency Procedures. Baltimore，MD：Williams & Wilkins，1997.

6. Lacroix LE，Vunda A，Bajwa NM，et al. Catheterization of the urethra in male children. Videos in clinical medicine. N Engl J Med，2010，363：19.

7. O'Grady NP，Alexander M，Burns LA，et al. Summary of Recommendations：Guidelines for the Prevention of Intravascular Catheter related Infections. Center for Disease Control and Prevention，Healthcare Infection Control Practices Advisory Committee. http://www.cdc.gov/hicpac/pdf/guidelines/bsi-guidelines-2011.pdf. Accessed January 24，2018.

8. Pasala S，Storm EA，Stroud MH，et al. Pediatric vascular access and centesis. In：Fuhrman BP，Zimmerman J，eds. Pediatric Critical Care. 5th ed. Philadelphia，PA：Elsevier，2017.

9. Salem MR，Khorasani A，Saatee S，et al. Gastric tubes and airway management in patients at risk of aspiration：history，current concepts，and proposal of an algorithm. Anesth Analg，2014，118：569-579.

10. Schwemmer U，Arzet HA，Trautner H，et al. Ultrasound guided arterial cannulation in infants improves success rate. Eur J Anaesthesiol，2006，23：476-480.

11. Tegtmeyer K，Brady G，Lai S，et al. Placement of an arterial line. Videos in clinical medicine. N Engl J Med，2006，354：e13.

12. Thomsen TW，Shaffer RW，Setnik GS. Nasogastric intubation：videos in clinical medicine. N Engl J Med，2006，354：e16.

13. Tobias JD. The safety of invasive monitoring in infants and children：complications of central venous access. Anaesth Pain & Intensive Care，2016，20(1)：3-7. http://www.apicareonline.com/the-safety-of-invasive-monitoring-in-infants-and-children-complications-of-central-venous-access. Accessed October 2，2017.

（余　佳　翻译）

附录 1

儿科正常值

表 A1-1　生命体征：参考范围

年龄组	呼吸频率（次/分钟）	清醒时心率（次/分钟）	睡眠时心率（次/分钟）	收缩压[a,b]（mmHg）
新生儿	30～60	100～180	80～160	60～80
婴儿（1～12 月龄）	30～60	100～160	75～160	72～105
幼儿（1～2 岁）	24～40	80～140	80～120	85～102
学龄前（3～5 岁）	22～34	70～120	60～100	89～108
学龄期间（6～12 岁）	18～30	65～110	60～90	94～120
青少年（13～17 岁）	12～16	60～90	50～90	107～132

[a] 用第 50 个百分位点预测男孩女孩第 50～90 个百分位区间；

[b] 1～10 岁儿童收缩压下限根据年龄计算：70＋年龄（岁）×2。

切记：

■　始终应该考虑患儿的正常范围。

■　在紧张或发热状态下，心率、血压和呼吸频率会升高。

■　婴儿和儿童的呼吸频率计数时间需满 60 秒。

■　在临床失代偿阶段，儿童血压是最后发生变化的指征。

■　儿童心动过缓是一项恶化指征，通常由缺氧导致，应立即采取措施。

■　收缩压或平均动脉压低于第 5 个百分位可以定义为低血压，身高位于第 50 个百分位的 1～10 岁儿童，其第 5 个百分位的收缩压和平均动脉压预计值可迅速用以下公式来确定：

收缩压（mmHg）：70＋年龄（岁）×2

平均动脉压（mmHg）：＜40＋年龄（岁）×1.5

1. Fleming S，Thompson M，Stevens R，et al. Normal ranges of heart rate and respiratory rate in children from birth to 18years of age：a systematic review of observational studies. Lancet，2011，377：1011.

2. Hazinski MF ed. Nursing Care of the Critically Ill Child. 3rd ed. St Louis，Missouri：Mosby，an imprint of Elsevier Science，2013，chapter 1，pg 3.

3. Pediatric Advanced Life Support (PALS) Provider Manual. Dallas，TX：American Heart Association，2016.

4. Haque IU，Zaritsky AL. Analysis of the evidence for the lower limit of systolic and mean arterial pressure in children. Pediatr Crit Care Med，2007，8：138-144.

表 A1-2　实验室检查：参考范围

检查项目类别	常用单位	国际单位
酸性磷酸酶[8]		
新生儿	10.4～6.4U/L	10.4～6.4U/L
1 月龄～13 岁	0.5～11U/L	0.5～11U/L
谷丙转氨酶（ALT）[1,6]		
婴儿	<54U/L	<54UL
儿童成人	1～40U/L	1～40U/L
白蛋白[1]		
新生儿	3.5～5.4g/dL	
0～15 天龄	3.0～3.9g/dL	
15 天龄～1 岁	2.2～4.8g/dL	
1～2 岁	3.6～5.2g/dL	
3～16 岁	3.6～5.2g/dL	
≥16 岁	3.9～5.1g/dL	
碱性磷酸酶[1,6]		
婴儿	150～420U/L	150～420U/L
2～10 岁	100～320U/L	100～320U/L
11～18 岁男孩	100～390U/L	100～390U/L
11～18 岁女孩	100～320U/L	100～320U/L
氨[1]		
新生儿	90～150μg/dL	64～107μmol/L
0～2 周龄	79～129μg/dL	56～92μmol/L
>1 月龄	29～70μg/dL	21～50μmol/L
淀粉酶[5]		
1～30 天龄	2～16U/L	
31 天龄～1 岁	0～30U/L	
1～3 岁	8～79U/L	
4～9 岁	16～91U/L	
10～18 岁	19～76U/L	
谷草转氨酶（AST）[1,3]		
新生儿	25～75U/L	
幼儿>2 岁	15～60U/L	
女性	13～35U/L	
男性	15～40U/L	

表 A1-2	实验室检查:参考范围(续表)	
检查项目类别	常用单位	国际单位
碳酸氢盐[6]		
早产儿	18～26mEq/L	18～26mmol/L
足月儿	20～25mEq/L	20～25mmol/L
>2 岁	22～26mEq/L	22～26mmol/L
胆红素(总胆红素)[1,6]		
0～1 天		
早产儿	<8mg/dL	<13μmol/L
足月儿	<6mg/dL	<10μmol/L
1～2 天		
早产儿	<12mg/dL	<205μmol/L
足月儿	<11.5mg/dL	<197μmol/L
3～5 天		
早产儿	<16mg/dL	<274μmol/L
足月儿	<12mg/dL	<205μmol/L
>5 天		
早产儿	<2mg/dL	<34μmol/L
足月儿	<1.2mg/dL	<21μmol/L
胆红素(结合)[1]		
所有年龄组	0～0.4mg/dL	0～8μmol/L
降钙素[6]		
新生儿	19.6～97.74pmol/L	70～348pg/mL
儿童		
男性	3～19pg/mL	0.84～5.32pmol/L
女性	2～14pg/mL	0.56～3.92pmol/L
钙(总量)[1]		
早产儿<1 周	6～10mg/dL	1.5～2.5mmol/L
足月儿<1 周	7～12mg/dL	1.75～3mmol/L
儿童	8～10.5mg/dL	2～2.6mmol/L
钙(离子钙)[6]		
新生儿<48 小时	4～4.7mg/dL	1～1.18mmol/L
成人	4.52～5.28mg/dL	1.13～1.32mmol/L
二氧化碳(CO_2 含量)[6]		
婴儿/儿童	20～24mEq/L	20～24mmol/L

表A1-2　实验室检查：参考范围(续表)

检查项目类别	常用单位	国际单位
一氧化碳(一氧化碳血红蛋白)[6]		
不吸烟者	占总血红蛋白的0～2％	
吸烟者	占总血红蛋白的4％～9％	
中毒	占总血红蛋白的20％～50％	
致命	＞50％总血红蛋白	
氯离子(血清)[6]		
儿童	99～111mEq/L	99～111mmol/L
C反应蛋白[1,6]		
所有年龄组	0～0.5mg/dL	
肌酸激酶(肌酸磷酸激酶)[1]		
新生儿	145～1578U/L	145～1578U/L
成年女性	20～180U/L	20～180U/L
成年男性	20～200U/L	20～200U/L
肌酐(血清)[1]		
新生儿	0.3～1mg/dL	27～88μmol/L
婴儿	0.2～0.4mg/dL	18～35μmol/L
儿童	0.3～0.7mg/dL	27～62μmol/L
青少年	0.5～1mg/dL	44～88μmol/L
纤维蛋白原[6]		
新生儿	125～300mg/dL	1.25～3g/L
所有年龄组	200～400mg/dL	2～4g/L
Γ-谷氨酰转肽酶(GGT)[1,6]		
脐带	37～193U/L	37～193U/L
0～3周龄	0～130U/L	0～130U/L
3周龄～3月龄	4～120U/L	4～120U/L
＞3月龄男孩	5～65U/L	5～65U/L
＞3月龄女孩	5～35U/L	5～35U/L
1～15岁	0～23U/L	0～23U/L
葡萄糖(血清)[1,6]		
早产儿	20～60mg/dL	1.1～3.3mmol/L
足月儿		
＜1天	40～60mg/dL	2.2～3.3mmol/L
＞1天	50～90mg/dL	2.8～5.0mmol/L
1周～16岁	60～105mg/dL	3.3～5.8mmol/L

表 A1-2	实验室检查:参考范围(续表)		
检查项目类别	**常用单位**	**国际单位**	
铁[1]			
新生儿	100~250μg/dL	18~45μmol/L	
婴儿	40~100μg/dL	7~18μmol/L	
儿童	50~120μg/dL	9~22μmol/L	
酮(血清)[7,8]			
定性	阴性		
定量	0.5~3mg/dL	5~30mg/L	
乳酸盐[1]			
末梢血			
新生儿	9~32mg/dL	1.1~3.5mmol/L	
儿童	9~22mg/dL	1.0~2.4mmol/L	
静脉	5~20mg/dL	0.5~2.2mmol/L	
动脉	5~14mg/dL	0.5~1.6mmol/L	
乳酸脱氢酶(98.6℉,37℃)[1]			
新生儿	290~1500U/L	160~1500U/L	
婴儿	180~430U/L	180~430U/L	
儿童	110~295U/L	110~295U/L	
铅			
儿童	<10μg/dL	<0.48μmol/L	
脂肪酶[1]			
所有年龄组	4~32U/L	4~32U/dL	
镁[1]			
所有年龄组	1.6~2.4mEq/L	0.63~1.05mmol/L	
高铁血红蛋白[6]			
所有年龄组	<0.3g/dL	<46μmol/L	
血浆渗透压[1]			
新生儿	低至 266mOsm/kg	低至 266mmol/kg	
所有年龄组(除新生儿)	275~295mOsm/kg	275~295mmol/kg	
磷[1]			
新生儿	4.2~9.0mg/dL	1.36~2.91mmol/L	
0~15 岁	3.2~6.3mg/dL	1.03~2.1mmol/L	
钾[6]			
<10 天	4~6mEq/L	4~6mmol/L	
>10 天	3.5~5mEq/L	3.5~5mmol/L	

表 A1-2　实验室检查：参考范围（续表）

检查项目类别	常用单位	国际单位
前白蛋白[1]		
新生儿～6 周龄	7～39mg/dL	
6 周龄～16 岁	13～42mg/dL	
蛋白质（总量）[1,6]		
新生儿～1 月龄	4.3～7.6g/dL	
1～3 月龄	4.6～7.4g/dL	
4～6 月龄	4.2～7.4g/dL	
7～12 月龄	5.1～7.5g/dL	
13～24 月龄	3.7～7.5g/dL	
25～36 月龄	5.3～8.1g/dL	
3～5 岁	4.9～8.1g/dL	
6～16 岁	6.0～7.9g/dL	
丙酮酸[6]		
所有年龄组	0.3～0.9mg/dL	0.03～0.1mmol/L
钠[6]		
早产儿	130～140mEq/L	130～140mmol/L
年长儿	135～146mEq/L	135～146mmol/L
甘油三酯（空腹）[6]		
男		
0～5 岁	30～86mg/dL	0.3～0.86g/L
6～11 岁	31～108mg/dL	0.31～1.08g/L
12～15 岁	36～138mg/dL	0.36～1.38g/L
女		
0～5 岁	32～99mg/dL	0.32～0.99g/L
6～11 岁	35～114mg/dL	0.35～1.14g/L
12～15 岁	41～138mg/dL	0.41～1.38 g/L
肌钙蛋白-I[1]		
0～1 月龄	<4.8μg/L	
1～3 月龄	<0.4μg/L	
3～6 月龄	<0.3μg/L	
7～12 月龄	<0.2μg/L	
1～18 岁	<0.1μg/L	

表 A1-2	实验室检查:参考范围(续表)	
检查项目类别	常用单位	国际单位
尿素氮(BUN)[1,2,3]		
早产儿	3~25mg/dL	1.1~8.9mmol/L
新生儿	2~19mg/dL	0.7~6.7mmol/L
幼儿或儿童	5~18mg/dL	1.8~6.4mmol/L
尿酸[6]		
0~2 岁	2.4~6.4mg/dL	0.14~0.38mmol/L
2~12 岁	2.4~5.9mg/dL	0.14~0.35mmol/L
12~14 岁	2.4~6.4mg/dL	0.14~0.38mmol/L

1. 经许可采用© 2015 Elsevier. Engorn B, Flerlage J. Blood chemistries and body fluids. In: Engorn B, Flerlage J, eds. The Harriet Lane Handbook. 20th ed. Philadelphia, PA: Elsevier, 2015.

2. Meites S, ed. Pediatric Clinical Chemistry. 3rd ed. Washington, DC: American Association for Clinical Chemistry, 1989.

3. Wu Alan HB. Tietz Clinical Guide to Laboratory Tests. 4th ed. Philadelphia: WB Saunders, 2006.

4. Pagana KD, Pagana TJ, Pagana TN. Diagnostic & Laboratory Test Reference. 12th ed. St Louis MO: Elsevier Mosby, 2015.

5. Soldin SJ, Hicks JM. Pediatric Reference Ranges. Washington, DC: American Association for Clinical Chemistry, 1995.

6. McMlian JA. Oski's Pediatrics: Principles and Practice. 4th ed. Philadelphia: JB Lippincott, 2006.

7. Kleigman RM, Behrman RE, Jenson HB, et al. Nelson Textbook of Pediatrics. 18th ed. Philadelphia: WB Saunders, 2007.

8. Danies R. Delmar's Guide to Laboratory and Diagnostic Tests. 2nd ed. Clifton Park, NY, 2010.

（孙晓英 翻译）

附录 2

骨髓腔输液

一、指　征

1.患儿需要紧急血管通路,但静脉通路在 90 秒内不能建立或者第一次静脉置管失败。

2.能通过静脉输注的任何液体,包括血液制品或药物,都可以通过骨髓通路给予相同的剂量。

二、解剖和生理

骨髓的动脉血供充足。丰富的骨髓腔内静脉血管网汇入中央循环。从骨髓针抽取的血液可进行血 pH、PCO_2、血常规、血型、血交叉及电解质检测。在抢救复苏时,通过骨髓通路药物的疗效和峰浓度已被证明与通过静脉通路的相当。

三、设　备

1.穿刺针的选择:

■　Jamshidi(Care Fusion 公司)

■　COOK 医疗公司

■　EZ-IO(Vidacare 公司)http://www.vidacare.com/EZ-IO/Index.aspx

■　FAST1(pyng 医疗公司):http://www.pyng.com/products/fastl/

■　Bone Injecction Gun(B.I.G.):http://www.actnt.com/BIG/Bone_Injection_Gun.htm

请阅读推荐文献,比较这些设备。

2.无菌注射器和针头。

3.4×4 无菌纱布。

4.手套,无菌铺巾。

5.皮肤消毒剂。

6.备用氧源。

7.脉搏血氧饱和度监测仪。

8.心电监护仪。

9.静脉导管、T 形管和液体。

四、穿 刺 部 位

1. 胫骨近端距胫骨粗隆下 1～2 厘米的胫骨平台。

2. 胫骨远端距内踝上 1 厘米的胫骨平台。

3. 股骨远端距股骨上髁之上 2～3 厘米的中线部位。

4. 肱骨近端干骺端。

5. 髂前上棘。

6. 桡骨远端和尺骨远端。

对于 2 月龄内的婴儿，因为胫骨近端往往太薄，所以穿刺部位首选股骨远端。如果新生儿需要骨髓腔穿刺，则可在胫骨近端、生长板下方、胫骨粗隆远端穿刺；对于 6～12 月龄婴儿，可在胫骨粗隆远端 1 厘米处穿刺；对于 1 岁以上的儿童，可在胫骨粗隆远端 2 厘米处穿刺。

对于年龄较大的儿童和成年人，除胫骨近端和骨远端外，内踝近端、肱骨近端和髂前上棘的区域也足够薄，可以进行骨髓腔穿刺。已有在成年人胸骨处成功进行骨髓腔穿刺的案例，但不推荐用于儿童。

五、JAMSHIDI 或 COOK 骨髓内输液装置(胫骨部位)

1. 准备氧源、心电监护、脉搏血氧饱和度监测。

2. 用一个小沙袋或静脉输液袋垫在膝后支撑。

3. 在时间和病情允许的情况下，消毒皮肤。使用聚维酮碘溶液或酒精擦洗，消毒 60 秒，干燥 60 秒。对 2 月龄以上的儿童，可考虑使用氯己定，消毒 30 秒，干燥 30 秒。再用 70% 以上浓度的酒精溶液消毒，消毒 10 秒，干燥 5 秒，然后穿刺。

4. 如果临床情况允许，可行局部浸润麻醉。

5. 选择胫骨前近端，内侧平面的中点，胫骨粗隆下 1～2 厘米(见图 A2-1)。

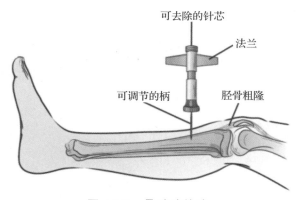

图 A2-1　骨髓腔输液

6. 背对生长板，针头与皮肤呈 60°～90° 角旋转进针。

7. 只有在胫骨近端不可穿刺的情况下，才使用胫骨远端(距内踝 1 厘米)。

8. 针通过骨皮质有脱空感后，确认进入骨髓腔。

9. 进入骨髓腔后抽吸骨髓，应能轻松抽吸。只有约 50% 正确放置的骨髓针可以抽出骨髓，因此抽吸失败并不一定表明放置不当。

10.输注等渗液体,放置正确的骨髓留置针应当可以顺畅输注。

11.固定针。可以通过用胶带将穿刺针护翼固定到皮肤上（可能需要穿刺针外部件的支持）,或用止血钳夹在靠近皮肤穿刺点的骨髓针上,然后用胶带将止血钳固定到患者低侧的腿上。

12.可选用淡肝素生理盐水冲管。

13.输注静脉液体和抢救药物（肾上腺素、抗菌药物、葡萄糖）。

14.持续观察有无液体渗出,防止损伤。

15.指定一名团队成员专门负责骨髓留置针,防止无意中移动,直到成功建立静脉通道。

16.继续尝试留置静脉导管。

17.在建立静脉通路后（最好在 1～2 小时内）停止骨髓腔输液,并拔除骨髓穿刺针,骨髓穿刺针留置时间不超过 24 小时。

18.在穿刺部位按压约 5 分钟。

19.应用无菌敷料。

20.在药物和液体配制好之前,不要行骨髓腔穿刺,以降低在配制到输注期间骨髓针移位的风险。

六、注意事项和并发症

1.穿刺失败（约 20％的患者）。

2.皮下和（或）骨膜下渗液。

3.胫骨骨折。

4.骨筋膜室综合征。

5.针内骨髓凝固。

6.蜂窝织炎,皮下脓肿。

7.骨髓炎（0.6％）。

8.疼痛（通常轻微）。

七、禁忌证

1.穿刺部位感染。

2.穿刺部位烧伤。

3.同侧肢体骨折。

4.成骨不全症。

5.骨质疏松。

6.同部位穿刺过。

7.同一块骨骼其他部位穿刺过。

8.无法定位骨性标志。

推荐阅读

1. American Heart Association. 2010 Guidelines for Cardiopulmonary Resuscitation and Emergency Cardiovascular Care. Circulation, 2010, 122(18 Suppl 3): S742, S881.

2. Brenner T, Bernhard M, Helm M, et al. Comparison of two intraosseous infusion systems for adult emergency medical use. Resuscitation, 2008, 78: 314-319.

3. Gazin N, Auger H, Jabre B, et al. Efficacy and safety of the EZ-IO™ intraosseous device: out-of-hospital implementation of a management algorithm for difficult vascular access. Resuscitation, 2011, 82: 126-129.

4. Harcke HT, Crawley G, Mabry R, et al. Placement of tibial intraosseous infusion devices. Mil Med, 2011, 176: 824-827.

5. Hartholt KA, van Lieshout EM, Thies WC, et al. Intraosseous devices: a randomized controlled trial comparing three intraosseous devices. Prehosp Emerg Care, 2010, 14: 6-13.

6. Hoskins SL, Kramer GC, Stephens CT, et al. Abstract 79: efficacy of epinephrine delivery via the intraosseous humeral head route during CPR. Circulation, 2006, 114: II _1204.

7. Leidel BA, Kirchhoff C, Braunstein V, et al. Comparison of two intraosseous access devices in adult patients under resuscitation in the emergency department: a prospective, randomized study. Resuscitation, 2010, 81: 994-999.

8. Levitan RM, Bortle CD, Snyder TA, et al. Use of a battery-operated needle driver for intraosseous access by novice users: skill acquisition with cadavers. Ann Emerg Med, 2009, 54: 692-694.

9. Nagler J, Krauss B. Intraosseous catheter placement in children. Videos in clinical medicine. N Engl J Med, 2011, 364: el4.

10. Ong ME, Chan YH, Oh JJ, et al. An observational, prospective study comparing tibial and humeral intraosseous access using the EZ-IO. Am J Emerg Med, 2009, 27: 8-15.

11. Paxton JH, Knuth TE, Klausner HA. Humeral head intraosseous insertion: the preferred emergency venous access (abstract). Ann Emerg Med, 2008, 52(4 Suppl): S58.

12. Shavit I, Hoffmann X, Galbraith R, et al. Comparison of two mechanical intraosseous infusion devices: a pilot, randomized crossover trid. Resuscitation, 2009, 80: 1029-1033.

（张晨美 翻译）

附录 3

酸碱平衡和动脉血气分析

酸碱平衡紊乱在危重症儿童中较为常见,多由代谢性和(或)呼吸功能不全引起。动脉血气分析是评估患儿酸碱状态的重要实验室检查。

一、血 气

血气分析主要由 pH、$PaCO_2$、PaO_2、HCO_3^- 四部分组成。

1. pH 来源于氢离子浓度(H^+)的对数表达,是测量酸血症(酸中毒)或碱血症(碱中毒)的指标。正常 pH 为 7.4 ± 0.05。$pH > 7.45$ 提示碱血症,$pH < 7.35$ 提示酸血症。呼吸和代谢过程对 pH 的影响如下所述;酸血症或碱血症是这些过程的一个或更多的总和。

2. $PaCO_2$ 代表动脉血二氧化碳分压,是衡量每分通气量是否足够的指标。它对 pH 有明显影响,$PaCO_2$ 从基线 40mmHg 每增加或减少 10mmHg,pH 相应地降低或增高 0.08。因此,看一个动脉血气样本,你可以确定 pH 是否仅仅归结于 $PaCO_2$。

举例来说,如果一个患者 pH 为 7.32,$PaCO_2$ 为 50mmHg,这完全归因于呼吸性酸中毒($PaCO_2$ 升高);但是,如果 pH 为 7.28,$PaCO_2$ 为 50mmHg,则 $PaCO_2$ 只是酸中毒的部分原因,因此患者可能有混合/合并呼吸性和代谢性酸中毒。

3. PaO_2 代表动脉血氧分压,可以用于评估患儿的氧合状态。在大气吸入下且无心内右向左分流的患儿,PaO_2 必须维持在 $80 \sim 100$ mmHg。除非存在肺部疾病,那么可能随之发生低氧血症,尽管给予吸氧,PaO_2 仍可能降低。

4. 碳酸氢盐(HCO_3^-)是衡量代谢性酸中毒或碱中毒的指标。假设 $PaCO_2$ 为 40mmHg,碳酸氢盐较正常值 24mEq/L 每升高或降低 10mEq/L,则 pH 相应地升高或下降 0.15。因此,可通过酸碱(pH)平衡状态对代谢进行评估。

另外,可通过碱剩余(代谢性碱中毒)或碱缺失(代谢性酸中毒)的计算结果得出推论。因为碳酸氢盐的分布容积为 0.3L/kg 体重,体内总 HCO_3^- 缺失可根据公式确定:

$$HCO_3^- \text{ 缺失(mEq)} = [\text{计算的碱缺失} \times 0.3 \times \text{体重(kg)}]。$$

二、如何评价动脉血气

当进行动脉血气分析时:

1. 确定 pH 是否正常($7.35 \sim 7.45$),低(即酸血症,$pH < 7.35$)或高(即碱血症,$pH > 7.45$)。

2. 确定 $PaCO_2$ 增高($PaCO_2 > 45$ mmHg)或降低($PaCO_2 < 35$ mmHg)。当 $PaCO_2$ 增高时,如 pH 也相应地降低,可以考虑呼吸性酸中毒。

3. 观察碳酸氢盐水平。如碳酸氢盐水平降低($HCO_3^- < 22$ mEq/L),pH 低,则考虑代谢性酸

中毒。如果碳酸氢盐增高（$HCO_3^- > 26mEq/L$），pH 高，则考虑代谢性碱中毒。

这些例子主要适合于急性酸中毒和急性碱中毒。如果这些情况持续数小时或更长时间，机体会对这些异常情况进行代偿。如：严重代谢性酸中毒会发生代偿性过度通气，常见于糖尿病酮症酸中毒；或者在慢性呼吸性酸中毒时，随之发生肾脏代偿，常见于慢性肺部疾病/支气管肺发育不良。很多时候是混合性紊乱，各种代偿均会发生。

动脉血气分析是衡量酸碱平衡的"金标准"。当患儿有中心静脉置管时，静脉血气分析有一定益处，但完全不同；PvO_2 不能反映低氧血症，但可以提供循环状态的部分信息。如果患儿的 $PvO_2 < 25mmHg$，提示心排血量较低。毛细血管血气分析由于从足跟采血存在溶血的可能，所以帮助不大，而且不能通过其血氧水平预测是否存在低氧血症。

表 A3-1　动脉血气分析

酸中毒	碱中毒	代谢性	呼吸性	pH (7.35～7.45)	$PaCO_2$ (35～45mmHg)	HCO_3^- (22～26mEq/L)
×			×	<7.35	>45	正常
×		×		<7.35	正常	<22
	×		×	>7.45	<35	正常
	×	×		>7.45	正常	>26

（吴秀静　翻译）

氧气输送设备

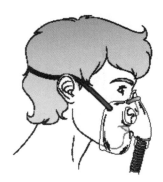

图 A4-1　文丘里面罩

- 氧浓度是由彩色文丘里适配器或附在加湿器上的空气夹带装置来设置的；
- 低浓度：24％、26％、28％、31％；
- 高浓度：35％、40％、50％。

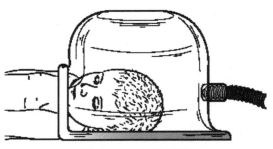

图 A4-2　氧气面罩

- 为体重小于 15 千克的患者提供加热、增湿的氧气；
- FiO_2 由混合器上的调节盘调节；
- FiO_2 范围为 21％～100％；
- 最小流量＝10L/min（避免呼出的二氧化碳在面罩中积聚）；
- 内置氧气分析仪可监测氧浓度。

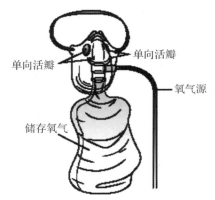

单向活瓣
单向活瓣
氧气源
储存氧气

图 A4-3　文非重复吸入面罩

- 提供非加湿的氧气；
- 用于输送高氧浓度；
- FiO_2 的取值范围为 60％～90％；
- 储液袋提供 100％ 的 FiO_2，最大限度地减少室内空气的稀释；
- 瓣阀最大限度减少室内空气的混入；
- 根据患者的呼吸模式调整流量，使储液袋充气。

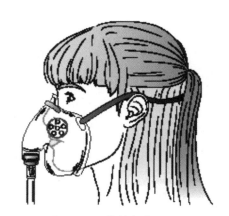

图 A4-4　简单氧气面罩

- 提供加湿的氧气；
- 最小流量＝6L/min（从面具清除呼出的二氧化碳）；
- 近似浓度：6L＝0.4，7L＝0.5，8L＝0.6。

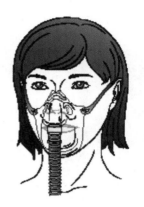

A4-5　喷雾式面罩

· 提供雾化的药物喷雾；

· 最大 FiO_2＝40％～60％；

· 最小流量＝8L/min。

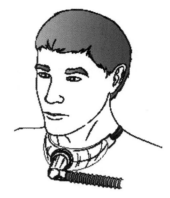

图 A4-6　气管切开面罩

· 提供加湿的氧气或空气；

· FiO_2 通过混合器上的调节盘调节；

· 最大 FiO_2＝40％～60％；

· 最小流量＝8L/min。

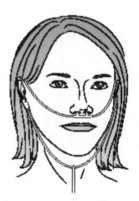

A4-7　鼻导管

· 提供加湿的氧气；

· 鼻腔必须保持通畅；

· 氧气通过调节流量提供；

· FiO_2 是可变的，取决于患者的呼吸频率和潮气量。

成年人	婴儿
1L＝0.24	1/8L＝0.28
2L＝0.28	1/4L＝0.35
3L＝0.21	1/2L＝0.45
4L＝0.36	3/4L＝0.50
5L＝0.40	1L＝0.55
6L＝0.44	

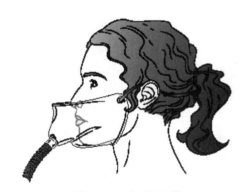

图 A4-8　氧气面帐

· 提供凉爽、潮湿的氧气或空气；

· 下颌下保持宽松适合，让患者感到舒适；

· FiO_2 通过氧气转换器上的刻度盘设置（氧气浓度是不稳定的）；

· 最大 FiO_2＝ 40％～50％；

· 最小流量＝8L/min。

（管丽君　翻译）

445

附录 5

气道辅助装置

一、供氧装置

1.普通面罩是一种能以 6～10L/min 的流速低流量供氧的装置。由于使用面罩呼吸夹带空气,所以输送给患者的氧浓度最高可达 60%。重要的是将供氧流速维持在 6L/min 以上,以维持理想的吸入氧浓度,并且能防止重复吸入已呼出的二氧化碳。

2.部分重复吸入面罩由普通面罩和储气囊组成,它能提供 50%～60% 的吸入氧浓度。在吸气过程中,患者吸入气主要来源于新流入的氧气和储气囊中的气体,因而能最大限度地减少呼气口空气的夹带。它的氧流量通常要求在 10～12L/min。

3.非重复吸入面罩由在一侧或两侧出气口嵌入单向活瓣(以避免吸气过程中夹带空气)的面罩和储气囊组成。另一个单向活瓣在面罩与储气囊之间,以避免呼出气体进入储气囊。当氧流量为 10～15L/min,面罩密封性良好时,其吸入氧浓度能达到 95%。

4.面帐是一种高流量的柔软的塑料桶装面罩,通常比面罩更能为儿童所适应。即使给予很高的流量,也不能可靠地提供 40% 以上的吸入氧浓度。面帐允许在进入面部时仍提供持续的氧气气流。

5.鼻导管是一种低流量的供氧系统,当需要低水平氧疗时非常有用。相较于鼻导管流量,其吸入氧浓度取决于患儿的呼吸做功、导管大小和每分通气量。

二、喉罩气道

(一)适应证

1.在球囊-面罩通气困难时,可以提供人工气道和通气。

2.在气管插管失败时,可以提供暂时性气道。

(二)设 备

1.带高流量氧气源的皮囊-面罩复苏装置。

2.脉搏血氧饱和度检测仪。

3.心电监护仪。

4.血压计。

5.手套、口罩、护目镜。

6.合适尺寸的喉罩(见表 A5-1)。

7.袖套充气注射器。

8.水溶性润滑剂。

9.CO_2 定性检测仪或 CO_2 监测仪。

10.复苏车。

表 A5-1	喉罩的大小和气囊充气		
喉罩尺寸	患者类型	气囊最大充气量(mL)	最大的气管插管内径(mm)*
1	体重在 5kg 以下的新生儿/婴儿	4	3.5
1.5	体重在 5～10kg	7	4.0
2	体重在 10～20kg	10	4.5
2.5	体重在 20～30kg	14	5.0
3	体重>30kg/偏小的成年人	20	6.0(带囊)
4	普通成年人	30	6.0(带囊)
5	偏大的成年人	40	7.0(带囊)

* 可通过喉罩气道(laryngeal mask airway,LMA)管腔的最大气管插管内径(endotracheal tube size,ETT ID)。

(三)插管前准备

1.戴好手套、口罩和护目镜。

2.保证气道通畅,氧供和通气充分。

3.保证静脉通路。

4.脉搏氧饱和度、心电图和血压监测。

5.选择合适尺寸的喉罩。

6.通过充气和抽气,检查气囊的完整性。

7.在抽气扁平的喉罩后半部涂上水性润滑剂。

8.如果时间允许,予以纯氧预通气 2～3 分钟。

(四)技术(见图 A5-1)

1.气囊完全抽空形成汤勺状,且面罩内没有皱褶。

2.操作者站在患者头后方,调整床至合适高度。

3.除存在潜在或已证实的颈髓损伤应避免颈部伸展外,其余患者均应置于吸嗅位(例如头部伸展、颈部屈曲)。

4.喉罩置入过程中不建议使用环状软骨压迫,因为可能影响正确的位置。

5.置入时,碗面向上。采用执笔法,操作者优势手食指置于碗面与管道交界处,顶住上腭和咽壁。

6.将喉罩插入下咽部,直至感觉到切实的阻力。

7.不用握住喉罩,给气囊充气以密闭喉入口的周围,这一步还会使喉罩向外移位。

8.气囊充分充气以达密封(囊内压约为 $60cmH_2O$)。最大体积见表 A5-1,但较小的体积也可能达到足够的密封效果。

9.连接手控通气装置,检查双肺胸廓运动和呼吸音。通过定性或定量的呼末 CO_2 检测装置,来确定位置是否正确。

10.如果胸廓运动不充分,或有大量的漏气,则需要取出并重新插入。

11.在将喉罩置于合适位置后,用胶布固定导管。

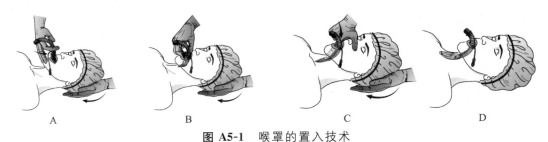

图 A5-1　喉罩的置入技术

图 A:将经润滑和抽空气囊的喉罩碗面向前插入张开的口内。图 B:像执笔一样握住喉罩,用食指顶住上腭和咽壁。图 C:继续将喉罩沿舌根向下咽部插入,直至感觉到切实的阻力。图 D:松开手,向气囊充足够的气以达到密封。接上人工通气装置,确保胸廓抬动

三、食管-气管双腔导管

注:食管-气管双腔导管适用于成年人和大儿童。没有适用于小儿的尺寸。

(一)适应证

心搏、呼吸骤停并且不能用其他方法提供气道。

(二)设　备

1.带高流量氧气源的皮囊-面罩复苏装置。

2.脉搏血氧饱和度检测仪。

3.心电监护仪。

4.血压计。

5.手套、口罩、护目镜。

6.食管-气管双腔导管(**见图 A5-2**)。

7.气囊注射器。

8.水溶性润滑剂。

9.CO_2 定性探测仪或 CO_2 监测仪。

10.复苏车。

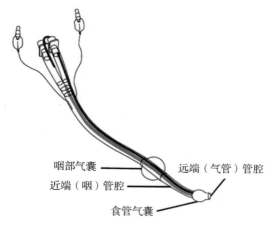

咽部气囊　　　　远端（气管）管腔

近端（咽）管腔

食管气囊

图 A5-2　食管-气管双腔导管

注：一部分管子有两根导管，以允许咽部和食管气囊分别充气；而有一部分导管只有一根导管，可以同时给两个气囊充气。在近端腔内检测到呼气末 CO_2，表明导管在食管内。在极少数情况下，导管进入气管，只能通过远端管腔进行通气，近端管腔将无法检测到呼气末 CO_2。

（三）插管前准备

1. 戴好手套、口罩和护目镜。
2. 保证气道通畅，及氧供和通气充分。
3. 保证静脉通路。
4. 监测脉搏血氧饱和度、心电图和血压。
5. 选择合适尺寸的双腔导管。食管-气管双腔导管只适用于成年人和大儿童，没有适用于小儿的尺寸。
6. 通过充气和抽气，检查气囊的完整性。
7. 如果时间允许，使用纯氧预通气 2～3 分钟。

（四）技　术

1. 完全抽空气囊。
2. 操作者站在患者头后方，将床调整至合适高度。
3. 除存在潜在或已证实的颈髓损伤应避免颈部伸展外，其余患者均应置于吸嗅位（例如头部伸展、颈部屈曲）。
4. 用左手拇指和食指抓住舌和下颌，盲插入双腔管。插入导管直至生产厂家标记的环状标记线。如果有阻力，不要硬插。喉镜能帮助确定位置。
5. 先充咽部气囊，以密闭咽后壁。
6. 再充末端的气囊。
7. 先尝试从咽喉腔通气，听诊呼吸音并观察胸廓活动。导管置入食管内的概率约为 95%。
8. 如果没有听到呼吸音，需尝试气管腔内通气，并同时听诊呼吸音。
9. 应由定性或定量的呼气末 CO_2 检测装置或食管探测装置确定正确的管腔通气。
10. 在置于合适位置后，用胶布固定导管。

四、电子喉镜

（一）适应证

1.已知或推测困难气道的气管内插管。

2.已知或怀疑颈椎损伤。

（二）设　备

1.带高流量氧气源的皮囊-面罩复苏装置。

2.脉搏血氧饱和度检测仪。

3.心电监护仪。

4.血压计。

5.手套、口罩、护目镜。

6.带合适镜片的电子喉镜。

7.合适大小的气管内插管。

8.气囊注射器。

9.水溶性润滑剂。

10.CO_2定性探测仪或CO_2监测仪。

11.复苏车。

（三）插管前准备

1.戴好手套、口罩和护目镜。

2.保证气道通畅，及氧合和通气充分。

3.保证静脉通路。

4.监测脉搏血氧饱和度、心电图和血压。

5.准备气管内插管、导丝并检查气囊。

6.打开电子喉镜屏幕，检查光源和摄像。

7.确保光缆和镜片连接正确。

8.将屏幕置于最佳视角。

9.如果时间允许，使用纯氧预通气2～3分钟。

（四）技术（见图A5-3）

1.操作者站在患者头后方，将床调整至合适高度。

2.除存在潜在或已证实的颈髓损伤应避免颈部伸展外，其余患者均应置于吸嗅位（例如头部伸展、颈部屈曲）。

3.插管前考虑润滑喉镜的舌面。将喉镜镜片置入口咽，在看屏幕确定解剖标志后进入下咽部。

4. 一旦定位在下咽部,提起并后退,然后调整位置直至看到声门和声带。

5. 插入气管插管并深入至下咽部,直至能在屏幕上看到插管尖端位于喉镜镜片末端附近。

6. 看屏幕,在声门开放时将气管插管插过声门,直至气囊通过声带。根据需要,调整喉镜和气管插管的位置,以插入气管。

7. 轻轻地取出喉镜片,同时握紧气管插管。小心不要扭或拧相机光缆。

8. 将气囊充气,拔出导丝,连接皮囊,手动通气,通过听诊双侧呼吸音和定性或定量的呼末 CO_2 检测装置或食管探测仪,确认位置。

9. 在将气管插管置于合适位置后,用胶布固定导管。

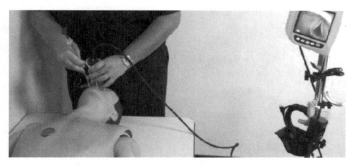

图 A5-3　电子喉镜

图片来源:Courtesy of Jason Emerson, Skaneateles Press, Eagle Newspapers, Syracuse, New York, USA.

五、光 学 喉 镜

(一)适应证

1. 已知或推测困难气道的气管内插管。

2. 已知或怀疑颈椎损伤。

(二)设　备

1. 带高流量氧气源的皮囊-面罩复苏装置。

2. 脉搏血氧饱和度检测仪。

3. 心电监护仪。

4. 血压计。

5. 手套、口罩、护目镜。

6. 合适型号的光学喉镜(色码标注)。

7. 合适大小的气管内插管。

8. 气囊注射器。

9. 水溶性润滑剂。

10. CO_2 定性探测仪或 CO_2 监测仪。

11. 复苏车。

（三）插管前准备

1. 戴好手套、口罩和护目镜。

2. 保证气道通畅，及氧合和通气充分。

3. 保证静脉通路。

4. 监测脉搏血氧饱和度、心电图和血压。

5. 准备气管内插管、导丝并检查气囊。

6. 选择合适大小的光学喉镜。

7. 应用前提前 30 秒以上打开喉镜光源。

8. 将气管插管置入光学喉镜的侧通道。

9. 确保既可以看到气管插管的尖端，又不遮挡视野。

10. 如果时间允许，使用纯氧预通气 2～3 分钟。

（四）技术（图 A5-4）

1. 操作者站在患者头后方，将床调整至合适高度。

2. 除存在潜在或已证实的颈髓损伤应避免颈部伸展外，其余患者均应置于吸嗅位（例如头部伸展、颈部屈曲）。

3. 插管前，润滑喉镜的舌面。将喉镜镜片自舌中线插入，沿着舌头旋转喉镜直至垂直，进入下咽部。小心不要将舌向后移位。

4. 一旦定位在下咽部，通过目镜观察，将镜子轻轻提起，调整位置，直至看到声门和声带；如果不能看到声门结构，则轻轻向后拉，直至看到为止。不要向后倾斜或抵在上排牙齿或牙龈上。

5. 将气管插管插过声门，直至气囊通过声带。根据需要微调喉镜以插入插管。

6. 气囊充气，并将气管插管轻轻剥开或摊开从喉镜分离，注意不要使插管移位。

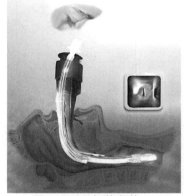

图 A5-4　光学喉镜

图片来源：Courtesy of Prodol Meditec SA, Las Arenas Vizcaya, Spain.

7. 轻轻地取出喉镜片，同时握紧气管插管。向插入时相反的方向旋转。

8. 连接皮囊，手动通气，通过听诊双侧呼吸音和定性或定量的呼气末 CO_2 检测装置或食管探测，确认位置。

9. 在将气管插管置于合适位置后，用胶布固定导管。

 # 推荐阅读

1. Brain AIJ. The Intravent Laryngeal Mask Instruction Manual. Berkshire, UK：Brain Medical, 1992.

2. Danks RR, Danks B. Laryngeal mask airway：review of indications and use. J Emerg Nurs, 2004, 30：30-35.

3. Krafft P, Schebesta K. Alternative management techniques for the difficult airway：

esophageal tracheal Combitube. Curr Opin Anaesthesiol，2005，17：499-504.

4. Lu Y，Jiang H，Zhu YS. Airtraq laryngoscope versus conventional Macintosh laryngoscope：a systematic review and meta-analysis. Anaesthesia，2011，66：1160-1167.

5. Mace SE. The laryngeal mask airway：guidelines for appropriate usage. Resid Staff Physician，2001，47：30.

6. Niforopoulou P，Pantazopoulos I，Demestiha T，et al. Video-laryngoscopes in the adult airway management：a topical review of the literature. Acta Anaesthesiol Scand，2010，54：1050-1061.

（范佳杰 翻译）

附录 6

气管内插管

一、适应证

1. 保护性气道反射消失。
2. 中枢呼吸驱动改变或消失。
3. 呼吸功增加导致呼吸窘迫。
4. 气道阻塞。
5. 患者意识状态改变。
6. 操作或手术选择性插管。
7. Ⅰ型或Ⅱ型呼吸衰竭。

二、设 备

1. 大小合适的带高流量氧源的皮囊-活瓣-面罩复苏装置。
2. 大小合适的面罩。
3. 合适尺寸的杨克氏钳、气管内吸引导管和装置。
4. 监护装置，包括血压计、脉搏血氧饱和度监测仪、心电监护仪。
5. 喉镜，包括手柄和镜片。
6. 气管插管，合适管径和大小一号各一个。
7. 合适尺寸的管芯。
8. 合适尺寸的口鼻道。
9. 用来垫高枕部的小方巾或垫子。
10. 镇痛/麻醉、镇静和肌松药物。
11. 用来充气囊的 10mL 注射器（如果合适）。
12. 定性 CO_2 检测装置或呼气末 CO_2 监测或食管探测装置。
13. 胶带或导管固定装置。
14. 静脉导管和液体。
15. 复苏车。
16. 个人防护装置，包括外套、手套、口罩、护目镜等。

三、直接喉镜下经口气管插管

(一)准 备

1.准备并检查设备。

2.戴手套,穿操作衣,戴口罩和护目镜。

3.保证最佳的氧合和通气。

4.建立静脉通路。

5.脉搏血氧饱和度、心电图和血压监测。

6.准备气管插管。①如果是带囊导管,通过充气、放气来检查气囊的完整性。②置入管芯,将导管弯成合适的形状,以助于插入声门。

7.连接喉镜镜片和手柄。①喉镜片选择(操作者选择):婴儿和幼儿的咽部是向头部的,位置靠上,大多数操作者对婴儿不用弯型喉镜片。a.直型喉镜片:用来向前上提会厌;b.弯型喉镜片:插入会厌沟内。②喉镜镜片长度选择:镜片长度必须能达到会厌。

8.将患者头部置于合适位置。对婴儿,通常需要在肩后放入毛巾以达到吸嗅位;对大小孩和成年人,通常需要在头后置入毛巾卷以达到吸嗅位(如果没有怀疑颈椎损伤)。

9.纯氧预通气2~3分钟建立氧储备,并确保操作者能保持有效通气。

10.镇静,镇痛;只有在能确保通气后,才能给予肌松剂。

(二)技 术

1.操作者站在患者的头侧,并将床抬高至适宜位置。根据操作者的操作习惯,可将床放平或轻度抬高床头。

2.在无颈椎受伤时,可将患者置于吸嗅位,轻轻伸展其颈部(**见图A6-1**)。在怀疑有颈椎损伤时,这些步骤可以省略,由助手固定其颈部的位置,并将颈托的前部去除。

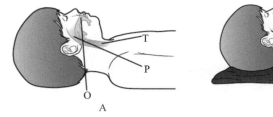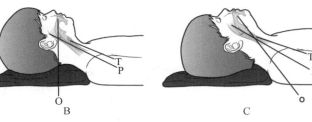

图A6-1 气管插管体位

图A:通过调整口(O)、咽(P)和气管轴(T)呈一直线,可以最大限度地开放和看清气道。可通过将患者置于吸嗅位达到。图B:将一块折叠的毯子或毛巾放在枕部,可以使咽和气管轴呈一直线。图C:将颈部伸展到吸嗅位大致可以使三轴呈一直线。正确的体位使外耳垂位于肩的前方。对2岁以下的幼儿,应将折叠的毯子或毛巾置于肩下而不是枕后,因为该年龄组患儿从前额到枕部的距离相对较大。

3.操作者一律用左手执喉镜。

4.如果需要环状软骨压迫,应由助手在患儿意识丧失时立即给予切实而轻柔的压迫,并且持续到气管插管位置固定妥当、气囊充盈为止。

5.对镇静/肌松的患者,开口过程可能需要交叉手指技术的协助,即将右手的拇指放在前面的下排牙齿或下颌的牙龈上,将食指置于上排牙齿或上颌牙龈上。然后,通过手指类似"反向剪刀"的运动轻轻地将嘴打开,顺势将喉镜置入口内。

6.喉镜片顶端从患者口右侧插入(**见图 A6-2**),深入至舌根部。

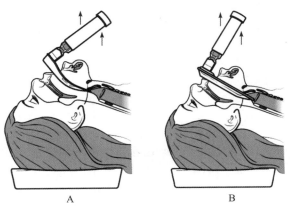

图 A6-2 置入喉镜镜片

图 A:将弯镜片沿舌根插入会厌沟内。图 B:将直镜片置入会厌下。

7.将舌头移到左边,适当地控制舌头是喉部视野清楚的关键。

8.将喉镜片进一步轻轻深入至合适位置。应将直型喉镜片放置到会厌下方;将弯型喉镜片置入到会厌上方的沟内。

9.应该沿喉镜柄长轴垂直牵引将舌向上提,使其远离喉,从而使声门显露。摇摆或旋转喉镜片和手柄可能会损害牙齿、齿龈或嘴唇。喉镜叶片的基底部不应该与上排牙齿有接触。

10.应该能看到声带和声门的开放。

11.如果不能看到声带和声门,可能需要助手协助,用拇指和食指握住甲状软骨,并按下列顺序施加压力:先向后向颈椎用力,然后向上用力使喉部上移。额外的压力不应使甲状软骨向患者颈部右侧移动超过 2 厘米。

12.轻柔地将气管插管通过声带(**见图 A6-3**),右手固定插管/导丝,适宜的插入深度可以用插管内径×3 来估算(如内径＝4.0,则插入深度＝4×3＝12 厘米)。

13.小心地移除导丝和喉镜。操作者仍需继续切实固定气管插管。

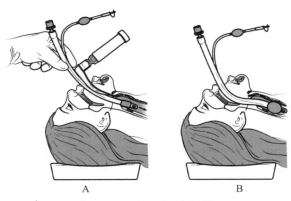

图 A6-3 插入气管插管

图 A:气管插管通过声插入带直到末端,距离隆突大约 2～3cm。图 B:一旦气管导管处在合适的位置,可以拔出喉镜和导丝,并将气囊充满。

14.如果需要,则可将气囊充气。

15.确保插管的适当位置。①检查并听诊胸部,保证双侧气体进入平衡。另外,听诊腹部以确保没有气体进入。②使用定性二氧化碳探测器、监测仪或食管检测设备。如果气管插管位置放置不当,则定性二氧化碳探测器颜色变化不足或检测到 CO_2 呼出量低。③观察在呼气时气管插管内有无气体凝结。④拍胸片。理想情况下,气管插管尖端应位于胸廓入口与隆突之间。

16.用胶带或插管固定装置固定气管插管。

四、儿科注意事项

成年人与儿童的解剖差异

1.相对于成年人,婴儿的喉更多靠向头侧,使它更向前,导致在喉镜检查时观察更困难。

2.在喉镜检查时,因为喉的位置压迫环状软骨是有用的,并可以帮助防止误吸。

3.在幼儿,气道最窄的部分是在环状软骨水平,而不是在喉部,在声带下方形成一个解剖学上的"袖口"。

4.一般来说,小手指的直径与气管插管内径相近。足月新生儿可以接受内径为3.5毫米的气管插管。

5.在为8岁以下儿童选择带囊气管插管时,气管插管的尺寸应比计算得到的尺寸小一号。带囊气管插管通常仅限用于8岁以上的儿童(气管插管内径＞6.0毫米);不带囊导管通常用于年幼儿童。当预期需要长时间机械通气或正压通气时,对年幼儿童可考虑使用带囊气管插管。

五、预警/并发症

1.在插管过程中的缺氧、高碳酸血症。

2.插管过程中和插管后即刻发生的心血管意外。

3.牙齿、嘴唇、齿龈损伤。

4.插管位置错误(左或右主支气管、食管)。

5.咽、喉、气管损伤。

6.胃胀,胃内容物误吸。

7.支气管痉挛、喉痉挛。

8.上气道梗阻。

9.暴露声带失败。

10.通气失败。

 推荐阅读

1.Balk RA. The technique of orotracheal intubation. J Crit Illness,1997,12:316.

2.Gerardi MJ,Sacchetti AD,Cantor RM,et al. Rapid-sequence intubation of the pediatric patient. Pediatric Emergency Medicine Committee of the American College of Emergency Physicians. Ann Emerg Med，1996，28：55-74.

3. McLean B，Zimmerman JL，eds. Fundamental Critical Care Support. 4th ed. Mount Prospect，IL：Society of Critical Care Medicine，2007.

4. Tobias JD. Airway management for pediatric emergencies. Pediatr Ann，1996，25：317-320，323-328.

（范佳杰 翻译）

附录 7

常用药物

表 A7-1	镇痛剂和镇静剂			
药物	**剂量**	**起效和持续时间**	**优点**	**注意事项**
芬太尼	**间歇用药** 镇静/麻醉: 1~2μg/(kg·次),IV, 每1~2小时 **持续用药** 镇静/麻醉: 首次:1~2μg/(kg·次),IV (大于60~90s),以1~2μg/ (kg·h)持续泵注。 为了足够的镇静和麻醉,可以 0.5~1μg/(kg·h)逐渐增加 剂量	起效:1~2分钟; 持续时间:30~60 分钟	—快速起效; —短效; —血流动力学相对稳 定(剂量依赖性); —用于急性和慢性 疼痛	—会引发胸壁僵直综合征[快速 注射(静脉推注)]; —呼吸抑制或呼吸暂停; —缺乏遗忘特性 —长期使用会出现戒断综合征 和药物耐受; —肠蠕动减少/便秘
吗啡	**间歇用药** 镇静/麻醉: 0.05~0.1mg/(kg·次),IV, 每2~4小时 **持续用药** 镇静/麻醉: 0.01~0.03mg/(kg·h),IV (初始泵注速度)	起效:5分钟; 持续时间:2小时	—用于急性和慢性 疼痛	—呼吸抑制; —组胺释放; —低血压; —皮肤瘙痒; —血管神经性水肿; —恶心和呕吐; —长期使用会出现戒断综合征 和药物耐受; —肠蠕动减少/便秘
咪达唑仑	**间歇用药** 镇静: 0.05~0.1mg/(kg·次),IV, 每10分钟,直至起效,最大剂 量为5mg(无静脉通路患者可 经鼻给药镇静) **持续用药** 镇静: 0.05~0.15mg/(kg·h),IV, 或1~2μg/(kg·min),逐增, 以保证足够镇静	起效:1~分钟; 持续时间:20~30 分钟	—快速起效; —短效; —记忆遗忘	—没有止痛作用; —呼吸抑制或呼吸暂停; —低血压和心动过缓; —当血流动力学不稳定时,慎用 或完全不用 —长时间使用可出现戒断症状, 发生药物耐受和肌阵挛

表 A7-1　镇痛剂和镇静剂（续表）

药物	剂量	起效和持续时间	优点	注意事项
劳拉西泮	**间歇用药** 镇静： 0.05～0.1mg/（kg·次），IV，每 20 分钟，直至起效	起效：2～3 分钟；持续时间：2～6 小时	—用于镇静和癫痫持续状态； —记忆遗忘	—呼吸抑制或呼吸暂停； —心动过缓； —低血压
氯胺酮	**间歇用药** 镇静： 0.5～1mg/（kg·次），IV，每 5 分钟，直至起效（无静脉通路患者可以肌注） **持续用药：** 镇静/麻醉： 0.5～2mg/（kg·h）或 5～20μg/（kg·min），IV，直至起效	起效：2～3 分钟；持续时间：15～30 分钟	—快速起效； —气道保护性反射保持不变； —不会引起低血压或心动过缓（儿茶酚耗尽状态除外）； —镇痛效果强； —扩张支气管	—增加气道分泌物； —喉痉挛（阿托品不敏感）； —应激反应（苯二氮䓬类不敏感）
依托咪酯	**间歇用药** 0.3mg/（kg·次），IV，每 5 分钟，直至起效	起效：10～20 秒；持续时间：4～10 分钟	—快速起效； —短效； —对血流动力学影响小	—可能阻断应激致皮质醇升高，导致肾上腺功能不全延长，甚至可能超过 24 小时； —肌阵挛； —无镇痛作用
硫喷妥钠	2～3mg/kg，IV，必要时可重复给药	起效：30～60 秒；持续时间：5～30 分钟	—超短效巴比妥类； —降低颅内压； —抗惊厥	—心血管和呼吸抑制或引起呼吸暂停； —支气管痉挛；组胺释放； —低血压； —无镇痛作用
戊巴比妥	**间歇给药** 1～3mg/kg，IV，直到镇静；最大剂量为 100mg **持续用药** 1～2mg/（kg·h），IV；为达到镇静和 EEG 显示暴发性抑制，可逐增 1mg/（kg·h），IV	起效：30～60 秒；持续时间（IV）：15 分钟	—静脉应用快速起效； —对癫痫持续状态和颅内高压有用 —可用于在较高的颅内压管理中诱导突发抑制（第三层）	—喉痉挛和呼吸抑制； —可引起低血压和心动过缓（可能需要升压来维持 CPP）； —无镇痛作用 —半衰期很长，可能导致无法进行神经系统检查

表 A7-1	镇痛剂和镇静剂(续表)			
药物	剂量	起效和持续时间	优点	注意事项
右美托咪定	**间歇给药** $1\mu g/kg$,IV,给药时间大于10分钟(负荷剂量) **持续给药** $0.2\sim1.0\mu g/(kg\cdot h)$,IV	起效:15分钟	—预防谵妄和寒战 —对苯二氮䓬类及麻醉药物需求降低 —镇静/抗焦虑药,无呼吸抑制作用	—快速大剂量引起低血压 —心动过缓和心脏传导阻滞 —可以引起PAC和PVC —长时间使用后停药可出现戒断症状(可乐定可用于预防/治疗停药)
水合氯醛	$25\sim75mg/kg$,PO 对6月龄以下的婴儿使用较低的剂量: 3月龄:30mg/kg; 4月龄:40mg/kg; 5月龄:50mg/kg。 操作前30分钟,婴儿每剂最大剂量500mg,儿童1g	起效:$30\sim60$分钟; 持续时间:$4\sim8$小时	诊断性操作中短期镇静和催眠作用	—可能会引起"释放延迟"反应; —可出现反常兴奋现象; —不提倡长时间/重复加药; —无镇痛作用

IV,intravenous,静脉注射;EEG,electroencephalography,脑电图;PO,by mouth,经口;CPP,cerebral perfusion pressure,脑灌注压;PAC,premature atrial contractions,房性期前收缩;PVC,premature ventricular contractions,室性期前收缩。

分类引用:Taketomo CK, Hodding JH, Krause DM. Pediatric Dosage Handbook with International Trade Names Index. 14th ed. Hudson, OH:Lexicomp, 2006—2007.

表 A7-2	非甾体抗炎药(NSAIDs)—推荐剂量[a,b]			
药物	剂量	起效和持续时间	优点	注意事项
对乙酰氨基酚	PO:$1\sim15mg/kg$,每$3\sim4$小时; PR:$15\sim20mg/kg$,每4小时。 新生儿剂量(体重<6kg或月龄<6月): PO,$10\sim15mg/kg$,每$4\sim6$小时 PR,$20\sim25mg/kg$,每$4\sim6$小时	起效:$10\sim60$分钟; 持续时间:$1\sim3$小时; 新生儿持续时间:$2\sim5$小时	—镇痛作用; —解热作用	—最大剂量$75mg/(kg\cdot d)$; —无抗炎作用
酮咯酸	IM/IV:$0.5mg/kg$,每6小时; 最大剂量30mg/次	起效:30分钟; 持续时间:$4\sim6$小时	—镇痛作用; —抗炎症介质; —解热作用; —非甾体抗炎药	—最长用药时间$1\sim3$天; —肾功能不全禁用; —抑制血小板聚集和出血倾向; —长期使用可出现胃肠道出血和溃疡

| 表 A7-2 | 非甾体抗炎药（NSAIDs）—推荐剂量[a,b]（续表） | | | |

药物	剂量	起效和持续时间	优点	注意事项
布洛芬	PO：10mg/kg，每 6～8 小时	起效：60～120 分钟； 持续时间：6～8 小时	—镇痛作用； —抗炎症介质； —解热作用； —非甾体抗炎药	—抑制血小板聚集和出血倾向； —血小板计数小于 50000/mm³禁用； —肾功能不全禁用； —长期使用可出现胃肠道出血和溃疡
阿司匹林	PO：10～15mg/kg，每 4 小时	起效：15～20 分钟； 持续时间：根据剂量而定，大剂量（>1g）3～10 小时	—镇痛作用； —抗炎症介质； —解热作用； —非甾体抗炎药； —抗血小板	—血小板计数低和出血性疾病儿童禁用； —与瑞氏综合征相关，出现发热和病毒性疾病； —肾功能不全禁用； —发生消化性溃疡禁用

IV，intravenous，静脉注射；IM，intramuscular，肌注；PO，by mouth，口服；PR，by rectum，直肠给药。

[a]这些药物有封顶效应，不能超过最大剂量。

[b]所用剂量适用于体重＜50kg 的患儿。

分类引用：Taketomo CK，Hodding JH，Krause DM. Pediatric Dosage Handbook with International Trade Names Index. 14th ed. Hudson，OH：Lexicomp，2006—2007.

| 表 A7-3 | 神经肌肉阻滞剂[*] | | | |

药物	剂量	起效和持续时间	优点	注意事项
琥珀酰胆碱（去极化神经肌肉阻滞剂）	1～2mg/kg，IV，最大剂量为 150mg	起效：30～60 秒； 持续时间：4～6 分钟	—快速起效； —持续时间短和快速逆转效果	—2 月龄以下的婴儿，若未预先使用抗胆碱酯能剂（阿托品），心动过缓引起心搏骤停； —可发生横纹肌溶解症； —可出现肌束震颤（对小剂量非去极化神经肌肉阻滞剂反应迟钝）； —强化高钾血症（头部外伤、挤压伤、烧伤、高钾血症者禁用）； —可能诱发抗精神病药恶性综合征； —可以引发恶性高热
维库溴铵（非去极化神经肌肉阻滞）	**间歇用药** 0.1～0.2mg/kg，IV，每 30～60 分钟； 诱导剂量： 0.1～0.3mg/kg，IV，快速 60～90 秒	起效：1～3 分钟； 持续时间：30～40 分钟	—无肌束震颤； —血流动力学稳定	—起效较慢； —作用时间较长； —无镇痛和镇静作用，谨慎使用，或避免与类固醇一起使用（可能导致长期效应或肌炎）； —并用氨基糖苷类可能会延长作用

表 A7-3	神经肌肉阻滞剂 *（续表）			
药物	剂量	起效和持续时间	优点	注意事项
	持续用药 0.1mg/（kg·h），IV，以 0.05mg/（kg·h）逐增，保持肌肉足够松弛 [或 1～2μg/（kg·min）至起效]			允许条件下，尽可能每日间断使 NMB 恢复
罗库溴铵（非去极化神经肌肉阻滞）	**间歇用药** 0.6～1.0mg/kg，IV，每 30～60 分钟。 诱导剂量： 0.8～1mg/kg，IV（如果没有静脉通路可以肌注）	起效：30～60 秒； 持续时间：30～40 分钟	—无肌束震颤； —抗胆碱能作用； —血流动力学稳定	—可引起心动过速
	持续用药：10～12μg/（kg·min），IV，以 1μg/（kg·min）逐增，以保持肌肉足够松弛			—允许条件下，尽可能每日间断使 NMB 恢复
顺-阿曲库铵（非去极化神经肌肉阻滞）	**间歇用药** 0.1～0.2mg/kg，IV，每 30～45 分钟	起效：2～3 分钟； 持续时间：35～45 分钟	—可用于肝肾功能衰竭患儿； —通过霍夫曼消除反应代谢	—潜在组胺释放； —低血压； —支气管痉挛
	持续用药 1～4μg/（kg·min），IV，以 0.5μg/（kg·min）逐增，以保持肌肉足够松弛起效			—滴定时可能有较大的液体量； —允许条件下，尽可能每日间断使 NMB 恢复
阿曲库铵（非去极化神经肌肉阻滞）	**间歇用药** 0.3～0.5mg/kg，IV，每 20～35 分钟	起效：1～4 分钟； 持续时间：20～35 分钟	—可用于肝肾功能衰竭患儿； —通过霍夫曼消除反应代谢	—潜在组胺释放； —低血压和心动过缓； —支气管痉挛
	持续用药 0.4～0.8mg/（kg·h），IV，以 0.1mg/（kg·h）逐增，以保证肌肉足够松弛			—允许条件下，尽可能每日间断使 NMB 恢复

* 配合充分的镇静和镇痛，有可控的或安全的气道以及足够的通气支持。

NMB，neuromuscular blockade，神经肌肉阻滞；IV，intravenous，静脉注射。

分类引用：Taketomo CK，Hodding JH，Krause DM. Pediatric Dosage Handbook with International Trade Names Index. 14th ed. Hudson，OH：Lexicomp，2006—2007.

（鲍益耀 翻译）

附录 8

困难气道处理流程

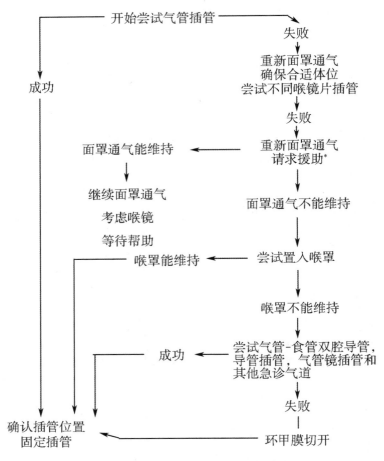

图 A8-1 困难气道和插管失败的处理

* 考虑通知麻醉、外科和（或）五官科会诊。

（范佳杰 翻译）

除颤和电复律

一、适 应 证

(一)除颤(非同步电复律)

1.室颤。
2.无脉性室性心动过速。
3.多形性室性心动过速。

(二)同步电复律

1.不稳定/稳定的有脉性室性心动过速。
2.不稳定/稳定的室上性心动过速、房颤或房扑。

二、设 备

1.导电凝胶或自粘式除颤电极片。
2.除颤器/心脏复律器。
3.连接线、导联和电极。
4.镇静药物。
5.带有气囊-面罩输氧装置的高流量氧源。
6.紧急吸引和插管设备。
7.脉搏血氧仪。
8.带有心电和血压监测的心电监护仪。
9.静脉导管、输液泵、输液管、液体。
10.复苏推车。

三、技 术

1.识别心律,确定其生理影响的严重程度。
2.对于心律不稳定或有全身灌注不良生理影响的患者,应在启动心肺复苏后立即开始除颤或电复律。
3.认识到上述情况下的时间延迟会降低转换为稳定节律的可能性。

4. 根据临床情况告知患者并做好准备；必要时镇静。

5. 如果时间允许，确保静脉通路。

6. 根据情况提供辅助供氧或气囊-活瓣-面罩通气。

7. 监测脉搏血氧饱和度，及进行心电监护。

8. 打开除颤器/心脏复律器。

9. 连接监测电极（如果需要）。

10. 在电极板上涂导电胶或在胸壁上贴导电电极片。胸部多毛的男性患者可能需要快速剃毛，以确保充分接触。

11. 放置电极板/电极：儿童的电极板放置与成年人相似。

(1)前侧位：①一个电极板/电极位于上部胸骨右缘锁骨下方。②一个电极板/电极位于左乳头外侧且中心在腋中线上。

(2)前后位：①前面一个电极板/电极位于左心前区、锁骨下。②后面一个电极板/电极位于左肩胛下区、胸椎左侧。

(3)避免放置在永久起搏器或埋藏式心律转复除颤器上。

12. 电极板上施加压力（如果使用电极板）。

(1)成年人：每个电极板压力约25磅。

(2)儿童：确保与胸壁接触良好。

13. 为同步电复律或非同步除颤正确打开开关。

14. 设置放电能量（根据美国心脏协会的建议）。

(1)手动除颤器：

①合适的电极板尺寸很重要；尽可能使用最大的电极板尺寸，确保其整个区域有良好的胸部接触，且两个电极板之间间距良好（约3cm）。

ⅰ. 婴儿（体重＜10kg）：通常使用4.5cm的电极板。

ⅱ. 儿童（体重＞10kg）：通常使用8.0～13cm的电极板。

②确保除颤器/心脏复律器的低能量范围适用于婴儿。某些除颤器提供的能量不能低于10J，因此不应将其用于体重＜20kg（5～6岁）的婴儿/儿童的复律。

③儿童除颤：

ⅰ. 2J/kg（初始）。

ⅱ. 如果心律失常持续，提高到4J/kg。

ⅲ. 随后的能量可以提高，但不应超过10J/kg。

ⅳ. 对体重≥50kg儿童使用的能量同成年人。

④儿童同步电复律：

ⅰ. 稳定或不稳定的室性心动过速：0.5～1.0J/kg。

ⅱ. 稳定或不稳定的室上性心动过速：0.5～1.0J/kg。

ⅲ. 如果失败，则提高到2J/kg。

⑤成人除颤（儿童体重＞50kg）：

ⅰ. 手动双相波设备：能量取决于设备（通常在120～200J）。如果未知，请使用200J进行初始电击。随后的电击能量应与初始电击相同或更高。

ⅱ. 单相波设备：360J，初始和后续电击。

⑥成人电复律(同步):

ⅰ.室性心动过速(稳定):采用单相或双相设备,初次尝试时为100J,并根据需要提高能量。

ⅱ.多形性室性心动过速:同室颤处理。

ⅲ.心房颤动:单相设备为200J,双相设备为120～200J,或参考制造商建议。后续电击能量根据需要逐步提高。

ⅳ.心房扑动:50～100J;如果节律持续,则根据需要提高能量。

ⅴ.阵发性室上性心动过速:50J;如果节律持续,则根据需要提高能量。

ⅵ.如果发生同步延迟或情况危急,立即使用非同步电击(除颤模式)。

(2)自动体外除颤器:①体重>25kg(8岁及以上):使用标准的成年人自动体外除颤器和成年人电极导线系统。②体重≤25kg(8岁以下):如果有儿童系统,请使用衰减能量。如果没有儿童系统,则使用成年人系统。③儿童电极片在婴儿身上使用时可能需要前后位放置,以免片与片接触。

15.确保用电安全(所有人员不得与患者、床和设备接触)。

16.通过除颤器或心脏复律器为电容器充电。

17.按下设备上的放电按钮,或同时按下除颤器/电极板上的放电按钮(使用同步心脏复律时,必须保持按下放电按钮,直到能量释放)。

18.如果进行了除颤,立即继续胸外按压;如果进行了电复律,评估患者(呼吸、脉搏和心律)。

19.如果失败,请按照标准的《儿科高级心血管生命支持》规程重复操作。

四、并发症

(一)流程中

(1)如果使用的凝胶不足或使用的电极片不正确,导致其在放电期间与胸壁接触不良,或电极片/电极板之间的距离太近,可能会发生皮肤灼伤。

(2)需要去除患者身上所有金属物品,以免灼伤皮肤。

(3)患者的环境和胸部必须干燥,以防止电流经过水导致传递的能量减少。

(4)应当去除透皮贴片,因为它们可能会阻碍电流传输。

(5)如果不遵守安全预防措施,医务人员可能会遭受电击或灼伤。

(二)流程后

(1)动脉栓塞。

(2)肺水肿。

(3)心脏复律后心律失常;准备实行心肺复苏。

(4)电击后综合征(心肌损伤)。

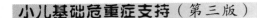

 推荐阅读

1. American Heart Association. Advanced Cardiovascular Life Support：Provider Manual. Dallas，TX：American Heart Association，2010.

2. Part 6. Electrical therapies：automated external defibrillators，defibrillation，cardioversion，and pacing. 2010 American Heart Association Guidelines for Cardiopulmonary Resuscitation and Emergency Cardiovascular Care. Circulation，2010，122：S706-S719.

3. Wiegand D. AACN Procedure Manual for Critical Care. 6th ed. St. Louis，MO：Elsevier Saunders，2010.

（张晨美 翻译）

附录 10

临时经皮心脏起搏器

一、适应证和禁忌证

(一)适应证

1. 症状性心动过缓(低血压、胸痛、晕厥、精神状态改变和心力衰竭等),药物使用无效者。
2. 对药物治疗或电复律无效的心动过速患儿,需要进行超速起搏。

(二)禁忌证

1. 严重低体温患儿。
2. 心搏已经停止的患儿。

二、设　备

1. 心脏起搏电极垫。
2. 脉冲发生器。
3. 连接导联。
4. 必要的镇静和(或)镇痛药。
5. 给氧装置(鼻导管、面罩及其他所需的)。
6. 经脉搏血氧饱和度监测仪。
7. 心肺监护仪。
8. 静脉导管、输液管道、液体。
9. 儿童和成年人用的抢救车。

三、操作步骤

1. 分析心律失常及判断其严重程度。
2. 患儿准备。
3. 给没有静脉通路的患儿建立静脉通路。
4. 给氧,并监测血氧饱和度及心电监护。
5. 准备好相应的药物,包括阿托品、肾上腺素和(或)多巴胺等(遵循儿科高级生命支持指南)。
6. 安装仪器。

7. 放置电极。

（1）前面、后面：①将一个电极片放置在左侧锁骨下的心前区，尽可能靠近心尖冲动处。②将另一个电极片后置于左肩胛骨的位置，在前面电极片的正下方，胸椎左侧。

（2）前面、侧面：①将一个电极片置于上胸骨右侧及锁骨下。②将另一个电极片放置于乳头左侧，中心位于腋中线。

（3）必要时，需要剃除体毛以保证接触良好。

8. 根据需要和患儿的耐受性应用镇静或镇痛药物。

9. 将导联与起搏器连接。

10. 打开起搏器和监护仪。

11. 将起搏器频率设置为 100 次/分钟，并根据临床反应做必要的调整。

12. 向上调整起搏器功率（mA）至电子和机械心室夺获（阈值）出现为止（通常为 20~60mA）。一般将起搏器的输出功率设置为比阈值高 2mA，以保证一定的安全系数。在出现严重的症状或心动过缓的情况下，可以从最大功率开始，然后下降到阈值。

13. 要注意正确的电夺获标准。①起搏波后均有 100％室性收缩波出现。②QRS 波群宽大。③T 波方向沿基线向 QRS 波群相反的方向偏转。

14. 评估机械夺获效果，测血压，触诊远端颈动脉的搏动，因为起搏器发出的电刺激会模拟颈动脉搏动。

15. 必要时，安装经静脉临时起搏器或永久起搏器。

四、儿科注意事项

1. 儿童心动过缓常常继发于低氧血症。

2. 对于继发于低氧血症的心动过缓，可在完成呼吸道管理、给氧、通气、胸外心脏按压、肾上腺素静推（0.01mg/kg，1：10000 浓度）和肾上腺素输注，必要时静脉推注阿托品（0.02mg/kg，可重复使用；最小剂量为 0.1mg，最大总剂量为 1mg）后，再考虑起搏。

3. 这种情况下进行心脏起搏的有效性未经证实。

4. 即使已完成心脏电夺获，但如果没有机械夺获，那么心肌收缩性及血流量也可能还是得不到改善。

5. 推荐使用尽可能大的电极片或自粘电极片，以便紧密贴合胸壁，但要避免重叠（电极之间至少相距 3 厘米）。①对于体重＞10 千克（年龄＞1 岁）的儿童，使用大的成年人电极片；②对于体重＜10 千克（年龄＜1 岁）的儿童，使用小婴儿电极片（4.5 厘米）。

五、并发症

1. 无法夺获（约 20％的患儿）的原因通常与起搏延长有关。

2. 骨骼肌收缩引起疼痛。

3. 皮肤或组织的损伤。

4. 经皮起搏只是在应用静脉起搏前的一种过渡方式。

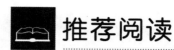推荐阅读

1. American Heart Association. Advanced Cardiovascular Life Support：Provider Manual. Dallas，TX：American Heart Association，2011.

2. Link MS，Atkins DL，Passman RS，et al. Part 6：electrical therapies：automated externaldefibrillators，defibrillation，cardioversion，and pacing：2010 American Heart Association Guidelines for Cardiopulmonary Resuscitation and Emergency Cardiovascular Care. Circulation，2010，122 (18 Suppl 3)：S706-S719.

3. Wiegand D. AACN Procedure Manual for Critical Care. 6th ed. St. Louis，MO：Elsevier Saunders，2010.

（郭剑毅 翻译）

附录 11

胸腔切开引流术

一、适应证/禁忌证

(一)适应证

    1.张力性气胸。

    2.广泛的单纯性气胸。

    3.有并发症的胸腔贯通伤(需要正压通气)。

    4.血胸。

    5.症状性胸腔积液(胸腔穿刺术后复发)。

    6.脓胸。

    7.乳糜胸。

(二)禁忌证

1.出凝血疾病

(1)在非急诊胸腔切开引流术前,必须纠正出凝血疾病的病情。

(2)张力性气胸时必须承担出血的风险。

2.不能通过引流液体或空气以明确胸膜腔通畅

(1)除需要正压通气的穿透性胸外伤口外,该要求适用于其他所有情况。

(2)在胸腔间隙闭塞的情况下尝试放置引流管会有发生肺损伤和潜在致命性出血的风险。

(3)在置管之前通过胸腔切开术切口,可以方便地进行抽吸。

(4)当积液明显并且胸片表现为"白肺"时,最重要的是进行引流,但不能通过影像学检查确认其流动的性质。实际上,这种明显的积液也可能是实体肿瘤,对这种肿瘤进行钝性剥离可能出现很严重的出血后果。

二、设 备

(一)胸腔穿刺针

    1.14～16 号连针导管。

    2.23 号蝶型针(婴儿)。

（二）外科胸腔引流管

1.无菌手套、手术服、眼睛保护罩、口罩、帽子和铺巾。

2.静脉导管、其他导管和液体。

3.供氧装置。

4.监护仪（超声心动图，脉搏血氧饱和度监测仪）。

5.皮肤消毒。

6.无菌注射器和输液针。

7.局部麻醉。

8.♯10 或 ♯15 手术刀。

9.钳。

10.弯钳。

11.12～40F 胸腔引流管。

（1）据小儿年龄和体重选择胸腔引流管尺寸（**见表 A11-1**）。

（2）在创伤处放置 32～40F 的引流管，排空可能含血块的急性血性胸腔积液。在这种情况下，可以放置肋间空间允许下的最大直径的引流管。

表 A11-1　小儿胸腔引流管尺寸（据年龄和体重）*

年龄	估算体重（kg）	管子号码（F）
新生儿～9 月龄	3.5～8	12～18
10～17 月龄	10	14～20
18 月龄～3 岁	12～15	14～24
4～7 岁	17～22	20～32
8 岁	28	28～32
≥9 岁	≥35	28～38

新生儿通常使用 23 号蝶型针进行胸腔穿刺。

12.如果没有紧急放置胸腔引流管并且有经验的技师在场，那么胸腔超声检查可作为有用的辅助手段，帮助定位肺部病变（胸腔积液、气胸）并指导胸腔引流管的正确定位。

13.水封瓶的引流系统。

14.持针器。

15.0 号丝线或 0 号聚丙烯缝合针线。

16.缝线剪。

17.带有粘贴器的 1/4 英寸宽胶带条或电缆扎带。

18.4×4 无菌纱布。

19.防腐软膏。

20.4 寸宽防渗带。

21.1 寸宽胶带。

22.抢救车。

（三）Seldinge 胸腔置管术

1. 无菌手套、手术服、眼睛保护罩、口罩、帽子和铺巾。

2. 静脉导管、其他导管和液体。

3. 补充氧气。

4. 显示器（超声心动图，脉搏血氧饱和度监测仪）。

5. 皮肤消毒。

6. 无菌注射器和浸润针头。

7. 局部麻醉。

8. 大小适当的引流管扩张器（见表 A11-1）。

9. 连接导管导丝。

10. ♯10 或 ♯15 手术刀。

11. 水封的排水系统。

12. 4×4 无菌纱布。

13. 防腐软膏。

14. 4 寸宽防渗带。

15. 1 寸宽胶带。

16. 抢救车。

17. 如果没有紧急放置胸腔引流管并且有经验的技师在场，那么胸腔超声检查可作为有用的辅助手段，帮助定位肺部病变（胸腔积液、气胸）并指导胸腔引流管的正确定位。

三、技术：胸腔引流管放置外科技术

（一）镇痛/镇静

外科胸腔置管是一个痛苦的过程。在非急诊和亚急诊情况下，应在血流动力学稳定和呼吸状态允许的情况下，静脉滴注镇痛药和苯二氮䓬类药物至起效。局麻药应浸润整个胸腔置管的窦道。

（二）初步胸腔引流（见图 A11-1）

1. 在进行胸腔穿刺术之前，快速临时治疗张力性气胸。

2. 部位选择

（1）在第 2 肋间锁骨中线；必须在肋间隙穿透胸大肌和可能的乳腺组织。

（2）在第 5 肋间腋中线；通过胸大肌后方和背阔肌前方的听诊三角区放置引流管，在这里在穿透肋间隙之前只需要穿过菲薄的前锯肌。

3. 戴帽子、口罩、护眼镜和无菌手套。

4. 对 2 月龄以下的婴儿，快速用聚维酮碘溶液消毒准备穿刺部位；对 2 月龄以上的幼儿，用氯己定溶液清洁穿刺部位。

5.在置管引流时,14 号导管连着注射器通过针头在肋骨上缘置入。

6.当有空气被抽出时,完全推进导管,撤出针头和注射器。完成引流术后撤出导管。

7.提示:在抽吸的注射器内抽 1mL 生理盐水,在注射器内见气泡提示导管在胸膜腔内。

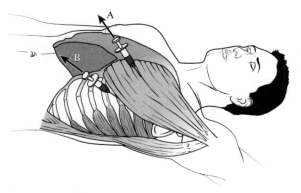

图 A11-1　胸腔穿刺部位

图中 A 表示第 2 肋间锁骨中线位置;图中 B 表示第 5 肋间腋中线位置。后者也是引流管置入切口的一个部位,较少侵犯胸壁肌肉,无乳腺组织。

(三)胸腔切开引流置管准备材料

1.提供补充氧气。

2.在非急诊情况下,建立静脉通道,行心电监护、脉搏血氧饱和度监测。

3.组装无菌材料,包括水封瓶系统,1/4 寸宽胶带条或扎带固定胸腔引流管与水封瓶,4 寸宽防渗带固定敷料。

4.确保有足够的照明。

5.患者取仰卧位,同侧手臂上伸。

6.戴帽子、口罩、护眼和无菌手套。

7.用消毒液清洁患者的前、侧胸壁,脱去手套。

8.穿无菌手术衣和手套。

9.在无菌工作空间,从左到右有序地摆出消毒的器械和材料,包括装有局麻药针头的注射器、带刀片的手术刀、镊子、弯钳、胸腔引流管、缝线、持针器、缝合剪、含有 4×4 海绵的纱布敷料和防腐软膏。按序使用这些仪器和材料。

(四)置　管

材　料	操　作
1.注射器和局部麻醉针	(1)提起切口部位皮肤。 (2)深层渗透皮下组织
2.手术刀	(1)在图 A11-1 的 B 位置上做 3 厘米的切口,在第 5 肋间位置通过皮肤和皮下组织。 (2)深层水平切开胸壁肌肉组织。注:皮肤切口平行肋间隙。它应该置于胸腔积液的最低位置,使深层皮下组织成为一个管道。这通道在拔管时可以自发关闭

材　料	操　作
3.注射器和局部麻醉针	通过伤口渗透皮下组织,向头侧切口
4.镊子	用左手,向头侧分离皮下组织与胸壁,在皮下组织与胸壁肌肉交界处产生间隙(见图A11-2)
5.弯钳	继续应用上述镊子牵引。 右手持弯钳,在这个平面分离打开皮下组织和胸壁肌肉连接处(见图A11-2)
6.注射器和局部麻醉针	通过伤口,渗透到肌肉和第4肋间胸膜。 进针进入胸膜腔后抽吸注射器。 确定空气或液体在胸膜腔内
7.弯钳	(1)右手持弯钳,保持其尖端对准第5肋上方,钳凹面对着胸膜腔。 (2)肋间隙切口必须在肋骨上缘,以避免损伤肋骨下神经血管束。 (3)弯钳通过肌肉(前锯肌和肋间肌)和胸膜进入胸膜腔(见图A11-3)。注意:这个动作可能需要有强力的控制力道。突发阻力下降提示进入胸膜腔,随后有流体和(或)空气流出。 (4)确保钳尖保持在第5肋上,通过夹爪广泛分离前锯肌,完全开放肋间肌、胸膜。 (5)撤回弯钳,插入左手食指至胸膜腔。通过光滑的胸膜触诊证实胸腔位置。把手指旋转360°确保脏层与壁层胸膜之间没有粘连。这样的粘连和胸膜腔闭塞会导致患者在置管时发生肺损伤
8.胸腔引流管	(1)保持左手的食指在胸膜腔。 (2)用右手使胸腔引流管在左手食指端进入胸膜腔(见图A11-4)。顺着胸腔的食指放入导管,确保导管在胸腔内。 (3)推进导管直至遇到阻力(约15~25厘米)。该管的近侧孔应位于胸膜腔内2厘米处。理想的情况下,导管的尖端应位于胸膜顶
9.水封瓶系统	将胸腔引流管与引流系统连接
10.缝线和持针器	(1)通过伤口在胸腔引流管两侧放置0号不可吸收丝线。 (2)拉紧两条缝合线以闭合伤口。 (3)拉紧胸腔引流管的两条缝合线以固定引流管。 (4)用额外缝线缝合伤口
11.1/4宽胶带条或捆扎带	(1)安全连接胸腔引流管与引流系统(见图A11-5)。 (2)不要让胶带遮住连接。必须始终能够看到连接完好无损
12.纱布、纱布敷料、4×4海绵、防腐软膏和不透水的胶带	(1)用敷料盖住胸腔引流部位。 (2)用不透水胶带固定敷料
13.1寸固定带	在患者身边安全固定胸腔引流管和引流系统

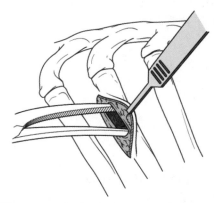

图 A11-2　行胸腔闭式引流术钝性分离

注:钝性分离皮肤、皮下组织和胸壁肌肉,而不是切开

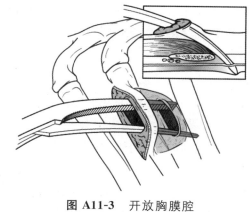

图 A11-3　开放胸膜腔

注:弯钳通过切口的最上层,在第 5 肋上缘上方通过肋间肌肉、胸膜。用其夹爪撑开胸膜。开口应足够大,能同时容纳一个手指和一根胸腔引流管。图片显示了弯钳在横截面的路径

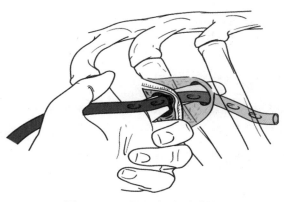

图 A11-4　置入胸腔引流管

注:左手食指代替弯钳,通过指尖保持胸腔引流管在胸膜空隙内,确保胸腔引流管位置

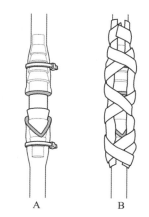

图 A11-5　连接胸腔引流管

注:将引流系统和胸腔引流管以打结的方式固定在锥形连接器(图 A),或以螺旋方式胶带条纵向放置(图 B)

四、技术:非外科技术放置胸腔引流管(连接技术)

(一)镇痛/镇静

1.非手术放置胸腔引流管不需要胸壁切开到达胸膜腔。

2.考虑中度至深度镇静。

3.局部胸壁麻醉可最大限度地减少对镇静剂的需要。

(二)初步针刺胸腔引流(见图 A11-1)

参照本附录"三、技术:胸腔切开引流管放置外科技术"中的"(二)初步胸腔引流"。

(三)非外科胸腔引流管置管准备材料

1.提供补充氧气。

2.非急诊情况下,建立静脉通道,行心电监护、脉搏血氧饱和度监测。

3.准备无菌材料,包括水封瓶系统,1/4寸宽胶带条或扎带固定胸腔引流管与水封瓶,4寸宽防渗带固定敷料。

4.确保有足够的照明。

5.患者取仰卧位,同侧手臂上伸。

6.戴帽、口罩、护眼和无菌手套。

7.消毒患者的前、侧胸壁,脱去手套。

8.穿无菌手术衣,戴无菌手套。

9.在无菌工作空间,从左到右有序地摆出消毒的器械和材料,包括装有局麻药针头的注射器、带刀片的手术刀、镊子、弯钳、胸腔引流管、缝线、持针器、缝合剪、含有 4×4 海绵的纱布敷料和防腐软膏。按序使用这些仪器和材料。

(四)置 管

材 料	操 作
1.注射器和局部麻醉针	(1)在切口部位提起皮肤。 (2)深入皮下组织,试图接触到胸膜腔气体或液体
2.18 号注射器和针头	顺着麻醉通路,在肋骨上缘插入 18 号穿刺针进入胸膜腔。一旦达到胸膜腔,回抽可见穿刺液或空气,断开针和注射器,确保不让空气进入胸腔
3.手术刀	在麻醉通路的入口处行 1 厘米的浅表皮肤切口,允许扩张器和胸腔引流管插入胸腔
4.导丝	导丝通过中空的 18 号针,直至导丝达到胸膜腔内,确保导丝在针外露 2~3 厘米。收回针头放置在托盘上的安全位置
5.胸腔引流管和扩张器	胸腔引流管和最小的扩张器沿着导丝放置直到感觉有阻力,然后轻轻推动通过阻力(进入胸腔间隙)。继续扩大通道,按顺序(从小到大)使用扩张器开放胸膜腔空间。顺着扩张器放置胸腔引流管,直到确信胸腔引流管孔在胸膜腔内,然后取出扩张器
6.水封瓶系统	连接胸腔引流管与引流系统
7.缝线和持针器	(1)通过伤口在胸腔引流管两侧放置 0 号不可吸收丝线。 (2)拉紧两条缝合线以闭合伤口。 (3)拉紧胸腔引流管的两条缝合线以固定引流管。 (4)用额外缝线缝合伤口
8.1/4 宽胶带条或捆扎带	(1)安全连接胸腔引流管与引流系统(见图 A11-5)。 (2)不要让胶带遮挡连接。必须始终能够看到连接完好无损
9.纱布、纱布敷料、4×4 大小的海绵、防腐软膏和不透水的胶带	(1)盖住胸腔引流部位。 (2)覆以不透水胶带
10.1 寸固定带	在患者身边安全固定胸腔引流管和引流系统

(五)胸腔减压

1.调整吸引力到－20cmH$_2$O。

2.考虑预防性应用抗菌药物。

(六)胸腔引流管监测

1.使用便携式 X 线胸片机监测胸腔引流管情况,以确保胸腔引流管在适当的位置,避免医源性气胸的发生。胸腔引流管的最后一个侧孔在不透 X 线的标志线上,所以这个侧孔在 X 线片表现为这条线上的裂隙;这个裂隙应始终在胸腔内。

2.通过观察水柱随着呼吸来回波动,证明胸腔引流管是通畅的。通过引流管、收集装置的管道或水密封室可以看到水柱波动。胸腔解压后,胸膜脏层与壁层周围粘连,将胸腔引流管包裹成包裹性胸腔引流管,呼吸变化就会消失。

3.必须经常评估胸腔引流量和性质。引流量明显减少的意义只能通过胸部影像学检查确定。例如,血性引流减少可能意味着出血减少或胸腔引流管血凝块堵塞;在后者的情况下,胸片显示积液/血胸增加,但前者无。

4.检查气漏情况。当有气泡通过水封瓶(而不是吸引调节器)时,表明有气漏。少量气漏只表现为在自主呼气或机械通气的吸气情况下冒泡。大量空气漏,在呼吸周期的两个阶段均有冒泡,提示存在连续气漏的可能,表明可能发生了支气管胸膜瘘或气管支气管裂伤。

(七)胸腔引流管的拔除

1.胸腔引流管引流拔除的一般标准包括:①胸片提示肺完全扩张;②24 小时无空气泄漏;③引流量<100 毫升的时间超过 24 小时。

2.准备一个防渗带、4×4 纱布、防腐软膏。

3.用无菌剪刀拆除固定引流管的缝线。

4.指导患者采取充分的呼吸,屏住呼吸,并执行 Valsalva 动作。按顺序练习几次。

5.重复以上顺序,在患者执行 Valsalva 动作时快速地拔出胸腔引流管,并立即在胸腔造瘘伤口上涂抹封闭敷料。

6.不用缝线或其他材料封闭胸腔造瘘口。

7.立即行便携式 X 线胸片机检查,以确保没有气胸。

五、并发症

1.可能损伤肋间动脉、静脉、神经。

2.胸膜外置管,包括膈下置管。

3.皮下气肿。

4.打破水封瓶,造成气胸。

5.胸壁血肿或瘀斑。

6.胸壁或胸腔内出血。

7.感染。

(1)插管部位蜂窝织炎。

(2)切口感染。

(3)脓胸。

8.裂伤或胸/腹腔脏器膈膜。

9.复发性气胸（拔管后，继发分隔腔或肺大疱/肺泡破裂）。

10.如果在漏气的情况下夹闭胸腔引流管，则可能导致危及生命的张力性气胸。

 # 推荐阅读

1. Etoch SW，Bar-Natan MF，Miller FB，et al. Tube thoracostomy. Factors related to complications. Arch Surg，1995，130：521-526.

2. Havelock T，Teoh R，Laws D，et al. Pleural procedures and thoracic ultrasound：British Thoracic Society Pleural Disease Guideline 2010. Thorax，2010，65：ii61-ii76.

3. Light RW. Pleural controversy：optimal chest tube size for drainage. Respirology，2011，16：244-248.

4. Lotano VE. Chest tube thoracostomy. In：Parrillo JE，Dellinger RP，eds. Critical Care Medicine. 3rd ed. St. Louis，MO：Mosby，2008，271-279.

5. Martino K，Merrit S，Boyakye K，et al. Prospective randomized trial of thoracostomy removal algorithms. J Trauma，1999，46：369-373.

6. Richardson JD，Spain DA. Injury to the lung and pleura. In：Mattox KL，Feliciano DV，Moore EE，eds. Trauma. 4th ed. New York，NY：McGraw-Hill，2000，523-543.

（叶　璟　翻译）

附录 12

中心静脉置管

一、指　征

1. 外周静脉置管不通畅。
2. 输注多种有配伍禁忌的药物。
3. 输注血管活性药物、刺激性药物、腐蚀性药物或高渗液体。
4. 血流动力学监测。
5. 置入经静脉的心脏起搏导管。
6. 快速输注复苏液体。
7. 需频繁采血,减少反复的静脉穿刺。
8. 血液透析。

二、设　备

1. 无菌中心静脉导管(推荐抗菌药物浸润的导管);导丝;根据导管大小选择 18G、22G 或 25G 的穿刺针;或中心静脉导管套包(单腔或多腔中心静脉导管)。
2. 建议在超声引导下进行经中心或经外周的中心静脉置管置入:减少穿刺次数,提高穿刺成功率。
3. 建议经外周置入中心静脉置管:适合静脉通道建立困难的患儿,需要输注刺激性或者高渗液体的患儿以及需要反复采血的患儿。
4. 注射器、手术刀、扩皮器、缝线、固定装置、穿刺针。
5. 生理盐水或肝素生理盐水。
6. 半透明敷料。
7. 根据机构的规定,对 2 月龄及以上的患儿需准备用氯己定浸润的敷贴。
8. 2×2 和 4×4 的无菌纱布海绵。
9. 局麻药物和镇静药物。
10. 无菌手套、隔离衣、口罩、护目镜、帽子、铺巾。
11. 对 2 月龄及以上的患儿用氯己定消毒,对 2 月龄以下的患儿用聚维酮碘消毒,或根据当地机构具体规定。
12. 供氧设备。
13. 脉搏血氧饱和度监测仪。
14. 心电监护仪。

15. 静脉通路和液体。

16. 抢救车。

三、操作技术：改良 Seldinger 穿刺法

1. 签署知情同意书。

2. 以合适的方式告知患儿。

3. 通知有资格的医务人员给予合适时间的镇静。

4. 选择导管大小和穿刺部位，准备所需物品。

5. 确保心肺监护到位。

6. 核对患儿信息。

7. 尽可能确保外周静脉或骨髓通路通畅。

8. 若条件允许，应用超声评估穿刺部位的解剖结构。

9. 戴好帽子、口罩和护目镜。

10. 洗手。

11. 摆好患儿体位并确认好穿刺部位的解剖学标记（见表 A12-1）。

表 A12-1　穿刺部位及患儿体位

颈内静脉穿刺部位	锁骨下静脉穿刺部位	股静脉穿刺部位
患儿体位：仰卧，头低脚高位。 1. 将患儿的头转向对侧。 2. 如果没有颈椎损伤，在患儿穿刺侧肩膀下垫上毛巾以伸展头颈部	患儿体位：仰卧，头低脚高位。 1. 将患儿的头转向对侧。 2. 如果没有颈椎损伤，将毛巾卷放置在脊柱下并与脊柱平行，使颈部过伸	患儿体位：仰卧位，穿刺侧髋关节外展，腿外旋。 在穿刺侧髋关节下垫上毛巾卷
颈内静脉穿刺部位标记	**锁骨下静脉穿刺部位标记**	**股静脉穿刺部位标记**
1. 胸锁乳突肌内、外侧肌腹与锁骨形成一个三角区。 2. 颈内静脉位于此三角区顶点下方的颈动脉鞘内。 3. 颈内动脉也位于颈动脉鞘内，在颈内静脉内侧更深处	触诊锁骨	1. 触诊髂前上棘与耻骨结节，两者连线处即腹股沟韧带。 2. 在腹股沟韧带下触及股动脉。 3. 股静脉在股动脉内侧约 1cm 处，与股动脉平行

12. 洗手。

13. 穿无菌隔离衣，戴无菌手套。

14. 消毒铺巾；若穿刺过程中需要使用超声，给超声探头戴上无菌套。

15. 打开无菌的中心静脉导管包。

16. 根据机构规定，对 2 月龄以下的婴儿，用聚维酮碘消毒穿刺部位；对 2 月龄及以上的患儿，用氯己定消毒；晾干消毒部位。

17. 局部麻醉。

18. 按照厂家说明，用无菌生理盐水或肝素生理盐水冲洗穿刺针和导管。

（1）不管是否有超声引导，带有注射器的穿刺针应以特定的角度和深度进针，边进针边轻轻

地抽吸(见表 A12-2 和图 A12-1)。

(2)如果选择颈部入路,则颈内静脉穿刺的成功率比锁骨下静脉高,并且并发症少。

表 A12-2	基于解剖学部位的穿刺角度		
颈内静脉穿刺部位	锁骨下穿刺部位	股静脉穿刺部位
前路: 在胸锁乳突肌前缘中点,朝同侧乳头方向,以 30°角进针	在锁骨内侧 1/3 段与中间 1/3 段的交界处,朝胸骨上切迹方向,以 45°角进针	在腹股沟韧带下一指距离处,股动脉的内侧,朝脐部方向,以 30°角进针
中路: 在胸锁乳突肌的胸骨头、锁骨头与锁骨形成的三角区顶点,朝同侧乳头方向,以 30°角进针	进针角度与额面平行,在锁骨下方,向内侧,略向头侧,朝锁骨的胸骨端后方进针	
后路: 大约在乳突和锁骨的中点位置,沿胸锁乳突肌后缘朝胸骨上切迹方向进针		
进针深度:约 1～2cm	进针深度:约 2～3cm	进针深度:约 1～2cm

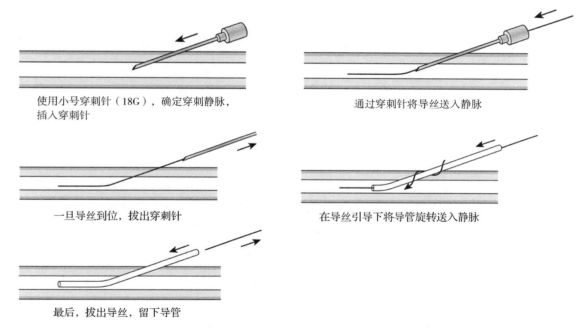

使用小号穿刺针(18G),确定穿刺静脉,插入穿刺针

通过穿刺针将导丝送入静脉

一旦导丝到位,拔出穿刺针

在导丝引导下将导管旋转送入静脉

最后,拔出导丝,留下导管

图 A12-1 改良 Seldinger 技术

19.当看到非搏动性的暗红色回血时,固定针头,取下注射器,用一只戴手套的手指堵住针后孔。

20.如果穿刺过程中看到搏动性的鲜红色回血,拔出穿刺针并按压 5 分钟。

21.在患儿正压通气或自主呼气时,将导丝插入针内,此时遇到的阻力最低。

22.插入导丝时需监测心脏异位节律,因为导丝的长度足以到达心脏。

23. 用手术刀在针眼附近作一小切口,稍微扩大穿刺部位以容纳扩皮器和导管。

24. 固定导丝不动,拔出穿刺针。

25. 用扩皮器在针眼处轻轻地扩张皮肤和皮下组织。

26. 固定导丝不动,拔出扩皮器。

27. 固定导丝不动,将导管通过导丝送至预定的目标位置。

28. 拔出导丝。

29. 从导管的所有端口回抽血液。

30. 一旦血液回抽成功,立即冲管。

31. 将远端的导管口连接到监护仪上,确定中心静脉位置波形(非搏动性)。

32. 用缝线或其他合适的装置将导管固定。

33. 对2月龄及以上的患儿,在穿刺部位覆盖上用氯己定浸润的敷贴。

34. 用无菌密闭敷料包扎。

35. 拍摄胸部或腹部X线片,确认导管位置是否合适。

36. 连接静脉液体。

四、预警/并发症

1. 胸腔积血。

2. 气胸。

3. 乳糜胸。

4. 渗血/大出血。

5. 静脉血栓形成。

6. 穿刺到动脉。

7. 心脏穿孔。

8. 空气栓塞。

9. 感染。

10. 心律失常。

11. 导管或导丝栓塞。

12. 局部皮下组织、神经、动脉或静脉损伤。

（张晨美 翻译）

附录 13

转运和创伤的交接

一、转　运

SMEAC

- ■ 情况（**S**ituation）
  - 一患者的具体地点。
  - 一患者：
    - 既往史；
    - 用药史；
    - 过敏史；
    - 禁食/NPO（不经口进食）状态。
  - 一相关临床事件。
  - 一治疗情况。
  - 一对治疗/干预的反应。
  - 一建议（包括护送/准备）。
- ■ 任务（**M**ission）
  - 一院内转运/调查和急救。
  - 一目的：
    - 恢复；
    - 复苏；
    - 稳定；
    - 转运。
- ■ 预期过程/最坏情况（**E**xpected course/worst case scenario）
- ■ 设备（**E**quipment）
  - 一必要的转运人员，包括气道/呼吸/循环的考虑。
  - 一干预物资：
    - 标准化 ABCD 设备。
    - 针对该病例的物品（如抗菌药物、抗蛇毒素、血液制品、矫形外科器械）。
  - 一监护仪
- ■ 实施（**A**dministration），如协调、团队角色、记录和计时器。
- ■ 交流和命令链（**C**ommunication and chain of command），如交接人员的姓名与电话、转运地点（记得交接班，保证交接），转运团队。

转运前（PRE-RETURN）

应用 ABCD 保证安全

—气道/呼吸（Airway/Breathing）：准备好快速序贯插管设备。

—C（AEIOU）：增设装置的接入点，急诊药物（血管活性药物、麻醉镇痛药物等），（侵入性操作）监护仪、出量（即留置导管、导尿管、鼻或口咽胃管），不能预料的问题（血压异常、除颤仪/电极片）。

—记录结果：影像学，实验室结果。

—护送。

二、创　伤

MISTO

- ■　创伤机制（Mechanism of injury）
- ■　创伤持续（Injuries sustained）
- ■　症状与体征（Signs and symptoms）
- ■　治疗与反应（Treatment and response）
- ■　观察与生命体征（Observation and vital signs）
- ■　其他（Other things）

　　—既往史；

　　—过敏史；

　　—用药史；

　　—禁食/NPO 状态。

（吴秀静　翻译）

附录 14

儿科转运表

日期：_____　　　时间：_____

姓名：_____　　　年龄：_____　　　体重：_____

诊断：_____

转诊医院：_____

转诊医师：_____　　转诊医院电话：_____

接诊医师：_____

主管医师：_____

病史/体格检查：

生命体征：_____　　T：_____　HR：_____　RR：_____　BP：_____　SpO$_2$：_____　FiO$_2$：_____

病史：_____

_____

体格检查：_____

_____

实验室检查：_____

_____

治疗/推荐规范

讨论可能的干预措施：_____

_____

与转运团队的讨论结果：_____

_____

主管医师：_____

床位协调：_____　联系时间：_____　同意接收（姓名）：_____　时间：_____

转运团队出发时间：_____　□直升机　□固定翼飞机　□地面救护车
　　　　　　　　　　　　□儿科/NICU 专业团队　□ACLS 急救车

接诊时间：_____入院于　□PICU　□急诊室　□儿科　□NICU

通知接诊医师预计到达时间（ETA）：_____

注：T，temperature，体温；HR，heart rate，心率；RR，respiratory rate，呼吸频率；BP，blood pressure，血压；NICU，neonatal intensive care unit，新生儿重症监护室；ACLS，advanced cardiopulmonary life support，高级心肺生命支持；PICU，pediatric intensive care unit，儿科重症监护室；ETA，estimated time of arrival，预计到达时间。

（楼晓芳 翻译）

动脉置管术

一、适应证

1.高血压,低血压,血压不稳定。

2.持续血流动力学监测。

3.血管活性药物(血管升压药、血管扩张剂或其他心脏活性药物)的监测。

4.频繁采集血液标本(动脉血气或者其他检查)。

二、设　备

1.带有合适大小的安全套管针的动脉穿刺包或者带有导丝导管的操作盘(通常,桡动脉用22～24G,股动脉使用20G)。

2.超声有助于定位动脉,提高穿刺的成功率,减少穿刺次数。

3.2%氯己定溶液、10%聚维酮碘溶液或70%酒精溶液。

4.消毒巾、手套和隔离衣。

5.口罩。

6.护目镜。

7.手术帽。

8.胶布。

9.纱布(2×2 和 4×4)。

10.前臂板。

11.3-0 或 4-0 缝线或者其他固定装置(如果动脉穿刺包中没有)。

12.透明的透气敷料。

13.局麻药物,比如利多卡因。

14.必要时备用镇静药物。

15.压力传感器、管路及压力监测仪。

三、方　法

1.确保患儿及其家属明白穿刺程序并且已回答所有的问题。

2.准备物品。

3.确保静脉通路。

4. 洗手。

5. 据机构具体政策，最后确认患儿身份。

6. 确保适当的心肺监护。

7. 如果穿刺桡动脉，则进行改良 Allen 试验(见表 A15-1)。

表 A15-1 Allen 试验
Allen 试验用来测试手的血供，在桡动脉采血或穿刺前进行。 1. 抬高手并握拳大约 30 秒。 2. 在尺动脉和桡动脉上加压，同时堵塞这两根血管。 3. 保持手抬高，展开手掌，手应该是苍白的。 4. 松开尺动脉，手的颜色大约在 7 秒恢复。 5. 如果颜色没有恢复或者恢复时间＞7 秒，那么说明尺动脉供血不足，穿刺桡动脉不安全。

8. 如果穿刺桡动脉，那么用前臂板固定。

9. 酌情应用止痛药和(或)镇静剂。

10. 摆好患儿体位(见图 A15-1 和表 A15-2)。

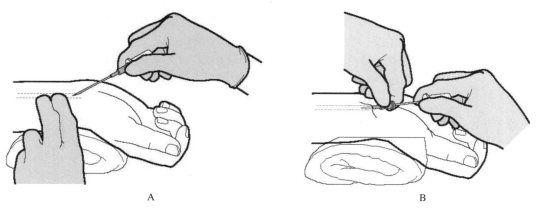

A   B

图 A15-1 套管针穿刺技术

注：图 A 指伸展和固定腕关节，可以触及桡动脉，以 20°～45°角度进针。图 B 指穿刺进入桡动脉后，沿着针送入导管并退出针芯。

表 A15-2 穿刺的解剖体位	
桡动脉	股动脉
摆好患儿体位 • 腕关节背曲 45°～60°并用小毛巾垫在手腕下	摆好患儿体位 • 用毛巾或毛毯垫在臀部，使其成蛙腿体位

注：腋动脉、足背动脉、胫后动脉和脐动脉不在此处描述。

11. 必要时可以采用超声定位血管。

12. 戴口罩、帽子，穿隔离衣，戴消毒手套。

13. 对 2 月龄以上的患儿用 2% 氯己定、10% 聚维酮碘或者 70% 酒精消毒穿刺部位。

14. 用消毒液来回擦拭穿刺部位(或者根据厂商的说明)，然后按规定时间自然晾干。

15. 准备无菌区域，包括超声探头的无菌罩(如果置管时需要用超声)。

16. 明确标记，触摸动脉搏动。

17.在穿刺部位注入麻醉药物。

18.穿刺的解剖部位（见表 A15-3、表 A15-4 和图 A15-2）。

表 A15-3 穿刺的解剖部位	
桡动脉	股动脉
·直接用安全置管或穿刺针,与皮肤呈30°角刺入下面的动脉。 ·缓慢进针,直到看到回血。 ·采血后,移去针筒,针头下压靠近皮肤	·与皮肤呈45°角,针斜面朝上,在腹股沟折痕下方,离触及动脉搏动点数厘米处。 ·刺入皮肤,将导引针插入股动脉。 ·看到回血后,移去针筒,针头下压靠近皮肤

表 A15-4 置管方法	
套管针	改良 Seldinger 穿刺术
将导管旋转推入接口,拔出针	·用另一只手固定针。 ·通过针将导丝缓慢插入,遇到阻力不可用力推。 ·如果不能将导丝从针里拔出,则将导丝连针一起拔出。 ·在固定导丝的同时拔出针。 ·将套管套入导丝并插入接口处,如果遇到阻力,则不要强行插入。 ·拔出导丝。 ·将套管连接到带传感器的管子后用胶带或者缝线固定,确保导管不会无意间滑出

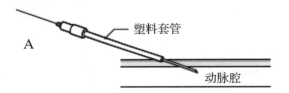

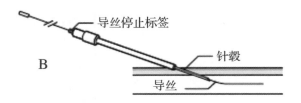

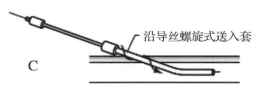

图 A15-2 改良 Seldinger 穿刺术

注:图 A 指穿刺针插入动脉。图 B 指插入导丝直至定位点到达针头大接口处。图 C 指沿着导丝将导管插入动脉内。

19.在导管上接上传感器,观察动脉波形,便于冲洗和采血。

20.用缝线或者非缝线装置固定。

21.用氯己定浸润的纱布覆盖(根据机构具体规定)。

22.然后用透明的透气敷贴粘贴(根据机构具体规定)。

23.合理处理使用后的物品。

24.去除个人防护装备。

25.评估远端肢体的循环情况。

26.洗手。

27.操作文书包括:

(1)操作类型。

(2)知情同意。

(3)风险/益处。

(4)皮肤准备。

(5)穿刺部位。

(6)局部麻醉药物的使用或全身镇静/止痛药物的使用。

(7)操作结束后患儿的状态。

(8)意外结果。

四、测量的有效性和系统特征

1. 收缩期回流血压评估(见图 A15-3)

(1)观察动脉波形。

(2)将人工血压袖带放在动脉置管同侧的肢体,充气直到动脉波形变平坦。

(3)缓慢释放袖带的气体,直到出现脉搏波形,并记下血压计上的血压。

(4)血压计测得的是真实的收缩压,并且应该与通过动脉置管监测得到的血压一致。

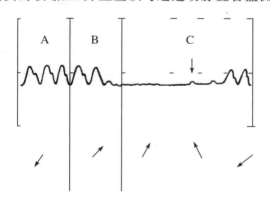

图 A15-3　收缩期回流血压监测说明

注:A指观察动脉波形。B指将血压袖带放在同侧桡动脉或者足背动脉置管的肢体,并充气,直到动脉波形变平坦。C指缓慢释放袖带里的气体直到第一个脉搏波形出现。此时血压计测得的是回流或"真实"的收缩压。

2. 方波测试

(1)用于测试管道系统的特征(如长度、硬度、气泡情况)。

（2）快速冲洗动脉管道（见图 A15-4）。

（3）观察波形，判断是阻尼过高还是过低（见图 A15-5 和图 A15-6）。

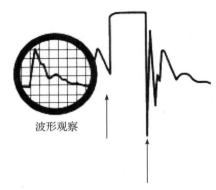

图 A15-4　方波测试

注：应用于导管内快速冲洗和相关监测系统的评估。第一个箭头指冲洗开始，第二个箭头表示释放后快速频率的反应。如果新生儿使用儿童用带输液泵的传感器，就不能使用冲洗装置进行方波测试。

复制许可：Edwards Lifesciences，Irvine，California，USA.

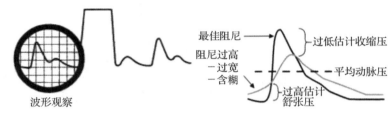

图 A15-5　阻尼过高

注：阻尼过高提示信号丢失，与连接松动、系统内有气泡和（或）液体和压力不足有关。

SBP，systolic blood pressure，收缩压；MAP，mean arterial pressure，平均动脉压；DBP，diastolic blood pressure，舒张压。

复制许可：Edwards Lifesciences，Irvine，California，USA.

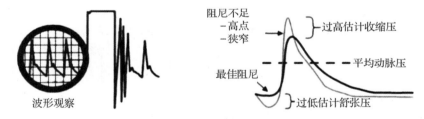

图 A15-6　阻尼过低

注：阻尼不足表示反应频率显著增加，并且与传感器失矫正有关，必须更换传感器。

SBP，systolic blood pressure，收缩压；MAP，mean arterial pressure，平均动脉压；DBP，diastolic blood pressure，舒张压。

复制许可：Edwards Lifesciences，Irvine，California，USA.

3. 影响监测准确度的因素

（1）阀门和界面的连接性。

（2）持续压力的应用（300mmHg）。

（3）血管壁弹性变化。

（4）来自血管壁或管路脉搏波的反射。

（5）整个系统的液体中的气泡。

五、并发症

1. 穿刺部位或者穿刺部位远端的肢体循环障碍/缺血。
2. 感染。
3. 出血。
4. 动脉气体栓塞。
5. 动静脉瘘。
6. 动脉瘤。

六、禁忌证

1. 肢体缺血。
2. 穿刺部位感染。
3. 雷诺病。
4. 拟穿刺动脉曾有手术史或切除史。

（张晨美 翻译）